石志超全国名老中医药专家传承工作室
大连市中医医院名老中医传承工作室

石志超

学术思想及临床经验集

薄文斌

石鉴泉　李享辉　主编

全国百佳图书出版单位
中国中医药出版社
·北　京·

图书在版编目（CIP）数据

石志超学术思想及临床经验集 / 薄文斌，石鉴泉，
李享辉主编 . — 北京：中国中医药出版社，2022.5
ISBN 978-7-5132-7511-8

Ⅰ.①石… Ⅱ.①薄… ②石… ③李… Ⅲ.①中医临
床—经验—中国—现代 Ⅳ.① R249.7

中国版本图书馆 CIP 数据核字 (2022) 第 046323 号

中国中医药出版社出版

北京经济技术开发区科创十三街 31 号院二区 8 号楼
邮政编码　100176
传真　010-64405721
河北新华第二印刷有限责任公司印刷
各地新华书店经销

开本 880×1230　1/32　印张 17.5　字数 390 千字
2022 年 5 月第 1 版　2022 年 5 月第 1 次印刷
书号　ISBN 978 – 7 – 5132 – 7511 – 8

定价　88.00 元
网址　www.cptcm.com

服 务 热 线　010-64405510
购 书 热 线　010-89535836
维 权 打 假　010-64405753

微信服务号　zgzyycbs
微商城网址　https://kdt.im/LIdUGr
官 方 微 博　http://e.weibo.com/cptcm
天猫旗舰店网址　https://zgzyycbs.tmall.com

如有印装质量问题请与本社出版部联系（010-64405510）

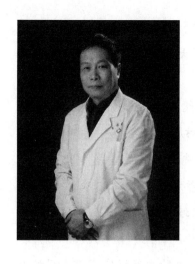

石志超教授简介

石志超，主任医师，教授，出身五代中医世家。曾任大连市中医院副院长，大连市中西医结合医院副院长；现任大连市金普新区中医事业发展顾问，大连市金州区中医院名誉院长，大连市中医中药研究院长兴医院业务院长，大连市神谷中医医院业务院长；兼任中国中医老年病学会常务理事，辽宁省中医肾病学会副主任委员，辽宁省中医风湿病学会副主任委员，辽宁省中医药学会性医学、男科学专业委员会副主任委员，大连市中医学会常务副会长，大连市中医内科学会会长，大连市中医肾病专业委员会主任委员，大连市中医老年病学会主任委员，大连市性学会理事长。被聘为辽宁省中医高级职称评审委员会委员，大连市高级职称评审委员会主任委员，大连市继续医学教育委员会学科领导小组委员，中医学组组长。还先后任辽宁中医药大学、长春中医药大学、黑龙江中医药大学、大连医科大学、大连大学医学院等大学兼职教授、硕士研究生导师。

石志超从事中医临床工作近 50 年，对糖尿病、甲状腺疾病、肾病、冠心病、心衰、脂肪肝、慢性胃炎、结缔组织病、肿瘤等疾病有成熟治疗经验。先后出版医学著作 33 部，发表学术论文 130 余篇。主持及参加科研课题 22 项，并获省、市级科技进步奖。临床上有水蛭胶囊、何首乌生精丸、前列安胶囊、糖脂消胶囊、乌梢蛇解毒丸、肾石丸、胆石片、百合益胃片、祛脂化瘀片等 19 首验方获辽宁省卫生厅批准文号，并广泛应用，疗效显著。其中前列安胶囊被北京科迪药业集团开发为国家准字号三类新药"前列解毒胶囊"，临床疗效颇佳，获得了非常好的经济效益和社会效益。撰写公益性医学科普文章 300 余篇，并发表在多种报刊、科普杂志上，深受好评。自 2014 年担任神谷中医医院业务院长以来，即在"大连神谷中医"网络平台发表科普文章 260 余篇。

石志超辛勤工作，业绩卓越，多次荣获各级政府的表彰和奖励。1993 年享受国务院政府特殊津贴；1995 年为中国首届百名杰出青年中医十大金奖获得者；1997 年被授予"大连市优秀专家"称号；1998 年评选为辽宁省专业技术拔尖人才，辽宁省第一批百千万人才工程千人层次人选，大连市卫生系统十大科技标兵，大连市中医新秀榜首，大连市名医，大连市优秀专家，大连市先进科学技术工作者；

2004 年评选为第一批辽宁省名中医；2009 年评选为第四批全国老中医药专家学术经验继承工作指导老师；2015 年入选中国现代百名中医临床家；2017 年评选为第六批全国老中医药专家学术经验继承工作指导老师；2019 年被评选为全国名老中医药专家传承工作室建设项目专家。

南 序

粤若稽古，华夏医学，发皇商周，滥觞秦汉。上古先贤，探赜索隐，格致钩沉，共臻《灵枢》《素问》理论之宝藏；仲师承继，穷究理法，方药化机，遂有《伤寒》《金匮》临床之大成。嗣后，乃有王叔和、巢元方、孙思邈、张景岳，赫赫然，煌煌然，岂可胜数哉！

观其理论建构，皆系鸿篇巨制，洋洋大观，靡不赅备；考其临床大略，多为奇方异术，起废活人，效如桴鼓！然则，汉太史司马公《史记·扁鹊仓公列传》有云："人之所病，病疾多；医之所病，病道少。"今有国医大师裘沛然者，感慨于斯，遂有"民犹多病愧称医"之吁！噫！两千余载，医患浩叹，未绝于耳！

今人多黠，诲人每以"从大处着眼"，又云"细节决定成败"！考诸临床，疏漏安在？罅隙何有？以我管窥蠡测，答曰：临床各科之憾，在经验总结，在医案，在医话，在医论诸环节尔。

《周礼·天官》云："疾医，掌养万民之疾病……凡民有疾病者，分而治之，死终，则各书其所以，而入于医师。"此论为后世视为医案之鼻祖；西汉名医淳于意留下廿五例"诊籍"，是为医案之专著；宋时名医许叔微，据其临床经验所得，撰成《伤寒九十论》，乃成医案撰著之分水岭！而后明季江瓘、江应宿父子，清代魏之琇、薛己、汪石山、叶天士、徐大椿诸辈，将医案、医话、医论整编成籍，都为后世医家临床研习之楷模。惜民国多难，肉食者不谋国故，毁医灭典，医案整理更是不彰，医案如此，医话如此，医论更是如此！中华人民共和国成立以来，理论探究、临床研究、医案医话医论之研究，纷纷然，堂堂然，一时蔚为大观！然玩味其内容，大师学说不彰，流金散玉，论著且多为弟子捉刀，以隙视文，难窥全豹，每有雷同教材之憾，脱落于前人之窠臼，胶柱于理论之范本！金针之不度，亦久矣！

我友石君志超，少禀家学，精勤不倦，积吉林石氏中医五代世家之经验；师出名门，继承创新，受国医大师任继学、朱良春当代名医耆宿亲炙。潜心临床，专攻疑症，累有所获，活人无数。石君禀古仁人之心，苍生大医之志，痛感临床之阙，集腋积沙而成《石志超学术思想及临床经验集》。我展视卷帙，虽多出奇制胜之处，然更多平淡处蕴奇。其理论发掘，皆从大处着眼，多有心悟；与临床相结合，在细节用功，每有灼见。论理高人一等于平淡无奇，取法灵运通幽在以常达变。然清淡只因看透，非世俗尝言之真清淡，故而每有发力即可立起沉疴。以不变应万变，方可大症有可辨，急症有可凭，且焕然冰释矣。其信手拈来，多有创意，发他人所未发，虽非字字珠玑，亦近言言金石，皆为卅余载临证与读书所得，真知灼见，其于科研思路之启迪，临床诊疗之门径，必当大有裨益！

岁在壬寅春南征题于春城

（南征先生为国医大师、长春中医药大学博士生导师）

自 序

　　余之中医挚友石志超教授，其先世渊源吉林。石氏一门家学渊远，业医者众，祖父春荣公为中医外伤科大医，乃岐黄圣手，国之名医，为吉林中医外科学界近百年代表人物。志超少禀家学，耳提面命；心性聪颖，早涉岐黄；博学多才，尤精于医；参悟国术，颇具灵根。20世纪80年代，中医研究生毕业，为大连中医界第一代中医硕士；初入滨城即英姿勃发，精勤不倦，90年代初即获国务院政府特殊津贴及中国首届百名杰出青年中医十大金奖，真才俊也。其治学，禀五世家传而穷究《内》《难》《伤寒》，守正治八法乃推演时方妙览。虽本世医而复从名师指授，为国医大师任继学之高足，亦遥从国医大师朱良春老，以私淑弟子称之。故学验俱丰，成果硕然。如此禀赋且能谦恭勤勉苦行者，未之数觏。然未见功成之自诩，无须扬鞭自奋蹄。

　　石氏临证，首重病机，病证结合，遣布大法，执简驭繁。因言古方今病不相能，故多有发皇古义、融汇新知处。其于虫类药物应用多具慧目，风毒痰瘀拿捏恰当自如；采八法多主和，拟扶正擅养阴。虽诊务繁忙，仍笔耕不辍；专利十九项，著作三十卷，科普三百余，论文逾百篇。其新作《石志超学术思想及临床经验集》，乃石氏毕生所学之集大成者。书中每多金针暗度之处，后学者可不重软？惜之，惜之。大作付梓，漫书数语以为序。

岁在壬寅春白长川题于大连

（白长川先生为全国名老中医、大连市中医药学会会长）

前　言

　　石志超，1954年生于辽宁沈阳，稍长，随家迁回原籍吉林省吉林市。16岁受家学正统，开医道童蒙，《四百味》《汤头》《医宗金鉴》烂熟于心。19岁时，已能以针石草药服务乡里，且小有名气。祖父石春荣公，为中医外伤科圣手、吉林省近百年来中医伤科代表性人物，对石志超教授习医之初，影响颇深。1986年，石师拜入国医大师任继学老师门下，后经任老引荐，受教于国医大师朱良春老师，并以私淑弟子自处。研究生毕业后，就职于大连市中医医院至今。

　　石师在20世纪80年代末，成为滨城首位中医研究生，并以每年发表十余篇学术论文、每年都有科研课题、1992年完成第一部中医学著作、组建成立第一个中医男性专科等卓越业绩初露头角。因其精勤不息，故而学业日新，其发表的"天天进步还嫌慢""我要当名医"等文章高调励志，实为学界注入一股清流。这种厚积薄发，使得石师于1993年即获得国务院政府特殊津贴，又于1995年荣获中华中医药学会、共青团中央、中国青年联合会组织评选的"中国首届百名杰出青年中医十大金奖"。石师系第四、第六批全国老中医药专家学术经验继承工作指导老师，第二、第三批全国优秀中医临床人才指导老师，全国名老中医药专家传承工作室建设项目专家，大连医科大学、辽宁中医药大学兼职教授。

石师学贯中西，近50年的临床与教学生涯，出版中医类著作33部，发表学术论文130余篇，专利验方19首，科普文章300余篇。年近古稀，仍勤于诊务，坚持笔耕，精心授徒，为发扬岐黄之学而努力工作。

石师学术思想与临证经验中最具代表性与创新者，大略可以归纳为如下几个方面：

一、重视和法，不离中庸

《尚书·大禹谟》有云："人心惟危，道心惟微，惟精惟一，允执厥中。"强调的是不偏不倚，调和折中的中庸之道。这种中和思想，对中医学的影响也很深远。比如中医的整体观念、阴阳、五行、八纲等，其实质都是在"找平衡"。找平衡其实就是中和、调和之意。如果将这种思维方式落实到治法上，最具代表性的当推"和法"。石师于几十年前就提倡和法，并强调：要跳出狭义和法的局限，增广其概念范畴，和解、调和固而为和，其他治疗手段所最终取得的"致中和"也叫和，中和思想应当体现在疾病的治疗过程始终，从理、法、方、药诸多层面去综合表达，乃至于医者的生活起居都无时无刻不透着"一团和气"，如此方可窥得玄中玄，深悟法外法。

二、倡导精瘀，男妇统论

精瘀概念自败精引出，古代文献已有记载。石师于20世纪90年代，与业内学者一道确立了精瘀理论，这对于男科疾病治疗有重要意义。在狭义精瘀基础理论之上，石师结合家学，借鉴师门秘验，通过长期的临证摸索，创造性地提出了广义精瘀的概念，认为败精瘀血阻滞的不仅是精道，还有水道、血道。同时，精瘀也不是男科的专利，女科疾病的发病机理也可以用此来解释，且有很强的临床操作性，并由此得出了"男女科疾病精瘀统论"的创新学说。这一论断对于男妇两科诸多疾病，如慢性前列腺炎、盆腔静脉瘀血综合征、多囊卵巢综合征，以及慢性肾炎、肾病综合征的治疗，均具有较高的理论与实践价值。

三、突出风毒，脏腑相关

国医大师任继学较早地将肾风理论落实在慢性肾炎的治疗当中。石志超教授在继承老师经验的基础上，突出了病因学的"风毒"起因说，并视风毒为持续的病因病理过程，从而将搜风解毒类中药的应用贯穿于整个疾病治疗过程中。在突出风毒致病的同时，石师指出，该类疾病在治疗上还应结合五脏论治，如此则内而脏腑，外而风毒，标本兼治，可收全功。

四、擅用虫药，飞走诸灵

石师先祖父石春荣老中医在治疗伤科、男科疾病时，多喜以虫类药搜剔经络，祛瘀生新。石师的精瘀学说正是借鉴了这一点，后经国医大师任继学、朱良春点拨，其虫类药的应用渐入佳境，并得到了朱老的赞赏及鼓励。石师运用虫类药的临床指征大略有四：一为顽疾；二为怪病；三需入络；四要剔毒。

本该书以上述四点核心内容为线索，收录了石师几十年的临床感悟、实践所得，并从理论、治法、用方、用药四个层面进行阐述，以期能够全面完整地对其学术思想与临床经验进行归纳总结。在理论篇中，重点收录了石师对于经典的看法及学习的具体方法、对于经典与后世杂学应当持有的态度及如何兼收并蓄。该篇当中，既有探索中医学发展规律及如何作用于临床的总论，也有分属不同典型病种的治法各论；既有老生常谈的娓娓道来，又有语出惊人的创新独断。在治法篇中，大略分成了两部分：一为常法的正治八法，其中又以和法为重中之重；一为变法的发挥，出自经典而又超出经典。此两部分体现了石师以常达变、尊经不泥古的治学精神。在用方篇中，既有石师对于古方的体悟发挥，又有自己独创的经验方，尤其是专利方与石氏家传秘方，更是万金难求，彰显了石师的普世仁爱之心。在用药篇中，收录了十余种石师临床常用的虫类药，为《虫类药证治拾遗》一书基础上进一步修整润色的精华，至于单味药与药对，为其既往论著中所未见，此次一并补入。

薄文斌

2021年7月于大连金州

目录

第一篇　理论篇

一、深谙并擅用辨证论治 …………………………………………… 3

（一）现有辨证系统的合理筛选 ……………………………… 3

（二）追本溯源，结合病机、病位 ………………………… 6

（三）辨证与辨病相结合 ………………………………… 12

二、经典学习的误区及解决之道 …………………………… 13

（一）为什么要学习经典，重视经典 ………………… 13

（二）经典学习的几个误区 ………………………… 14

（三）如何学好经典 ………………………………… 16

三、关于方证 ………………………………………… 18

（一）"方＋证"是对病机的简化 ………………… 18

（二）"方证"是蕴含"理法方药"的中医临证模块 ……… 19

（三）"方证"是研究伤寒论的方法之一 ……………… 20

（四）"方证"不是万能的 ……………………………… 20

（五）如何驾驭"方证" ……………………………… 21

四、也谈衷中参西 ……………………………………… 21

（一）西医病名指导中医治法，省略中医辨证论治环节 ……… 22

（二）现代药理研究主导中药应用，中医药理论荡然无存……25

五、石氏男女科精瘀统论学说……………………………………28

（一）"精瘀统论"的内含……………………………………28

（二）"精瘀统论"学说的形成………………………………29

（三）"精瘀统龙"学说的理论基础…………………………31

（四）选药特色…………………………………………………32

（五）临床运用…………………………………………………34

（六）验案举隅…………………………………………………36

六、溯本求源谈心衰………………………………………………44

（一）为心衰正名………………………………………………44

（二）心衰辨证论治……………………………………………45

（三）心衰辨证论治中的相关问题……………………………47

（四）心衰论治总结……………………………………………49

（五）验案举隅…………………………………………………50

七、慢性肾炎的风毒络瘀与整体脏腑皆相关……………………52

（一）从肾论治不唯温阳益气…………………………………53

（二）从脾论治健脾固摄助运…………………………………54

（三）从肺论治首倡风毒内蕴…………………………………55

（四）从肝论治化瘀贯穿始终…………………………………57

（五）验案举隅…………………………………………………59

八、肺痿论治………………………………………………………64

（一）肺痿概论…………………………………………………64

（二）病因病机 ················· 65

（三）辨证论治 ················· 66

（四）预后及调护 ················· 69

九、慢性胃炎治疗的标本主次 ················· 69

（一）甘平柔润养胃阴 ················· 70

（二）久病多瘀当活络 ················· 71

（三）脏腑相关多和肝 ················· 72

（四）调和脾胃主通降 ················· 73

（五）验案举隅 ················· 75

十、从"瘀毒留滞"论治溃疡性结肠炎 ················· 76

（一）"毒瘀留滞"的理论依据 ················· 76

（二）解毒化瘀法的运用 ················· 77

（三）验案举隅 ················· 78

十一、顽固性皮肤病从毒论治 ················· 81

（一）从毒立论，顽疾皆由毒作祟 ················· 81

（二）以虫为君，攻毒剔毒可收功 ················· 82

（三）验案举隅 ················· 82

十二、从精瘀论治慢性前列腺炎 ················· 86

（一）精瘀学说的创立与完善 ················· 86

（二）正确理解炎症概念及血瘀精道理论的创立 ················· 88

（三）慢性前列腺炎的辨证论治 ················· 90

（四）慢性前列腺炎治疗尤应注重心理调摄 ················· 92

（五）验案举隅 ……………………………………………………… 93

十三、独活寄生汤立方奥旨于风湿病之启发 ……………… 94

（一）由扶正而祛邪 ………………………………………………… 95

（二）辨病因与辨病机 …………………………………………… 96

（三）风药辛润 ……………………………………………………… 97

（四）注重通阳 ……………………………………………………… 97

十四、石志超教授"执中求和"辨治体系 ………………… 97

（一）"执中求和"辨治体系的内涵 ………………………… 98

（二）广义和法 ……………………………………………………… 99

（三）"执中求和"的方药审美观 ………………………… 100

十五、阳痿论治纵横谈 ……………………………………… 103

（一）阳痿概论 …………………………………………………… 104

（二）病因病机 …………………………………………………… 110

（三）辨证论治 …………………………………………………… 114

（四）阳痿临床辨证论治要点 ………………………………… 120

（五）阳痿治疗注意事项 ……………………………………… 121

（六）石师对部分老年人阳痿治疗的一点看法 ………… 122

附：石师近年来发表的相关论文 …………………………… 123

十六、糖尿病治疗经验 ……………………………………… 138

（一）阴阳并重论治消渴 ……………………………………… 138

（二）活血化瘀贯穿始终 ……………………………………… 139

（三）降糖降脂同等重要 ……………………………………… 140

（四）消渴论治的用药特色 …………………………… 141

（五）博采众长最重辨证 ……………………………… 143

（六）创验方"糖脂消胶囊" ………………………… 144

（七）验案举隅 ………………………………………… 144

十七、脂肪肝、高脂血症治疗经验 …………………… 146

（一）证治源流 ………………………………………… 147

（二）病因病机 ………………………………………… 149

（三）独特用药 ………………………………………… 150

（四）验方"祛脂化瘀丸" …………………………… 151

（五）祛除病因重预防 ………………………………… 153

（六）验案举隅 ………………………………………… 153

十八、慢性便秘治疗经验 ……………………………… 155

（一）秘有虚实，便秘岂可皆攻下 …………………… 155

（二）探本求原，慢性便秘皆虚损 …………………… 156

（三）验案举隅 ………………………………………… 157

十九、慢性复发性口腔溃疡治疗经验 ………………… 162

（一）慢性口腔溃疡的概论 …………………………… 162

（二）慢性口腔溃疡的病因病机 ……………………… 163

（三）辨证论治 ………………………………………… 164

（四）石师治疗口腔溃疡的一些特殊用药体会 ……… 165

（五）验案举隅 ………………………………………… 169

二十、不孕症治疗经验 …………………………………172

（一）病因病机 …………………………………172

（二）辨证论治 …………………………………175

（三）治疗要点 …………………………………180

（四）验案举隅 …………………………………183

二十一、扶虚益损论虚劳 …………………………184

（一）阴阳平衡话中庸 …………………………185

（二）辨证方可论补虚 …………………………186

（三）补虚诸法皆可验 …………………………187

（四）养阴滋补用时多 …………………………188

（五）补肾填精话添油 …………………………189

（六）王道多服自有益 …………………………190

二十二、活血化瘀法在疑难怪病治疗中的运用 ……191

（一）瘀血证病因病机 …………………………191

（二）瘀血证临床辨证论治心得 ………………191

（三）应用血府逐瘀汤的经验 …………………192

（四）验案举隅 …………………………………194

第二篇　治法篇

一、循八法之常法 …………………………………201

（一）论"汗法"及临床运用 …………………203

（二）论"下法"及临床运用 …………………207

（三）论"和法"及临床运用···214

（四）论"清法"及临床运用···225

（五）论"温法"及临床运用···228

（六）论"消法"及临床应用···235

（七）论"补法"及临床运用···241

二、演经典之变法···250

（一）由"实则阳明，虚则太阴"推导急腹症治法的

　　　"常"与"变"··250

（二）由"阳厥"谈"和法"的应用·······································259

（三）由"炅则气泄"谈补法···262

（四）由"聚于胃，关于肺"谈肺胃同治·······························265

（五）《伤寒论》乌梅法用治反酸·······································267

（六）外感热病通阳法之于杂病辨治·····································268

（七）"战汗"与"益胃"···270

（八）由《内经》痹病之"三邪五气"漫谈治痹之

　　　补法···273

（九）由《伤寒杂病论》的"复方"演绎时方的合方

　　　法度···274

第三篇　用方篇

一、古方新用···281

（一）小柴胡汤···281

（二）逍遥散 ·· 284

（三）半夏泻心汤 ·· 287

（四）血府逐瘀汤 ·· 289

（五）独活寄生汤 ·· 291

（六）归脾汤 ·· 296

（七）二妙散 ·· 298

（八）定经汤 ·· 300

（九）小陷胸汤 ·· 302

（十）温胆汤 ·· 304

二、经验方 ·· 306

（一）青蓝解毒片（青蓝素片） ··················· 306

（二）肺痿回春汤 ·· 306

（三）心肌炎合剂 ·· 307

（四）补心安神养血酒方 ······························ 307

（五）糖脂消丸 ·· 308

（六）蚕茧降糖饮（清润消渴汤） ··············· 308

（七）固本降糖饮（固本消渴汤） ··············· 309

（八）祛脂化瘀丸 ·· 309

（九）百合益胃丹 ·· 310

（十）温胃止痛丸 ·· 310

（十一）结肠清化汤 ······································ 310

（十二）外用丹榆清肠方 ······························ 312

（十三）解毒消瘤丸 ························· 314

（十四）固本消瘤丸 ························· 314

（十五）胃癌方 ····························· 314

（十六）养胃降逆方 ························· 315

（十七）益髓固本汤 ························· 315

（十八）胆石丸 ····························· 316

（十九）肾石丸（肾石胶囊）··············· 317

（二十）活血镇痛散 ························· 317

（二十一）接骨续筋散（胶囊）············· 318

（二十二）益肾壮骨丸（散）··············· 318

（二十三）骨伤滋补酒 ······················ 319

（二十四）伤科熏洗 1 号方（温经通痹熏洗方）······ 320

（二十五）伤科熏洗 2 号方（活血舒筋熏洗方）······ 320

（二十六）韭子回阳膏 ······················ 321

（二十七）伤科息风散 ······················ 322

（二十八）益髓健脑汤 ······················ 322

（二十九）壮腰通痹丸 ······················ 323

（三十）风湿熏洗 1 号方（温经蠲痹洗剂）······ 323

（三十一）风湿熏洗 2 号方（活血蠲痹洗剂）······ 323

（三十二）蝉蚕肾风汤 ······················ 324

（三十三）补肾壮阳酒 ······················ 325

（三十四）补肾滋阴酒 ······················ 326

（三十五）首乌生精丸 ································· 326

（三十六）蜻蛾展势丹 ································· 327

（三十七）蜈蚣疏郁汤 ································· 328

（三十八）化瘀起痿汤 ································· 329

（三十九）速效性复康丸 ······························ 330

（四十）速效性复康外用剂 ··························· 330

（四十一）前列安丸 ································· 331

（四十二）乌梢蛇解毒丸 ····························· 332

（四十三）五花养颜汤 ································· 332

（四十四）白驳风 1 号方 ····························· 333

（四十五）白驳风 2 号方 ····························· 333

（四十六）祛斑丸 ··································· 333

（四十七）鼻渊熏洗方 ································· 334

（四十八）丁香浴足液 ································· 335

（四十九）手癣、手脱皮洗剂 ··························· 335

（五十）玉容散（面膜） ····························· 335

三、吉林石氏伤科家传秘方 ····························· 336

（一）特效散 ······································ 336

（二）活血散 ······································ 336

（三）镇痛散 ······································ 336

（四）正骨敷药 ····································· 336

（五）接骨立效散 ··································· 337

（六）接骨丹 ································· 337

（七）紫金散 ································· 337

（八）益肾壮骨丹 ··························· 337

（九）骨伤滋补酒 ··························· 337

第四篇　用药篇

一、草本药 ································· 341

（一）白芍 ·································· 341

（二）白术 ·································· 342

（三）百合 ·································· 345

（四）柴胡 ·································· 347

（五）丹参 ·································· 349

（六）当归 ·································· 351

（七）茯苓 ·································· 353

（八）墨旱莲 ································ 355

（九）黄精 ·································· 357

（十）鸡内金 ································ 359

（十一）牛蒡子 ······························ 361

（十二）蒲黄 ································ 363

（十三）桑寄生 ······························ 364

（十四）山药 ································ 366

（十五）石斛 ································ 368

二、虫类药 ……………………………………………370

（一）白僵蚕 ……………………………………… 375

（二）水蛭 ………………………………………… 379

（三）蜂房 ………………………………………… 393

（四）黑蚂蚁 ……………………………………… 402

（五）大蜻蜓 ……………………………………… 413

（六）蟋蟀 ………………………………………… 420

（七）蜈蚣 ………………………………………… 425

（八）九香虫 ……………………………………… 430

（九）桑螵蛸 ……………………………………… 436

（十）䗪虫 ………………………………………… 442

（十一）地龙 ……………………………………… 454

（十二）壁虎 ……………………………………… 463

（十三）蝉蜕 ……………………………………… 472

（十四）乌梢蛇 …………………………………… 482

（十五）五倍子 …………………………………… 489

（十六）鼠妇 ……………………………………… 495

三、药对 …………………………………………………499

（一）柴胡、牛膝 ………………………………… 499

（二）白术、泽泻 ………………………………… 502

（三）侧柏叶、墨旱莲 …………………………… 504

（四）黄芪、麻黄、红花 ………………………… 506

（五）藿香、黄精、蜈蚣 …………………………………… 507

（六）鸡内金、生麦芽 ……………………………………… 509

（七）牛蒡子、蝉蜕 ………………………………………… 511

（八）桑寄生、杜仲 ………………………………………… 514

（九）山药、鸡内金 ………………………………………… 516

（十）鸡血藤、首乌藤 ……………………………………… 518

石志超中医学术年谱 ……………………………………… 521

第一篇

理 论 篇

一、深谙并擅用辨证论治

中医学的理论体系有两个基本特征：一是整体观念；一是辨证论治。前一种充斥着中国传统哲学的宇宙观内容，后者则是中医治疗学的核心组成部分。

既然辨证论治如此重要，我们应当如何去做？如何能够最大程度发挥该指导思想的临床效力？这一主题可能是中医初学者，乃至从业几十年的老中医都要面对的。以下是石师对于辨证论治的几点建议，以供参考。

（一）现有辨证系统的合理筛选

中华文化博大精深，就中医学的辨证系统而言，有六经、脏腑、八纲、三焦、卫气营血等，石师于临床当中最擅用前三者。

1.六经辨证系统

这一系统产生较早，以阴阳的消长变化为基础，突出阳气的主导地位，分列六大证候群以统论外感热病。其具体应用，需要注意以下几点：

（1）侧重外感热病之偏于寒者

广义伤寒虽指因于外感的发热类疾病，但仍要以伤于寒邪者为主。原因显而易见，其一，顾名思义，伤寒的命名突出一"寒"字，并未有伤热、伤暑、伤湿之异说。若以东汉末年的气候为依据，也多数偏于感伤寒邪。其二，以《黄帝内经》为代表的经典理论，均认为寒邪易伤阳气或影响阳气的运行。其三，太阳病篇是《伤寒论》着墨最多者，其三纲鼎立之桂枝、麻黄、青龙，多以温热药组方，也是反推寒邪为患的佐证。故而，石师在临床当中，遇有伤于风寒的外感证，优先考虑六经辨证。

（2）着眼于大病、难病

《黄帝内经》关于治则有这样的论述："治病必求于本。"本是什么？本于阴阳，而与阴阳关系最为密切的辨证系统就是六经系统。在漫长的临床实践中，石师认为，一些大病、难病，从气血、寒热、虚实等处着手，倒是可以一辨，但却如隔靴搔痒，未能取得预期效果。这种情况下，就要从生理与病理的根本处着眼，即阴阳。运用六经辨证系统，使用对应的经典方加减化裁，疗效往往出奇的好。如果将其他辨证手段归为调养之法，那么六经相对于此，可有回生之妙。

（3）伤寒矜百病，已出六经范畴

内伤、外感均可用六经来辨？石师觉得这个尚有待商榷。如前述，外感发热中属于寒邪为患的可以用六经辨证，这是常法，若仅以书中出现的有限几处类似于温热病的描述或者几首寒热并用的方子就说《伤寒论》也是温病学著作，则大有喧宾夺主之嫌。其次，"矜百病"而用伤寒方，并非全然以六经提纲为指导，而是借助伤寒的法或者以伤寒方为基础方加减。这种情况，其实已经超出了六经范畴，而是一种活学活用，或者叫作广义伤寒。这与近人的死读书、玩弄伤寒八股大有不同。

2.脏腑辨证系统

阴阳五行是中医学最基本的哲学思想，阴阳学说孕育了六经辨证系统，而脏腑辨证恰与五行学说相对应。脏腑辨证是当下较为常用的辨证系统，其具体应用时机大略有以下几种：

（1）病位与症状相对明确

当疾病的病位与症状相对明确时，脏腑辨证可以作为首选。如患者胃脘部疼痛胀满；又如腰部冰冷疼痛。诸如此类，运用脏腑辨证，简洁且易于操作。

（2）儿科病常取脏腑辨证

钱仲阳以治疗儿科病见长，在他的著作《小儿药证直诀》中，随处可见脏腑的虚实补泻法。该书较《中藏经》《急急千金要方》等，在脏腑辨证这一问题上，更具规模，且线条更加清晰。钱氏所看重的以脏腑为辨证基础调治儿科疾病的方法，为后世广为借鉴。

（3）涉及辨证的整体观时，可考虑脏腑辨证

五行理论是脏腑辨证的内在理论基础，因此，亢害承制在脏腑辨证中自然而然地贯穿始终。以《金匮要略》的一句话为例：见肝之病，知肝传脾，当先实脾。此金句既引出了脏腑辨证，又揭示了脏腑辨证背后的五行生克制化，更体现了中医辨证论治的整体观。因此，在遇到病机复杂，且涉及多个系统时，可以考虑脏腑辨证，以期抓牢核心，把控全局。

3.八纲辨证系统

张景岳《景岳全书·传忠录》有云："夫医者，一心也；病者，万象也……苟吾心之理明，则阴者自阴，阳者自阳，焉能相混？阴阳既明，则表与里对，虚与实对，寒与热对。明此六变，明此阴阳，则天下之病固不能出此八者。"这是张氏创立八纲的初衷，即将疾病简化，做到万变不离其宗。八纲以阴阳为总纲，是一种较为概括且相对全面的辨证法，基本可以涵盖疾病的各种表象。石师在临证中，运用八纲辨证的概率较高，并认为：八纲不仅是一种辨证法，更是一种平衡纠偏工

具；通过八纲的纵横交错，人体较容易脱离病态，恢复常态，达到一种动态的均衡。

（二）追本溯源，结合病机、病位

有些疑病、难病，容易出现辨证误差，这种情况下就要求我们胆大心细、抽丝剥茧，具体地结合疾病的病机、病位，得出正确的结论。以下举两个例子，对这一问题进行阐述。

1.似是而非心口痛，疑神疑鬼心脏病

临证时，经常可以遇到各式各样的疑难病例，其中就有以反复发作的心口痛来中医专家门诊就诊者。这类患者大多都有很长时间，甚至多达数年反复发作的心口疼痛的病史，且屡治不效。很多患者多次就诊于各级大医院，反复做各项心功能检查，总是查不出任何明确的心脏病变。而其中大多数患者越是查不出心脏病（最主要是冠心病、心绞痛），就越是惶恐和焦虑，整天疑神疑鬼，随时把速效救心丸、丹参片、硝酸甘油片等急救类药物带在身边，以便随时服用。

这类患者来诊时，往往一听主诉就不对了。再一看患者捂着上腹部反复描述着如何如何的心口痛，医生往往就笑了。石师为了缓解患者的紧张焦虑情绪，常常以开玩笑的口吻问患者："你这么喜欢心脏病吗？为什么在这么多正规的大医院反复检查都查不出来的情况下，还要不停地往心脏病方面使劲？"看来还是患者在求医诊断治疗的过程中，脑子里充满了一些道听途说的错误观念。既然所谓的心口痛给患者造成了这么多的疑惑，那么我们就来看看什么是心口吧。

民间所说的心口，系指剑突下的胃脘部。胃脘在鸠尾（即胸骨下剑突）处，故又称心下或直谓心，俗称心口（窝）、心窝。心口痛，是中医通用的一个病名，也是民间的一个俗称，亦称心下痛、心下痞。其具体位置指的就是胸骨前下方剑突处及下面的胃区，而不是西医解剖学所指的心脏部位。唐宋以前的中医文献中，多指胃脘痛。《灵枢·邪气脏腑病形》曰："胃病者，腹胀，胃脘当心而痛。"《伤寒论》云："伤寒六七日，结胸热实，脉沉而紧，心下痛，按之石硬者，大陷胸汤主之。"《外台秘要》云："足阳明为胃之经，气虚逆乘心而痛。其状腹胀归于心而痛甚，谓之胃心痛也。"元代朱丹溪明确指出"心痛，即胃脘痛"（《丹溪心法·心脾痛七十》）。明代则已澄清心痛与胃痛的混淆概念，如王肯堂《证治准绳·心痛胃脘痛》云："或问丹溪言'心痛即胃脘痛'然乎？曰：心与胃各一脏，其病形不同，因胃脘痛处在心下，故有当心而痛之名，岂胃脘痛即心痛者哉？"虞抟《医学正传·胃脘痛》云："古方九种心痛……详其所由，皆在胃脘，而实不在于心也。"全国高等中医药院校教材《中医内科学·胃痛》载："胃痛，又称胃脘痛，是以上腹胃脘部近心窝处疼痛为主症的病证。"

历次接诊的医师往往被患者治疗心脏病的要求所误导和左右，反复地做各种各样心脏的检查，即使反复检查也没有任何心脏病的指征，但还是坚持查下去。而所谓有条件的患者甚至可以到北京各大医院，甚至国外检查。经常有这样的患者来石师处就诊，在描述病情的时候，常常捂着胃区，诉说心口如何如何疼痛。这时结合患者的病情、详细的查体和各级医院的检查结果，再综合分析诊断，就可以做出胃病（还可包括十二指肠和食管病变）的初步诊断了。

当然，石师也反复提出，临床还是要注意部分心脏病（如急性下壁心肌梗死等）与部分胆囊（胆囊炎、胆石症等）

疾患也可以出现心口痛的表现，临床一定不能忽略。只是不论是心脏病，还是胆囊炎，都有很多明确的诊断标准和指征，不难诊断。

容易被怀疑为冠心病心绞痛的心口痛最多见于胃食道反流（包括反流性食道炎及慢性糜烂性胃炎）。反流性食管炎是由胃、十二指肠内容物反流入食管引起的食管炎症性病变，内镜下表现为食管黏膜破损，即食管糜烂和（或）食管溃疡。其典型症状表现为胸骨后烧灼感（烧心）、反流和胸痛。烧心是指胸骨后向颈部放射的烧灼感；反流指胃内容物反流到咽部或口腔，口里甚至有酸酸的味道。反流症状多发生于饱餐后，夜间反流严重时可影响患者睡眠。当然，食管炎的严重程度与反流症状无相关性。反流性食管炎患者表现有胃食管反流的典型症状，但也可无任何反流症状，仅表现为上腹部疼痛、不适等消化不良的表现。慢性胃炎尤其是慢性糜烂性胃炎的临床症状多为非特异性的消化不良症状，如心口（上腹部）隐痛、反酸、餐后饱胀、食欲减退等。

反流性食管炎可发生于任何年龄的人群，成人发病率随年龄增长而升高。其中中老年人及肥胖、吸烟、饮酒及精神压力大者是反流性食管炎及慢性胃炎的高发人群。反流性食管炎患者应注意避免饭后立即睡觉，同时避免暴饮暴食和食用辛辣刺激性的食物，少食酸甜食物，禁烟、酒，作息规律等。

诊断错误则必然导致治疗用药的南辕北辙。采用中药治疗心口痛，如果错误地按照冠心病心绞痛来治疗，则可能会反复服用速效救心丸、复方丹参滴丸、冠心苏合丸等辛燥攻散、耗气伤阴、损伤脾胃正气之品，从而使胃病更重。采用西药治疗心口痛则更可能因为屡屡错误地使用阿司匹林等治疗和预防冠心病的药物（阿司匹林的副作用就有导致胃黏膜损伤、糜烂甚至出血）而使胃痛越来越重。

临床上，这类以心口痛或心下痞满为主症的反流性食管炎或慢性胃炎，中医治疗时，治标多以半夏泻心汤合小陷胸汤为法辛开苦降，治本则以四君子汤合百合、白芍、石斛、佛手、乌药、丹参等药物扶正祛瘀；或者中西医结合治疗，那么长期困扰患者的顽疾，就可以很快得到改善或治愈。

实际上，如果是食管下段及胃的病变，医生还是建议患者尽早做胃镜检查，以排除器质性病变；或者做个心电图，排除心脏疾患，以避免误诊。

2.四肢厥冷寒入骨，辨治方知别有因

临床上经常可以见到一些周身发凉、手足厥冷的患者，屡治不效。时值深秋，很多人尤其是中青年女性随着天气日渐寒凉，手足不温的症状逐渐加重，甚者有四肢厥冷的表现。从常理上讲，周身发凉、手足厥冷的病症就是寒大，治疗时遵照"寒者热之"的原则，选用温热祛寒、壮阳补气的中药治疗即可。大多数患者也认为此厥冷为寒邪伤人，自行服用温热祛寒的姜汤、麻辣类食物，结果非但没有改善其上述症状，反而出现口干舌燥、胸胁满闷、坐卧不宁、情绪急躁、目赤流泪等症状。这让很多患者费解，难道是陈寒痼冷，难以清除，还是如电视上养生类节目所说的，真的阳虚、气虚了，得慢慢进补才行？

关于四肢厥冷之症，2000年前的汉代中医经典著作《伤寒论》就有描述，如"凡阴阳之气不相顺接便为厥。厥者，手足逆冷是也"。简单理解阴阳之气不相顺接，实际就是内脏之气与四肢之气不相顺接，导致人身的阳气不能顺利到达四肢末

梢，进而出现的手足厥冷的病症。临床一般可以分为两类情况：一类是人体真正的阳气虚衰，寒邪内生，出现的一系列如四肢厥冷、恶寒畏风、神疲蜷卧、少气懒言等生理功能衰退的症状。中医临床诊断为寒厥，治疗当用补法、温法，方用四逆汤加减。另一类是人体的阴阳逆乱，内脏之气与四肢之气不相顺接，日久气机郁滞化热，热邪郁闭于内，阳气不达四末，出现的一系列如四肢厥冷，或脘腹疼痛，或口干心烦，或泄利下重等生理功能紊乱的症状。中医临床诊断为热厥（或称阳厥），治疗当用调和疏通之法，方用四逆散加减。

临床论治之时，如为阳衰真寒之证，当以回阳救逆、温经散寒的四逆汤类方剂治之，中药治疗多用干姜、附子、肉桂、川椒、胡椒、人参、黄芪等温热补益之品，可收良效。但是也有许多手足厥冷的患者，经过系统、长期、大剂量温热药的治疗，厥冷病症不见好转，反而日见加重，或兼脘腹疼痛、口干心烦等症，则可能是热邪郁闭于内的"热厥"误治所致。其用热药祛寒，内热郁闭愈甚，阴阳之气愈加不相顺接畅通，手足愈觉厥冷，此即"热深厥深"。这类患者越治越痛苦，医师越治越挠头的顽疾，详究其因，还是论治之时背离了中医辨证论治的基本原则，被疾病的表浅假象蒙蔽，屡屡误治所致。

关于如何辨别寒热真假，《伤寒论》早有记载："患者身大热，反欲得衣者，热在皮肤，寒在骨髓也；身大寒，反不欲得衣者，寒在皮肤，热在骨髓也。"前者"寒极似热"，后者"热极似寒"。医生一定要透过现象看本质，才不致为表面的假象所迷惑。石师于临床所治的一些周身发凉、手足厥冷的患者，真寒者十难见一（可能是专家门诊的缘故，很多这类患者大多经过多方治疗或自行服用姜汤等温热补品屡治不效，才来石师处就医）。其实，如果真是寒证，治疗反而简单了，无非就是用热性药祛寒，即可应手取效。细思之，厥逆者本无大病，又在医生处吃了那么多的热性药物，自己又吃了那么多姜汤类温热补品，怎么可能还会手足厥冷？必是治疗思路有误。

当今社会，麻辣之风盛行，假若果真有寒，也可能早已为附子、茴香、干姜、胡椒、花椒及十三香之类温热祛寒的药物治好了。而这一类辛辣刺激性食物，性质大多温热燥烈，极易耗散人体气血，将其当作日常食饮之品，而时时服之，常令人内生火热，火热上炎则易发病。《本草纲目》说这类食物"辛能散气"，味道辛辣，刺激性大，多食可动火耗血。《本草经疏》言："气虚血弱之人，切勿沾唇。"更何况如今嗜补之风盛行，多有无病嗜补之辈，人参、鹿茸、鹿鞭、淫羊藿、冬虫夏草等壮火食气之类，亦是常年服食不断。即使火毒缠身者，亦乐此不疲。凡此种种，明伤暗耗，郁火、虚火愈炽。目前，国人体质早已是能量、热量有余，代谢不及，营养过剩，纯寒类疾病（能量不足）少之又少。代谢紊乱综合征（糖尿病、高血压、冠心病、高脂血症、高尿酸血症）皆为能量代谢障碍，其发病率逐年递增亦可为反证。故动辄壮补、过补者，一者周身泛发火毒；再者必因物极必反，而发生越用热药，反而四肢或周身越冷的热厥怪病。

后世医家认为热厥，当以和法为其治疗大法。其代表方有四逆散、柴胡疏肝散、逍遥丸等。本类方剂多适用于郁症、脏躁、善太息等精神情绪类疾病，胃痞、嘈杂、呃逆等消化功能紊乱类疾病，以及胁胀、胁痛、乳癖、经行腹痛、肢厥等肝郁气血郁滞类疾病。而热厥这类疾病的病机正是因肝郁气滞，郁而化热，阳热郁闭于内，阳气不达四末所致。这种情况更是非常符合现代女性的病理特点：工作、家庭压力大，情绪因素导致内分泌紊乱，气机郁滞，阳气不能伸展。究其本质乃为阻滞不通而非阳虚不达。阳气阻滞中焦可见胸膈满闷，久之则影响中焦肝、胆、脾、胃的运转升降，而见胃痞、胆胀；化火可见失眠、多怒；疏泄失职也可影响月经来潮，导致月经愆期，甚至闭经。这些也非常符合西医学的脑肠轴理论——情绪引起胃肠自主神经紊乱、胆心综合征及情绪引起的内分泌紊乱、女性激素依赖性疾病。

中医在治病疗疾、养生保健的过程中，其根本是"辨证论治"，原则是"谨察阴阳之所在而调之，以平为期"。因此，作为医生必须了解现代人的体质，因人制宜、因地制宜、因时制宜，才能站在正确的高度治病救人，防患于未然。实实虚虚之弊便是我们的警示。

（三）辨证与辨病相结合

中医的证强调的是个体与病机的高度契合，可以理解为"神似"，而西医的病名则是更侧重于"形似"的层面。通过病名可以大略获得病位、病因、发病机理的一些信息。中医的辨证与西医的辨病相结合，指的是高水平的结合，而不是胡乱捏造在一起。这种结合，会具备"形神兼具"的叠加效果。

综上，要想辨证准确，首先，我们应该对中医学现有的几大辨证系统烂熟于心，不同情况下，选取最优，或者几种辨证法联合运用，直至发现问题，找出对策。其次，疾病的病位、病机、发病的原因也非常重要，是辨证的必要参考。再次，要结合现代医学的成果，认识疾病发病的原理，微观结合宏观。总之，我们掌握的手段越多，考虑的越全面，辨证就越精准，疗效就越可靠。

二、经典学习的误区及解决之道

如同人类历史的发展规律，中医的学术史上也经历过几次尊经与疑经的往复。经典在整个中医学的创立与发展过程中到底占据怎样一个位置？当前的尊经复古因何促成，意义何在？盲目尊经排外是否妥当，如何解决？这些都是摆在我们面前，值得每一位岐黄后人深度思考的问题。

（一）为什么要学习经典，重视经典

经典是什么？经典是根，中医经典就是中医的根。根没了，一切均无从谈起。中医学是门极其典型的经验医学。从最初的神农尝百草，总结出单味药物的功效，进而单方、验方的形成，并在与先秦文化、诸子百家碰撞后，逐渐具备了规律性，即方药背后若有若无的"理法"影子，以至于在合适的时间地点，由合适的人偶然而又必然地写成了《伤寒杂病论》——一本理论与实践兼备的中医方法学巨著。有的学者说，《伤寒杂病论》与《黄帝内经》是两个体系，有这种可能性，但到不了泾渭分明、你死我亡的地步。为什么这么说？还是开头提到的"根"，中华文化的根不变，其派生出的同一方向的学术体系能有多少本质差别？其区别的也大都是些构成要素与具体的操作方法罢了。

从实践而总结经验，又由经验而上升为理论，再回归临床验证，继续发现问题、总结经验，中医学就是这样一路走过来的。而经典的东西，在经历过上述无数次的检验推敲后，很自然地具备了一种"近乎真理性"。这可能与常说的中华文化的"神传"色彩类似。需要明确的是,此处的"神"暂且可以理解为圣人或者先贤一类,而非迷信。既然近乎真理,势必放之四海而皆准。只要依据经典对号入座,多数可以达到预期效果。这就是经典的重要意义,也是学习经典必要性的主要依据。

学习经典还有一大好处,那就是能给入门者一个看得见、摸得着的"抓手"。抓手就是用功努力的方向,勤奋的人依此修行,可以"照着葫芦化出瓢",仍不失正道;好一些的熟能生巧,略有发挥;具灵根者,窥得奥旨,似可登堂入室;与此道超凡入圣者,少之又少,细思,理所当然。这是经典学习的现实意义,大略可以解决当下"学问心"的浮躁盲从与漫无目的。

(二)经典学习的几个误区

纵观中医的学术史,凡成一代宗师者,多与经典结缘。这句话还没有说完,下半句是"且多能超越经典,自成体系"。也就是说,学习经典是手段而不是最终目的。兹就现有的修习经典的几个误区,叙述如下,以供参考。

1.盲目排外

这不是学术与技术层面的问题,而是心态与态度问题。中医学历来是个开放包容的系统,排外与这个学术体系格格不入。试想中医学术史上的几次走高:一是先秦百家争鸣,《内》《难》《伤寒》诸经诞生;二是金元时期四大家的形成,催生易水、河间等诸多流派;三是明清时期寒温辨难,温病学脱胎。试问以上中医大时代的重大突破,哪个是排外的产物?

只学经典而排斥其他，对于本系统的创新能力而言，无异于一次毫无意义的化学阉割。从《伤寒论》这部经典本身来看，仲师在序言当中将自己的学习方法与成书过程交代得很明白："乃勤求古训，博采众方，撰用《素问》《九卷》《八十一难》《阴阳大论》《胎胪要录》，并《平脉辨证》，为《伤寒杂病论》，合十六卷。"试问，舍此"勤求"与"博采"，此书可得出世？

盲目排外者将除经典外的中医学术思想与论著，均定为异己，更不要谈现代医学了。指责现代医学杀人越货的也不乏其人。先贤"古为今用，洋为中用"的变通法被束之高阁。说到底，还是失去了平常心，因起执念而心生蒙翳，从而表现出了较差的学术修养，这对中医学的发展和个人的进步百害而无一利。

还有种现象，说出来令人哭笑不得。治疗不同的患者，先不说疗效，报号"经方派"的趾高气扬且略显高人一等，报号"时方派"的则大有忍气吞声之状。又如治疗同一病患，时方治好的，是离经叛道或偶得一中，而用经方出了偏颇或者疗效不显的，则被解释为顺应性差，甚至无药可救。其实，大可不必，没有什么派别之分，我们都是岐黄后人，都是中医学派。质朴的我们也只看重临床疗效，什么招式还在其次。所举例证，书于此处，虽是笑谈，但作为一个中医人，尚需记此棒喝，莫学八股，更不可贻笑大方。

2.断章取义

经典的学习方法多种多样，以《伤寒论》为例，有从理法角度考虑的，以辨证论治为载体，演绎出八法、脏腑辨证、八纲辨证等；有以方药为总纲，以类方为研究手段，诸如《伤寒论类方》《伤寒来苏集》《伤寒论类方汇参》等。无论从哪个切入点，抑或何种角度，前提是置于这部经书大的框架下进行研究，若因一叶而障目，则难免断章取义。还有就是经典"速成说"，妄图短期内把经典吃透，其实是"功利心"在作怪。别忘了"年年岁岁一床书"，澄心定志，一经一典足可相伴一生。所谓的速成与捷径只是相对而言，抓住只言片语，就以为掌握了整本书的精华，无异于痴人说梦。

例如只研究伤寒方，而抛弃书中的多数精华，这和古人的类方研究大有不同，也不同于当下的方证，倒是与日本人单纯研究经方的操作有些接近。如果仅把几个伤寒方研究明白，就自称自己已经参悟真谛，那就太可笑了。

（三）如何学好经典

经典当中有偏重说理的，如《黄帝内经》《难经》；有理法方药兼具的综合性著作，如《伤寒论》《金匮要略》《温病条辨》；也有只着眼于药学的专著，如《神农本草经》。不同体例的书，其学习方法也有所差别。

1.要端正学习态度

既不可妄自菲薄，觉得这门学问不及西医，或者全盘否定，或者身在曹营心在汉；又不可故步自封，只知有己，不知有人，从而包打天下，藐视一切。前面提过，中医是包容的，是需要在继承的基础上不断发展的，是极具生命力的一门学问，需要兼收并蓄。后世医家的一些理论创新，或源于临床摸索，或悟自经典理论，这些都值得我们去发掘，去整理。

2.说理性经典的学习方法

以《黄帝内经》为例，古人的学习思路大致有三：一为全篇注疏，如《黄帝内经素问集注》；一为分门别类，如《类经》；

一为分类摘抄，如《内经知要》。此三种方法并无对立，对于初学者，可以浅尝《内经知要》，熟读经文，逐渐消化；进而找来注疏，全篇泛读；最后再把整部书打碎，借助诸如《类经》，分门研究。能如此进阶，定可事半功倍。其次，理论是需要实践检验的，脱离实践的理论是空中楼阁，故而多临床、多实践也是学习理论性经典的必由之路。

3. 综合性经典的学习方法

这类书籍如《伤寒杂病论》《温病条辨》等。前者以六经为提纲，可以按照三阴三阳分经学习，然后纵横交错，引出合并、并病、坏病，此其一也；其二，也可以类方为纲，以分经条文为目，这种方法颇具实用性，现有的方证研究多从此法，但却容易割裂《伤寒论》的整体观，需要掌握收放尺度。又如《温病条辨》，以三焦为纲，以诸病种为目。正言若反，反之亦然，我们也可以像《伤寒论》方证研究那样，以温病方总领卫气营血与三焦。

熟读此类经典，尚需参合历代高贤相关的解经之作，此一阶段。最好不要有排斥心理，也不可别出心裁。接下来就是宗师们应用经方的医案，大家一定要重视，医案是我们获取间接经验的捷径，且可靠性较高。最后，又回归到实践，也就是多用、多练。到了这个时候，则可以形成自己的见解，或有所创新。

4. 药学专著的学习方法

药学专著包括《神农本草经》《名医别录》等，均为后人的辑佚本。这类著作的学习，一要在读懂的基础上，找到古代用法和后世用法的区别。除了通过从历代本草著作中搜寻外，离《本经》成书年代相对较近的《伤寒杂病论》便是最好的参考书。反复揣摩该书中方剂的构成要义，尤其是方剂后面的药物加减法，能够最客观地反映古本草所载药物功效的原始风貌。此外，本草一门，经历了上千年的积淀，一些药物功效多有新发明与新挖掘，其中也包括现代的药理研究。我们一定不要故步自封、抱残守缺，要学会适当的拿来主义。只要对临床用药具有重要启迪且临床疗效确切的，我们都要勇于尝试，以丰富和最大限度地发展本草学。

以上是对经典学习的误区及解决方法的只言片语。当然，中华医书浩如烟海，能称经典者，远不止上述几种。以经典为榜样，就是找准了学习中医的正确方向，如此，持之以恒且心有包容，注重实践又善于思考，久而久之，必有所成。

三、关于方证

《伤寒论》中随处可见诸如"桂枝证""柴胡证"等词汇。我们知道，正是《伤寒论》这本书，开启了中医学辨证论治的先河。书中出现的不以病因病机阐发证名，而以汤方加"证"的形式一言以蔽之，其用意究竟何在？这种疑问，其实涉及了方证这一提法的本质。石志超教授对于该问题，有自己的独特见解，兹简述如下，以飨读者。

（一）"方+证"是对病机的简化

《伤寒杂病论》这部经典首重辨证。脏腑辨证于《金匮要略》初露端倪，而相对完善的还应属《伤寒论》的六经辨证系统，后人亦将此辨证法作为《伤寒论》所独有，垂询千古。

在《伤寒论》各篇篇首，分别有一总纲挈领，经文中则直书如"太阳病、少阳病"等，而避免各经提纲重复书写之冗长拖累。在《伤寒论》这部书中，与分经提纲有异曲同工之妙的就是"方+证"的短语组合，如桂枝证、麻黄证等。此种方与证的并书，一者直观地要求我们瞬间在脑海当中检索对应经方的症状要素；一者要跳出症状范畴，进而明确汤方背后的病机病理。这才是"方+证"所要传递给我们的信息。单纯地狭义方证对应，可能有些临床疗效，但似乎看轻了《伤寒论》这部经典之作，阻断了后人研习伤寒并决计有所突破的前进之路。故而"方+证"的症状"信息流"及由此产生的技术层面之条件反射——"方证相应"，应当让位于"方+证"的病机表达。由此，石志超教授认为，"方+证"是对病机的简化。例如，桂枝证代表着营卫、表里、阴阳不和这种病机，柴胡证代表着少阳枢机不利或三焦道路塞滞等。诸如此类，不胜枚举。

（二）"方证"是蕴含"理法方药"的中医临证模块

到目前为止，我们所提及的方证还是以《伤寒论》中的经典汤方为蓝本加工而成的，时方尚不在讨论范畴。还以小柴胡方证为例，其症候要素包含了枢机之相的主客观表现。细细推敲小柴胡方证，不难发现，在我们心中默念该方证时，早已理法方药俱足，当然机械背汤头者除外。小柴胡方证的理为少阳枢机不利，法为调拨枢机，方药完备的同时，又见或然七证，加减法中蕴含药理。如此症因脉治可循，理法方药齐备的独立单元，不同于方剂，不同于治则治法，而是自成体系的一个中医临证模块。这类似于分门别类且配备了使用说明书的武器库中的诸多陈列，应用得好，自有一番潇洒惬意。所不同者，方

证模块尚留有思考空间，为熟练掌握后的发挥及理论创新奠定
了坚实的经典基础。这应该是方证体系的终极意义所在。

（三）"方证"是研究伤寒论的方法之一

我们要明确的是，方证并不是《伤寒论》的全部，而只
是修习者的一种研究方法。事实很清楚，学习方证，对于初
学者尤为重要：一者可以有实物可循，按图索骥，免却虚无
缥缈与故弄玄虚；再者方证能够紧扣临床，对于经典的学以
致用大有裨益。因此，对于方证我们绝不可以轻视。然而，
也有过分强调方证而否定一切的，殊不知方证源于伤寒，而
《伤寒论》的灵魂就是辨证论治。要活法圆融，仅守方证而
排斥其他，是谓以一叶障目，如井底之蛙，终难有大成。

综上，我们应当以平常心来看待方证，既不妄自尊大，
也不妄自菲薄。说到底，它就是一种研究手段。研究方证较早
且较成体系的诸如徐大椿的《伤寒论类方》、柯韵伯的《伤寒
来苏集》、近代左季云的《伤寒论类方汇参》，后学可以借鉴。

（四）"方证"不是万能的

前面我们讲过，经方的方证具备了病机及理法方药"压
缩包"的特质，如此推理，方证可以解决临床上的所有问题
吗？显而易见，答案是否定的。如前所述，它只是一种研究手
段，并不代表中医学的全部。也有人生硬地将中医从源流上分
为医经派与经方派，一个讲道理，一个重方法。医经有点执简
驭繁的感觉，大倡万变不离其宗，而经方自命"法王"，妄图
包罗万象，面面俱到。举个简单的例子，考试前的用功，大致
有两种方式：一为理论记忆；一为题海战术。说到此处，不用

多讲，孰优孰劣恐怕很难取舍。我们学中医的讲阴阳，讲矛盾的对立统一，说的就是这个意思。由此看来，非但经方的方证不能解决一切问题，医经也是如此。我们要有海纳百川的胸怀，济世度人的慈悲，残灯古卷的愿力，才可能于这门技艺有所突破。且不可执迷于一门，死守方证而无法自拔，终难堪大用。

（五）如何驾驭"方证"

驾驭好"方证"，大致有两点需要注意：一是要取广义而舍弃狭义。广义的方证是理法方药的统一体，其运用，应当建立在对病患病机及方证所蕴含病机高度契合的基础之上，这种方证相应，疗效可期。而狭义的仅是汤方与症状的对应，显然与我们所论及的并非同一层次。广义亦可广而广之，即跳出经方的范畴，唐以前或者金元以前，甚或明清诸家的代表方也可为我所用，优化筛选后，成为"副经典方证"。"江山代有才人出，各领风骚数百年"，这句话告诉我们，不可以故步自封，厚古而薄今，一定要用发展的眼光看问题。其二，方证不是我们追求的终极，此用终有体，而法理无边，我们要以方证为阶梯，悟透参破，以至于形归于神，在形神统一的前提下，再谈创新，似有可为。

四、也谈衷中参西

中医与西医作为两种不同理论体系指导下的医疗手段，历来争论不休。经过了中西医结合，到现在的中西医并重，虽然措辞稍有变化，但人们追求与探索中医与西医在最大程度上为国家的卫生健康事业做出贡献的初衷没有变。

其实，自西学东渐伊始，一些中医界的前辈们就开始了自我发问，从而逐渐接纳并尝试着最原始的中西医结合。早期的中西医结合又被称为中西医汇通，其代表人物如唐容川、朱沛文、恽铁樵、张锡纯等。这其中，当属张锡纯的"衷中参西"对后世的影响较大，其所创"阿司匹林石膏汤"也成了那个时代中西医结合的标志性产物而载入中医学术史册。

如何中西医结合？或者说，如何发挥中西医在疾病治疗中的最佳协同作用？答案恐怕只有一个，那就是上面提到的"衷中参西"四个字。做不到这四个字势必会张冠李戴，势必会中医西化，使得中医若存若亡。现有的对于中西医的粗暴嫁接，主要存在如下形态。

（一）西医病名指导中医治法，省略中医辨证论治环节

1.西医说炎症，中医就清热解毒

石师尝言，我们首先要了解什么是炎症？按普通百姓理解，凡是炎症就是感染性炎症，即细菌感染所导致的。其实炎症为西医病理学的概念，即某一器官组织的充血水肿、白细胞聚集甚至细胞破坏的病理过程。很多因素都可以导致炎症的发生，致病微生物侵袭可导致感染性炎症，如细菌性肺炎、病毒性肝炎；此外，还有物理性因素所致炎症，如夏天洗海水澡阳光暴晒所患的日光性皮炎，跌仆损伤所致的局部瘀血肿痛，还有烫伤、烧伤等；化学因素所致炎症，如过量饮酒导致的酒精性肝炎、某些药物导致的肝肾损害等。

慢性前列腺炎中约有10%为细菌感染性炎症，其余90%为非细菌性炎症。非细菌性前列腺炎，多因性事紊乱、过度禁

欲或过度放纵、频繁手淫，及过度饮酒及辛辣食物、久服壮阳药，甚至长途骑自行车、久坐硬座、久坐潮湿冰冷之处，导致前列腺及其周围组织充血瘀血而发病。

试问，以上多因素作用下的炎症及所列举的前列腺瘀血状态，仅用清热解毒就能概括吗？

2. 西医说冠心病，中医就活血化瘀、行气宽胸、芳香开窍

石师临床时常常针对一些典型的病例谈到这一类的问题，就是临床经常可以看到一些老年人或者患慢性心脏病的患者（以冠心病为多），频发心律不齐，或心前区闷痛，或心功能持续减退（心衰），中医辨证是心气大虚、心血过耗、心阴阳俱损之证。而我们治疗用药都是如速效救心丸、复方丹参片、丹参滴丸、冠心苏合丸、通心络胶囊、步长脑心通、心宝、活心丹、麝香保心丸等芳香开窍、行气宽胸、活血化瘀之类，所谓"通则不痛"的药物。这类活通行散类的药物，本为气滞血瘀等实证所设。如果在虚证或者是本虚标实类证用之，一味耗伤精血，损伤正气，就真是误治滥用，南辕北辙，屡犯"虚虚之戒"，所以愈治疼痛愈甚。正因为这类药物也是国家准字号药品，临床往往被很多没有学习过中医、不懂中医辨证的西医大量应用。常常可以看到，很多疼痛病症在医生应用活血化瘀、行气导滞等所谓"通则不痛"的治法时，患者的疼痛症状不见好转，甚至加重，令人困惑不解；或者就导致了很多误解，反而认为这些名牌的中成药疗效根本不可靠。其实，中医对各种疼痛症状的论治，应该遵循辨证施治的原则。中医临床辨证治疗时，认为任何疼痛类病症都有虚实的不同。除了治疗实性疼痛的"不通则痛，通则不痛"的理论外，还有治疗虚性疼痛的"不荣则痛，荣则不痛"的理论方法。此处所指的"荣"，就是指荣润滋养之意。很多老中医曾对其有形象的比喻：我们将一条新鲜的猪肉挂在房外，风吹日晒后，其中的水（血）分耗干后，猪肉就会变得短缩拘挛发硬。同理，如果我们人身的经络、筋脉、肌肤、脏器如果因疾病而致精血亏耗，不能荣润滋养，也会发生疼痛，而这类疼痛的大多为隐隐作痛、拘挛疼痛、绵痛不休等。这一类虚痛还呈现愈活动，愈劳累，愈加重的特点；且很多疼痛病症在应用活血化瘀、行气导滞等所谓"通则不痛"的治疗方法时，患者疼痛症状不见好转，甚至加重。

其实，中医临床取效的关键在于辨证施治。任何疾病、任何疼痛类病症都有虚实两个方面，实者可通可泻，而虚者只能补虚荣养。疼痛属虚者，若一味应用攻散通泻之法，只能使病情愈治愈重，中医理论称其为误犯"虚虚之戒"。常理，这类虚痛，其本在虚，只能应用补虚荣养之法以缓急止痛，而这种理论常被我们许多中医临床医生所忽视，治疗痛症只拘泥于"活通"一法，怎么可能取得疗效呢？当然更不用说没有学习过中医或对中医一知半解的西医及普通患者了。

3.西医的胃动力病，中医就去攻下消导

这种提法，乍听起来，貌似天衣无缝。胃动力差，西医会用些促动力药，中医的促动力药不就是诸如承气、木香、槟榔或者三仙之类的吗？动了这个念头的，已经是半个中医或者不是中医了，离经叛道得越发远了。

这一类的所谓中西结合，就好比西医的脑袋嫁接上中医的身子，是怪胎而绝非创新。接受过正规中医教育的都知道：辨证论治是中医学术的核心，是中医的本，是优于西医的最主要特质。丢弃了这个本，便不能称其为中医，更不是西医。

（二）现代药理研究主导中药应用，中医药理论荡然无存

例如，临床应用气滞胃痛冲剂、舒肝丸、胃苏冲剂等方药治疗胃痛，如是脾胃气虚、中气虚弱者则逆。气虚者补气犹恐不及，怎能行气破气，而犯虚虚之弊。

再如，以壮阳温肾药物治疗前列腺病，以通腑泻下药（苦寒苦燥）治疗血虚面尘，皆为此类虚实不分、补泻误用的临床常见误治。

还有一些临床常见的错误用药，如只记得牡蛎、钩藤、夏枯草、菊花、决明子、杜仲、龙骨、牡蛎这些药有降压作用，临证一味堆砌组方，效果反而不佳。而是应根据中医对证候的理解，辨证论治组方，如钩藤平肝息风，夏枯草清头明目，牡蛎重镇潜阳，决明子清头明目、降脂减肥、通便，牛膝引血下行，杜仲、桑寄生补益肝肾。上述诸药皆可降压，但是若想临床取效，也必须要在辨证论治的指导下应用，否则只能适得其反。

治疗慢性胃炎幽门螺杆菌（Hp）阳性，在针对Hp的治疗研究中，很多中医专家还提出抗Hp的中药应按药性的寒热温凉而辨证应用。一定要避免将中药单纯地按照西药抗生素来使用，而应该在辨证论治原则指导下应用。如黄连、大黄、黄芩等清热解毒类寒性药物可应用于胃病中的胃实热证；而桂枝、高良姜、吴茱萸等温中散寒类热性药物可应用于胃病的胃虚寒（或虚寒）证。经过准确辨证选用的治疗Hp的中药，确可取得更好疗效。大量的临床研究表明，很多中药对Hp确有较显著的抑制和杀灭作用，且使用安全，无毒副作用。更由于中药复方制剂需要随着临床辨证灵活的调整方药，所以Hp基本不会

产生针对某类或某味中药的耐药性。这也是中医治疗 Hp 致胃病的极大优势。

应用现代中药进行抗肿瘤治疗时，滥用白花蛇舌草、半枝莲、半边莲、龙葵、白英、独角莲等清热解毒类中药之风盛行，很多患者不耐攻伐，正气日损，病情加重。

其实现代抗肿瘤中药可分为两类：一是扶正药，如灵芝、女贞子、沙参、天冬、黄芪、人参、薏苡仁等补益药；二是攻邪药，如清热解毒、活血化瘀、软坚散结、虫类等，而攻邪药中亦分寒热两大类。尤其很多当代治疗肿瘤的名医认为肿瘤多为寒证（甲印诊法的提出），患者正气大损，元阳衰败，怎能经得住苦寒戕伐。而根据辨证论治的原则用药，针对肿瘤体质大虚、免疫力衰竭的具体病情，恰当的选用扶正固本、补益气血、增强免疫力的中药，对于肿瘤既有良好的治疗作用，又可明显的改善和提高患者的生存质量。

犯这种低级错误的人，是不太明确什么是中药。中药无论如何定义，第一句话一定是"在中国传统医药理论指导下"。单味的生物药研究，作为科学实验可以，但绝对不会取代中药，也不会成为理法方药辨治体系下的一环。临床中舍弃中医药理论，而以现代药理为主导思想潜方而偶有一中者，亦属侥幸。

中西结合本无可厚非，如果能摒弃门户之见，而秉持"衷中参西"，取彼之长以为己用，岂不是一件利国利民的好事？以下是石师于中西医结合所举的几个实例：①如细菌性、病毒类感染性炎症，做好细菌培养，准确应用抗生素治疗；亦可在辨证论治的指导下，灵活辨病，选用一些具有抗菌抗病毒作用的清热解毒类中药。而无菌性炎症，针对其充血渗出的基本病理特点，以活血化瘀为主治疗，疗效更胜西药。

②对风毒的理解，可以更好地解释治疗肾炎用祛风解毒类药物，如乌梢蛇、僵蚕、蝉蜕、牛蒡子、地肤子、防风等的原因（慢性肾炎与过敏性皮肤病均为变态反应性疾病）。③中药的激素替代：治疗风湿免疫性疾病、变态反应性肾病，以及众多的过敏性呼吸系统疾病和过敏性皮肤病，西医常采用激素治疗，虽然疗效不甚满意，并且有诸多的副作用，但在西医临床时，很多情况下不可替代。所以中药的激素替代疗法，一直是一个热点话题，也是石师几十年来在临床中反复研究、验证、逐步完善的科研课题。激素类药按中医理论分析可以归属为补肾壮阳药的范畴，此类药久用必生助火升阳、耗劫阴津之弊。中医理论认为，阴阳之间在生理上即是对立的，又是互根互用的，同样在病理上也是互相影响的。阳损必伤及于阴，阴损必伤及于阳，只不过要看哪一方为主罢了。类风湿关节炎临床常现阳虚见证，临证治疗温阳益气之法必不可少，特别是在激素减量过程中，温阳益气中药对激素可起到替代作用。但中医的补阳药又不等同于激素类药，西医是直接补充外源性激素，人的脏器腺体都有用进废退的生理特点，外源性激素的进入必将反馈性地抑制自身腺体的分泌，久之则可导致腺体的失用性萎缩。而中医的补阳药本身就有类似肾上腺糖皮质激素之强壮温补样作用，据现代研究显示其可通过改善腺体的功能，促进腺体自身的分泌而达到补充激素的目的。在补阳的同时我们还注意到阳损及阴、阴阳互根的特点，即补阳之中必应适当参以滋阴之品，这也充分体现了中医的整体观念、燮理阴阳之妙。正如《景岳全书·新方八阵》所述："故善补阳者，必于阴中求阳，则阳得阴助而生化无穷；善补阴者，必于阳中求阴，则阴得阳升而泉源不

竭。"如是治疗即可防止激素反跳和不良反应，又能更好地治疗类风湿关节炎本身，促进顽疾早日痊愈。

综上，中西医的不当结合，会出现"粗暴嫁接"的局面，我们所要秉持的宗旨是"衷中参西"，就是要坚持中医理论指导的主体地位，汲取西医学关于人体生理、病理论述中的精华部分，并为我所用，再从中医学的哲学观出发，加以剖析、诠释，从而促进自身理论体系的完善。辨证论治是始终不可丢弃的一环，脱离了辨证论治，名不正言不顺尚在其次，大失中医精髓，疗效便无从谈起。此外，切不可痴迷于生物药的药理研究而抛弃中医药理论，抛弃辨证用药，无论这种背离是有意还是无意，久而久之必会堕入不伦不类。

五、石氏男女科精瘀统论学说

"精瘀"一词，中医历代先贤偶有提及，或论而不详，或模棱两可，多混杂于"淋浊"一类疾病之中。20世纪90年代，包括石志超教授在内的专家学者较早地明确了"精瘀"在男科疾病发病过程中的重要性，且以此为指导，实际应用于临床。所不足者，精瘀概念的内含与外延均较窄，且涉及的病种有限。有鉴于此，石师主张将精瘀的概念适当泛化，从而提出了"广义精瘀"，并在此基础上形成了男女科"精瘀统论"学说。这一学说为辨治男女科疾病的"存异"注入了"求同"的成分，也为男女科疾病的治疗开辟了一条新路。

（一）"精瘀统论"的内含

狭义精瘀指的是男性排精不畅，败精瘀阻精道而致睾丸牵引少腹憋闷疼痛，房事射精少，或排精时阴茎刺痛，甚至不能排出精液的病症，严重者可以引起不育。石志超教授基于狭义精瘀，结合自己数十年的临床观察，扩充了精瘀的病理范畴，创造性地提出了"广义精瘀"的概念，即不单纯指男子排精无能或不畅，而是泛指精道、水道，或下焦盆腔的血瘀血滞状态，并称之为精道血瘀。

所谓"精瘀统论"，是建立在上述广义精瘀理论基础之上的一种辨证与治疗理念。通俗一些讲，就是将男科的败精瘀阻精道，连同女科的盆腔血瘀血滞状态，统一于精瘀的广义构架之下，有目的、有重点地进行病因分析、病机推演，从而确立治法。

石志超教授认为，"精瘀统论"的精髓在于："败精瘀血阻滞精道往往是很多男女科疾病贯穿始终的病机关键，有提纲挈领之要义。治疗当以活血化瘀、畅达精道为先，血行瘀化，精道畅通，其病自愈。"

基于这一理论指导，石师确定了男妇两科通精化瘀的基本治疗思路，并将其推广应用在慢性前列腺炎、阳痿、早泄、男性不育、慢性盆腔淤血综合征、不孕症、多囊卵巢综合征等诸多疾病的治疗当中。

值得注意的是：广义精瘀虽然病机冠以"血瘀精道"，但石师在具体的临床实践中发现，男妇两科疾病多有气血瘀滞、水气凝结、血水不利并见之特点，并且精道、血道、水道很难截然分开。名为"精道"，实则包罗万象，这在下文学说建立的理论依据中会有详细论述。

（二）"精瘀统论"学说的形成

以石志超教授为代表的石氏男女科"精瘀统论"思想，源于石氏家族几代人丰厚的临证积淀与敏锐的观察力。加之石师传奇的求学经历及过人的天赋，使得这一学术体系得以最终确立并完善。

石师先祖父春荣公，为国家级名老中医及吉林省名医，一代外伤科大家，为吉林省近百年中医外科学界代表人物。石春荣老中医于外伤科善用活血化瘀法，临床更是将虫类药与外伤科的治疗融为一体，形成了在当时比较独特的活血化瘀加虫蚁搜剔的用药模式。由于男科在旧时尚未独立，故男科病多入于内、外科之中。春荣公别出心裁，将外伤科惯用之活血加虫药用于男科常见病的治疗，创立了柴蛭散瘀丸等以虫药通瘀为主的验方，用治阳痿、不育、血精等症，竟收奇效。由是则活瘀通络这一理法作为治疗男科病的极效法门，在石氏中医的临床当中不断升华。

石志超教授早年也曾随其祖父学习中医，后有幸拜入长春中医药大学任继学教授门下，为任老研究生中入门较早者。任老治疗肾病极具特色。于男科顽疾，任老引内科手法以处之，其间颇多活血通络之治且多有效验，这更加坚定了石师确立该病治疗大法的信心。更具因缘的是，石师稍后得以遥从国医大师朱良春，潜心学习虫类药的应用，积多年心得撰成《虫类药证治拾遗》，深受朱老肯定，这也为后期从精瘀立论，统治男妇两科疾病的选药用药打下了坚实基础。

从先祖父治疗男科病活血通络中获得灵感，又经由名师指点，进而结合自己数十年的临证体悟，石志超教授于20世纪90年代提出了"精瘀"理论。后将这种男科的精瘀定义为狭义精瘀，创造性地引申出广义精瘀的概念，继而将男女两科疾病统一于"广义精瘀"这一基本病理特点之下，最终形成了男女科"精瘀统论"学说。

（三）"精瘀统龙"学说的理论基础

1.广义精瘀

精瘀在《黄帝内经》时代并没有被明确提出。其出现较早且内含近似者如《灵枢·经脉》所记载之"丈夫㿗疝"，意为寒邪侵犯肝肾，导致气滞血凝，精道不通，而致腹部拘急疼痛，牵引睾丸。《灵枢经》的这一提法，给我们传递了两个信息：首先，本病归属于男科病范畴；其次，男科病可以由精道瘀滞引起。后世医家李中梓在其著作《医宗必读》中有如下论述："心动于欲，肾伤于色，或强忍房事，或多服淫方，败精流溢瘀滞精道。"李氏这句话，指出了一些男科病的发病原因——色欲、强忍、滥补；病机——精道瘀滞；病位——精道；病理产物——败精。这些都是狭义精瘀的构成要素。此外，诸如《褚氏遗书》《临证指南医案》中均有相关论述，涉及的病种如疝、淋、浊、白淫等。

提及狭义精瘀的目的是为了引出石师的"广义精瘀"概念。张景岳《妇人规》开篇就强调："妇人诸病，本与男子无异，而其有异者，则惟经水胎产之属。"清代名医吴谦在《医宗金鉴》中将张景岳的这一观点浓缩为："男妇两科同一治，所异调经崩带癥，嗣育胎前并产后，前阴乳疾不相同。"此两说实为一说，意在点明：除杂病外，男女科疾病由于生理差异，导致病理不同，进而病种不同。然而，就如同阴阳的对立统一，事物从来与"绝对"无缘。前贤有云："经血为水谷之精气，和调于五脏，洒陈于六腑，乃能入于脉也。凡其源源而来，生化于脾，总统于心，藏受于肝，宣布于肺，施泄于肾，以灌溉一身，在男子则化而为精，妇人则上为乳汁，下归血海而为经脉。"该论指出"男子精"与"女子血"本为同类，精血从形质上讲均属阴，患病多归下焦，且精有精道，血有血路。此外，《临证指南医案·淋浊》尚有如下言辞："精浊者……有精瘀精滑之分。"临证中，热淋、血淋诸溺道自病而因于血瘀者亦为多见。石志超教授由此引申，将精、血、水及其通行道路之精道、血道、溺道所表现的以血瘀血滞为特点的病理状态，统称为精瘀，是谓广义精瘀之一据。上面的论述依从病理，其实在男妇两科的所谓特殊病种上，精瘀也贯络其间，并没有明显的男科烙印。比如，张景岳《妇人规》在论及带下成因时提道："人事不畅，精道逆而为浊为带。"其"不畅"则必有瘀滞。未书血道而言精道，缘起于浊带的形状，合在一处，言外之意就是妇科浊带可以用精瘀来命名和解释。此为从两科病种推演出"广义精瘀"概念之二据。

2.男女科精瘀统论

有了广义精瘀这个概念，男女科精瘀统论学说就显得顺理成章了。换种说法就是：男女科精瘀统论的理论基础正是"广义精瘀"。此说虽然不能囊括所有，但只要涉及男妇两科疾病，尤其是临床关乎精道（生殖道）、水道（泌尿道），且主要表现为血瘀血滞的下焦病、实证均适用于本理论。而慢性病即便病属虚实夹杂，精瘀这一主要病机特点却也隐约可见。

（四）选药特色

此处单论选药特色，并非与主题无关。石师的"化瘀通精"用药，特点鲜明，且在具体用药上处处蕴含医理，成为

"精瘀统论"学说的旁支佐证与余绪发挥，足可自成一体。

1.化瘀多用辛润，慎用攻破，犹重气机

石志超教授以擅治顽疾、怪病、大症而著称，而这类疾病又常以活血化瘀法为常用法，故而，石师对于活血药的把握有其独到之处。其于男妇两科疾病化瘀通精药的选用，秉承"初病在经，久病入络"的宗旨，在运用普通活血药的基础上，更心仪于加入辛润通络诸品，最常用者如当归、丹参、桃仁、红花。当归通治血病而偏于"和血"，其体润，其性温，其味甘辛，为辛润通络的代表药。《神农本草经》言其能治疗"妇人漏下绝子"；《医学启源》将其功效归纳为"和血补血"。当归补益之说虽有争论，但和血则为其特有，主要还是与其药性的辛甘而润大有关联。桃仁，《备急千金要方》谓其"苦甘辛平"，其体亦润而多油脂，功可活血祛瘀、润肠通便。《神农本草经》言其"主瘀血，血闭，癥瘕"。桃仁与当归合用，为石师辛润通络用药的代表药对。对于通络，叶天士尚有"辛香治络"一法。石师嫌其香燥伤津动血，多弃而不用，迫不得已处，仅少取一两味，如肉桂、小茴香等，加入大队活血通络药中，以为佐助。

石师是国内中医界推崇"和法"的代表，其组方之"中和"自然对选药大有影响。他指出：治疗精道诸疾，能"和血"处不"活通"，能"活通"处免"攻破"，总体以不伤正气为念。如乳没、棱莪、虻虫、斑蝥等攻逐破瘀之品，极少应用。

气为血之帅，血为气之母，气血为病，多相混杂。石志超教授化瘀通精法除了以长于化瘀的血分药为首选外，亦多辅以气药。但石师气药又不同于狭义的行气、补气，而以调畅气

机升降为着眼点，气机盘活，自然气畅血行。常用的药对为柴胡、牛膝，以柴胡主升、牛膝主降，且剂量应小，无非气机疏引，点到为止。

2.以虫药点睛

虫类药的应用是石志超教授在继承前人经验的基础上，根据男女科疾病的特点而确立的特色用药习惯。"精瘀统论"学说的衍生治法中，化瘀固不可少，辛润通络也已提及，然而，有些男女科顽疾，草木难达病所且乏于药力，唯有"虫蚁搜剔，飞走诸灵"方可搜剔经络，无微不至。这种用药对提高两科疾病治疗效果的方法极为关键，是石氏家学中的不传之秘，也是"化瘀通精"法的点睛之笔。

石师常用的虫类药如水蛭、蜈蚣、地龙、蜂房、僵蚕等，因虫类药的具体用法已见诸其早年编写的专著《虫类药证治拾遗》，此处不再赘述。

（五）临床运用

1.慢性前列腺炎

慢性前列腺炎是泌尿科和男科临床常见的难治性疾病之一，具有很高的发病率。其临床表现多样，包括尿路症状、局部症状、性功能异常、神经精神症状等。石志超教授总结其发病有如下四个方面的病因：①性事紊乱：如过度手淫、性事频繁、忍精不泄，或盲目禁欲、壮年久旷、夫妻分居。②饮食偏嗜：包括长期酗酒及嗜食辛辣。③起居失常：久坐湿冷凉硬之地或长途骑车挤压等。④误药致害：近年来，更由于偏嗜补肾壮阳药物的时弊，多有因误服辛热之剂而致者。其病性多为虚实夹杂，而治疗多以精瘀立论。石师以自拟验方"前列安丸"

为基础方加减化裁，主药有水蛭、蜈蚣、地龙、牛膝、柴胡、桃仁、当归、白芍、山药、蒲公英、虎杖、炙甘草等，临床收效甚捷。

2.慢性盆腔淤血综合征

本病多发于生育期妇女，以下腹部疼痛、疲乏、乳房胀痛为主要临床表现，有的伴有烦躁、易怒等情志异常。该病容易误诊且临床治疗效果较差，被认为是妇科的难治病。本病并不存在所谓细菌感染。石志超教授认为瘀血阻滞经脉胞络是贯穿始终的关键病机，这符合广义精瘀，符合按精瘀统一论治的主导思想。治疗当以活血化瘀、畅达肝肾经脉胞络为主。临床方药以"丹栀逍遥汤"或"血府逐瘀汤"加减治之。具体选药如柴胡、当归、白芍、鸡血藤、丹参、红花、炒蒲黄、蜈蚣、山药、炒白术、炙甘草、鸡内金等。本病若认准西医的"炎症"，而一味清热解毒，或者改弦扶正，甚或利湿化浊，均属不得其法。故在辨证论治的基础上，以通精化瘀为主线，往往能使症状迅速缓解。

3.慢性肾炎

常也有一部分的肾系疾病混杂在男女科疾病之中，其发病先后已无法追诘，然按照精瘀统论的原则进行治疗，疗效颇佳。从病形上说，这两种病似无关联，但如果从中医的病机去分析，知"肾藏精"，则病理过程中精道、血道、水道的瘀滞状态在理论上是存在的。其实，石志超教授在肾病的治疗上，除了较早提出"风毒"说外，常用手法恰恰是活血化瘀兼虫蚁搜剔经络，这也正是"广义精瘀"的特色用法。展开来讲，诸如慢性肾炎蛋白尿久治不愈者，常见面色晦滞灰暗，或兼腹水、女子经闭、舌紫暗有瘀斑，乃风毒内蕴，久病入络，精道、水道瘀阻为患，治宜活血剔络、通精化瘀，不祛瘀则无以生新。石师自拟验方肾风化瘀汤，主药如水蛭、蝉蜕、鸡血藤、益母草、红花、当归、山药、黄芪、茯苓、肉苁蓉、鸡内金，临证屡获良效。

在"临床运用"的病种选择中，举男女科各一，是体现精瘀统论之"统"；又列精道、水道常见病之肾炎，略于病情而详于病机，旨在重申广义精瘀之"广"。由是观之，对男女科精瘀统论学说的解读尚有更为广阔的空间。

综上，由狭义精瘀而广义精瘀，又由广义精瘀而推演出男女科精瘀统论，这是基于男女科疾病"求同存异"和在中医学异病同治原则指导下的一次理论创新。这一学说的提出，有家传背景，有理论依据，且理法方药自成体系，这是其完整性的重要佐证，也是学说的必备条件。最关键的是，此精瘀统论源于临床，经过高度凝练后又回归临床，并发挥着更大效力，充分说明其兼具的可靠性。

实践是检验真理的唯一标准。随着实践的进一步深入，广义精瘀概念的内含与外延，以及建立在该理论基础之上的男女科精瘀统论学说，必将得到进一步完善，进而能够从更高层面揭示疾病的本质及病种之间的相关性。

（六）验案举隅

1. 前列腺癌案

宋某，男，72岁。2004年3月16日初诊。

患者于5个月前于大连市某医院做前列腺癌根治手术，术后频繁出现排尿窘困无力，时而尿失禁，时有血尿，并反复感染。5月22日，因排尿涩痛、不通，再次入院行尿管扩张术，并摘除双侧睾丸，膀胱镜检查见：后尿道散在溃破样炎性损害，当5、6点处有两块息肉样隆起，常规处置，并行抗感染治疗。1个月后CT复查示：前列腺癌手术后复发，左耻骨转移。患者坚决不做手术及放化疗，故来寻求中医治疗。

症见小便失禁，或窘涩不通感，总觉排尿无力且排不出，又时因尿失禁而将裤子尿湿，伴尿道疼痛，尿中时夹少量脓血样分泌物，大便亦夹有黏冻样秽物，会阴下壁作痛。舌淡紫暗，边有瘀点，舌苔薄白少津，苔根处花剥，脉弦细缓无力略涩，尺脉尤弱。

诊断：前列腺癌术后复发，伴耻骨转移。

辨证：湿浊瘀毒，结滞下焦，肾元衰惫，气阴虚竭。

治法：攻毒散结，化瘀泄浊，兼补气滋阴，益肾固本。

处方：水蛭6g，壁虎10g，甲珠3g（研末吞服），生地黄30g，山药30g，茯苓15g，灵芝30g，覆盆子15g，墨旱莲20g，玄参15g，生黄芪30g，薏苡仁30g，盐黄柏15g，小蓟15g，知母15g，蒲公英30g，败酱草30g，生甘草15g。14剂。

二诊：自述因服前方诸症好转，故共服前方30余剂。现诸症明显好转，尿痛、脓血尿消失。唯觉倦乏、口干、腰酸等正气不足之象渐显。当于前方中增益扶助正气、培养气阴之味。前方去蒲公英、败酱草、小蓟之苦寒清利，加党参30g，灵芝30g，以为培养，并以蜈蚣3条易甲珠，以增化瘀解毒之力。

三诊：继服前方3月余，排尿正常，尿常规正常，全身症状良好，CT复查示：耻骨联合术后改变，盆腔所扫层面内未见异常显影及淋巴结肿大。改服前列安胶囊（蜈蚣、水蛭、柴胡、当归、白芍、白术、蒲公英、红花。主治前列腺、睾丸、精囊等泌尿生殖系统炎症及肿瘤）合知柏地黄丸。嘱长期配服以为善后调理。1年后随访未见复发。

按语：前列腺癌是男性泌尿生殖系统常见的恶性肿瘤，多发于老年男性，近年来发病有快速上升趋势。中医认为本病多隶属于"癃闭""尿血""精瘀""精浊""积聚"等范畴。其病因病机主要为湿浊瘀血阻于下焦，久蕴成毒，损及肝肾，膀胱气化不利所致。故方中主药用水蛭，搜剔瘀浊，通经活络；壁虎主入厥阴，解毒散结，攻瘀剔络；甲珠剔毒化瘀，疏肝散结；再辅以薏苡仁、黄柏、蒲公英、败酱草、小蓟，清热燥湿，解毒泄浊；佐以山药、黄芪、茯苓、甘草等补脾益气；生地黄、玄参、覆盆子、灵芝滋养肝肾，共收扶正固本之功。且生甘草既可清热解毒，又能调和诸药，今用之乃收佳效。

2.睾丸痛（炎）案

孙某，男，36岁。

近半年来两侧睾丸疼痛，痛如针刺，夜间疼痛剧烈，两侧阴囊部汗出潮湿，但汗不黏手，无臭味，伴腰骶部酸痛，少腹坠胀不舒，性功能减退，时有早泄，心烦口苦，口唇青紫。舌质红，舌边密布瘀点，苔薄黄，脉弦紧。曾到大连多家医院求诊，诊为"睾丸炎"，西医予静脉注射多种抗生素，中医予清热利湿或补肾壮阳之法，疗效不显，而上述症状日益加重。今来诊见各项临床体征及理化检查，均支持无菌性炎症诊断，又因为长期大量应用抗生素，不见些许疗效，反而出现许多副作用。

诊断：子痛，疝痛。

辨证：肝郁血滞，精瘀阻络。

治法：疏肝解郁，化瘀通络。

处方：蜈蚣4条，柴胡10g，川牛膝15g，当归15g，炒白芍15g，丹参15g，橘核10g，虎杖15g，知母10g，盐黄柏10g，山药15g，鸡内金15g，生甘草10g。

嘱其忌食辛辣，调节情志，作息定时，避免色情刺激，性生活顺其自然，可配合热水坐浴。

二诊：服用10剂后症状好转，睾丸疼痛明显减轻。前药中鹄，继宗前法方药调治。前方加红花6g，以增活血散瘀之功；乌药6g，以增理气止痛之力。

再服10剂后，诸症缓解，临床治愈。

按语：睾丸疼痛属中医"子痛""阴痛""疝痛"范畴，是临床常见病。不少临床医生常因患者性事减退即投补肾壮阳之品，或因尿路症状而予清热解毒通淋之品，不达病所，反贻误病情。本病根本病机是瘀血、浊精阻滞精道。肝主筋，肝之筋脉环绕阴器，瘀血内停，脉络瘀阻，精道不畅，故可出现上述诸症。因此，从肝郁论治，从血瘀论治是治疗本病的关键所在。本例选用走窜之力最速的蜈蚣，其性辛温，入足厥阴肝经，最善攻毒散结、通络止痛，借其窜利下行峻猛之性，可直走阴中以通精道。再配柴胡疏肝解郁，牛膝行血散滞，二者一升一降，可疏气血，令其调达，以助蜈蚣散结通络。再益以当归、炒白芍、丹参养血化瘀；橘核、虎杖、知母、盐黄柏疏肝通络、清热散结；山药、生甘草补脾益气；鸡内金健脾消积；甘草又能调和诸药。共奏疏肝养血、化瘀通络、软坚散结之功，则顽症得愈。

3.血精案

冯某，男，38岁，军人。1984年10月8日初诊。

患者同房时经常忍精不泄，或体外排精。4个月前发现精液呈紫红色，伴射精不畅，轻度精道涩痛，阴部皮肤瘙痒，阴囊湿冷，小腹胀坠，腰部胀痛，时见尿后余沥。舌暗红隐青，边有瘀点，苔白薄腻，脉沉弦略涩。患者婚后夫妻长期两地分居，于半年前方才调至一处，并有手淫史。

诊断：血精。

辨证：交合非法，败精留滞，经络受损，败精瘀阻。

治法：通精行滞，化瘀止血。

处方：桃红四物汤加味。

熟地黄25g，白芍10g，当归15g，川芎5g，桃仁10g，红花5g，王不留行10g，炙甘草10g。

服前方12剂后，精液已呈淡红色，排精畅利，余症均减。遂于前方中加炙首乌20g，山药20g。继服10剂，血精消失。

按语：中医认为，血精之为患其病机多以劳伤肾元为主，肾气虚衰则失于固摄封藏，而成血精；肾阴不足则阴虚火扰，相火灼扰精室，精血杂下。或湿热内蕴，或败精瘀阻，邪扰精室，而致血精者。

血精之患，临床辨证论治之时，每责之于肾。所谓肾经损伤而及阴血也。但每有湿热、瘀浊为患者，故临床治疗，必当分清标本虚实，而不可单纯拘泥温肾益阴等法，方不失辨证论治之要旨。其临床常见证候类型中最有代表性的为以下四类：①阴虚络伤证：症见精液肉眼血色，或兼射精疼痛不畅，伴阴部坠胀不适，失眠心烦，口燥咽干，腰酸膝软，舌红苔白干，脉细数无力或弦细数。治宜滋阴泻火。方药多用知柏地黄汤加白薇、白茅根等凉血止血之品。②肾虚失摄证：症见精液色红，眩晕耳鸣，乏力神疲，失眠多梦，腰痛细软，性欲减退，舌淡苔白，脉沉细无力。治宜益肾固摄。方药多用圣愈汤加山药、阿胶、菟丝子、杜仲、仙鹤草等温阳益气、养血止血之品。③湿热伤精证：症见精液色深红，伴烦躁头昏，面红目赤，口苦咽干，胸闷脘痞，便燥尿黄，或见腰骶、阴部胀痛，舌红苔黄腻，脉滑数或弦数。治宜清热利湿。方药多用龙胆泻肝汤加仙鹤草、小蓟、白茅根等清热止血之品。④败精瘀阻证：症见精液色红，质多稠厚，排出不畅，甚则精道涩痛，或伴小腹胀坠刺痛，腰部胀痛，晨起痛著，阴部皮肤麻木瘙痒，阴囊湿冷，面色晦滞，舌质紫暗或有瘀点，脉沉涩或沉弦。治宜通精行滞。方药用桃红四物汤或血府逐瘀汤加茜草、炒蒲黄、三七等化瘀止血之品。临床所见，败精瘀阻、血滞精道为主要病机者尤多；或其他证候类型亦绝大多数兼见血滞精道的病机。论治之时，往往呈现瘀血不去，新血妄行的疾病本象。若论治之时忽略精瘀血滞的本质，又复因失治误治，则易致迁延多年不愈。

4. 阳痿案

刘某，男，26岁，工人。

患者于年前嬉戏时被同伴捏伤睾丸，当时痛不可忍，而后疼痛渐缓。伤后约月余，即觉临房阴茎萎缩、有触痛，且小腹时觉掣痛、闷痛，牵及睾丸，疼痛似呈间歇性发作，伴瞀闷心烦，龟头凉冷，小便余沥。查面色晦暗，舌质隐青，边尖有瘀点，脉弦涩。自述已服金匮肾气丸、海马三肾丸等多量补肾壮阳药物及西药性激素类，无效。

诊断：阳痿。

辨证：血瘀精道。

治法：行血化瘀，通畅精道。

处方：水蛭3g（研末吞服），柴胡6g，牛膝15g，桃仁10g，红花10g，官桂5g，熟地黄30g，当归20g，淫羊藿10g，续断15g，紫梢花5g（研末吞服），甘草5g。服药8剂，阴茎稍有勃起，睾丸、小腹疼痛若失。继服前方12剂，阳痿已愈，余症亦消，同房数次均成功。

按语：阳痿一证，常法以温阳补肾多见。临床所见阳痿者，多正当壮年，情志不遂、肝气郁结所致居多，肾虚精亏者罕见。本例患者有外伤病史，实为血瘀气滞，精道瘀凝而发，未见虚象，故以行血化瘀、通畅精道为大法。《本草经疏》亦言及水蛭可治"恶血、瘀血……因而无子者"。以其食血之天性，最善走血分而攻瘀。因其本为水之所生，乃水精所凝，物随水性，虽为食血之虫，但其药力缓而持久，绝少酷烈之性。然精道、尿道之瘀血败精唯本品可剔除之，用少功多，剂微效著。外伤或手术伤损，或长期手淫、忍精不泄、合之非道等，终至精血瘀滞于宗筋脉络，心肝肾气不达外势，血气精津难以滋荣，而成阳痿之患。此种阳痿多为滞虚相杂，颇难调治。正所谓"盖血既离经，与正气全不相属，投之轻药，则拒而不纳。药过峻，又反能伤未败之血。故治之极难"（《本草经百种录》）。此必用水蛭活络破滞、祛瘀生新，始可奏功。外敷内服均有良效，入药以水中黑小者佳，忌火，最宜生用；又本品入煎剂味甚腥秽，服之欲呕，故多碾末装胶囊吞服，每服1~3g，每日2~3次。

5.缩阳案

刘某，男，32岁。

患缩阳病症3年，每至秋冬肃冷之季频频发病。现阴茎缩小，渐入腹中，伴性欲减退，性功能略差，但行房时尚可勉为其难，轻度早泄，性交时排精尚畅，但行房后阴茎、龟头、睾丸、少腹均觉掣痛，得热则症状略减。平素性情急躁易怒，焦虑不安，患得患失，卧寐多梦。曾多服温壮补药及补养食品，疗效不显。曾有多年体外排精及忍精延欢性生活史。查阴茎缩小，长 2.5 ~ 3cm，颜面暗晦，舌瘦红，舌心纵行裂纹，舌苔薄白干，脉弦细涩略无力。

诊断：缩阳症。

辨证：交合非法，精败成瘀，寒瘀互结，宗筋失养。

治法：温经祛寒，通精化瘀，畅达宗筋血气。

处方：蜈蚣 4 条（研末吞服），熟地黄 20g，山萸肉 10g，当归 15g，酒白芍 30g，王不留行 15g，肉桂 10g，炙附子 10g（先煎），蛇床子 5g，小茴香 3g，茯苓 15g，炙甘草 15g。8 剂，每日 1 剂，水煎服。

二诊：服药后诸症均减，阴茎已无明显挛缩疼痛，睾丸、少腹掣痛亦减轻。前药中鹄，继宗前法调治。前方加益母草 20g，枸杞子 15g，以增活通温养之力。

继服 10 剂，诸症皆愈，阴茎常态下 7cm。自述觉较前粗壮，而未发挛缩之疾。

按语：缩阳为宗筋收引挛急之患。因"寒性收引""寒性凝滞不通"主病，发病确以寒邪伤人为多。临床治疗要详分寒邪之内外虚实，外寒侵袭多伤厥阴肝经，多属实，治宜温散；内寒伤人多伤少阴肾经，多属虚，治宜温养。论治缩阳，又不可一概以温热祛寒之法统治，定要分清病邪之寒热、脏腑之虚实、经络气血是否畅荣，而进行辨证论治。本例患者为寒滞肝脉，瘀滞相杂，故以蜈蚣入厥阴肝经，化瘀通络止痛，畅荣宗筋为主药；配以熟地黄、山萸肉、当归、酒白芍养血荣筋；肉桂、炙附子、蛇床子、小茴香等温经散寒；王不留行疏肝通络；茯苓补脾渗湿；甘草缓急止痛，调和诸药。诸药合用，共奏温经祛寒、通精化瘀、畅达宗筋之效。

六、溯本求源谈心衰

心力衰竭，简称心衰，是各种心脏病发展至危重阶段的最终结局，急重者每可危及生命，是中医内科最常见的急症之一。心衰一词绝非西医学首创，古圣贤既然提出过心衰一词，必定有其深意。俗语讲，名不正则言不顺，从这个层面考虑，为心衰正名，将该病的论理与辨治重回中医轨道，就显得尤为重要。

（一）为心衰正名

心力衰竭（简称心衰）是多种病证发展的重危阶段，其急重者每可危及患者生命，是中医临床医生最常见的内科急症之一。中医对心衰早有记载，北宋·赵佶《圣济总录》一书中首先提出了"心衰"的病名，并在一定程度上论述了其心脏阳气虚衰，体用俱损的本质。而关于心衰病象、治疗方面的最早记载，有资料可追溯至春秋战国时期，当时的中医经典著作《黄帝内经》中，关于病因病机、临床证候及治疗原则等均有记载。以后代有发微，对心衰的证治从理论到临床实践都逐渐完善。但要看到，中医对心衰的历代理论论述虽多，然多散在于各类文献中，有待整理总结。同时，中医对心衰的临床救急及辨证论治确有极丰富的经验，愈至近代，由于各种因素的无扰，反将其辨证救急精粹逐渐丢弃，诚为憾事。国医大师任继学教授于六十余年临床生涯中，对中医急症颇多研究，频愈大症，对心衰证治颇有心得，并撰有专门著述，其中从理论到临床辨治均有阐述。石志超教授早年拜于国医大师任继学教授门下，在导师的辛勤指导下，对中医典籍中关于心衰的证治理论进行了系统学习，并学习导师治疗心衰辨治的经验；同时对中医关于心衰的理论认识及证治规律进行了初步的总结、整理、探索、归纳，旨在为中医药救治心衰提供一点经验。

（二）心衰辨证论治

心衰的辨证论治分型尚未统一，众说纷纭，莫衷一是。石师根据心衰的病理进程，在临床上将其分为气阴两虚证、阴阳俱虚证、阳衰气脱证、阴竭阳脱证四类证候。

1. 气阴两虚证

主症：心悸气短，喘促胸满，动则加重，甚则倚息不得卧，心烦不宁，口燥咽干，身倦畏冷，五心烦热，口唇暗红；舌红，脉细数无力，或涩或疾，或促或代，或见雀啄、转豆之象。

治法：益气滋阴，佐以养血安神。

处方：生脉散加味。人参6g，麦冬20g，五味子5g，炙甘草10g，生地黄15g，茯苓15g，酸枣仁10g。

2. 阴阳俱虚证

主症：心悸气短，喘急胸满，心烦少寐，口干咽燥，形寒肢冷，渴喜热饮，倦极喜卧，颈项肩背腰酸痛，烦而盗汗；头晕面赤，呈戴阳状，口唇红赤而暗；舌尖红赤，苔黄白相兼，薄而滑，脉沉细数而虚弱无力，或疾或结或代，亦可见雀啄、鱼翔之象。

治法：益阴温阳，佐以化瘀安神。

处方：炙甘草汤加味。炙甘草15g，人参15g，麦冬30g，桂枝20g，酒生地黄10g，阿胶10g（烊化），五味子5g，大枣5枚，生姜3片。

3.阳衰气脱证

主症：心中憺憺大动，喘促不得卧，坐位呼吸，动则尤甚，颈脉张而动，汗出不止，甚者如油；颜面青紫，两额脉络怒张，口唇爪甲青紫，形寒肢厥；尿少或者无尿，下肢浮肿，咳嗽咯血；舌质紫暗，舌体肥大，苔少或无苔，脉象多微细而数，或散或疾，或结或代，或见雀啄、转豆、鱼翔之象。

治法：回阳固脱，化瘀利水。

处方：急救回阳汤合五苓散。红参10g，附子10g（先煎），炮姜5g，炒白术15g，炙甘草10g，桃仁10g，红花5g，茯苓25g，泽泻20g，桂枝20g。

4.阴竭阳脱证

主症：喘悸不休，呼多吸少，抬肩撷肚，汗出如油，或汗出如珠不流，身冷肢厥，昏愦谵妄，目睛不动，鱼口；舌绛而萎，脉微欲绝，或散或涩，或浮大无根，或呈现雀啄、转豆、鱼翔、虾游之象。

治法：补阴敛阳，益气固脱。

处方：阴阳双救汤。熟地黄15g，当归15g，附子15g（先煎），红参10g，炒白术15g，枸杞子15g，茯神20g，远志15g，炮姜6g。

方证分析：①气阴两虚证，为心气虚弱兼心体受损。②阴阳俱虚证，为心气与心体虚损进一步发展，阴阳皆伤。③阳衰气脱证，为心之体用俱损，阴阳虚衰愈重，阳气已呈脱失之征。④阴竭阳脱证，为心之体用已伤极，阴精阳气竭极而虚脱，已成脱竭不复之势。这种分型，反映了心衰从阳气不足发展到阳损及阴、阴损及阳、阴阳衰竭这种量变到质变的病机演变过程。

（三）心衰辨证论治中的相关问题

1.治疗大法扶阳更需益阴

心衰乃各种心脏疾病发展至危重阶段的最终结局。病至于此，心脏之本体和功用必然都受到损伤。本体是指心脏之阴；功用是指心脏之阳。心脏功用之伤显而易见，而本体之伤隐而难察。所以，人多以阳气虚衰立论治疗心衰，采用参附汤、真武汤等温阳益气、利水消肿之剂。临床也的确取得了一定的疗效，而且在一定范围内，也不失为心衰救急的效法良方。然而，单纯运用温阳益气之法治疗心衰，也有偏弊和不足。一者此法救急尚可，而对原发性心脏疾患缺少整体辨治因素，故病情极易反复；二者药偏温燥，恐有耗散、燥竭之弊。因此温阳益气之法可以纳入辨证论治体系，但不可偏执。心衰之患，心之本体受损，心之功用失司，病变日久，必然导致阴阳俱损，继而阳损及阴、阴损及阳，体用俱损，阴阳均无力相互资生而致阴阳虚竭、两败俱伤，阴阳衰微，终成脱竭之势。心主血脉，心之体用俱损，则推动、温煦失职，而致瘀血、痰饮等病理产物内停，因虚而致实。

石师认为，心衰总的病理机制可以归纳为"阴阳两虚，体用俱损，本虚标实"。心衰的论治大法可宗"因其衰而彰之"。运用之时，"形不足者，温之以气；精不足者，补之以味"（《素问·阴阳应象大论》）。但具体到临证，还在于精详辨证，灵活运用。切记"无阴则阳无以化，无阳则阴无由生"之理，或温阳为主，佐以益阴；或温阳益阴并调，以冀全功。诚如《景岳全书·新方八阵》所述："故善补阳者，必于阴中求阳，则阳得阴助而生化无穷；善补阴者，必于阳中求阴，则阴得阳升而泉源不竭。"这段论述明确阐述了温阳益阴药物临床配伍的辨证关系，深得个中奥旨，临证足资取法。

2.心衰常见症状的辨证分析

（1）心肾同治除心衰之心悸、怔忡

心衰之心悸、怔忡，不同于惊恐、痰火所致者，其本质乃因心肾阳气亏虚，阴血不足所致。心悸之新暂者，多为宗气虚衰，其来也渐；怔忡之积久者，必为元气亏竭，病痼疾深。虽然心衰之心悸、怔忡亦可兼夹痰饮、瘀血，但论治之时必当重在辨证以求本，以补虚为基本治则，尤其重在调补心肾两脏。一者，心衰乃心体受损，心用失司之病，心衰之为心悸、怔忡，补心、荣心乃为正治。二者，心衰之患，整体受累，"五脏之伤，穷必及肾"，肾元虚竭，则人身之真阳不能化，阴血无以生，皆可致心体失养、心气内竭、血行不畅、瘀血在心，而成心衰顽疾，发心悸、怔忡之症。所以，补益肾脏阴阳乃治疗本原之途，况"欲补心者，必先实肾；欲补肾者，必先守心"。心肾同治，阴阳并补，顽疾可愈。

（2）培元固本治心衰之喘促

心衰之喘促、气短，有别于其他肺病。临床观察心衰之喘，见症多为呼吸短促，难以为继，深吸为快。轻则短气而喘，动则尤甚；重则喘逆倚息，不得平卧，若气欲断，惊恐莫名。病至心衰之时，心之体用俱损，气血阴阳皆伤，脏腑肢身皆受所累。其病本乃真元虚竭，故所做之喘促实为虚喘。其中以肾元虚惫，精气内夺，失于摄纳，尤为主要因素。《医贯·喘论》曰："真元耗竭，喘出于肾气之上奔。"综上所述，心衰之喘促、气短，临床治疗大法当以求本固元为主，兼以调补心、肝、脾、肺，以竟全功。

（3）知常达变消心衰之水肿

详析心衰之水肿，多起病缓慢，其来也渐，易反复出现；或多有长期轻度浮肿史，其肿多先起于足部，渐至身半以下，按之凹陷不起。为病甚者，亦有周身浮肿者。一般情况下服用温阳益气、化瘀利水方药病情每能缓解，然临证不少重症心衰用药却无效，其原因就在于对心衰水肿的病理机制认识有所偏颇。心衰病变早期，多以阳气虚衰、心用失司为主，阴伤轻浅，心体受损不明显，因此单纯温阳化气利水或可取效一时，然亦有弊端和不足，病情多易反复，水肿消而易起。心衰病变日久，阳损及阴，阴损及阳，阴阳双方均无力相互资生，结果两败俱伤。心衰重症之水肿，乃心肾阴阳俱损，阴虚不能化阳，阳虚不能行阴，而致气化不利。阳虚所致气化不利多为人所重视，阴虚导致气化不利则每易被人所忽视。有关此理，张锡纯之《医学衷中参西录》中记载有"宣阳汤""济阴汤"两方轮流服用以治疗阴阳两虚之水肿、小便不利，便是明证。

（四）心衰论治总结

1.心衰之病最宜正名

所谓名正则言顺，否则若按心悸、水肿、虚劳、喘证等论治，鲜有万全之策，每多病重而药轻之论，易为医者忽略，误人误己。

2.心衰论治，病位在心，病根在肾

所谓五脏交伤，穷必及肾。欲补心者，必先资肾。论治

要点是在温阳固脱还是温阳益阴固脱二者之间的认识。石师经验：心衰乃阴损及阳，阳损及阴，阴阳并损，兼水饮痰浊为患，如此认识方可诠释心衰之病机。

3.心衰喘促，最忌犯虚虚之戒

心衰喘促，若以平喘化痰理气论治，恐犯虚虚之戒。心衰之喘与肺病寻常之痰喘不同，其病机乃真元耗竭，喘处于肾气之上奔所致。其兼夹病邪者，或利水，或化饮，或散瘀，凡此辛散活通之法，皆为治标之法，凡用必刻刻以顾护正气为念，均应在扶正固本、补益阴阳的基础上加减增损，灵活用之。

4.心衰论治原则

心衰一病，是危急重症之一，治疗之时还需遵循以下原则：

（1）急则治其标：多以独参汤、生脉饮之类方药急煎频服。

（2）缓则治其本：缓解后察其病位，定其病性，辨识气血、经络、营卫，判内外之因、发病季节，从而定其病机，立其法则，遣方用药论治之。

（3）中西医结合：灵活运用中西医结合成熟经验，参考近年来科研成果，在辨证基础上有针对性地选配一些富含强心苷类的中药，亦可增强疗效。

（4）完善给药途径：选用新的中药制剂，如参附注射液、生脉注射液等，救急作用更好。

（五）验案举隅

风湿性心脏病，心衰案

李某，男，62岁，工人。

心悸、胸闷、喘促、浮肿反复发作十余年，经省人民医院确诊为"风湿性心脏病"。平时每遇感冒或劳累则病情复发，经西药常规治疗即能得到控制。近半年来体力明显下降，多次于我院住院治疗，经西医常规治疗结合中药真武汤、五苓散合葶苈大枣泻肺汤加减治疗每能缓解。半月前，患者因劳累心悸、喘促复发并加重，并伴有周身浮肿而住院治疗，经用强心、利尿等西医常规治疗，病情不缓解；又加用中药真武汤、五苓散合葶苈大枣泻肺汤加丹参以温阳益气、化瘀利水进行治疗，病情仍无起色而请会诊。

会诊时症见：心悸不宁，喘促不得卧，倦怠无力，畏寒肢冷，汗出口干，脘腹胀满，食欲不振，小便短少，大便不畅。

查体：T 36.4℃，P 132次/分，R 24次/分，BP 100/60mmHg。神志清楚，痛苦面容，颈静脉怒张，颜面浮肿，面色苍灰，口唇青紫，肝大，剑突下5cm，质硬。心率152次/分，心尖区双期杂音，舒张期奔马律，双肺底湿性啰音。四肢水肿，尤以双下肢为甚，按之没指。舌体胖大有齿痕，舌质暗淡隐青，苔白花剥少津，脉散乱结代。心电图检查示：异位心律，房颤，左心室肥大及劳损。

西医诊断：风湿性心脏病（二尖瓣狭窄并关闭不全，三度心力衰竭）。

中医诊断：心痹，心衰。

辨证：心脏体用俱损，阴竭阳脱，水瘀互结。

治法：补气扶阳，益阴固脱，化瘀利水。

处方：炮附子15g（先煎），党参30g，黄芪30g，白术15g，麦冬20g，五味子10g，山茱萸肉10g，玉竹15g，当归15g，熟地黄30g，葶苈子10g，北五加皮6g，茯苓30g，焦山楂15g，炙甘草15g。

进药3剂，尿量明显增多，水肿大消，喘促、心悸也随之缓解。又进药十余剂，心衰逐渐纠正。

按语：心衰之患，心之本体受损，心之功用失司，病变日久，必然导致阴阳俱损，继而阳损及阴、阴损及阳，体用俱损，阴阳均无力相互资生而致阴阳虚竭、两败俱伤，阴阳衰微，终成脱竭之势。

本案心衰的病理机制可以归纳为"阴阳两虚，体用俱损，本虚标实"。其论治大法可宗"因其衰而彰之"。运用之时，"形不足者，温之以气；精不足者，补之以味"（《素问·阴阳应象大论》）。但具体到临证，还在于精详辨证，灵活运用。切记"无阴则阳无以化，无阳则阴无由生"之理，或温阳为主，佐以益阴；或温阳益阴并调，以冀全功。《景岳全书·新方八阵》所述："故善补阳者，必于阴中求阳，则阳得阴助而生化无穷；善补阴者，必于阳中求阴，则阴得阳升而泉源不竭。"明确温阳益阴药物临床配伍的辨证关系，深得个中奥旨，临证足资取法。且心衰重症之水肿，乃心肾阴阳俱损，阴虚不能化阳，阳虚不能行阴，而致气化不利。阳虚所致气化不利多为人所重视，阴虚导致气化不利则每易被人所忽视。本例患者之所以最后能取得较好的疗效，就是因为在扶阳益气的同时，还注意选用益阴填精之品，阴阳并补，使气化得行、水肿得消。

七、慢性肾炎的风毒络瘀与整体脏腑皆相关

慢性肾炎是以蛋白尿、血尿、高血压、水肿为基本临床表现，可伴有不同程度肾功能减退的一组肾小球疾病。其发病

多与免疫相关。

中医对于该病尚无统一命名，后世多以症状命名，如腰痛、水肿、血证、虚劳、关格等。这种命名不利于揭示疾病的本质及特殊性，也无法概括本病的病理。有感于此，并结合数十年的临床实践，石师提出了风毒瘀滞于肾，风盛于肾理论，从而将慢性肾病及肾病综合征以"肾风""风毒"冠名。正如《素问·奇病论》所述："帝曰：有病庞然如水状，切其脉大紧，身无痛者，形不瘦，不能食，食少，名为何病？岐伯曰：病生在肾，名为肾风。肾风而不能食善惊，惊已心气痿者死。"

石师认为：风邪、风毒袭肺是本病的发病根源；风毒入中，瘀滞于肾是导致顽疾经久难愈的根本所在。前贤有宣肺、补肾、健脾治法，可资借鉴，但似乎并不能完整地囊括这类病的病理要点与治疗策略。有鉴于此，石师提出：慢性肾炎的发病由风毒而起，由风毒而络瘀。风毒久蕴与络脉瘀阻是该病标实的病理基础，贯穿于整个病程。在治疗上，关键在分清标本虚实，脾肾多虚，培补二天为主；肺肝多实，治肺者从风毒，治肝者从络瘀。在具体的操作中，当以四脏为纲，以风毒络瘀为主线，以虚实寒热为辅佐，如此则辨证全面而又不失重点。

（一）从肾论治不唯温阳益气

肾主蛰藏，为五脏之本，主藏精，主司水液代谢。若肾之阳气不足，失于固摄封藏，则精微漏泄，随尿排出，而发肾炎蛋白尿之疾，故以肾虚论治应贯彻于慢性肾炎辨治过程的始终。而临床论治之时应分为补肾、固肾两大范畴。古今医家治疗肾虚多尊崇温肾壮阳之法，尤其是治疗慢性肾炎重用温肾壮阳药。石师认为慢性肾炎蛋白尿多为久病耗竭阴气而伤阴，即或损阳，亦多为气阴两伤，阴阳俱损。因此，治疗慢性肾炎最忌一味温补。否则，必重伤其阴，诸症复发。临床论治，多宜温阳、滋阴并用，则更为贴切。因为蛋白质的流失本身就属于人体精华的丧失，故阴虚为其本质；但流失过多，亦可阴损及阳，而见畏寒、浮肿诸症。故温阳利水之法亦不可久用，特别是证见湿热内蕴、热重于湿者更宜谨慎。利水药使用过多过久，则必伤阴；而桂、附等辛热刚燥类温阳药物虽可振奋阳气，若久用则煎灼阴津，亦是弊多利少。肾主蛰藏脏腑精气，守而不泄。然肾炎患者，肾虚失摄，封藏失职，固摄无权，精微下注外泄可致蛋白尿。收涩固精法为治疗蛋白尿常用之法，临床代表方剂为水陆二仙丹、桑螵蛸散、金锁固精丸。但单纯固精法仍属治标之法，石师强调，此法必待邪毒除尽之后方可运用，切不可专事补涩而致闭门留寇，必须在补益精气、协调阴阳的基础上，配合收涩固精之法，则可相得益彰、药半而功倍。石师临床喜用的药物有桑螵蛸、山茱萸、覆盆子、芡实、金樱子、刺猬皮、莲须、益智等；并拟验方益肾固精汤（熟地黄30g，肉苁蓉10g，白芍15g，山茱萸10g，鱼鳔胶6g，桑螵蛸6g，山药30g，益母草15g，鸡内金15g，砂仁3g）。

（二）从脾论治健脾固摄助运

脾有统摄运化水谷精微的功能，故有脾能散精之说。若脾不散精，功能失常，气不摄精，则精微外泄，可发蛋白尿。另外，脾胃为后天之本，气血生化之源，脾胃强健，不但能固摄精微，亦能使气血精微生化有源，而且能促进药力的运化。从脾虚立论，以补脾摄精助运之法治疗肾炎蛋白尿，亦是临床常用有效治法。石师常用的方剂有参苓白术散、补中益气汤、归脾丸等。从脾虚立论问题必须强调：很多医生治肾炎，只知肾虚而不知脾虚。其于临床辨证认为肾阳虚衰、肾精不足，但实际上却大量应用白术、山药、黄芪、党参等，实可谓只知其然而不知其所以然。同时，临床辨证确属脾虚为主，而治疗单纯补肾者，疗效不会好，反因服用过量滋腻补益药而壅碍脾胃，变生他疾。故脾肾两脏兼病时，必有一脏为主，临床当分辨清楚，何时补脾，何时补肾，何时双补，运用之妙，存乎一心。古代医家，如许叔微倡补脾不如补肾，孙思邈倡补肾不如补脾，见仁见智，各有千秋。实际临床上只要对两脏虚实皆有所了解，本着有是证则用是药的原则，必可事半功倍。临床辨证可参考王旭高之言：久病虚羸，胸无痞满者宜补肾，胸有痞满者宜补脾。其意即为：虚劳之患，有脾虚伤损证者重在治脾，而无脾虚伤损证者可着重治肾。石师临床常用药物有白术、山药、黄芪、党参、黄精等，并自拟益脾固精汤（黄芪 30g，炒山药 50g，炒白术 15g，党参 15g，巴戟天 10g，芡实 20g，茯苓 20g，红花 5g，当归 15g，刺猬皮 10g，莲须 5g，炙甘草 15g，白蔻仁 3g，蝉蜕 6g）。

（三）从肺论治首倡风毒内蕴

古今诸多医家一提到从肺论治肾炎蛋白尿，往往注重肺为水之上源，主宣发肃降，使气血津液布散全身，通调水道，下输膀胱。以宣降肺气为法，使上焦开发，水道通调，小便通利，解除水肿诸症，的确对临证遣方用药有重要的指导意义。然而，慢性肾炎有明显水肿者、微肿者，还有根本不肿者，单纯以肺为水之上源立论就不能完全概括其病理实质。任老认为，风邪侵袭肺表，因为正气虚弱不能逐邪于外，风邪内蕴久滞而成毒，风毒之邪侵袭人体，每可致肾风、风水之证。

所谓毒，中医学中主要包括以下几类：一指药物或药性（偏性、毒性、峻烈之性），如《素问·脏气法时论》曰："毒药攻邪，五谷为养，五果为助。"二指病症，如丹毒。三指外来致病因素或内生病理产物，如《素问·生气通天论》谓："大风苛毒，弗之能害。"我们所说的风毒，显然是指三者而言。中医理论认为，一方面外感六淫之邪可直接夹毒入侵，如《素问·五常政大论》王冰注："夫毒者，皆五行标盛暴烈之气所为也。"另一方面，外邪内蕴，诸邪久滞，皆可化毒，风邪久滞为风毒，寒邪久滞为寒毒，如《金匮要略》载："毒，邪气蕴结不解之谓。"

风毒致病具有以下特点：其一，亲上善变。风毒多先由肺表入侵，起病急，传变迅速，多直中脏腑，而不循经内传，病势急重，不断恶化，变证丛生。其二，壅滞致瘀。风毒之为病，易于胶结脏腑气血，壅塞阻滞气机，气滞血瘀络阻，因此本病新病既夹瘀，不单纯久病而入络。其三，顽固难愈。风毒内蕴，血络不通，毒瘀互结，使得病邪深伏，入络入血，又进一步耗伤正气，虚虚实实，缠绵难愈。正所谓无邪不毒，风从毒化，变从毒起，瘀从毒结，疾从毒生。因此，石师提出导致慢性肾病迁延难愈之本源在于风毒侵袭于肺经，从肺论治，当以疏散风毒为主，方能令水谷精微归其正道，从而使蛋白尿、血尿好转或消失。故在辨治过程中，从根本上讲，肺经病变亦极为重要，可与脾、肾等同；在标上讲，"风毒"辨治亦当贯彻始终。而从中西医结合的角度上讲，肾炎多是感染后免疫反应性疾病，疏散风毒的中药大都具有调节免疫之功。故从风毒立论，选用宣畅肺气、疏散风毒的药物亦是必不可少的，其常用的药物有浮萍、金银花、牛蒡子、蝉蜕、僵蚕等，并自拟牛蝉肾风汤（蝉蜕10g，僵蚕10g，牛蒡子15g，浮萍3g，茯苓15g，石韦10g，连翘15g，炒白术20g，地肤子15g，益母草15g）。

（四）从肝论治化瘀贯穿始终

肝主疏泄，具有条达、畅通气血运行之功。慢性肾炎蛋白尿久治不愈者，常见面色晦滞灰暗，或兼腹水、女子经闭、舌紫暗有瘀斑。乃风毒内蕴，久病入络，肝脉瘀阻之患。治宜畅达肝络，活血化瘀。临床治疗时，化瘀生新当贯穿肾炎辨治始终。血瘀可致水肿，其瘀滞为患每易被忽视，尤其是肾病型低蛋白血症患者的水肿大多重用扶助脾肾、补益固摄类药物。然而尿蛋白的流失，却是肾脏瘀浊之为害，不祛瘀则无以生新。西医学已经证实：在肾脏病中都存在有不同程度的高凝状态。近代大量动物实验证明：活血化瘀方药有改善肾血流、增强肾小管排泄、增加纤维蛋白溶解性、减少血小板凝聚、抗凝血等作用，有利于增生性病变的转化和吸收，可促进已损组织的修复。治疗肾炎蛋白尿主用活血化瘀之法，也是辨证与辨病相结合的产物。常用方剂有桃红四物汤、少腹逐瘀汤、小蓟饮子、大黄䗪虫丸等。临床常用益母草、红花、当归、丹参、桃仁、赤芍、水蛭等药。而石师最擅用者为益母草，本品可走水道而化瘀浊、生新血，乃化瘀利水之神品，且价廉易得；其自拟验方肾风化瘀汤［益母草30g，红花6g，当归15g，鸡血藤15g，蝉蜕10g，水蛭2g（研末冲服），山药30g，黄芪15g，肉苁蓉10g，鸡内金10g，茯苓15g］于临证屡获良效。但是活血化瘀利水之法，终属正治八法之消法范畴；若肾炎晚期，终属本元大伤，正气衰惫之证，正治当以补法为主，故活血化瘀药可用，但不可作为主药长期使用，只宜当作必不可少的辅佐药配用，且当时刻以顾护正气为念。

综而论之，上述各证又各有其病机特点，其论治方药又都有侧重。然临床论治，每多虚实并见，诸脏相兼，病机夹杂之患。故综论病机，石师自拟验方蝉蚕肾风汤，临床加减用之，多可取效。

慢性肾炎、肾病综合征类疾病，中医临床多从水肿、虚劳等范畴论治。然在本类病证的不同病理阶段，水肿见症或有或无，凡见肾病必从水肿治之已属牵强，且临床疗效亦不满意。我们认为，此类疾病之病因病机关键为"风毒"瘀滞于肾，夹湿夹浊，久羁为患，病久正气亏损，脾肾先后天气阴两伤，故从"肾风"论治更能切中病机。论治之时，当时时抓住"风毒"伤肾之病机关键论治，以期全功。蝉蚕肾风汤方中以蝉蜕、僵蚕疏风解毒，化瘀散浊为君药；再辅以鸡血藤、茜草化瘀生新散邪，益母草、土茯苓化浊利湿解毒为臣药；配以党参、山药、白术、甘草益气温阳，熟地黄、当归、覆盆子滋阴固摄，而为佐使。诸药合和，风毒瘀诸邪可祛，先后天阴阳正气得复，而收良效。本方可作为治疗慢性肾炎、肾病之基础方，如风毒瘀浊较甚者，加乌梢蛇10g，水蛭粉3g（分冲）；如兼风热毒邪袭肺者，加牛蒡子10g，金银花15g；如阳气虚衰较甚者，加黄芪15g，淫羊藿10g；如阴虚兼尿血为主症者，加仙鹤草15g，墨旱莲30g；如久用肾上腺皮质激素或在减撤激素类西药时病情反复者，可酌加中药替代疗法，用淫羊藿、巴戟天等药温肾壮阳以拟激素之功用，再加生地黄、女贞子、墨旱莲等以阴配阳，共收卓效。

（五）验案举隅

1.顽固性肾病综合征案

王某，女，60岁。

肾病综合征病史两年余，经多方治疗罔效。2个月前因上感引致水肿加重，经住院治疗不缓解而来诊。患者由家属扶入病室，面色㿠白虚浮，一身悉肿，下肢尤甚，语声低微，肚腹胀满，畏寒肢冷，倦怠乏力，纳呆食少，小便不利。舌胖大，质暗淡，边有齿痕，苔白滑，脉沉迟涩滞，两尺虚弱若无。实验室检查：尿蛋白（++++），红细胞0～2/HP，白细胞0～2/HP，颗粒管型0～1/HP，透明管型0～1/HP；尿蛋白定量5.8g/24h；血浆白蛋白20g/L，血浆胆固醇8.1mmol/L。

诊断：肾风（肾病综合征）。

辨证：脾肾两虚，阳虚阴损，风毒瘀滞。

治法：培补脾肾，搜风剔毒，化瘀利水。

处方：乌梢蛇15g，僵蚕15g，蝉蜕15g，水蛭粉3g（冲服），黄芪30g，山药20g，白术30g，炙附子10g（先煎），熟地黄30g，山茱萸10g，当归15g，茯苓30g，泽泻15g，益母草30g，大腹皮15g，鸡内金15g。

二诊：服药半月，尿量增加，水肿渐消，仍觉畏寒。继宗前法，炙附子改15g，加白芍15g。

三诊：1月后，诸症均好转，尿蛋白（-）。改炙附子10g，余药如前。

四诊：新增外感，咽痛不适，尿蛋白（++），加金银花20g（后下）。外感愈后，继服前方，宜避风寒。

五诊：3个月后，患者自行来诊，面露喜色，水肿大消，体力渐复，纳可便调。舌淡胖，苔薄白，脉沉细。实验室检查：尿蛋白（－），管型未见；尿蛋白定量1.5g/24h；血浆白蛋白30g/L，血浆胆固醇4.8mmol/L。前方去大腹皮继服，以期全功。

按语：肾病综合征中医多诊断为"水肿"，但由于不同的病理类型或处于不同的病程阶段，水肿见症可有可无。有水肿当然可诊断为"水肿"，无水肿时再诊断为"水肿"似属牵强。而我们认为此类疾病的直接致病因素为风毒瘀滞于肾，风盛于肾，故曰"肾风"。这似乎更能反映其病理实质，正如《素问·奇病论》所述："帝曰：有病痝然如水状，切其脉大紧，身无痛者，形不瘦，不能食，食少，名为何病？岐伯曰：病生在肾，名为肾风。肾风而不能食，善惊，惊已心气痿者死。"此论虽不能说确指肾病综合征及肾小球肾炎类疾病，却可说明"病生在肾"由风邪外袭所致的病机。

治疗肾病中医提出的宣肺、健脾、补肾之法，见仁见智，理法方药可谓周全，验之临床也取得了一定的疗效。近代医家提出久病入络，将活血化瘀通络法运用于本病，使其疗效提高了一大步。

从肺论治，传统医籍及近代经验往往侧重于论述肺为水之上源，开启上源以利水道，而忽略了风邪、风毒袭肺即是发病根源，风毒入中，瘀滞于肾而致顽疾经久难愈的根本所在。肺为华盖之脏，主表而外合皮毛，极易受到外邪侵袭。从肺立论，首重风毒，搜风剔毒之法当贯穿辨证施治的始终。

至于活血化瘀通络之法，近代医家每以久病入络立论，而实质是风毒胶结，新病即夹瘀，不单纯久病而入络。又肝藏血，主疏泄，调畅气血的运行，主气血的疏运畅达，故活血化瘀之法重点从肝论治。

从整体分析，风寒、风热、风湿之邪夹毒侵袭于肺，多为肾病发生及反复发作的诱因，是为外因。脾主散精，运化水湿，为后天之本，气血生化之源；肾主藏精，主水，为先天之本。脾肾两虚，肺易受风邪侵袭，而多外感之疾。另外，脾肾两虚不能祛邪外出，风邪内蕴久滞而成毒，风毒因虚而内陷于肾，而致生"肾风"顽疾。因此提出"肾病顽疾求之肺脾肝肾，审证求因论之风毒瘀浊"的新的辨治思维观。也就是说，临床祛风毒、化瘀浊当贯穿辨证论治的始终，再根据临床寒热虚实情况调补脾肾，兼顾外感。

西医学认为，本病的发病机理主要与机体的免疫反应、炎症反应、凝血与纤溶、激肽等密切相关。而中医的疏风药，比如我们选用的乌梢蛇、僵蚕、蝉蜕之品，大都具有调节免疫、抗过敏、抗变态反应之功；活血化瘀药具有改善肾血流、减少血小板的聚集、抗凝血等作用，有利于增生性病变的转化和吸收，促进损伤组织的修复。然搜风剔毒、化瘀通络之法，终属正治八法中之消法范畴，而本病终属本虚标实之证，正治当以补法为主，搜风剔毒、化瘀通络之药可用，但不可作为主药用，只宜当作必不可少的治标之品贯穿病程始终。使用时，当刻刻以顾护正气为念，祛邪而不犯无过之地。

总而言之，肾病综合征乃属临床痼疾，临床当辨证论治，最忌唯泥于治肾一法而忽弃诸法。同时，邪实者不可单纯峻补；正虚者不可一味克伐。于脏腑求之，脾肾为本，阳虚阴损，且多虚证；肝肺为标，风毒瘀滞，乃为实邪。用乌梢蛇，一者取其走窜之性搜风剔毒，二者有取虫药之"小毒"以祛风毒之意。

2.肾病综合征案

刘某，男，66岁。

患者4个月前因周身浮肿就诊于大连市某医院，肾穿刺活检病理检查结果显示：微小病变肾病，诊断为"肾病综合征、微小病变肾病、急性肾损伤"，予甲强龙大量冲击治疗，并予低分子肝素抗凝治疗，氯沙坦控制血压，黄葵胶囊减少蛋白尿。西医治疗半个月，疗效甚微，出院时诸症未见明显减轻，周身浮肿较前加重，血白蛋白27g/L，建议回家口服泼尼松60mg，维持治疗。现症见：精神萎靡，面色晦暗，周身浮肿，喘息，气短，纳眠均差，小便少，大便溏。

既往史：体健，无过敏史。

体格检查：四肢严重水肿，双上肢肿胀（因其上肢肿甚已无法测量血压），双下肢水肿严重，指压痕（+）。舌红少苔，脉沉无力。

辅助检查：尿蛋白（+++），红细胞3.96/HP，尿蛋白定量3968.9mg/d；血白蛋白21g/L，总胆固醇8.72mmol/L，肌酐158μmol/L，尿酸614μmol/L，免疫球蛋白G 5.70g/L，免疫球蛋白A 3.04g/L，免疫球蛋白M 1.97g/L，免疫球蛋白E 249IU/mL。

西医诊断：肾病综合征，急性肾损伤。

中医诊断：肾风，阴水。

辨证：气阴两虚，水湿瘀毒阻络。

治法：养阴益气，化瘀利水，解毒通络。

处方：黄芪30g，白术15g，山药30g，淫羊藿5g，炙附子10g（先煎），茯苓30g，泽泻15g，薏苡仁50g，生地黄30g，当归15g，牛蒡子10g，僵蚕15g，地龙15g，蝉蜕5g，鸡内金15g。每日1剂，水煎服。

二诊：1个月后，诸症好转，面有潮红，尿蛋白（+）。舌红少苔，脉沉弱。上方加白芍15g。芍药本身"破阴结，利小便"；且防附子等阳药燥热，补阴配阳。

三诊：3个月后，患者自行来诊，面露喜色，水肿基本消退，体力渐复，纳可便调。舌淡胖，苔白滑，脉沉细。实验室检查：尿蛋白（-）；尿蛋白定量0.4g/24h；血浆白蛋白35g/L，血浆胆固醇4.6mmol/L。标实已去大半，前方去泽泻，以期收全功。

按语：辨证论治，法参中西，认为该患者久用激素，阴阳失调，应补阴配阳，既减少激素之燥热不良反应，又为激素替代疗法，缓撤激素。针对蛋白尿（属中医学"精微"范畴）应治病求本，立法不在补肾，而在健脾益气，摄纳精微。因患者当时重度水肿，四肢肿胀，故建议其应补充人血白蛋白，应用利尿剂，急则治标是也。对于免疫肾病治病当首推变态反应因素，而变态反应乃中医"风邪"之范畴，当应用疏风解表、调节免疫之中药清除病因。针对肾病综合征晚期，肾脏基底膜受损，当予活血化瘀生新之法，改善血运，加强肾脏自身修复功能。《素问·奇病论》云："帝曰：有病痝然有水状，切其脉大紧，身无痛者，形不瘦，不能食，食少，名为何病？岐伯曰：病生在肾，名为肾风。肾风而不能食，善惊，惊已心气痿者死。"此论虽不能确指肾病综合征及肾小球肾炎类疾病，却可说明"病生在肾"由风邪外袭所致的病机。本病发病时，多为风毒外袭于肺，渐致脾肾两虚，进而导致瘀血阻络，精微漏泄，而见虚实夹杂之候。风毒瘀浊胶结，极难调治。此病案中，阴阳平调，健脾摄精，活血通络，外疏风邪，再以补阳药替代激素，丝丝入扣，顽疾竟获临床痊愈。

八、肺痿论治

（一）肺痿概论

肺痿，又名肺萎，是临床表现为气短、喘憋，或胸闷，动则加重、干咳少痰或咳吐浊唾涎沫为主症的疾病。肺痿临床主要涵盖慢性肺实质性病变，如肺纤维化、肺不张、肺硬化等。凡临床表现有肺痿特征者，均可参照本病辨证论治。

肺痿的病因病机及症状描述，首见于张仲景《金匮要略·肺痿肺痈咳嗽上气病脉证治》："问曰：热在上焦者，因咳为肺痿，肺痿之病，从何得之？师曰：或从汗出，或从呕吐，或从消渴，小便利数，或从便难，又被快药下利，重亡津液，故得之。"尤在泾《金匮要略心典》曰："痿，萎也，如草木之枯而不荣。"此皆说明肺叶痿弱是其主要特征，即是指肺叶痿弱不用，临床以咳吐浊唾涎沫、呼吸喘促为主症，为肺脏的慢性虚损性疾患。唐·孙思邈《备急千金要方·肺痿门》将其分为热在上焦及肺中虚冷两类，治疗分虚寒以生姜甘草汤，虚热以炙甘草汤治，并同时用针灸、气功治疗。而后《外台秘要·咳嗽门》《证治准绳·诸气门》均认为肺痿由肺自身之病久咳不愈引起。《临证指南医案·肺痿》曰："肺痿一症，概属津枯液燥，多由汗下伤正所致。夫痿者，萎也，如草木之萎而不荣，为津亡气竭也。"《医述·肺痿肺痈》载："肺痿之形象，与肺痈似是而非。肺痿发生在病虚之后，肺痈发在无病之初也。肺痿咳白血而吐涎沫，肺痈咳臭脓而胸胁痛也……大约从外因而成肺痈者，急宜调治，肺虽伤而尚可补救；从内因而成肺痿者，多方培补，肺已枯而百法难疗。"

关于肺痿的临床论治，清·张璐在《张氏医通·肺痿》中将其治疗要点概括为"缓而图之，生胃津，润肺燥，下逆气，开积痰，止浊唾，补真气……散风热"七个方面，旨在"以通肺之小管"，"以复肺之清肃"。《证治汇补·胸膈门》云："久嗽肺虚，寒热往来，皮毛枯燥，声音不清，或嗽血线，口中有浊唾涎沫，脉数而虚，为肺痿之病。因津液重亡，火炎金燥，如草木亢旱而枝叶萎落也。治宜养血润燥，养气清金，初用二地二冬汤以滋阴，后用门冬清肺饮以收功。"清·沈金鳌《杂病源流犀烛·肺病源流》对肺痿的用药宜忌做了完整的阐述，即宜养肺、养气、养血、清金、降火；忌升散、辛燥、温热。这些论断对后世的临床用药有着极其明确的指导意义。而后世医者临床治疗本病时常可见屡犯沈氏所提禁忌者，诚为憾事。

（二）病因病机

1.肺痿临床常见病因病机分析

（1）顽重肺疾，久治不愈，肺之津气日损，肺失濡养，发为肺痿。

（2）痹证燥邪，精津耗竭，迁及肺脏肝肾，肺失濡养，发为肺痿。

（3）时令诸邪，滥用汗下，误治肺津耗伤，肺失濡养，发为肺痿。

总之，本病发病机理总缘于肺脏虚损，津气严重耗伤，以致肺叶枯萎。因津伤肺燥，燥盛则干，肺叶弱而不用则痿。古代中医治疗本病，一般认为其病理性质主要有肺燥津伤、肺气虚冷之分。其病理表现有虚热、虚寒两类：①虚热肺痿：一为本脏自病所转归；一由失治、误治或他脏之病导致。②虚寒肺痿：肺气虚冷，不能温化、固摄津液，由气虚导致津亏或阴伤及阳，气不化津，以致肺失濡养，渐致肺叶枯萎不用。而经过历代医家长期的临床实践，对肺痿的认识也日趋完善，其认为病本在肺，累及脾、胃、肝、肾。其临床所见一者为虚热阴伤，津液亏竭，为最常见病机。二者为虚寒留饮，津失温摄。但是临床所用如干姜、生姜、射干、麻黄类药物往往过于辛燥耗散，且极易戕伤正气，其药性更与肺为娇脏的生理特质不符。所以在几十年的临床实践中，石师认为将以虚寒性质为主者，详析为阴阳两虚或气阴两虚，更能切中病情。三者肺主气，可助气血的运行，肺脏患病，血行必然瘀滞，更何况肺痿顽疾，积年难愈，亦必至久病入络。故不论何种病机，在分析病情时，一定要将化瘀生新的治法综合考虑；若见瘀滞征象明显者，在不损伤正气的前提下，尚可以血瘀为主论治。

2.病证鉴别

（1）肺痿与肺痈

肺痿以咳吐浊唾涎沫为主症；而肺痈以咳而胸痛、吐痰腥臭，甚则咳吐脓血为主症。虽然均为肺中有热，但肺痈属实，肺痿属虚。肺痈失治久延，可以转为肺痿。

（2）肺痿与肺痨

肺痨症状为咳嗽、咳血、潮热、盗汗等，与肺痿有别。肺痨后期可以转为肺痿重症。

（三）辨证论治

1.辨证要点

辨虚热与虚寒。虚热证易于火逆上气，常伴咳逆喘息；

虚寒证常见上不制下，伴小便频数或遗尿。至于正虚的阴阳性质及邪气兼夹的多寡，亦当临证辨证论治。尤其是久病入络，兼见血瘀证候较明显者，在补益气津阴阳或不损伤正气的前提下，当以血瘀为主论治。

2.治疗原则

治疗总以补肺生津为原则。虚热津伤为主者，治当清热生津，以润其枯；气伤虚寒为主者，治当温肺益气而摄涎沫。临床总以虚热津竭证为多见，但久延伤气，亦可转为气（阳）衰虚寒证。治疗时应时刻注意保护津液，重视调理脾肾。脾胃为后天之本，肺金之母，培土有助于生金；肾为气之根，司摄纳，温肾可以助肺纳气，补上制下。临床论治之时，总归是要有是证则用是药，尤其是阳气虚寒类证的肺痿患者，临床用药切记《杂病源流犀烛·肺病源流》中针对肺痿用药禁忌所作的论述：忌升散、辛燥、温热。

肺痿顽疾，多为久病积渐所致。论治之时，定当遵循王道缓调之法，所谓"王道无近功，多服自有益"（《临证指南医案》），切不可急于求成。临床每见治疗用药一段时间，疗效不甚明显者，医患皆急于求成，或攻补失度，或药峻伤正，或致生他疾，乃至欲速不达。《医门法律·肺痈肺痿门》曰："肺痿者，其积渐已非一日，其寒热不止一端，总由胃中津液不输于肺，肺失所养，转枯转燥，然后成之。""凡治肺痿病，淹淹不振……故行峻法，大驱涎沫，图速效，反速毙，医之罪也。"

3.证候论治

（1）虚热津伤证

症状：咳吐浊唾涎沫，其质较黏稠，或咳痰带血，咳声不扬，甚则音哑，气息喘促，口渴咽干，午后潮热，皮毛干枯，舌嫩红而干，脉虚数或细数。

治法：滋阴清热，润肺生津。

处方：麦门冬汤合百合固金汤加减。

常用药：太子参、山药、百合、麦冬、生地黄、玄参、当归、丹参、贝母、杏仁、桔梗、黄芩、地龙、鸡内金、炙甘草。

（2）气阴两虚证

症状：咳吐涎沫，其质清稀量多，口淡不渴，短气不足以息，气怯声低，神疲乏力，头晕目眩，食少便溏，畏寒肢冷，偶见五心烦热，面白虚浮，小便频数遗尿，舌质淡嫩或淡红，脉虚弱。

治法：温肺益气。

处方：人参归脾丸加减，或调补肺肾方（《中医内科学》）加减。

常用药：人参（党参）、黄芪、炒白术、淫羊藿、桂枝、茯苓、当归、熟地黄、沙参、丹参、僵蚕、炮姜、鸡内金、炙甘草、补骨脂、山茱萸、赤芍、紫菀等。

（3）正虚血瘀证

症状：气短喘憋，或见胸闷，干咳无痰，心慌乏力，口唇爪甲紫暗，肌肤甲错，杵状指，舌质暗或有瘀点、瘀斑，脉沉细或涩。

治法：益气活血，通络散瘀。

处方：血府逐瘀汤合保元汤加减。

常用药：党参、炙黄芪、太子参、山药、柴胡、牛膝、当归、生地黄、桃仁、红花、丹参、炒蒲黄、三七粉、水蛭、桔梗、鸡内金、炙甘草等。

（四）预后及调护

肺痿属内伤虚证，病情较重而迁延难愈，如治疗正确，调理适宜，病情稳定，可带病延年，或可获愈。如治疗不当，或不注意调摄，则病情恶化，以至不治。若见张口短气、喉哑声嘶、咯血、皮肤干枯、脉沉涩而急或细数无神者，预后多不良。

本病预防的重点在于积极治疗咳喘等肺部疾患，防止其向肺痿转变。同时根据个人情况，加强体育锻炼。慎起居，生活规律，视气候随时增减衣服。时邪流行时，尽量减少外出，避免接触患者。

本病治疗时间长，要劝说患者安心养病，不可急躁。注意耐寒锻炼，适应气候变化，增强肺卫功能。戒烟，减少对呼吸道的刺激，以利肺气恢复。饮食清淡，忌寒凉油腻。居处要清洁，避免烟尘刺激。

九、慢性胃炎治疗的标本主次

慢性胃炎系指不同病因引起的慢性胃黏膜炎性病变，是一种常见病，其发病率在各种胃病中居首位。中医学多将此类疾病归属于胃痛、胃痞、呃逆、呕吐、泛酸等范畴。石师根据胃的生理特点，把握慢性胃炎的发病规律，结合自己数十年的临床经验，总结出了治疗该病的标本主次，使得针对本病的治疗更加有的放矢，且操作简便、一目了然。

所谓的本，石师认为，经典倡导的胃"喜润恶燥"值得肯定，慢性胃炎的治疗本于"养胃阴"；若论及标，虽立名繁杂，而石师独从"久病入络"着眼，并明言：该类疾病治标重在治络。上述的"养阴治络"，石师将其作为治疗慢性胃炎的主要法则，而将俗医所谓的疏肝引申为和肝，与通降法并列为治疗此类疾病的次要环节。一言以蔽之，慢性胃炎的治疗以养胃阴为本，以治络为标；以"养阴治络"为主，以"和肝通降"为次。

（一）甘平柔润养胃阴

《灵枢·营卫生会》云："中焦如沤。"沤者，久渍也，长时间浸泡之义。饮食入胃，必赖胃液浸渍和腐熟，若胃液不足，沤腐难成。《临证指南医案·脾胃》云："太阴湿土，得阳始运；阳明阳土，得阴自安。以脾喜刚燥，胃喜柔润也。"此二论，涉及胃的生理特性，即喜阴喜柔。石师于滋养胃阴，擅用甘平柔润之品，甘能补，平致于"和"，柔润则不伤正气而又暗藏生机，常用药如麦冬、百合、生地黄、石斛、沙参等。选方上，石师自创百合益胃汤，药用百合、石斛、麦冬、山药、白术、鸡内金、白芍、乌药、丹参、黄芩、半夏、生麦芽；并开发出成药"百合益胃片"（辽药制字Z05020075号），功能滋阴养胃、益气和中，适用于慢性萎缩性胃炎、浅表性胃炎广泛用于临床，屡获良效。石师认为，养胃阴以治本的理由有二：其一，为上述胃的生理属性所决定；其二，慢性胃炎病程持久，未有不伤及胃阴者，更何况，疾病辗转，若恰逢孟浪，投以苦燥辛散，则胃阴重伤，此种情景，更当大倡滋润。

提到用药孟浪，石师指出，造成"重伤胃阴"的情况大致有以下三种：①治脾与治胃混同：由于脾与胃在生理上迥异，脾喜的是刚燥，胃喜的是柔润；脾喜温燥，胃喜凉润。若辨证失准，病在胃，而以脾药治之，诸如大剂二术、升柴、青陈、二蔻、乌附之类，苦燥升散，必大伤胃阴，药不对的，祸患无穷。②通篇理气活血：理气活血药的共性是"辛"，即辛散，辛散则燥，燥则伤阴伤血，尚能走泄真气；辛能散气动血，损阴伤津。故在用理气活血药时应酌加百合、生地黄、知母、白芍等阴柔之品。尽可能少用辛温理气而多用平和理气，如佛手等，理气而不伤阴。活血常用当归、月季花、红花、丹参、炒蒲黄等较平和之品，免耗气破血，损伤胃气。③过服苦寒：临证若见胃火炽盛，如口干、舌红少津、口气臭秽等，最忌大寒大凉之品过剂，不但伤脾阳，也损胃阴。若有胃脘灼热隐隐、口干少津、纳少便干、舌红、少苔者，宜用甘平或甘凉之品，如石斛、沙参、麦冬、百合等以养胃阴、复津液。这也是叶天士胃阴学说在临床当中的具体应用，其告诉我们时刻重视顾护胃阴之重要性。

此外，脾胃病用药应该补而不滞，润而不腻，避免质重碍胃之品。石师治疗脾胃虚弱之证，选药虽然用补益为主，但每每注意流通疏导，以免壅遏，且于方末，必佐以麦芽、鸡内金等以成万全。

道理明了，立法选方也得当，为了确保疗效，医者还应当嘱咐患者着眼饮食结构的合理调整。其中最为紧要者，便是禁食辛辣，如生姜、胡椒、花椒等物。此种大辛大热之品于慢性胃炎的治疗，若不辨证准确，稍有不慎，则遗患无穷。

（二）久病多瘀当活络

胃为多气多血之腑，胃气阻滞，势必影响血行，初病在经气，久必入血络。常见胃痛隐隐或如针刺，舌暗紫，甚者见有瘀点。此时活血化瘀药为治疗必选，轻者丹参、当归即可；重者蒲黄、三七、九香虫、蜂房等。但应注意活血药易耗散正气，用量不宜过大，且需适当佐以补益药。

慢性胃炎首重胃阴，如果说治脾以阳药、行经为主，那么治胃则应从阴药、入络着手。石师借鉴叶天士络病学说，于慢性胃炎的选药上，多以辛润代辛香，倘若不得已而暂用辛香，也多选不甚燥烈之品，从而避免戕害胃阴的情况出现。其代表药物如佛手、薄荷、生麦芽、玫瑰花、旋覆花等。通络法是慢性胃炎尤其是疾病后期的必用之法，也是治标的不二法门。

（三）脏腑相关多和肝

与慢性胃炎中医发病机理最紧密关联的脏腑是肝，这在几千年的中医临证中已被多数医家接受，并达成共识。较早的文献如《金匮要略》中提到的肝脾相传，虽未明确提及胃腑，但由于脾胃本就互为表里，因此由肝传胃，实则隐喻其中。清代叶天士在其医案中，随处可见肝胃共称处，且单独另立一门"木贼土"，足见其对肝胃相关性的重视。

所谓和肝，立足于肝的体用。肝体阴而用阳，肝体需要滋养，肝用需要畅达，这与以香燥耗散极力疏肝自然有所不同。

石师于慢性胃炎，多能把握辨证要害，从而加入和肝之法，较比单纯的治胃，疗效要好得多。石师常用的和肝药如白芍、当归、丹参、柴胡、生麦芽、佛手等，选方多以大小柴胡汤、乌梅丸、四逆散增损。

和肝一条，最忌滥用行散。行散之品多耗气伤阴，与慢性胃炎的标本治则不符。当下很多医生的处方中，诸如香附、乌药、吴茱萸、荜茇、延胡索、木香等药罗列堆砌，而自诩疏肝王道，其实不妥，"和肝终非疏肝，行散亦有别生发"。

（四）调和脾胃主通降

腑以通为用，胃以降为和，慢性胃炎当主以通降。通降之通，可狭可广，概如《医学真传》所言："夫通则不痛，理也，但通之之法，各有不同，调气以活血，调血以和气，通也；下逆者使之上行，中结者使之旁达，亦通也；虚者助之使通，寒者温之使通，无非通之之法也。若必以下泄为通，则妄矣。"《临证指南医案·脾胃》进一步提出："所谓胃宜降则和者，非用辛开苦降，亦非苦寒下夺，以损胃气，不过甘平或甘凉濡润以养阴，则津液来复，使之通降而已矣。"《医学真传》点破了广义的"通"，《临证指南医案》则说出了变通的"降"。其实，本论的通降是慢性胃炎治法的一个横向总结，即治本的养胃阴成了降的基础，治标的通络则作为"通"的一个分支。前论"和肝"也在广义的活通范围之内。

值得注意的是，叶天士说的"胃宜降则和"，明确指出了非是"辛开苦降"，亦不是"苦寒下夺"，这与治脾或者肝脾同调的方法又有不同。

脏腑并非孤立存在，联系是普遍的、必然的。在倡导胃阴立论的同时，石师常常能反观脾胃同调，试问，没有脾阳的升运，哪有胃阴的降纳。这充分体现了阴阳的互根互用，也客观地反映了脾胃学说的分分合合。

明确了慢性胃炎治疗的主次标本，我们还应当具备大局观、开放性，做到"辨病辨证参中西"。

中医所论之"治病求本"即是寻求引起疾病的病因病机，再针对病因病机从根本上治疗疾病。临证倡导中西医结合，中西医互补。在脾胃病诊疗时，采用西医辨病与中医辨证为一体的诊疗思维模式，可明显提高临床疗效。石师认为，现代医疗辅助检查手段补充了中医四诊之不足，是在中医宏观辨证基础上，对疾病具体反应认识的进一步深化和发展，揭示了肉眼看不见的微观变化。在遣方用药时，既注重宏观辨证，又考虑微观辨证，不仅治愈局部病变，同时也使机体状态得到整体改善。

如辨治胃癌前期病变（胃黏膜上皮中、重度异型增生和不完全结肠型化生），石师认为，无论是素体禀赋不足，或因饮食劳倦、肝气郁结，损伤脾胃而导致的脾胃虚弱，都会引起胃黏膜屏障受损而发病。在脾胃虚弱的基础上，患者易感染幽门螺杆菌，损伤脾胃，致胃络瘀阻，使脾胃更虚，虚实夹杂，日渐形成萎缩、肠化、增生，导致癌变。可见，脾胃虚弱是胃癌前期病变的病理基础。故而，石师在治疗中不仅培土健脾固其本，常配伍调气活血方药化其瘀，清热解毒之剂祛其邪。在健脾益气活血的基础上，配伍白及、黄连、白花蛇舌草、黄芩、蒲公英等，根除幽门螺杆菌。现代药理研究证实：连翘、蒲公英、黄芩、吴茱萸等，能杀灭幽门螺杆菌；白花蛇舌草、莪术等有抗肿瘤作用；瓦楞子、海螵蛸可中和胃酸，故能有效抑制胃酸过多。在治疗脾胃病过程中恰当使用这类药，可直达病所，收事半功倍之效。当然，临床必须注重众药寒热消补的药理特性，遵循辨证论治的原则，才能真正地药证合拍，取得良效。

（五）验案举隅

慢性浅表性胃炎案

王某，女，30岁，护士。2011年7月20日初诊。

反复胃脘部饱胀感，伴多食后呕吐半年余。自服抑酸剂法莫替丁及胃动力药吗丁啉（具体用量不详）未见好转。曾做胃镜，诊断为"慢性浅表性胃炎"。现症见：稍觉反酸，口微干，夜寐及二便如常，月经无异常。舌淡红，微见齿痕，苔薄白，脉沉细。

西医诊断：慢性浅表性胃炎。

中医诊断：胃痞，呕吐。

辨证：脾胃虚弱，胃阴不足，胃失和降。

治法：益气养阴，健脾和胃，降逆止呕。

处方：百合20g，石斛10g，麦冬10g，山药20g，白术15g，鸡内金20g，白芍15g，乌药6g，丹参15g，黄芩6g，半夏6g，生麦芽15g，海螵蛸10g，旋覆花10g。10剂，每日1剂，水煎分2次服。

2011年8月1日二诊：服药后呕吐大减，食后饱胀感亦减，稍觉反酸，口干减。舌淡红，稍有齿痕，苔薄白，脉沉细。前方改海螵蛸15g，加强收涩抑酸之力，再予7剂，用法同前。

2011年8月8日三诊：呕吐未再发作，稍觉胃胀、反酸。舌淡红，未见齿痕，苔薄白，脉沉细。前方去旋覆花，改白术20g，以增健运脾胃之力，海螵蛸加致20g。7剂，用法同前。

此后复诊3次，前方微调，致1个月后再无明显症状，遂停药。嘱其规律饮食，勿过食辛辣或饱食。

按语：本案体现了石师治疗慢性胃炎的基本原则，即以滋养胃阴、健运脾胃为本，配合疏理气机、化瘀通络、消补兼施，终使胃阴得养、胃气康复、脾胃调和，顽疾得愈。

十、从"瘀毒留滞"论治溃疡性结肠炎

溃疡性结肠炎是一种慢性非特异性结肠炎症，属自身免疫相关性疾病，以里急后重、腹痛、腹泻及黏液血便为主要临床表现。本病大致归属于中医学"痢疾"的范畴，《黄帝内经》称其为"肠澼"，古方书中尚有"滞下"一说。

（一）"毒瘀留滞"的理论依据

《黄帝内经》云："饮食不节，起居不时者，阴受之，阴受之则入五脏，入五脏则䐜满闭塞，下为飧泄，久为肠澼。""阴络伤则血内溢，血内溢则后血。""肾所生病为肠澼。"这段文字说明痢疾与泄泻的病性与病位存在差异，同时也蕴含了痢疾发于血分的观点。离经之血便为瘀血，从而可以推导出痢疾与血络的瘀滞在某种程度上存在相关性。虽然后世有"白气赤血"之说，但不影响痢疾主要矛盾在血之判断。《三因极一病证方论》论"滞下"，有下如豆羹汁之"湿毒"，有久积之冷毒、热毒。若言以方测证，则诸如白头翁汤、人参败毒散、黄连解毒汤等剂，亦均为毒痢之截剂。毒者，邪之甚，或为久蕴之谓，与痢疾的发病因素及病程特点也颇为合拍。石师广求群经的同时又有感于今，他指出：肠镜显示本病肠间局部表现为充血、水肿、渗出、出血、糜烂及溃疡，按中医理论分析本病的病理基础当为湿、热、瘀、浊。何况肠腑乃排泄毒浊废物的通道,《黄帝内经·素问》曰:"大肠者,传导之官,变化出焉。"解剖上又具有曲折蜿蜒之特性,病发于此,每兼毒浊废物排泄不畅,久滞肠腑蕴湿生热而化为粪毒,粪毒伤及病所,夹瘀入络,致毒瘀夹杂胶结难去。鉴于上述,石师提出了溃疡性结肠炎发病上"络瘀而血离经,邪盛则毒酝酿"的特点,即"毒瘀留滞"。

(二)解毒化瘀法的运用

石师治疗本病,常辨病与辨证相结合以确定病名和病位。而临床治疗用药,遵循辨证论治的原则,不以健脾涩肠、利湿解毒等法统治之,有是证则用是药。本病病程较长,病势缠绵,反复发作,难以治愈。石师认为,肠腑乃排泄毒浊废物的通道,病发于此,每兼粪毒伤及病所,夹瘀入络,故毒瘀夹杂留滞难去。论治之时,首重清化,当以解毒泄浊、化瘀生新为大法。纵有虚象,亦不宜滥投滋补,当遵循"腑以通为补"的古训,务求腑气通畅,瘀滞得散,毒浊得清,而后补涩之,庶无留瘀之虑。

在此理论指导下,石师研制了"结肠清化汤",药用生地榆30g,酒炒大黄15g,黄连10g,当归15g,丹参15g,桃仁10g,白术15g,白及10g,薏苡仁30g,炙甘草10g,诃子3g。石师临床上尤其喜用生地榆、酒炒大黄二药。生地榆"入足厥阴,少阴,手、足阳明经"(《本草经疏》),功能凉血止血、清热解毒,"止血痢蚀脓"(《药性论》),专走大肠,清热解毒、收敛攻瘀之力颇佳,且清降不虑其过泄,收敛亦不虑其过涩,施于脓血夹杂之泄泻、血痢、肠风、脏毒等病,收效最捷。其用量多应在30g以上。酒炒大黄善走肠中,"主治下痢赤白,里急腹痛"(《本草纲目》);"荡涤畅胃,推陈致新,通利水谷,调中化食,安和五脏"(《神农本草经》);能破积散滞,泄热攻毒,推陈致新,去陈腐而安五脏之神品。热毒积聚肠中,秽浊留滞体内者,用之最宜。用酒制者,有升清化瘀之功,而缓其过度苦寒、峻下疾走之力。二药合用为方中主药,共奏解毒泄浊、化瘀生新之功。然此类药物毕竟属于苦寒攻泻之品,久用重用每有伤正损胃之虞,不可过剂。有鉴于本病瘀毒留滞的同时,泻痢又每易伤脾害胃,脾虚湿盛则泻痢加重,健脾除湿之法当贯穿始终。临床除常选用党参、白术、炙甘草健脾外,薏苡仁一味尤不可少。《药品化义》谓其:"味甘气和,清中浊品,能健脾阴,大益肠胃……又取其味厚沉下,培植下部,用治脚气肿痛,肠红崩漏。"本品味甘淡,性凉,既能健脾利湿,又能解毒排脓,用之于本病可谓邪正兼顾,唯药力薄弱,非多用不能建功。石师在临床之中,常让患者用薏苡仁配少许大米煮粥随意服用,正如《黄帝内经》所谓"谷肉果菜,食养尽之",以助药力。此外久泻又能耗损阴津,当时时以顾护阴液为念,而滋阴之品又多有滑肠之弊。此种情况,石师常喜选用白芍、百合、墨旱莲。白芍酸能养血敛阴,又主泻痢腹痛;百合一味,既能滋阴,又能解毒;墨旱莲滋肝肾之阴,又能止血,且滋阴无滑肠之弊。又加丹参活血化瘀;砂仁理气消滞。正如刘河间所谓:"行血则便脓自愈,调气则后重自除。"

(三)验案举隅

溃疡性结肠炎案

张某,男,46岁。

腹痛，腹胀，里急后重，大便不爽，或夹杂脓血，日行三四次，日间畏寒，夜间烦热，倦怠乏力，时轻时重，病延十载。脉弦细，舌体胖大，质暗红，苔黄腻，中间少许剥脱。肠镜检查示：回盲瓣肿胀，其下方见一处片状溃疡，盲肠至降结肠弥漫性充血水肿，见散在大小不等片状即不规则状溃疡及糜烂灶。其溃疡表面均附有白苔，部分糜烂面有纤维素样渗出，并见多处片状出血，血管纹理不清。乙状结肠与直肠黏膜欠光滑，见多处出血点。病理报告：送检黏膜呈慢性炎症性改变，伴炎性渗出物。

西医诊断：慢性非特异性溃疡性结肠炎。

中医诊断：肠澼。

辨证：瘀毒留滞，气阴滑脱。

治法：解毒泄浊，清肠化滞，益气固脱。

处方：党参20g，生白术15g，薏苡仁20g，百合15g，炒白芍15g，丹参15g，五倍子6g，地榆15g，酒大黄10g，黄连6g，砂仁3g，半夏6g，炙甘草10g。每日1剂，水煎服。

外用灌肠方：五倍子10g，生地榆15g，大黄15g，黄连10g，苦参15g，白及15g，牡丹皮15g，没药5g，锡类散1支（兑入）。水煎取汁150~200mL，候温，取左侧卧位，行保留灌肠，每日1次。

二诊：腹胀痛大减，便渐成形，日行1~2次，兼夹少许黏液，仍倦怠乏力。脉弦细，舌苔薄黄略腻，仍有剥脱。湿浊渐化，气阴未复，口服方去半夏，加墨旱莲20g；灌肠方去没药。

三诊：大便已经恢复正常，每日1次，无黏液及脓血，无里急后重，体力渐复，但仍不耐劳作。脉沉细无力，舌苔薄黄。口服方再去黄连，加黄精15g；灌肠方另兑入蜂蜜10mL。

四诊：前后诊治近3个月，诸症好转，复查肠镜显示：结肠各段可见散在充血点，无溃疡及出血点。继以参苓白术散善后。

按语：溃疡性结肠炎又称慢性非特异性溃疡性结肠炎或特发性溃疡性结肠炎，是一种原因不明的慢性非特异性炎症性肠病，病变主要限于直肠、结肠黏膜及黏膜下层，属于中医"肠澼""泄泻""痢疾""肠风""脏毒"的范畴。不同于一般的腹泻类疾病，本病具有病程长、病势缠绵、反复发作、难以治愈的特点，不可概以健脾涩肠、利湿解毒之法治之。今鉴于本病反复发作，病历十载的具体病情，抓住其本虚标实的特点，其病机的关键，既有胃肠正气不固，气阴滑脱之本源大伤，又有瘀毒留滞，久病入络之邪恋纠缠。今内服方药主药用党参、白术、甘草补益脾胃之气，以治久病正气之伤。辅药用丹参、百合、白芍益阴生津固本，以防久病之阴津亏耗，共助主药以扶正。佐以五倍子涩肠生肌，止泻固脱；地榆、酒大黄、黄连以助清热解毒；薏苡仁、砂仁、半夏燥湿泄浊；丹参亦可化瘀生新；甘草调和诸药，共助主药在扶正的基础上解毒攻邪、涩肠止泻、固精止遗、收敛止血。诸药合用，共奏生肌敛疮、解毒泄浊、化瘀生新之功。

又鉴于本病长期通过口服药清除肠间局部的湿热瘀毒，不但有鞭长莫及之嫌，且解毒清肠之品又多苦寒、苦燥而味劣。此类药物经过口服入胃，一方面易败伤脾胃之气；另一方面胃酸能破坏一部分药物，影响药物吸收。故又采用五倍子、生地榆、大黄、黄连、苦参、白及、牡丹皮、没药、锡类散等祛瘀生新、收湿敛疮、清热解毒的药物直接灌肠。尤其是五倍子尤擅涩肠生肌，解毒敛疮，"散热毒疮肿，除泄痢湿烂"（《本草纲目》）。外用方诸药均有清热解毒、化腐生肌、消肿止痛、化瘀生新的功效，药力直达病灶，就近祛邪，因势利导，局部治疗作用就可以得到充分发挥，而且不会伤及无过之地，而收事半功倍之效。在病情的急性期，可于方中兑入锡类散1支（也可以用云南白药或西瓜霜适量代替锡类散），病情缓解期加蜂蜜30～50g，或液态鱼肝油适量，以增润养肠道、生肌敛疮之功。

十一、顽固性皮肤病从毒论治

顽固性皮肤病是指皮损严重、缠绵不愈、反复发作、极难调治的一类皮肤病，包括银屑病、慢性湿疹、结节性痒疹、神经性皮炎、天疱疮等。

（一）从毒立论，顽疾皆由毒作祟

"毒"的概念非常广泛，以至于病名、病因、病机、治疗等方面都不同程度地与"毒"有着密切的联系。而"毒"作为一种特殊的致病因素格外受到古今医家的重视。就皮肤病而言，其病因除病毒（如丹毒、梅毒）直接侵袭外，大多数是由六淫等外邪侵袭，留恋肌表所致的。因此，治疗一般性皮肤病多采用疏风解表等方法使病邪从表散而解。但是对于一些顽固性皮肤病，这种表散的方法往往很难奏效。

石师认为，这些顽固性皮肤病是由于诸邪反复侵袭，蕴结，久滞内变而成"毒"，如《素问·五常政大论》王冰所注："夫毒者，皆五行标盛暴烈之气所为也。"顽毒深遏肌肤腠理之间，伤人肌表，为害酷烈，致病缠绵，难化难除。这类顽固性皮肤病虽然各自有不同的病机特点，临床表现也各不相同，但是他们却有一个共同的病理本质，就是"邪毒内蕴"。治疗此等顽疾，表散之法无异于隔靴搔痒，当着重从"毒"立论，以解毒、搜毒、剔毒之法治之，方可切中病机，蠲除顽疾。

（二）以虫为君，攻毒剔毒可收功

既然"毒"是导致顽固性皮肤病的根本原因，那么治疗上就要针对毒邪而选方用药。石师认为，治疗此类顽疾，草木之品虽然确有一定疗效，但总觉不尽如人意。根据本病顽毒深遏肌腠，为害酷烈，难散难除的病机特点，其重点选用虫类药物为君，以虫药毒性之偏以毒攻毒；取虫药善行之性入络剔毒，即所谓"辄仗蠕动之物以松透病根"（《临证指南医案》），方能切中病机，直捣病所，逐邪于外，以竟全功。其临床常用的虫类药主要有乌梢蛇、白花蛇、蛇蜕、蝉蜕、全蝎、蜈蚣、僵蚕、蜂房、地龙、穿山甲等。

应用虫类药物还须注意以下几点：①某些药力比较峻猛的虫类药如水蛭、蜈蚣、白花蛇等，多须从小量服起，逐渐递增至正常用量，甚则大剂量。②虫类药既可以入汤剂，又可以入丸散剂，但使用之时以入散剂装胶囊吞服为佳。一则虫类药味多腥秽，入汤剂往往难以入口，且容易败伤胃气；二则虫类药入汤剂较之散剂药力三不及一，既浪费药源，又大损药效。③虫类药虽然也属血肉有情之品，但大多数以祛风攻毒见长，所谓风药多燥，每有耗伤津血之虞。临证还须在辨证论治的基础上适当选用。

（三）验案举隅

1.泛发性神经性皮炎案

赵某，男，56岁，干部。

患者于十余年前，因工作紧张、劳累、思虑过度，经常少寐多梦，渐出现四肢皮肤瘙痒，抓之起暗红色丘疹，初起于四肢肘膝关节伸侧，逐渐发展至全身，瘙痒剧烈，难以忍受，夜间难以入寐，经常搔抓至出血方可罢手，痛苦万状，病情逐年加重。虽经多方治疗，口服扑尔敏、酮替芬等抗敏止痒药物，维生素 B_1、维生素 B_{12}、谷维素等营养神经药物，外涂各种激素类药膏，效果不理想。病情反复发作，苦不堪言，性情急躁易怒，便秘。来诊时查体：躯干部（以腰背部尤甚）、骶尾部、四肢伸侧、双手足背部密集和散在粟粒至高粱米粒大小暗红色、褐红色扁平丘疹，腰背部、四肢伸侧融合成大片状，皮沟加深，皮脊增高，皮肤肥厚、粗糙，其上有白色鳞屑、血痂、抓痕。舌质暗红，苔薄黄，脉弦滑。血常规检查：无异常所见。

西医诊断：泛发性神经性皮炎。

辨证：肝气不舒，气滞血瘀，生风化燥，肌肤失养。

治法：疏肝理气，通络化瘀，祛风止痒。

处方：全蝎5g（先以清水浸泡去掉盐分晾干，在炒勺内放少许香油，焙干研面，以煎好的中药汤汁送服），当归15g，白芍20g，柴胡10g，茯苓15g，白术15g，僵蚕10g，蛇蜕5g，威灵仙15g，丹皮15g，白蒺藜15g，生甘草15g。10剂，水煎服。

二诊：周身皮肤瘙痒减轻，抓痕、血痂消退，部分丘疹缩小，二便调，但夜寐欠安，皮肤干燥。前方加玄参20g，首乌藤20g。20剂。

三诊：整体症状明显减轻，皮肤瘙痒消失。方证合拍，继续以前方加减调治。前方去柴胡、威灵仙之辛燥耗散。取药30剂。

　　3个月后患者来诊，周身皮疹、皮屑消退，瘙痒症状消退，睡眠改善，临床治愈。

　　按语：神经性皮炎中医称之为"牛皮癣""摄领疮"；西医又称为"慢性单纯性苔藓"，以皮肤苔藓样变及阵发性剧烈瘙痒为特点。其发病原因不明，一般认为系大脑皮层兴奋和抑制功能失调所致，过度疲劳、精神紧张，以及搔抓、摩擦、日晒、多汗、饮酒或机械性、物理性刺激因子均可促发本病。患者常伴有头晕、失眠、情绪易于激动等神经官能症或更年期症状。中医认为本病多由外邪阻肤、情志内伤、营血不足所致。如《诸病源候论·摄领疮候》云："摄领疮，如癣之类，生于颈上痒痛，衣领拂着即剧。"又如《外科正宗·顽癣》曰："牛皮癣如牛项之皮，顽硬且坚，抓之如朽木。"该者患由于工作紧张，思虑过度，情志不畅，致肝郁气滞，五志化火生热，火热伏于营血，灼伤阴液，日久耗血伤阴，致营血不足、经脉失疏、肌肤失养而发为本病。

　　方中主药全蝎味辛，性平，入肝经，善于搜剔祛风，开瘀通络，解毒散结。久病入络成瘀，邪瘀胶结，最难祛除，非走窜搜剔虫药难取其效，瘀毒深遏用之最宜，能使郁热、瘀血、毒邪一并搜剔而去。全蝎常规煎汤剂内服剂量为2.5～4g，研面冲服，效力可增3倍。辅以僵蚕增祛风、通络、散结之效；蛇蜕增解毒、祛风、止痒之力。而虫类药又多辛燥，故于方中佐以补气养血、滋阴柔肝之当归、白芍、玄参、首乌藤、白术，使邪去而不伤正。柴胡疏肝解郁；丹皮凉血化瘀；茯苓健脾渗湿；威灵仙祛风通络散结；白蒺藜疏肝散郁，祛风止痒。诸药合用，共奏化瘀解毒、通络散结、滋阴养血、祛风止痒之功效，多年顽疾得以痊愈。

2.银屑病案

张某，女，工人。2004年2月6日初诊。

患者于5年前不明原因头身突发红疹，伴瘙痒，上覆多量白屑，经皮肤科诊断为"银屑病"，间断服用迪银片、昆明山海棠片等药物，病情时轻时重，终未能治愈。近1月来病情不明原因持续加重，再次服用迪银片、昆明山海棠片等药物无效，遂邀吾诊治。现症见：皮疹瘙痒较重，伴见口渴心烦，便秘溲赤，夜寐欠佳。查体：皮损泛发周身，头部较重，皮疹色红，上覆盖大量银白色鳞屑，皮屑容易脱落，搔抓剥离后，皮损基底色红并见筛状出血点。舌红苔黄白而腻，脉细数。内科检查无异常。

西医诊断：银屑病。

辨证：毒热内蕴，生风化燥，血热风毒，搏结肌肤。

治法：清热润燥，搜风剔毒。

处方：乌蛇粉15g（冲服），苦参30g，丹皮15g，赤芍15g，何首乌30g，麦冬15g，玄参15g，百合15g，丹参15g，白鲜皮15g，生白术15g，秦艽15g，生甘草15g，首乌藤30g。每日1剂，水煎服。

将乌蛇碎成小块，放入铁锅内，加香油少许，微火烘焙，稍见黄脆即可，碾细成粉。

5月17日二诊：自诉服药2剂时皮疹多发，但瘙痒减轻，因有医嘱在先，故继服前药。现诸症均见好转，皮损明显减轻，已无新发皮疹，仍见咽干便燥、脉细略数。继宗前法，加生地黄30g，以增凉血养阴润燥之力，乌蛇粉加量至30g。前后调治两月余，共用乌蛇粉近2kg，皮损全消，临床治愈。随访1年未见复发。

按语：银屑病乃临床沉痼难医疾病之一，远较一般皮肤疾患为重，且顽固难愈。根据其发病过程及局部皮损特点详论之，应着重从"毒"立论。其病因病机多由素体血热蕴毒，或复感外邪，袭人肌表，内外合邪，搏结肌肤，久蕴成毒。治疗本病应在辨证的基础上，突出从"剔毒"论之。草木之品确有一定疗效，但总不尽如人意。根据本病顽毒深遏肌腠，为害酷烈，难散难除的病机特点，重用乌蛇，且须研粉冲服，以增药力，节约药源，节省药费。乌蛇乃游蛇科动物去除内脏的全体，味甘咸，性平，"主诸风瘙瘾疹，疥癣，皮肤不仁，顽痹诸风"（《开宝本草》），以虫药毒性之偏以毒攻毒，取虫药善行之性入络剔毒，即所谓"辄仗蠕动之物松透病根"（《临证指南医案》），直捣病所，攻克顽疾。

十二、从精瘀论治慢性前列腺炎

慢性前列腺炎病程缠绵，疗效欠佳，已成为中西医学亟待解决的男性健康问题之一。一般认为其属中医"精浊""精瘀"的范畴。历代中医典籍中对本病病机均有丰富的论述，如唐代《备急千金要方》中说："肾邪实则精血留滞而不通。"清代《临证指南医案》指出："精浊者，盖因损伤肝肾，有精瘀、精滑之分。"当代医家发皇古义，融汇新知，经验纷繁，临床分型达二十多种。但综而论之，不外乎血瘀、湿热（湿浊、湿毒）、本虚（肾阳虚、肾阴虚、脾气虚）三大证型。

（一）精瘀学说的创立与完善

石师于90年代初即提出：败精瘀血阻滞精道是本病的病

机关键，贯穿于整个病程的始终。而湿热、浊毒、本虚等均为兼夹病机，往往会随着病程长短、病情变化、体质差异、治疗的得当与否，而在血瘀精道的基础上派生出现。中医的病因病机学说认为，肝主全身气血的疏泄，主筋，肝之筋脉环绕阴器，前阴又为宗筋汇聚之所；肾藏精，主生殖发育，开窍于前后二阴。若内外病邪侵袭，导致败精瘀血阻滞精道，宗筋失养而发诸症。现代医学则指出，多种发病因素可引起血液流变学等病理变化，致前列腺及盆腔的慢性充血、瘀血，前列腺腺泡的分泌增加，纤维组织增生，腺小管阻塞而出现前述诸症。因此，石师强调败精瘀血阻滞精道是贯穿始终的病机关键，有提纲挈领之要义。治疗当以活血化瘀、畅达肝肾精道为先，血行瘀化，精道畅通，其病自愈。实验证明活血化瘀药不但可以解除炎性梗阻，畅通前列腺腺管，还可以改善盆底肌群的慢性充血过程。而解毒化浊、扶正补虚乃兼治之法。正如《临证指南医案·淋浊》所云："败精宿于精关，宿腐因溺强出，新者又瘀在里，经年累月，精与血并皆枯槁……医者但知八正厘清，以湿热治，亦有地黄汤益阴泻阳，总不能走入奇经。"此一论述，对慢性前列腺炎的中医治疗极具指导价值。说明单纯从湿热、湿浊、虚损入手，不能切中病机，故难以取得理想的效果。另外，补肾壮阳之品对于本病不亚于火上浇油，因此类药物性辛温而燥热，易助火动阳，扰动精室，精离其位，阻滞精道，则致愈补愈瘀。单纯清热解毒利湿无异于隔靴搔痒，且此类药物性多苦寒，寒性收引，寒性凝滞，有冰遏恋邪之弊，则致愈寒愈凝。二者均非正治之法。

有关败精，古人亦早有记载。如陈士铎《辨证录》记载："人有交合时，忽闻雷声，或值人至，精不得泻，化为败浊。"

另如《内科心典》云："精浊者，茎中如刀割，火灼而尿自清，唯窍端时有秽物，如疮之脓，淋漓不断，与便溺绝不相混，皆由败精瘀腐，龙火虚炎也。"近年来，败精作为一种致病因素已被众多医家所认识。由于生活方式的改变，当今社会耳濡目染之声色刺激比比皆是，每可致相火妄动，精离其位，又未能通过正常的方式排出，停留体内，即为败精。其他如过度手淫、纵欲、禁欲，往往亦可致生败精。败精与我们常见的痰饮、瘀血一样，既是一种病理产物，又是一种新的致病因素。

有鉴于此，石师提出本病从血瘀精道立论，诊断为"精瘀"为佳，"浊"是"瘀"的结果，"瘀"是本，"浊"是标。从症状出发诊断为"精浊"理所当然，而诊断为"精瘀"则能更深刻地揭示血瘀精道的病理本质，可以更好地指导临床治疗。

（二）正确理解炎症概念及血瘀精道理论的创立

临床所见，前列腺炎确实是一个炎症，但是炎症实质上是西医病理学的概念，即凡是多种病因导致的局部充血、渗出或增生称为炎症。很多人却把炎症误解为是一个病因，一提到炎症，就用大量的抗生素去抗菌消炎。不但无效，久用反可导致菌群失调，伤及后天脾胃。临床上确实有一少部分是由细菌直接或间接感染所致的细菌性前列腺炎，发病率不到10%，其临床确诊依靠正规前列腺按摩液常规检查及细菌培养才能完成，且需排除尿道细菌污染或共生菌的可能。况且由于前列腺的特殊解剖结构，局部存在血前列腺屏障，加之病变的前列腺局部张力增高，单纯应用用抗生素很难到达患处。而临床所见则大部分为非细菌性前列腺炎，其是由于多种致病因素导致前列腺局部充血而引起的，并不存在细菌感染。这种非细菌性前列腺炎就更不是抗生素所能解决的问题。因此，临床上单纯用抗生素治疗前列腺炎很难收到满意疗效。

近年来，由于偏嗜补肾壮阳药物之时弊，多有误服辛热之剂而致者。对慢性前列腺炎的病因，人们往往有一个误区，即一提到前列腺炎，就认为是细菌感染引起的，于是就大量应用抗生素或抗菌药，一旦达不到治疗的目的，又从中医论治，动辄予以清热利湿解毒之剂；又或见患者有阳痿、早泄、白浊等症，误为漏精，动辄予以补肾壮阳之品。只因其对病机立论的偏颇，而每使本病治疗陷于愈凉愈凝、愈补愈壅的误区。其实，不论哪种原因引起的前列腺炎，其病理特点均为前列腺及盆腔的充血、水肿、渗出、增生，乃至前列腺腺泡的分泌增加，纤维组织增生，腺小管阻塞等，这在中医学中当属血瘀。而前列腺乃精道的重要部分，所以这种血瘀发生在精道，也可以称为"血瘀精道"，并在临床作为最主要病因病机论治。石师认为，"血瘀精道"是慢性前列腺炎的基本病机，即因血瘀而精道阻塞，血瘀是其本质，精道是其病位。这个因血瘀而致的"不通"贯穿于整个病程，也分布在所有病例。当然，并不是说所有慢性前列腺炎都只有此一种病机，而是在此病机基础上，可能兼有湿热、浊毒、本虚等。"血瘀精道"既可是因，又可是果。由外邪内扰、情志失调、饮食不节、劳倦内伤等可引起湿热、浊毒、本虚等证，这些证可作为因最终导致"血瘀精道"之果。"血瘀精道"随着病程的长短、病情的变化、体质的差异、治疗的得当与否又可派生出湿热、浊毒、本虚等证，即这些证作为果，因"血瘀精道"而致，又可使"血瘀精道"加剧。

（三）慢性前列腺炎的辨证论治

1.慢性前列腺炎的临床表现

慢性前列腺炎的临床表现复杂多变，一般可归纳出以下四个方面：

（1）尿路症状：尿频、尿痛、尿后余沥，二便后尿道口滴白。

（2）局部症状：睾丸、少腹、会阴、肛周、腰骶部疼痛不适。

（3）性功能异常：如勃起功能障碍、早泄、射精障碍等，或精液异常而不育。

（4）神经精神症状：出现焦虑、紧张、失眠、乏力、萎靡等。

四者之中可能以一两方面为主，不必悉具。

2.分析致病因素总结注意事项

慢性前列腺炎是泌尿科和男科临床常见的难治性疾病之一，具有很高的发病率。据权威资料统计，35岁以上的男性发病率为31%～40%。结合临床分析本病的病因，除少数在发病早期有感染性因素外，大多数发病是由于不良的生活方式所致。石师总结出以下四个方面：

（1）性事紊乱：如过度手淫、性事频繁、忍精不泄，或盲目禁欲、壮年久旷、夫妻分居。

（2）饮食偏嗜：包括长期酗酒及嗜食辛辣。

（3）起居失常：久坐湿冷凉硬之地，或长途骑车挤压等。

（4）误药致害：偏嗜补肾壮阳药物，或因误服辛热之剂。

值得强调的是，由于本病的特殊致病因素，故而良好的生活方式对本病的康复极其重要，以下四点尤其需要注意：①忌辛辣、酗酒；②性事有节，不宜性事过频，亦不可一味禁欲；③忌久坐及长途骑自行车；④不可过服、滥服补肾壮阳之剂。

3.祖传验方前列安丸的研究与开发

石师提出善治瘀者，必于补中求通，将血瘀精道从病因上分为虚、实两型。因虚而致者，或因气虚无力推动，或因阳虚而经脉闭塞，或因阴血虚而经脉涩滞，致使血瘀于精道，此乃无以为下，治当充其源；因实而致者，或因湿热所阻，或因浊毒所阻，致使血瘀于精道，此乃无能为下，治当畅其流。但临床中的虚实从来就不可能截然分开，常常是实中有虚，虚中有实，病情复杂多变。慢性前列腺炎之所以难治，皆因虚实夹杂。祛邪而不伤正，扶正而不致瘀，这是治疗之关键。石师应用其祖父吉林名医石春荣的家传验方柴蛭散瘀丸为临床治疗的基本方，又从精瘀立论，寓通于补，寓补于通，创立了很多治疗慢性前列腺炎的新方，如代表方前列安丸（主药有水蛭、蜈蚣、地龙、牛膝、柴胡、当归、白芍、山药、生甘草、知母、黄柏、公英、虎杖等），功能通精化瘀、活络散结，适用于前列腺疾病、性功能障碍、生殖系统肿瘤等。方中以蜈蚣、水蛭、地龙通精化瘀、搜剔肝络为主药；牛膝、柴胡疏肝散瘀为辅药；当归、白芍、山药、生甘草培本扶正，知母、黄柏、蒲公英、虎杖清热散滞，兼解药毒，鸡内金消滞散结，兼顾胃气，共为佐药。诸药合用，通精化浊，疏肝活血，清热解毒；且消补兼施，邪而不伤正。该科研成果1994年获大连市卫生局科学技术进步奖一等奖。科研课题"前列安丸治疗慢性前列腺炎临床与实验研究"被确立为2000年辽宁省政府百千万人才工程科研资助课题。科研验方前列安丸被北京科迪药业集团开发为治疗前列腺炎的中成药"前列解毒胶囊",并获国家准字号批号,广泛用于临床。科研课题"前列安丸(前列解毒胶囊)治疗慢性前列腺炎的临床与实验研究",获2005年度大连市科学技术进步奖二等奖。石师临床根据病情常将此方变成汤剂灵活化裁,并根据病情适当选用清解或扶正之品,待病情缓解后再改丸剂以巩固疗效。总之,临证用药刻刻以化瘀通精、畅达肝脉为念,则顽疾多可痊愈。本类方药对非细菌性前列腺炎是最佳的选择,而对细菌性前列腺炎不但具有很强的抗菌能力,还可明显改善局部的血液循环,有助于提高抗生素在前列腺组织内的渗透能力,起到明显的协同治疗作用。

(四)慢性前列腺炎治疗尤应注重心理调摄

慢性前列腺炎临床缠绵难愈,反复发作,不但疾病本身给患者带来痛苦,而且对患者心理上的危害更大,特别是合并性功能紊乱与不育症的患者。石师强调,临证除了选用合理的药物治疗外,正确的心理调摄、咨询指导亦极其重要。尤其是占慢性前列腺炎发病率90%以上的慢性非细菌性前列腺炎;或是虽然有临床症状,但是连炎症都诊断不了的前列腺痛,治疗时因为没有明确的致病菌,一般的抗生素就完全无效,而手术治疗也完全不是适应证,所以国外就是把它当成心理疾病来进行治疗。有科研报道其有效率可达60%~70%。首先明确地告诉患者,慢性前列腺炎是可以治愈的男科常见病,并非不治之症。临床症状无论多重,既不会危及生命,也不会恶变(临床尚无资料证明本病与前列腺癌或前列腺增生有必然联系),而且慢性非细菌性前列腺炎又不传染。一个既不危及生命,又不会恶变，且绝大多数不传染的疾病，大可不必过于紧张。至于部分患者提出本病能否根治的问题，应该客观地讲，就像扁桃体炎一样，虽然这次治愈了，一旦有受寒或劳累等刺激因素就又可能发病。本病也是一样，再遇上引起前列腺过度充血的诱因，还可发病。患者只要树立必胜的信心，坚持正确的治疗，克服生活中的不良习惯，必定可以促进疾病的早日康复并减少复发。

（五）验案举隅

睾丸痛（炎）案

孙某，男，36岁。

近半年来，尿频、尿急，两侧睾丸疼痛，痛如针刺，夜间疼痛剧烈，两侧阴囊部汗出潮湿，但汗不粘手，无臭味，伴腰骶部酸痛，少腹坠胀不舒，性功能减退，时有早泄，心烦口苦，口唇青紫。舌质红，舌边密布瘀点，苔薄黄，脉弦紧。曾到大连多家医院求治，诊为"睾丸炎"。西医予静脉滴注多种抗生素治疗，中医予清热利湿或补肾壮阳之法，疗效不显，而上述症状日益加重。今来诊见临床各项体征及理化检查，均支持无菌性炎症诊断，又因为长期大量应用抗生素，不见些许疗效，反而出现许多副作用。

诊断：慢性前列腺炎，睾丸炎。

辨证：肝郁血滞，精瘀阻络。

治法：疏肝养血，化瘀通络。

处方：蜈蚣4条，柴胡10g，川牛膝15g，当归15g，炒白芍15g，丹参15g，橘核10g，虎杖15g，知母10g，盐黄柏10g，山药15g，鸡内金15g，生甘草10g。

嘱其忌食辛辣，调节情志，作息定时，避免色情刺激，性生活顺其自然，可配合热水坐浴。

二诊：服用10剂后症状好转，睾丸疼痛明显减轻。前药中鹄，继宗前法方药调治。前方加红花6g，以增活血散瘀之功；加乌药6g，以益理气止痛之力。再服10剂后，诸症缓解，临床治愈。

按语：睾丸疼痛属于中医"子痛""阴痛""疝痛"的范畴，是临床常见病。不少临床医生常因患者性事减退即投补肾壮阳之品，或因尿路症状而予清热解毒通淋之品，不达病所，反而贻误病情。本病根本病机是瘀血、浊精阻滞精道。肝主筋，肝之筋脉环绕阴器，瘀血内停，脉络瘀阻，精道不畅，故可出现上述诸症。因此，从肝郁论治，从血瘀论治是治疗本病的关键所在。本案选用走窜之力最速的蜈蚣，其性辛温，入足厥阴肝经，最善攻毒散结、通络止痛，借其窜利下行峻猛之性，可直走阴中以通精道；再配柴胡疏肝解郁，牛膝行血散滞，二者一升一降，可疏气血，令其调达，以助蜈蚣散结通络。再益以当归、炒白芍、丹参养血化瘀；橘核、虎杖、知母、盐黄柏疏肝通络、清热散结；山药、生甘草补脾益气；鸡内金健脾消积；甘草调和诸药。共奏疏肝养血、化瘀通络、软坚散结之功，则顽症得愈。

十三、独活寄生汤立方奥旨于风湿病之启发

风湿类疾病大体可以归属于中医学"痹病"的范畴。"独活寄生汤"恰恰是治疗此类疾病的临床常用方，然而，多数医

者对这首方剂一知半解，或者说并没有掌握该方的组方精髓。石师于风湿病的研究已有几十年，尤其于独活寄生汤的运用更是别开生面。现就石师所悟之独活寄生汤立方奥旨，择其重点介绍如下。

（一）由扶正而祛邪

《黄帝内经》有云"正气存内，邪不可干"，反之则"邪之所凑，其气必虚"。《备急千金要方》独活寄生汤原条文记载："夫腰背痛者，皆由肾气虚弱，卧冷湿地，当风得之……宜急服此方。"此条点明了该方正为因虚而感受外邪所设。我们再来看看独活寄生汤的组方，其以独活、桑寄生为统领，由15味中药组成。其中，补气血、益肝肾、强筋骨10味，分别是桑寄生、当归、干地黄、白芍、人参、茯苓、甘草、肉桂、杜仲、牛膝；祛风湿、通经络、止痹痛5味，分别是独活、秦艽、防风、川芎、细辛。从方剂扶正与祛邪的药物分布不难看出，该方立足于扶正，大有"正盛邪自退"之深意，为治疗痹病方药中尊崇王道之代表。石师治疗此类疾病，多依从独活寄生汤以扶正立极的重要思想，这与其所倡导的"执中求和"理念不谋而合。石师认为，当前一些教材一味地把独活寄生汤理解为祛风湿类方剂，并将独活列为方中独一无二的君药，既不符合方剂的临床实际，又太过偏颇。记得几十年前的老版教材（如70年代的《方剂学》教材）中，独活寄生汤的君药亦是独活、桑寄生两药，方剂的功效一者是"祛风湿、通经络、止痹痛"，以独活为主；一者是"补肝肾、益气血、强筋骨"，以桑寄生为主。从方剂的命名中本来也极容易看出，独活寄生汤，顾名思义，以独活与桑寄生为君药。独活总领祛邪，桑寄生总领扶正，只看到祛邪而未见扶正，将会面临片面化与被动，不然就是读书读得不仔细，一知半解。此外，扶正在痹病的整个治疗过程中恐怕要占据大部分空间，这也是中医学治病求本的必然要求。石师常常谈起中医治痹大家国医大师朱良春治疗顽固性痹病的代表方"益肾蠲痹汤（丸）"。朱老乃当代中医界应用虫类药登峰造极的大家，临床治疗风湿浊毒诸邪深遏经络、骨骱、肌腠的顽痹、尪痹类重患，最擅用虫类药搜剔邪毒、通络追拔，故本方原名为"六虫蠲痹丸"（后方中亦有增加至七虫、八虫者）。但是，在整体辨证论治的指导下，针对顽痹、尪痹筋骨损伤严重，筋挛拘痛，骨骱变形，且顽疾久损等肾肝脏腑重戕的病机，遵循治病求本的原则，石师认为肾藏精主骨，肝藏血主筋，骨骱筋络久损难复，必当以培本扶正为主，故方曰"益肾蠲痹汤（丸）"为是。石师常言，学习朱老临床思维思辨，获益良多。

（二）辨病因与辨病机

"风、寒、湿三气杂至，合而为痹也。其风气胜者为行痹，寒气胜者为痛痹，湿气盛者为着痹也"。此论演说痹病成因，以风、寒、湿三纲统之。后人依此，于痹病的治疗制定了祛风、散寒、除湿的基本治则。我们暂且将这种确立治则的方法称为辨病因论治。此法虽好，但却为不懂得变通者设置了障碍。依据病因，这类医者只知道一味地祛风、散寒、除湿，殊不知攻邪必伤正，祛风者多辛散，散寒者多温热，除湿者多渗利，此三法久而久之，于正气有损。基于此，我们应当把目光收回，在辨病因治疗乏效的情况下，侧重于该病的基本病机及病理，从血脉、经脉的痹阻上做文章。依照独活寄生汤的方义，以桑寄生统领的补药占据主导，其目的在于以补为通，流畅血脉，而将与风、寒、湿有关的药物改成疏通经络之品，如鸡血藤、首乌藤、鹿衔草等。如此则缓缓调治，治本而不伤正，为治痹的万全之策。

（三）风药辛润

独活寄生汤中所选风药如防风、秦艽、川芎等，这几味风药具备一个共同特点，就是辛润微散，通络不燥。此用法符合叶天士辛润通络的选药宗旨。一则，久病以补养为主，燥烈之品伤津耗血，与病机不符；二则，辛润之通，于血脉、经脉的痹阻状态大有裨益，不似一味温补行散之蛮攻不灵。

（四）注重通阳

阳气贵乎流通，独活寄生汤之用意大略仿此。蛮补不是流通，过度行散亦不是流通。而该方除了以八珍之气血双补外，最能体现流通阳气的两味药是桂枝和细辛。这种于大队补益药之后坠以通阳之品的手法，是点睛之笔，亦是方剂显效的关键点，值得后学借鉴。

十四、石志超教授"执中求和"辨治体系

中庸之道是我国传统文化的核心观念，由其派生的"和"文化无时无刻不影响着国人。中医学理论体系的构成要素中，"中和"思想占据了很重要的位置，是其必不可少的思想来源。石志超教授精修医道数十载，将这种对中庸的尊崇借意"执中"以概括之，具体的实践操作则以"求和"名之。尊经"执

中"无可非议，所不同者，石师于"求和"处发明甚多，值得后学推敲借鉴。

（一）"执中求和"辨治体系的内涵

"执中"一词脱胎自《尚书·大禹谟》，原作："人心惟危，道心惟微，惟精微一，允执厥中。"后世儒学大家朱熹在《中庸章句集注·序》中言："君子时中，则执中之谓也。"此处的执中，多被解读为：秉持中庸之道，无过与不及。于是，执中一词就成了对"中庸"的高度概括，或者说是"中庸"的代名词。

"和"者，谐也。《尔雅》又云："谐者，和也。"据此我们可以粗略地把二字看成互文，从而"和谐"并称。此外，"中和"一词在《中庸》也出现过，如"致中和，天地位焉，万物有焉"。其实质，也是在阐述中庸思想。

石志超教授认为，执中是对中庸思想的完美概括，其本意就是"持中庸之道"。而"和"虽然也不离中庸范畴，但终属"中庸"的衍生词，是为了达到中庸而采取的具体方法，也是成就中庸后所呈现的"相"。如果执中是道、是理论，那么"和"或者目的性再强一些的"求和"就是术，也是验证中庸的"金标准"。

有人说中医学的"中"，本就是中庸之意，虽然片面，但作为一种提法，是客观存在的。因为，无论是从中医学理论基础的阴阳互根互用、对立统一，还是从五行的亢害承制，均处处以"执中求和"贯彻始终。石师认为：中医学的辨证论治，其高妙处就是"执中求和"，就是理论层面的"执中庸之道"与技术层面的"行平和法门"相结合。而平和既是手段，也是达成的中庸的具体表现。这其中，"行平和法门"的"和法"
又是"执中求和"的关键所在。

（二）广义和法

成无己《伤寒明理论》有云："伤寒邪气在表者，必渍形
以为汗；邪气在里者，必荡涤以为利。其于不内不外，半表半
里，既非发汗之所宜，又非吐下之所对，是当和解则已矣。小
柴胡汤为和解表里之剂也。"由于成氏为注《伤寒论》第一人，
其所提出半表半里及"和解"的概念也为后世尊崇并沿袭。可
以说，演化自《伤寒论》小柴胡证的和解法，给了和法一个早
期的定位，也是狭义和法的先驱。清代医家陈修园分少阳为经
腑二证，经证则如上所提及，采用柴胡剂和解；对于腑证，尤
其是寒热错杂者，首选用泻心汤、黄连汤一类，陈氏谓其"寒
热攻补并用，仍不离少阳和解法"。柴胡剂的和解在表里，泻
心汤的和解在寒热，后世又有将这种寒热并用而治疗寒热错
杂病证的手法叫作"调和"。说到调和，《伤寒论》中还有一
法，即"调和营卫法"，就是以辛甘与酸甘组成复法，交互为
引，从而达到营卫和谐的目的。如果说《伤寒论》中小柴胡汤
证的和解为狭义和法的雏形，那么桂枝汤证、泻心汤证的调和
之法就是和法趋于广义化的先声。及致清代戴天章氏，将和法
论广为："寒热并用谓之和，补泻合剂谓之和，表里双解谓之
和，平其亢厉谓之和。"此说，既囊括了《伤寒论》框架下的
所有和法，又在此基础上有所发挥。

石志超教授认为：和法的产生，究其原因是医者在临证
中切实遭遇到了一大类病证，这类病证从病性上看，非虚非
实，非寒非热；从病位上看，非表非里，非内非外。也可以

说，矛盾的对立双方势均力敌，僵持不下，你来我往且难分胜负。这种乱局、僵局，单独的一种治法难收全功，由此，先贤才创立和法。临床上，凡是以中庸（执中）为指导思想，根据病位与病性的矛盾对立状态，采取"和"（求和）的方法，以使双方重新恢复到中和状态的，都属于广义和法范畴。

此外，石师又鉴于近几十年来很多为医者临床遣方越来越大，用药味数越来越多，动辄二三十味，甚者更多。某些本来用量应该偏小的峻猛药，也每每以普通药的常量应用，甚至是大量应用。尤其是一些行气药、温里药、祛风湿药等，未标示明显的毒性，常不引起注意，大量久用必有后患。现今有一种现象，就是方子愈开愈大，药味愈开愈多。更有医者，每剂处方动辄逾斤，煎取三四百毫升，做一日服，言重剂疗顽疾。石师临床常常提及徐灵胎所言："药之设也以攻疾，亦不得已而后用。"提示我们用药要十分谨慎，不可孟浪。无论其性寒热温凉"，力之缓急大小，不能随便乱用，才可达到"如善用兵"的程度。时时温习《黄帝内经》"大毒治病，十去其六；常毒治病，十去其七；小毒治病，十去其八；无毒治病，十去其九；谷肉果菜，食养尽之。无使过之，伤其正也"的用药法旨，并视为临床金鉴。故石师在广义和法内，增入"平和"之法，尝言："无致邪，无伤正，刻刻以护正气为念。"这种思想对其遣方用药"中正和缓"特点的形成，起到了决定性作用。

（三）"执中求和"的方药审美观

"执中求和"辨治体系的具体落实，就是遣方用药。石师认为，在辨证精准的前提下，处方也应当讲求美学。其与"中和"思想关联的方药审美观主要有以下几个组成部分。

1.和气机

经云："出入废则神机化灭，升降息则气立孤危。"此语道破气机于人体正常生理的重大意义。石志超教授论病论方始终不离气机左右，提倡遣方要"和"其气机。这里的和大致有三层递进：一者，本草的四气五味各有不同，本身就蕴含了升降出入，要熟悉药性，补偏救弊，以所喜或对立者和其不和；二者，以草木无情之升降出入调和人体有情之气机，拨乱反正，趋于太和；三者，气机对于生身是一种绝对存在，气机的中和必须念念不忘，守而不丢。

草木各得一太极之理，已有公断，虽不及人体感天地之独厚，但也包罗乾坤，内寄和德。其偏于升、降、出、入者，正是选药的紧要关节处。石师指出，直指气机之药，药不宜猛，点到为止，要体现中庸、中正，太过与不及，皆不可取。例如，枇杷叶能平降者，不冒苏子坠气之险；防风可生升处，勿犯羌活雄壮之禁。用药果敢独断固然重要，一团和气尤显可爱。

所谓拨乱反正，四两中的，说的是调和之"和"，而不是配合之"合。"配合之合侧重技术层面，而调和之和则几于道，更具有神来之笔后跳脱的艺术色彩。此调和之"和德"就是要以草木之偏纠病体之偏，使之归于中正。或助其升，或佐其降，以平为期。

此外，疾病对于气机病理状态下的表现，有轻有著。但无论如何，病体气机的紊乱是绝对存在的，且不以医者的意志为转移。故而，组方中气机调和的体现程度，决定了用药的近远期疗效。

2.和阴阳

阴阳是天地之道，是治病的根本，六经以此演绎，八纲列为魁首。阴平阳秘，精神乃治，疾病告愈。石志超教授指出，独阴独阳势必寒极热极，均为取死之道，非平非和则无以生，并由此大倡阴阳互根、双生之法于组方之始终，且高度重视药物的阴阳属性分布、占有比例及作用力道。

除上述狭义阴阳特指之水火、寒热外，组方中所有反映矛盾双方对立性的升降、气血、内外、表里都是阴阳。余尝观石师处方，点将药物必分阴阳两队，且阴几分、阳几何，各按人物主客之轻重缓急，分配允当，四平八稳，更能于方寸处、一念间，游刃有余，以致中和。

3.和气血

阴阳既已含气血，故八纲并未为其另立门户，然而气血的重要性确实应当游离而另论。石师认为辨治气血之"求和"主要体现在气血的调和畅通，倘若气血运行无半点碍滞，人必百病不生。要达到气血和调，大致从虚实寒热着眼，补泻温清更要结合气血互根之理，从而阳主阴从，周布全身。

补泻温清讲求法，药物分布需有度。临证还当辨清气药与血药的比例，以气帅为主导，还是以血母为依托，搞清楚这些，才能有的放矢，准确有效。此外，气血用药也讲求缓急，比如，大热伤气，调和之法必以王道之慢补、清补为要，方不至霸凌柔弱之天真，避免炅则气泄，尤显柔弱胜刚之妙。

4.和药性

好的组方，既要对病机拿捏精准，又要体现药物四气五味的高度调和。对于四气，论"和升降"时已有提及，现重点分析五味。五味之阴阳各有一队，又有协同作用者，如辛甘发散、酸苦涌泻等。其"求和"一者体现在选药的平和，即平淡可以解决问题的，绝不用峻猛以伤正。二者，每种药性在解决问题的同时，其偏性、劣性也暴露无遗。我们可以通过佐一二味反向作用的药物以纠偏，且可以缓其劣势。三者，观石师处方，甘草出现概率较高，尝言国老本就有调和之功、纠偏之能，恰当地书于方中，多有不可明言之妙。

5.和时空

时空观是中医基本理论的重要组成部分。中医有三因治宜，其实就是这种时空观与人这一因素的有机融合。

运气学说可以被看作是揭示天时与人相互感应规律的重要学说。临床当中，应当重视这种时间上的天人合一对于人体病理、生理乃至潜方用药的影响。更简单的如同四时节气与用药的关系，直观而普遍。石志超教授于临床常借鉴李东垣《脾胃论》的四时用药法，其潜方用药有着明显的季节性。其次，空间对人的影响也是巨大的，如南北生民的体质差异，临证必须细致对待，方不失法天则地之旨。

6.和补泻

补与泻虽独立存在，却又是相对而言。石师治病，每每提及顾护人体正气，即便是致病邪气已相当明显，也不会一味泻邪，而要在祛邪的基础上找补扶正，以求治本，以纠偏颇。

需要指出的是，对于补法，石志超教授也在"求和"，比如：益气会不会过量化火？养阴会不会腻滞碍阳？益气与养阴究竟该孰多孰少？这些问题，随着临证的累年日久与辨证的精微至臻而凸显。

十五、阳痿论治纵横谈

阳痿，古称"怯""阴痿""阴器不用"等，是指正常男子在发育成熟期间，虽有性的要求，但是阴茎痿软不能勃起，或勃起不坚，难以完成性交者，是成年男子最常见的性疾病之一。

（一）阳痿概论

中医对阳痿早有认识，早在马王堆汉墓医书中即有记载，其认为阳痿是七损之一，称为"勿"。《黄帝内经》称之为"阴痿"（《灵枢·邪气脏腑病形》）、"阴器不用"（《灵枢·经筋》）；并认为其病机为"思想无穷，所愿不得，意淫于外，入房太甚，宗筋弛纵，发为筋痿"（《素问·痿论》），"足厥阴之筋病，阴器不用，伤于内则不起"（《灵枢·经筋》），"热则筋弛纵不收，阴痿不用"（《灵枢·经筋》）。认为本病的形成，与虚衰和邪热损伤宗筋有关，主要责之于肝。而后隋唐医家多从肾虚、劳伤立论。如隋·巢元方《诸病源候论·虚劳阴痿候》所记载："肾开窍于二阴，若劳伤于肾，肾虚不能荣于阴器，故痿弱也。"认为本病是虚劳肾亏所致，开阳痿肾虚说之先河。唐·王焘《外台秘要》曰："五劳七伤阴痿，十年阳不起，皆由少小多房损阳。"并载虚劳阴痿方七首，多选用肉苁蓉、枸杞子、蛇床子、菟丝子、巴戟天等温肾壮阳、滋补填精之品；并已将补虚益肾作为主要治疗法则。

宋代医家多尊崇隋唐之论，如宋·王怀隐《太平圣惠方》载："若人动作劳伤，精欲过度，气血衰损，阴阳不和，脏腑即虚，精气空竭，不能荣华，故令阳气痿弱也。""治虚劳阴痿，宜服天雄散方……肉苁蓉散方……鹿茸散方也。""治五劳七伤，下焦虚冷，小便遗精，宜食暖腰肾壮阳道药饼方。"严用和《严氏济生方》亦云："五劳七伤，真阳衰惫……阳事不举。"并崇尚温补脾肾之法，从理论上进一步确认阳痿是肾虚劳损所致。

至明代，受金元四家学术争鸣之风的影响，学风愈盛。对阳痿的辨证论治、理法方药，有了更新的认识和发展。明·王纶《明医杂著》云："男子阴痿不起，古方多云命门火衰，精气虚冷，固有之矣，然亦有郁火甚而致痿者。"其认为阳痿亦可因实、因热所致。又明确提出"少年阴痿，有因于失志者，但宜舒郁，不宜补阳"。张介宾《景岳全书》更以阳痿名篇，云："阴痿者，阳不举也。"指出阴痿即是阳痿，并首次正式以阳痿命名。于阳痿病因病机之论述，更是精辟而全面，如"多由命门火衰，精气虚冷，或以七情劳倦损伤生阳之气……亦有湿热盛，以致宗筋弛纵"；"凡思虑焦倦，损伤生阳之气，亦有湿热盛，以致宗筋弛纵"；"凡思虑焦劳，忧郁太过者，多致阳痿"；"凡惊恐不释者，亦致阳痿"。其于论治亦颇精详，提出："命门火衰，精气虚寒而阳痿者，宜右归丸、赞育丹、石刻安肾丸之类主之；若火不甚衰，而止因血气薄弱者，宜左归丸、斑龙丸、全鹿丸之类主之。凡因思虑惊恐，以致脾肾亏损而阳道痿者，必须培养心脾……宜七福饮、归脾汤之类主之……其有忧思恐惧太过者，每多损抑阳气，若不益火，终无生意，宜七福饮加桂附枸杞之类主之。凡肝肾湿热，以致宗筋弛纵者，亦为阳痿。治宜清火以坚肾，然必有火证火脉，内外相符者，方是其证。宜滋阴八味丸，或丹溪大补阴丸、虎潜丸之类主之。"但在提倡治疗阳痿的同时，尤为强调肾虚命火衰微之说，倡导阴阳互补互济之法，提出"火衰者十居七八，火盛者仅有之耳"，此论对后世影响较大。

清代医家对阳痿的论治研究更趋深入，多有发微，日臻完善。其代表者如陈士铎在《辨证录》中另辟蹊径，阐述阳痿除命门火衰可致外，还可由心气不充、脾胃阳虚、心包闭塞、心包火衰等诸多原因导致，多有补前人所未发者。沈金鳌《杂病源流犀烛》亦提出："又有精出非法，或强忍房事，有伤宗筋，亦致阴痿不起……又有阴湿伤阳，阳气不能伸举，亦致阴痿不起……又有失志之人，抑郁伤肝，肝木不能疏达，亦致阴痿不起。"论及精瘀、湿浊、气滞等证亦可导致阳痿，颇多新意。叶天士对于阳痿辨治亦多有心得，其《临证指南医案·阳痿》中记载："若夫少壮及中年患此，则有色欲伤及肝肾而致者，先生立法，非峻补真元不可。盖因阳气既伤，真阴必损，若纯乎刚热燥涩之补，必有偏胜之害，每兼血肉温润之品缓调之。亦有因恐惧而得者，盖恐则伤肾，恐则气下，治宜固肾，稍佐升阳。有因思虑烦劳而成者，则心脾肾兼治，有郁损生阳者，必从胆治。盖经云，凡十一脏皆取决于胆，又云少阳为枢，若得胆气展舒，何郁之有。更有湿热为患者，宗筋必弛纵而不坚举。治用苦味坚阴，淡渗去湿，湿去热清，而病退矣。又有阳明虚，则宗筋纵，盖胃为水谷之海，纳食不旺，精气必虚，况男子外肾，其名为势，若谷气不充，欲求其势之雄壮坚举，不亦难乎，治唯有通补阳明而已。"进一步补充和丰富了阳痿病症的辨治内容。清末医家韩善徵著《韩氏医书六种》，其中有《阳痿论》二卷。石师认为，此《阳痿论》为最早的阳痿病专著，只惜为手抄本，未能刊行。是书有论、有案、有方，理法方药赅备，其论更多新意。书中载："独怪世之医家，一遇阳痿，不问虚实内外，概予温补燥热。若系阳虚，幸而偶中，遂自以为切病；凡遇阴虚及他者，皆施此法，每有阴茎反强硬，流精不止，而为强中者，且有坐受温热之酷烈，而精枯液涸以死者。"力倡阳痿"因于阳虚者少，因于阴虚者多"，一扫前人将阳痿与阳虚等同的偏见，得出"真阳伤者固有，而真阴伤者实多，何得谓阳痿尽是真火衰乎"之结论；阐述了阴虚所致阳痿，可有肾阴虚、肝阴虚、胃阴虚、心阴虚等不同病机，并确立了相应的治法方药；同时还对世人所忽视的痰浊致痿、暑热致痿、瘀血致痿等，进行了详论，实发前人之所未发。至此，对阳痿的病因病机和治法方药认识，已臻完备，形成了丰富的、全面而完整的理论体系，理法方药，靡不赅备。

不少医家治疗阳痿每不离补肾壮阳一途，市面上治疗阳痿的中成药也大部分为补肾壮阳之品，且《景岳全书·杂证谟·阳痿》亦云："火衰者十居七八，而火盛者仅有之耳。"但石师指出，在中医男科诊疗过程中鲜见单纯采用补肾壮阳之法即可治疗本病的病例。肾阳虚衰的确可以引起阳痿，但是阳痿并不等同于阳虚。其实引起阳痿的原因相当复杂，阳虚只是病机之一。中医学认为，阴茎位于前阴，为宗筋之所聚，以筋为体，以气血为用。因此，凡是能影响气血畅荣宗筋的各种致病因素，都可以导致阴茎不能充盈而致痿。以脏腑言之，肝主宗筋，并主司气血的疏泄运行，"前阴者，宗筋之所聚"（《素问·厥论》），肝气畅达，气血冲和，阴茎可怒而起矣；脾胃为水谷之海，后天之本，气血生化之源，"阳明者，五脏六腑之海，主润宗筋"（《素问·厥论》），故阳明气血充盛，才能润养灌注宗筋，肌气易至，阴茎怒且大矣；肾藏精，主发育生殖，开窍于阴，肾精命火充盛，阴器才能正常发育，并煦养温壮宗筋，性动而肾气至，则阴茎怒大且坚矣；心主神明，司血脉，情欲之时，心有所感，神无所扰，宗筋血气精神齐至，则怒而大，大而坚，坚而热，性事自可完满；另外，肺主一身之气，肺金之气可下达肾水，对宗筋的勃起也起支持作用。以经络言之，肝脉"循阴股，入毛中，过阴器"，与宗筋的关系最为密切；而足阳明与足太阴之筋"聚于阴器"，足少阴与足厥阴之筋"结于阴器"；冲、任、督三脉同起于胞中，一源三歧，与宗筋亦都有密切的联系。可见阳痿一病不仅仅是一个局部病变，而是与全身脏腑经络密切相关的。

西医学也认为，阴茎的勃起是一个极为复杂的心理、生理过程，需诸多因素的协调与配合，如正常的激素分泌、健全的神经反射、血液循环协调运动及阴茎正常的解剖结构等。其中任何一个环节发生障碍，均可导致阴茎勃起失败。而且到目前为止，已发现诱发阳痿的因素达数百种之多，包括生物因素、心理因素和社会因素三大方面。

综上所述，阳痿的病因病机是复杂多样的，治疗上应当谨守治病求本的原则，辨证论治方为万全。若以偏概全，拘泥于补肾壮阳，则未免一叶障目而为害无穷。古今有识之士于此多有阐述，大声疾呼单纯补肾壮阳治疗阳痿的弊端，如明代高濂在《遵生八笺·饮馔服食笺》一文中就对这种过服、滥服壮阳药物的现象提出了尖锐的批评："若服食之药，其名种种，如：桃源秘保丹、雄狗丸、闭精符之类颇多。药毒误人，十服九毙，不可救解，往往奇祸惨疾，溃肠裂肤。前车之鉴，此岂人不知也？欲胜于知，甘心蹈刃。观彼肥甘醇厚，三餐调护，尚不能以月日起人臒瘵，使精神充满；矧以些少丸末之药，顷刻致痿阳可兴，疲力可敌，其功何神？不过仗彼热毒……譬之以烈火灼水，燔焰煎煿，故肾脏一时感热而发，岂果仙丹神药，乃尔灵验效速也耶？保生者，可不惕惧以痛绝助长之念！"清代医家韩善徵在《阳痿论》中明言："独怪世之医家，一遇阳痿，不问虚实内外，概予温补燥热。若系阳虚，幸而偶中，遂以为切病；凡遇阴虚及他病者，皆施此法，每有阴茎反见强硬，流精不止，而为强中者，且有坐受温热之酷烈，而精枯液涸以死者。"都明确地指出了偏执补肾壮阳而起痿的弊病。

然而愈至近代，不少医家反而因循守旧，邯郸学步，独倡肾虚之论而忽弃诸说，临床执泥补肾一法而忽弃诸法，加之一些商家的刻意炒作，致补肾壮阳药物满目皆是，阳痿似乎成了肾虚的代名词，流弊深广。单纯补肾壮阳对大多数患者不仅无效，反而使得烦热躁动、颜面生疮、咽喉肿痛、口干口渴、五心烦热、便秘等阳热亢盛及阴虚火旺见症接踵而来，煎灼阴精，何异竭泽而渔？久之则产生萎靡不振等气阴虚竭之候，使患者苦不堪言，也给医生的正确治疗增加麻烦，着实令人痛心。

至于景岳所论"火衰者十居七八，而火盛者仅有之耳"，是由当时"被褐茹藿""荆室蓬户"的历史生活条件决定的。时至今日，人们的生活水平已有显著提高，饮食结构、居住条件均大为改观，加之生活节奏加快，较以前紧张、匆忙，生活中应激事件增多等因素影响，临床上单由阳气衰微所致的阳痿患者已明显减少。正如宋·窦汉卿《疮疡经验全书》所言："今古不同，世俗亦异，若执古方以治今病，犹拆旧屋以接新屋，不经匠手不可适于用矣。"告诫我们古今时世有异，气象变迁，用方应当因时制宜，另行思辨。基于现代社会男性多喜食肥甘厚味或辛辣炙煿，或酗酒嗜烟，多静少动的生活特点，加之在竞争激烈的环境下精神压力越来越大，容易产生痰、热、瘀、浊、湿、郁等病理变化，因此石师认为：单纯阳虚致痿者，百无一见；而由于不良的生活方式或（和）情志因素导致的实证阳痿却十居七八。因此，石师治疗阳痿极少单纯采用补肾壮阳之法，而仅有时在辨证论治的基础上酌情略加一两味兴阳之品。

（二）病因病机

阳痿乃七损之一，致病主要由气血不能畅荣宗筋，阴茎充盈无能所致。《医心方》载："玉茎不怒，和气不至；怒而不大，肌气不至；大而不坚，骨气不至；坚而不热，神气不至。"可见阴茎的兴举用事，与肝、脾、肾、心诸脏密切相关。阴茎以筋为体，以气血为用。肝主筋，并主司气血之疏泄运行，"前阴者，宗筋之所聚"（《素问·厥论》），肝气畅达，气血冲和，和气易至，阴茎可怒而起矣。脾胃为水谷之海，气血生化之源，"阳明者，五脏六腑之海，主润宗筋"（《素问·痿论》），故阳明实，宗筋盛，气血充盛，才能灌注充养宗筋，肌气易至，阴茎怒且大矣。肾藏精，主发育生殖，开窍于阴，肾精命火充盛，阴器才能发育有常，并煦养温壮宗筋，性动而肾气至，则阴茎怒大而坚矣。心主神明，司血脉，七情六欲亦受所司，情欲之时，心有所感，神无所扰，宗筋血气精神齐至，则怒而大，大而坚，坚而热，性事自可完满。

但是，若脏腑亏损，功能障碍，实邪阻遏，皆能使阳道阻滞，宗筋损伤，而成阳痿不举之患。其病因病机，可从虚实两大方面立论：虚者，脏腑精气亏损，气血阴阳虚竭，无以温煦濡养宗筋，其常见证候有命门火衰、肾精亏竭、阴虚火旺、阴阳俱虚、肝虚筋弛、阳明虚损、心肾不交等；实者，脏腑功能失调，瘀浊、痰饮、湿热等实邪壅遏脉络，损伤宗筋，血气精津不能煦养阴器，其常见证候有痰湿阻遏、湿热前灼、肝郁气滞、精瘀血滞等。另外，尚有大惊卒恐一证，又属虚实兼夹者。今分别详论如下：

1.痰湿阻遏

久嗜肥甘酒酪，壅腻中焦，或饥饱劳伤，抑郁气结，皆可致脾胃伤损，阳气不行，水谷失其健运，水津难以化行，聚湿成痰化饮，痰饮湿浊阻遏宗筋阳道，阳气不能温通，阴血不能滋荣，而发阳痿之疾。正如沈金鳌《杂病源流犀烛》所言："阴湿伤阳，阳气不能伸举，亦至阴痿不起。"

2.湿热煎灼

七情六欲过极，嗜食辛辣酒酪，皆可伤及脾胃，郁而化火，聚湿成痰，湿热内蕴，流注下焦，浸渍煎灼宗筋经络，宗筋弛纵，阳痿不起。此即《灵枢·经筋》"热则筋弛纵不收，阴痿不用"；《景岳全书》"热之极则诸物绵萎"。亦如薛立斋在《明医杂著》按语中所云："阴茎属肝之经络，盖肝者木也，如木得湛露则森立，遇酷暑则萎悴。"

3.肝郁气滞

情志不畅，郁怒气结，或思想无穷，所愿难遂，久之肝木失其条达，疏泄无权。因肝脉环绕阴器，若肝脉气血郁滞，可致宗筋气血难达，病发阳痿。且肝气尚有调节情志功能，如若失其调畅，每见神摇则阴器振奋，临房则痿软难举矣。诚如王节斋所言："少年阳痿，有因于失志者，但宜舒郁，不宜补阳。"《杂病源流犀烛》亦曰："失志之人，抑郁伤肝，肝木不能疏达，亦致阴痿不起。"

4.精瘀血滞

壮年久旷，屡犯手淫，交合非道，忍精不泄，性动被抑，长期体外排精等诸般性事失治病由；或手术损伤、跌仆外伤，皆可致精血瘀凝于精窍、宗筋，使阳气不达外势，精血难荣阴器，而发阳痿之疾。如《备急千金要方》曰："肾邪实则精血留滞而不通。"《河间六书》曰："肾实，精不运。"《辨证录》曰："人有交感之时，忽闻雷轰，忽值人至，不得泄精，遂至变为白浊，尿管疼痛如针刺。"《杂病源流犀烛》曰："又有精出非法，或强忍房事，有伤宗筋，亦致阴痿不起。"

5. 大惊卒恐

突遭不测，乍现恶物，尤以房事之时突受惊恐为甚。惊则气乱，心惊胆怯；恐则气下，肾气虚脱；以致胆失决断，心肾之气难以用强，而发阳痿不举，临事而惧。诚如《景岳全书》所言："惊恐不释者，亦致阳痿。经曰：恐伤肾……故凡遇大惊卒恐，能令人遗失小便，即伤肾之验。又或阳旺之时，忽有惊恐，则阳道立痿，亦其验也。"

6. 命门火衰

多由房劳过度，早婚纵欲，屡犯手淫，久病劳伤，致精气虚损；或误服久服苦寒克伐之品，戕伤真阳，终至命火衰微，宗筋不得命火温壮煦养，而发阳痿不举。正如《严氏济生方》曰："五劳七伤，真阳衰惫……阳事不举。"《杂病源流犀烛》亦曰："有房劳太甚，宗筋弛纵，发为阴痿者，乃命门火衰，譬之严冬百卉凋残也。"

7. 肾精亏竭

早婚纵欲，房劳伤耗，年老体虚，久病虚损不复，皆可致肾元虚惫，精气阴血日渐耗竭，无以灌注濡养宗筋脉络，病发阳痿不用之疾。如《外台秘要》曰："病源肾开窍于阴，若劳伤于肾，肾虚不能荣于阴器，故痿弱也。"《张氏医通》曰："阴痿，当责之精衰，斫丧太过所致。"

8.阴虚火旺

素体阴亏，色欲太过，久病耗伤；或曲运神志，相火时动；或误服久服温补燥热药物，皆可致真阴虚损，肾精耗竭，阴虚不能配阳，相火妄动，煎灼宗筋，阴器失于滋养，而成阳痿之疾。诚如《医学正传》所载："嗜欲无节，起居不时，七情六欲之火，时动乎中，饮食劳倦之过，屡伤乎体，渐而至于真水枯竭，阴火上炎……白浊白淫，遗精盗汗。"《明医指掌》云"后生少年辈，淫欲太早，斫丧真元，真阴内亏，虚火炽焰"，宗筋伤而阳道痿矣。

9.阴阳俱虚

年老体弱，壮年早衰，久病耗伤，房劳亏损，皆可致下元虚惫，虚损难复，日久阴损及阳，或阳损及阴，终至阴阳俱损，精气衰竭，五脏皆伤，宗筋失于温煦滋养，而发阳痿。

10.肝虚筋弛

肝藏血，主筋，为罢极之本；肝脉环绕阴器，结于宗筋。若先天不足，后天劳损，致精血先亏，水不涵木；或久病虚损，寒热劳伤，终致肝气虚馁，肝血亏耗，宗筋脉络失于温煦濡养，而发阳痿阴缩之疾。诚如《素问·痿论》所说："意淫于外，入房太甚，宗筋弛纵，发为筋痿……筋痿者，生于肝，使内也。"《韩氏医书六种·阳痿论》曰："肝阴不足，则脉与筋皆失所养，是以阳痿。"

11.阳明虚损

思虑忧郁，饮食不节，劳倦内伤，皆可损伤心脾，病及冲脉阳明。阳明为水谷之海，生化之源，阳明虚损必致后天气血化源不足，宗筋失养，阳痿作矣。诚如《素问·痿论》所云："阳明虚则宗筋纵。"《景岳全书》曰："忧思太过，抑损心脾，则病及阳明冲脉，而水谷气血之海必有所亏，气血亏则阳道斯不振矣。"本证亦可从心脾两虚立论。

12.心肾不交

思想无穷，意淫于外；曲运神机，劳心于内；耗神过度，久病失养，皆可导致心气不足，心阴耗损，君火不能下济肾水，肾元复损，肾中精气不能上奉心君，终至心肾两虚，病发阳痿。此如《辨证录》所云："人有中年之时，阳事不举……即或振兴，旋即衰败，此心包之火气大衰也。""君火先衰，不能自主，相火即怵惕于其旁，而心中无刚强之意，包络亦何能自振乎？故治阴痿之病，必须上补心而下补肾，心肾两旺，后补命门之相火，始能起痿。"

（三）辨证论治

《中医内科学》教材中将阳痿临床辨证分为命门火衰、心脾受损、恐惧伤肾、肝郁不舒、湿热下注五种证型。验之临证应用，总觉意犹未尽。有关阳痿的辨证分型，由于本病的病因病机纷繁复杂，目前尚未统一。综合古今医家的认识，结合个人的临床经验，石师曾在其著作《阳痿论治及效方300首》一书中将阳痿分为十二类证型以为补遗，可供参考。

1.命门火衰证

症状：始由早泄，渐举不坚，后成阳痿不举，伴精薄清冷，面色㿠白，头晕耳鸣，腰酸肢冷，精神萎靡，或夜尿较频，尿后余沥，舌淡苔白，脉沉细。

分析：房劳太过，早婚纵欲，精气日见耗损，终至命火衰微，故见阳痿早泄、精薄清冷；精气亏耗，髓海失养，则见头晕耳鸣、精神萎靡；精气不能上华于面，则见面色㿠白；命火衰微，失于温煦，则肢冷腰酸、夜尿频多、尿后余沥；舌淡苔白，脉沉细，均为命门火衰之象。

治法：温肾壮阳。

处方：右归丸、赞育丹、五子衍宗丸、八味肾气丸、壮火丹、扶命生火丹等皆可加减选用。诸方中既有温肾壮阳的药物，如鹿角胶、鹿茸、肉苁蓉、淫羊藿、菟丝子、巴戟天、仙茅、韭子、杜仲、附子、肉桂、补骨脂、蛇床子等；又配伍养血滋阴的药物，如熟地黄、枸杞子、山茱萸、当归、五味子、覆盆子等。

2.肾精亏损证

症状：阳痿，头晕目眩，咽干便燥，腰酸膝软，舌红而干，脉沉细或细数，两尺微弱。

分析：多因素质阴亏，又兼有后天斫丧，阴精不足，宗筋失养则阳痿不起；阴精不能上奉，则头晕目眩；失于滋润则咽干便燥；腰为肾府，肾阴不足，则腰酸膝软；舌红而干，脉细尺弱等症，皆为肾阴亏损征象。

治法：滋阴补肾。

处方：六味地黄汤加味或左归丸。

若肾精亏甚，髓海大虚，症见目眩发落、耳轮焦枯、两胫酸痛不能任地者。治宜峻补肾精，方宜河车大造丸、全鹿丸等。

若阴虚不能配阳，相火妄动者，症见阴茎偶可勃起，但甫交即泄，终至痿废，伴精液稀少、五心烦热、目赤耳鸣、夜梦遗精。治宜滋阴降火，方宜大补阴丸或知柏地黄汤。

诸方皆以滋阴补肾之品为主，药如二地、二冬、枸杞子、五味子、山茱萸等，而每据肾精亏耗程度，加入血肉有情峻补之品，如紫河车、全鹿片、龟甲胶、鹿角胶、龟甲、猪脊髓等，取阴阳相济之意，又用巴戟天、菟丝子、锁阳、杜仲、补骨脂、肉苁蓉、人参等壮阳益气药物配用而相得益彰。而阴虚有火者，每以知母、黄柏加用，以清泻相火，保护真阴。

3.恐惧伤肾证

症状：阳痿不举，或举而不坚，精神苦闷，惊恐难释，胆怯多疑，心悸易惊，寐不安宁，舌质淡青，苔薄腻，脉弦细。

分析：恐则伤肾，可致阳痿不举，或举而不坚；情志内伤，胆气虚怯，不能决断，则精神苦闷、惊恐难释、胆怯多疑；心气耗损，神不守舍，则心悸易惊、寐不安宁。

治法：壮肾宁神。

处方：大补元煎酌加酸枣仁、远志、龙骨、磁石，或用启阳娱心丹、宣志汤加减。诸方中巴戟天、杜仲、菟丝子、枸杞子、熟地黄益肾；人参、白术、山药、当归、白芍补气养血；远志、茯神、酸枣仁安神；龙骨、磁石镇惊。

4.心肾不交证

症状：阳痿不起，虚烦不眠，潮热盗汗，目眩耳鸣，头晕神疲，腰酸梦遗，舌红少苔，脉虚数。

分析：思想无穷，意淫于内，久则心肾阴亏，君相火旺，宗筋失养，则阳痿不起；阴虚内热，则虚烦不眠、潮热盗汗；阴亏精损，则目眩、耳鸣、腰酸；火扰精室，则梦遗；气阴不足，则头晕神疲；舌红少苔，脉虚数等症，皆为阴虚内热之象。

治法：交通心肾。

处方：远志丸合交泰丸，并加柏子仁、生枣仁、二地、二冬。药用远志、菖蒲、茯苓、茯神、柏子仁、生枣仁养心安神；龙齿、辰砂重镇安神；人参补气；二地、二冬滋阴；黄连清热护阴；肉桂引火归原。

5.心脾两虚证

症状：阳痿不举，倦怠懒言，精神不振，劳则气促，面黄不泽，夜寐不安，食少便溏，舌淡，苔薄腻，脉细。

分析：思虑忧郁，损伤心脾，气血两虚，则见阳痿、倦怠懒言、精神不振；气血不能上荣于面，则面黄不泽；心神失养，则夜寐不安；脾气虚弱，则劳则气促；病及阳明，脾胃失运，则食少便溏；舌淡，苔薄腻，脉细，皆为心脾气血不足之征。

治法：补益心脾。

处方：归脾汤、人参养荣汤、七福饮等。诸方中人参、黄芪、白术、茯苓、炙甘草补脾益气；熟地黄、当归、白芍益精养血；酸枣仁、远志、龙眼肉养心安神；肉桂温阳；五味子滋肾。共奏益气补血、养心健脾之功。

若单以脾胃损伤，阳明虚弱，气血化源不足，宗筋失养而致阳痿者。症见阳痿不举，或举而不坚，食少倦怠，腹满便溏，苔薄腻，脉缓无力。治宜强壮阳明，方宜补中益气汤加九香虫、露蜂房等。

6.湿热下注证

症状：阴茎痿软，阴囊潮湿、臊臭，小便赤涩，下肢酸困，苔黄腻，脉濡数。

分析：湿热下注，宗筋弛纵，则阴茎痿软；湿热留滞下焦，则阴囊潮湿、下肢酸困；湿热内蕴，则见小便赤涩、阴囊臊臭；苔黄腻，脉濡数，皆为湿热内蕴之征。

治法：清化湿热。

处方：龙胆泻肝汤。方中龙胆泻火燥湿，两擅其功；黄芩、栀子清肝泻火；木通、车前子、泽泻清热利湿；柴胡疏肝达郁；生地黄、当归养血益阴，与前药配伍，既可润养宗筋，又防苦燥伤阴。

7.痰湿阻遏证

症状：阴茎痿软，龟头常有白垢，形体丰肥，头昏嗜睡，抑郁忧闷，脘闷食少，苔白厚腻，脉濡滑无力或弦滑。

分析：恣食豪饮，奉养过厚，则形体丰肥；脾胃失运，聚湿生痰，痰湿阻遏，气血不输宗筋，命火不能用事，则阳痿不起；痰湿上蒙清窍，阻遏气机，则头昏嗜睡、抑郁忧闷、脘闷食少；苔白厚腻，脉濡滑无力或弦滑，皆属痰湿内盛之征。

治法：化痰利湿。

处方：胃苓汤合二陈汤，酌加蜈蚣、九香虫。方中苍术、白术健脾燥湿；川朴、陈皮、半夏燥湿化痰行气；云苓、猪苓、泽泻渗利湿浊；桂枝通阳利湿；白术、甘草健脾扶正；蜈蚣、九香虫走窜宗筋，起痿展势。

8.肝气郁结证

症状：阳痿不起，胸闷太息，急躁易怒，抑郁不乐，腹胀食少，苔白腻，脉弦缓无力或弦细。

分析：肝脉环绕阴器，肝气郁结，经脉闭阻，宗筋气血难达，则阳痿不起；肝失疏泄，气机不能畅达，则胸闷太息、急躁易怒、抑郁不乐；肝气郁结，脾胃受伤，则腹胀食少；舌苔白腻，脉弦缓无力或弦细，皆属肝气郁结而脾气受损之象。

治法：舒肝解郁，通络起痿。

处方：逍遥散、越婢丸、四逆散等皆可选用，均加九香虫、蜈蚣以助通经达络。诸方中柴胡、香附、薄荷、枳实行气开郁；当归、白芍柔养宗筋；白术、云苓、甘草补脾益气；川芎行气活血；苍术健脾燥湿；栀子清泄郁热；神曲健胃消食；九香虫、蜈蚣以虫药善窜之性，畅达宗筋，共起痿废。

若阳痿不起，阴茎痿软，或阴茎缩小，兼见精神疲惫、意志消沉、目眩头晕、肌削筋挛、不耐疲劳、舌淡、脉弦细弱，则为肝虚筋弛之证。治宜润养肝脉、展势起痿，方宜夺天丹、蜻蛾展势丹、杞菊地黄汤加白芍、蜈蚣等药。

9.精血瘀凝证

症状：阳痿不举，或举而不坚，腰部、足跟、足掌、少腹、睾丸刺痛，阴毛部皮肤麻痒刺痛，精出不爽，或精道刺痛，尿中时有白浊，久服补肾益精药物不愈反重，舌质紫暗，脉沉涩或弦涩。

分析：兴动被抑、合之非道、外来伤损等，皆可致精血瘀凝宗筋、肝、肾而为患，宗筋失其血气畅荣，则成阳痿不用；败精瘀血凝滞于肝肾经脉，则见腰部、少腹、足跟、睾丸刺痛，阴部皮肤麻木刺痛；败精内停，阻滞精道，则见精出不爽、排精刺痛；败精瘀血不去，新生精血难荣，每致愈补愈瘀，症情反重；舌质紫暗，脉沉涩或弦涩，皆为精血瘀凝之象。

治法：活血通精。

处方：化瘀起痿汤。方中水蛭、桃仁化瘀通精；当归、牛膝通补并行；蛇床子、淫羊藿、续断、紫梢花补肾；熟地黄填精。诸药共收兴阳起痿之效。或用血府逐瘀汤加韭菜子、蛇床子亦效。

10.寒凝肝脉证

症状：阳痿不举，甚则阴茎短缩，同时伴有少腹牵引睾丸冷痛坠胀；或阴囊拘急挈痛，得热则舒，受寒则甚，舌质淡胖或隐青，舌苔白滑，脉沉弦或迟。

分析：感受寒邪，凝滞肝脉，肝之经脉络于阴器而循行于前阴及小腹，寒性收引凝滞，从而导致宗筋无以伸展，阳痿不举，阴茎短缩，同时伴有少腹牵引睾丸冷痛坠胀，或阴囊拘急掣痛；寒为阴邪，得热则舒，受寒则甚，舌脉所见均为寒凝肝脉之征象。

治法：暖肝散寒，温经起痿。

处方：暖肝煎加九香虫、露蜂房。方中小茴香、肉桂温经散寒止痛；乌药、沉香温肾散寒行气；枸杞子、当归温补肝肾；茯苓健脾扶正；九香虫、露蜂房温经通阳，展势起痿。

（四）阳痿临床辨证论治要点

一辨虚实：论治阳痿首辨虚实，一般说久病多虚，新病多实；老年者多虚，青壮者多实。其中命门火衰、肾精亏竭、阴虚火旺、肝虚筋弛、阳明亏损、心肾不交等证候属虚，治宜补益强壮为法；而痰湿阻遏、湿热煎灼、肝郁气滞、精瘀血滞等证候属实，治宜攻散通达为法。若虚实不明，论治之时概以虚论，则病必不除，甚则误补益疾，使病情加重，反生他疾。

二辨寒热：阳痿而兼见面色苍白、形寒肢冷、小便清长、喜热畏冷、舌淡苔白、脉沉迟细弱者，属寒；阳痿而兼见面目红赤、五心烦热、咽干口燥、小便黄赤、烦躁易怒、喜凉畏热、舌红苔黄或苔少、脉滑大或细数者，属热。临床详析寒热证候，论治才能温清得法。倘若热证误投温壮之品，犹如火上浇油；寒证误投清利药物，无疑雪上加霜。此皆为误治，病必不愈而反甚。辨寒热主要以兼症及舌、脉为主要依据。

三辨脏腑：阳痿一病，涉及心、肝、脾、肾诸脏，与心包、三焦、肺、胆、督脉亦有关联。言其要者：情志损伤多及心肝，劳倦内伤多损脾胃，房劳纵欲多伤肾督，湿热实火多伤肝脉，痰饮阴浊多碍阳明；兼神伤者病心君，见惊恐者病胆肾；精瘀者伤在肾督精道，气滞血瘀者伤在心肝脉道；每交气急为肺虚，临事早泄为脾弱。总之，辨治阳痿不可概从肾虚立论，只泥补肾壮阳一法。而应分辨脏腑，审其虚实，察其寒热，综而论之，自能方证合拍、药到病除。

（五）阳痿治疗注意事项

阳痿辨治，当以脏腑为本，明辨病性之寒热，详析正邪之虚实。属虚者宜补，属实者宜泻；病寒者宜温，病热者宜清；或可灵活运用攻补兼施、寒温并用之法，自有良效。另外还需要注意以下几点。

阳虚者，真阴亦损，故温补中忌纯用刚热燥涩，宜血肉温润之品缓调；或配滋阴药物，以阴中求阳。阴虚者，真阳亦伤，故滋补中忌一味滋凉壅腻，必少佐阳动之品，使静中有动，以阳中求阴。所谓"善补阳者，必于阴中求阳，则阳得阴助而生化无穷；善补阴者，必于阳中求阴，则阴得阳升而泉源不竭"（《景岳全书·新方八略》）。

下焦湿浊痰饮为患，应适当配合淡渗清利药物，因势利导，就近祛邪，可先开阳气之路，有利阳气抵达宗筋。临床上如六味地黄丸、胃苓汤、龙胆泻肝汤中之用茯苓、泽泻、车前子、猪苓等药，即皆宗此意。

湿热壅盛，浸渍煎灼肾精者，治当渗湿清热，但更宜苦味坚阴，以固下元，即宗经旨"肾欲坚，急食苦以坚之"（《素问·脏气法时论》）的原则。

顽固性阳痿，宗筋痿废已久，瘀滞过甚，寻常化瘀渗利药物，皆难开阳道以振奋宗筋。故治疗时，适当配合通补奇经之虫类药物，如雄蚕蛾、大蜻蜓、九香虫、大蚂蚁、蜈蚣、蜂房等，飞升走窜，无微不至，直达宗筋，通行血气，则阳痿顽疾可望速效。

有明显精神因素致病者，除药物治疗外，更应配合心理疗法，所谓"心病还应心药医"，可使阳痿治疗事半功倍。

此外，对部分严重器质性阳痿往往非药力所能奏功，还需另寻良策，不可勉为其难，不但加重患者的经济负担，反致贻误病情。

（六）石师对部分老年人阳痿治疗的一点看法

近年来，随着社会精神文明和物质文明的不断发展，到医院就诊的老年阳痿患者日渐增多，而且年龄也在不断后延。此类患者疗效往往欠佳，对这部分老年人不可固守"八八，天癸竭"的古训而随意轻下"不治"之论，而应循循善诱，增强其信心，再加以精详辨治，延长其房事年龄。同时也应看到，随着年龄的增长，老年人的天癸水平逐渐下降，机体结构发生退行性变化，以及其他老年性疾病的存在，性功能亦大为降低，治疗难度明显高于青壮年患者。其于本病治疗上必须注意以下几点：

第一，老年人的基本生理特征是肾气虚衰，肾精匮乏，在此基础上导致阴阳两虚，因此治疗老年人阳痿用补虚之法须注意两方面：一方面，即便临床具备典型阳虚见症也不宜单纯补肾壮阳，应当考虑到老年人精血本虚之根。治疗上要阴阳双补，即"善补阳者，必于阴中求阳，则阳得阴助而生化无穷"。

另一方面，由于社会节奏的加快和饮食结构的改变，目前老年人（特别是城市人口）的体质以阴虚火旺者居多。对于此类患者也不宜单纯滋阴降火，还应当顾及老年人阴阳两虚的基本生理特征，在补阴的基础上兼以扶阳，即"故善补阴者，必于阳中求阴，则阴得阳升而泉源不竭"。

第二，老年人常常同时患有高血压、冠心病、糖尿病等慢性疾病，治疗时当遵循因病而致痿者当先治病而后治痿，或者在不影响治病的前提下兼治其痿的原则。

第三，随着年龄的增长，脏腑的气化功能逐渐衰退，导致痰饮、瘀血等病理产物内停，阻滞气血难以畅荣宗筋而致阴器痿弱不振。所以活血祛瘀、化浊通脉之法也必不可少。西医认为阳痿与阴茎的血流动力学障碍密切相关，还有人建议将阳痿归为心血管疾病的范畴。治疗阳痿的万艾可、硝酸异山梨酯等药物都是通过调节血管舒缩功能，改善阴茎的血供从而达到治疗阳痿的目的。

附：石师近年来发表的相关论文

1.治疗阳痿常用的10种虫类药

吾祖石春荣老中医乃吉林省中医界耆宿，于七十余年的行医生涯中，应用虫类药物治疗顽疾重患颇多，积累了丰富的经验。今撷其临床治疗阳痿常用的十种虫类药物介绍如下：

（1）通补肾督的蜻蜓、雄蚕蛾、大蚂蚁

蜻蜓为蜓科昆虫蜻蜓的原虫，夏季捕捉，入药去翅足炒用。功能"强阴、止精"（《名医别录》），"壮阳，暖水脏"（《日华子本草》），"治肾虚阳痿"（《陆川本草》）。可入肾经、督脉，能补肾兴阳，强养阴器，且活而不腻，补中有行，实为治疗肾虚阳痿之妙药。入药以青大者为佳，去翅足，微火米炒后入药。

雄蚕蛾为蚕蛾科昆虫家蚕蛾的雄性全虫，在夏季取雄性蚕蛾，以沸水烫死，晒干入药。入肾、肝经，"主益精气，强阴道，止精"（《中药大辞典》）。本品颇具补养肝肾之功，而尤以强养宗筋是其长，故阴器痿弱，阳道难兴而源于肾肝亏虚者，必当用之。

大蚂蚁为蚁科大蚂蚁的全虫，春、夏、秋三季皆可捕捉，水烫，晒干或微火炒干后研末备用。本品一名玄驹，《本草纲目》言："蚁能举起等身铁，吾人食之能益气力，泽颜色。"蚂蚁不仅可作为药用，还是珍贵的食品。大蚂蚁味咸酸，可入少阴、厥阴两经而峻补，最能生精壮力，扶虚益损，其入药以黑大者为上品，取其黑咸入肾，硕大效强。

此三者为笔者通补肾督时最喜用者。所谓通补之法，乃针对壅补而言。临床每见阳痿患者，补之不效，即所谓虚不受补，实因过服壅腻温壮之品，药效难化难行，反致中土呆滞，药难奏效，此即壅补之弊。而通补者，通中有补，补中寓通，药力畅行而无壅腻之弊。皆可入肾、督、肝脉，用其血肉有情之体峻补肾、督、肝脉之虚，以壮阳展势起痿；以其虫药善行之力，飞升走窜，无所不至，使补益之力得以淋漓发挥，尤可带动滋腻壅补药物，畅行经脉，灌养宗筋，使痿弱自强。

在临床据此理法拟验方：一曰"蜻蜓展势丹"，方用大蜻蜓40只，雄蚕蛾30只，露蜂房20g（酒润），大蜈蚣5条（酒润），丁香1g，木香5g，炙首乌30g。共为细末，炼蜜为丸，如梧桐子大，或为散，每服7~10g，每日2~3次，空腹以少许黄酒送服。一曰"玄驹兴阳散"，方用大蚂蚁40g，桑螵蛸

30g，九香虫20g，人参10g，淫羊藿20g，韭菜子30g，枸杞子30g，桂枝5g，白芍15g。共为细末，每服5～7g，每日3次，空腹用少许黄酒送下；或可用白酒2.5kg浸泡上药，制成玄驹兴阳酒，临床亦有效验。

病例

陈某，男，31岁，干部。

患阳痿3年余，曾历用甲基睾丸素、绒毛膜促性腺激素以及诸多益肾壮阳中药，皆未收效。患者有手淫史，婚后同房常不满意，伴精神紧张，腰酸尿频，眢闷焦躁，脉弦涩。易药以蜻蜓展势丹，患者服药后4日，即觉阴茎有勃起，半月余竟获愈，同房数次均成功。

（2）疏达肝脉的蜈蚣

蜈蚣为大蜈蚣科动物少棘巨蜈蚣或近缘动物的干燥全虫，辛温，有小毒，或曰无毒，入厥阴肝经。《医学衷中参西录》云："蜈蚣，走窜之力最速，内而脏腑，外而经络，凡气血凝聚之处皆能开之。"蜈蚣善疏达肝脉，畅行宗筋，以治肝郁所致阳痿之患。形体肥大者效力尤佳，且不宜去头足，以恐效减。多以酒润之，烘干后研末冲服，即借酒力以增其行窜畅达之能。

蜈蚣为疏达肝脉之首选药物，而疏达肝脉法主要针对肝郁阳痿而设。《灵枢·经脉》"肝者，筋之合也；筋者，聚之阴器。"《灵枢·经筋》"足厥阴之筋……上循阴股，结于阴器。其病……阴器不用"，明确指出，肝主筋，前阴为宗筋会聚之所，故宗筋是否兴壮，与肝经血气是否畅荣密切相关。若情志不舒，长期抑郁，恚怒不释，致肝失条达，疏达无权，气血逆乱，宗筋失于充养则痿弱不起。蜈蚣实为疏滞而畅肝脉，行血以荣宗筋之品。

临床验方"蜈蚣疏郁汤":大蜈蚣3条(研末分吞),海参10g(研末分吞),地龙10g,蚕蛹15g,柴胡10g,香附10g,王不留行10g,白芍20g,当归15g。

病例

陆某,男,29岁,医生。

病阳痿年余,抑郁焦虑,胸闷胁胀,口苦咽干,面色青黄而晦。平素性欲萌动时,偶可举阳,而每临房却从未能兴举,历进温肾壮阳之品弗效,而反增烦躁之症。投蜈蚣疏郁汤6剂,配合心理疏导。二诊时阳事可兴举,再予6剂,同房成功。

（3）利尿通阳的蝼蛄、蟋蟀

蝼蛄为蝼蛄科昆虫蝼蛄的干燥全虫,多于夏秋季捕捉后以沸水烫死,晒干或烘干入药。本品性咸寒无毒,"入足太阳经"(《玉楸药解》),善利水通闭,诸般水肿皆可用之,可直走阴中以通水道。

蟋蟀为蟋蟀科昆虫蟋蟀的干燥全虫,于夏秋季捕捉后以沸水烫死,晒干或烘干入药。本品性辛咸温,"性通利,治小便闭"(《本草纲目拾遗》)。现多取其利尿通阳之性,以治水臌、尿闭之疾。

蝼蛄、蟋蟀皆入膀胱经、肾经,能通阴湿阻遏之阳道,可利气化难行之尿闭,实乃利尿通阳之神品,水肿、鼓胀、淋浊、尿闭等用之多效。凡阳痿由阴湿之邪阻遏阳道所致者,实为必不可少之药。二药一寒一温,相辅相成,故喜合用,令直达阴中以逐湿浊,俾阴湿去而阳道畅,则阳道伸展,阳痿自愈矣。

利尿通阳者,即通过利尿祛湿,以通阳道之谓。所谓通阳，实不同于补阳、壮阳、温阳，彼乃补益阳气之本，此乃通畅阳气之用，有伸展、升举、畅达阳气之意。临床每见形体丰腴之人或患水肿、痰饮等疾者，由于体内蕴湿蓄饮，每致阳道被遏，阳气不能达于宗筋之末，发为阳痿。用补肾壮阳之品，疗效甚微。运用通阳之法，以虫药辛散走窜，利尿达阴，通行宗筋脉络；并合渗湿利尿、宣散温通之品，畅达阳气，因势利导，就近祛邪，使湿浊之邪从前阴排出。此乃开阳气之路，以利阳气抵达宗筋，正合"通阳不在温，而在利小便"(《温热论》)之意。

临床验方"蟋蟀通阳汤"：蟋蟀2～4只，蝼蛄2～4只，桂枝10g，淫羊藿15g，苍术15g，茯苓20g，细辛3g，丝瓜络15g，白芍15g，地肤子15g。方中蝼蛄、蟋蟀宜以淡盐水浸泡半日，后烘干研末吞服。

病例

王某，男，42岁，农民。

病水肿两年余，经治疗症状减轻，但未能痊愈。3个月前又患阳痿，症见面白声低气怯，四肢不温略肿，阴器临房不举，饮食尚可，大便微溏，舌淡红，苔白腻，脉沉缓滑。诊为水肿、阳痿。证属湿浊阻遏阳道，阳气不能达于宗筋，而致阳痿不举。治以利尿通阳之法，方以蟋蟀通阳汤8剂。二诊时阳痿已愈，下肢仍有浮肿。处方同前，嘱服20剂。2个月后来告：水肿已愈。

（4）祛痰达络的白僵蚕

白僵蚕为蚕蛾科昆虫家蚕蛾的幼虫感染白僵菌而僵死的干燥全虫，性辛咸平，无毒，入肝、肺、胃经，能化痰散结、活络通经。《本草求真》云："僵蚕……燥湿化痰，温行血脉之品。"《本草思辨录》言僵蚕可治疗"痰湿所痼而阳不得伸"。笔者认为本品乃肝、胆、脾、肺经药，走里达表，诸经皆到，最擅开痰浊壅遏之络道，畅阴浊闭阻之阳气，为痰浊阻滞之阳痿首选必用之药。本品以姜汁炙用疗效尤佳，更可助其辛散祛痰之力。

祛痰达络法，乃为痰浊阻滞宗筋脉道所致之阳痿而设，常见于过嗜肥甘酒酪之人，临盘大饱，无所忌惮，损伤脾胃，停痰蕴湿，痰随气升，无处不到，阻滞宗筋脉络，致气血不能充养宗筋，命火难于兴阳用事，而成阳痿之疾。此等顽疾，温补无效，强养无益，而祛痰达络、畅达宗筋之法，实乃治病求本之术。本法与利尿通阳之法有别，其药偏辛温宣散，多走肝、胆、脾、肺以祛痰浊；利尿法多咸淡渗利，多走膀胱、肾经以利湿饮，治法途殊而温经通阳之本则一。

临床验方"祛痰展势汤"：白僵蚕10g（研末服），苍术15g，半夏10g，陈皮15g，远志15g，韭菜子10g，路路通10g，桂枝15g，生姜5片。

病例

郝某，男，45岁。

阳痿1年余，时有性欲萌动，但阴茎难举，龟头时有白垢，阴部潮湿臭秽，纳呆脘闷，困倦身重，舌苔白腻，脉缓滑略弦。曾多服中西营养强壮药物，而阳痿毫无起色。今投祛痰展势汤8剂，每日1剂。二诊时阳事渐举，诸症好转。再予6剂，阴茎勃起有力，阳痿治愈。

（5）调补阳明的九香虫、露蜂房

九香虫为蝽科昆虫的干燥全虫，性咸温，无毒，入脾、肾、肝经，能"治膈脘滞气，脾肾亏损，壮元阳"（《本草纲目》），"入丸散中，以扶衰弱最宜"（《本草新编》）。笔者认为，九香虫于温阳散滞中最健脾阳，凡脾胃衰弱，中土呆滞而致宗筋弛纵之患，实为必用之药。

露蜂房为胡蜂科昆虫大黄蜂或同属近缘昆虫的巢，性甘平，有小毒，"入阳明经"（《本草纲目》），"灰之，酒服，主阴痿"（《唐本草》）。笔者认为，露蜂房为调补阳明妙药，以其飞升走散活泼之性，而行温运脾胃阳气之能，阳明虚之阳痿者用之最宜。

调补阳明之法，实针对阳明虚而致阳痿之患而设。经曰："前阴者，宗筋之所聚，太阳阳明之所合也"（《素问·厥论》），"阳明者，五脏六腑之海，主润宗筋"（《素问·痿论》）。所以，阳明之气血亏虚或功能失调，皆可导致后天气血乏源，难以灌养宗筋脉络，而成阳痿之疾。故《素问·痿论》曰："阳明虚则宗筋纵"，"治痿者独取阳明"。而调补阳明之法，即遵经旨，通过补益强养调畅阳明，以恢复温养宗筋之能，而使宗筋强健，阳道以兴。

临床验方"九蜂补中汤"：九香虫10g，炒蜂房10g，黄芪15g，人参5g，补骨脂15g，白术15g，女贞子10g。

病例

王某，男，31岁，医生。

患胃病十余年，西医诊断为"慢性胃炎、十二指肠球部溃疡"。于半年前又发阳痿，伴胃脘胀闷，痞满纳呆，气短头晕，时嗳气，形体消瘦，舌淡嫩，苔白厚，脉细略弦，服多量六味地黄丸、三肾丸类药物，阳痿不见好转。今以阳明虚衰立论，投"九蜂补中汤"加桂枝10g，白芍15g，以增温养阴柔之力。服药8剂，阳事渐举，胃病亦见好转。又加减服药十余剂，喜述阳痿已愈，胃病亦大见好转。

（6）活血化瘀的水蛭

水蛭为水蛭科动物日本医蛭、宽体金线蛭、茶色蛭等的全体，性咸平，有小毒，入肝、膀胱经，功能活血化瘀、通经破滞。《神农本草经百种录》云："水蛭最喜食人之血，而性又迟缓善入，迟缓则生血不伤，善入则坚积易破，借其力以攻积久之滞，自有利而无害也。"《本草经疏》亦言其可治"恶血、瘀血……因而无子者"。笔者认为，水蛭咸腥，无毒，入肝、肾、膀胱经，善趋下焦，以其食血之天性，最善走血分而攻瘀。因其本为水之所生，乃水精所凝，物随水性，虽为食血之虫，但其药力缓而持久，绝少酷烈之性，精道、尿道之瘀血败精唯本品可剔除，用少功多，剂微效著。临床内服、外敷均有良效，入药以水中黑小者佳，忌火，最宜生用。又本品入煎剂味甚腥秽，服之欲呕，故多碾末装胶囊吞服，每服1～3g，每日2～3次。

活血化瘀之法临床用治阳痿，实针对血滞精瘀之证而设。其病因多由外伤或手术伤损，或长期手淫，忍精不泄，合之非道等，终致精血瘀滞于宗筋脉络，心肝肾气不达外势，血气精津难以滋荣，而成阳痿之患。此种阳痿多为滞虚相杂，颇难调治，正所谓"盖血既离经，与正气全不相属，投之轻药，则拒而不纳，药过峻，又反能伤未败之血，故治之极难"（《神农本草经百种录》）。此必用水蛭活络破滞，祛瘀生新，始可奏功。

临床验方"化瘀起痿汤"：水蛭3～5g（研末吞服），当归20g，蛇床子15g，淫羊藿10g，川断15g，牛膝15g，熟地黄30g，紫梢花5g（研末吞服），桃仁10g，红花10g。

病例

刘某，男，26岁，工人。

患者于年前嬉戏时被同伴捏伤睾丸，当时痛不可忍，而后疼痛渐缓。伤后月余，即觉临房阴茎萎缩，有触痛，且小腹时觉掣痛、闷痛，牵及睾丸，疼痛呈间歇性发作，伴瞀闷心烦、龟头凉冷、小便余沥，面色晦暗，舌滞隐青，边尖有瘀点，脉弦涩。自述已服金匮肾气丸、海马三肾丸等多量补肾壮阳药物及西药性激素类药物无效。证属血瘀精道，治宜行血化瘀、通畅精道之法。方用化瘀起痿汤加官桂5g，甘草5g。服药8剂，阴茎稍有勃起，睾丸、小腹疼痛若失。继服前方12剂，阳痿已愈，余症亦消，同房数次均成功。

石师临证治疗阳痿顽疾颇有心得，并强调使用虫类药物亦必须掌握辨证论治的原则，当精详审证，因证撷药；同时要充分发挥虫类药的特殊性，并灵活与他药配伍协同，以竟全功。

虫类药临床应用之时，入煎剂弊端颇多，如有效成分不易煎出或被破坏；还有部分虫类药入煎剂有腥味，难以吞咽，故最宜研末吞服。

或称虫药有毒，如水蛭、蜈蚣等物，故使用时可遵经旨，"大毒治病，十去其六；常毒治病，十去其七；小毒治病，十去其八"（《素问·五常政大论》），灵活掌握药性及药量，可保无虞。如恐药性过峻，还可从小量服起，渐增至常量或大量，中病即止，何患之有？

2.论阳痿治从阳明

《素问·痿论》曰："治痿者，独取阳明。"《灵枢·根结》曰："痿疾者，取之阳明。"皆强调了调补脾胃，充养后天气血化源是治疗痿疾的关键。此观点一直为历代医家重视，并有效地指导着后世的临床实践。"痿"者，本为诸般宗筋失濡而废用的统称，其中本当既包括肢体痿废不用的痿躄病，又包括阴器痿弱不举的阳痿病。但后世医家，往往多重视痿躄，而每每忽视对阳痿论治的指导作用。临证治疗阳痿顽疾，鲜见从阳明立论者，诚为憾事。有感于此，结合临床心得，对阳痿治从阳明之法，略陈管见。

（1）阳明充则外势展，求之气煦血濡

前阴为宗筋汇聚之所，须得诸经气血的充养，特别是阳明之气血温煦濡养，而后才能劲强有力，得行正常功能。阴器以筋为体，以气血为用。《素问·厥论》曰："前阴者，宗筋之所聚，太阴阳明之所合也。"《素问·痿论》云："阳明者，五脏六腑之海，主润宗筋。"且人生之后，以食为天，人身之气血精津，皆生于水谷，而源于阳明，故宗筋之强劲或痿弱，亦必与阳明后天之气血是否畅荣密切相关。张景岳曰："阳明总宗筋之会，会于气街，而阳明为之长，宗筋为精血之孔道，而精血实宗筋之化源。"阳事之用，以气血为本，而气血盛衰又同阳明之强弱密切相关。阳明强健，水谷化源必然充足，源源不断充养脏腑肢身，以济人生之用，其于阳事亦必强健。或云，前阴属肾，交合子嗣之道，应以肾为主，但肾主先天，脾为后天，人生之后，生长发育，脏腑活动皆赖脾胃后天气血充养，所谓先天促后天，后天养先天，后天不充，则先天何立？故清代医家韩善徵云："胃强善啖之人，其于欲事必强，否则痿，是胃气能为肾气之助。"（《韩氏医书六种·阳痿论》）反之，如阳明气血亏损，诸经气血皆虚，则宗筋失养成痿，所谓"阳明虚则宗筋纵"（《素问·痿论》）。可见阳明气血之盛衰及是否畅达，直接影响着宗筋的功能。故治阳痿在辨证论治的基础上兼及阳明，每可收非常之效。

（2）执两端而论阳明，治法宜补宜消

所谓"独取阳明"者，认识不尽相同。独取之"独"，如释为单独、唯独等，不如释为重在、着重较好。至于阳明，有的认为是足阳明经，有的认为是足阳明胃经及手阳明大肠经。若结合临床，综而论之，实当以脾、胃、大小肠几者综合之功能较为适当。即统指人体的后天之本，水谷化源。这样，总地释为"重在补益或调理脾胃及大小肠功能"，也较为合理。

阳痿治从阳明，当从阳明本身的虚实两大方面来辨治。虚者多为久病劳伤，正气虚弱，致阳明受损，后天乏源，水谷难化精微，气血生化不足，宗筋失于濡养，则成阳痿不举。此证多伴整体虚弱、正气亏损诸症。治当培补阳明，资生化源，益气养血，以强阳宗筋之体。石师临床常用补中益气丸、人参归脾丸等加九香虫、桑螵蛸、补骨脂。实者多因嗜食肥甘，食饮无节；或情志伤损，气机失畅，则阳明失健，痰湿内生，阻遏宗筋脉络；或聚湿化热，灼伤宗筋，终成阳痿不用。此证形体多丰，兼证多实，且服补肾壮阳之品弗效或反甚。治当调理阳明、清利湿热、宣化痰浊，以畅达宗筋之用。石师临床常用二陈汤、胃苓汤、三仁汤、龙胆泻肝汤等加蜈蚣、蛞蝓、露蜂房。

（3）验案举隅

案例1

潘某，32岁，工人。1980年2月27日初诊。

病胃脘痛已久，西医诊为"十二指肠溃疡"。年余前又发阴茎不举或临房不坚，逐至一蹶不振，伴纳少乏力、气少神疲、形体消瘦，舌淡苔少，脉缓弱。曾服滋腻填补中药，服后阳痿未见稍好，而反曾胃脘胀闷、纳呆呕恶等腻脾败胃，碍阻中州之症。今苦于胃脘疼痛，形体日羸而前来就医。证属胃病日久，阳明亏伤，脾胃失健，气血不荣，发为胃痛。治宜温补阳明、缓急止痛之法。方用补中益气汤合黄芪建中汤加减。药用黄芪25g，党参25g，白术10g，白芍15g，炙甘草15g，桂枝10g，当归10g，饴糖20g（烊化），陈皮10g，柴胡5g，九香虫10g，大枣5枚，生姜3片。服药半月余复诊，胃痛大减，阳痿亦有好转之象。仍宗前法而加桑螵蛸20g，补骨脂15g，以增强壮阳起痿之功。又服二十余剂，胃痛若失，阳痿亦愈。

按语：阳明久伤，后天乏源，肾中之精气不充，宗筋少血气滋荣，阳痿不举，人道难成。本欲益肾起痿，曾服滋荣填补之剂，怎奈阳明衰弱，壅遏更伤健运之能。今苦于胃痛前来就医，不期阳痿竟奏全功。详查病源，妙在辨治求本；展势起痿，重在独取阳明。正如叶天士所云："阳明虚则宗筋纵，盖胃为水谷之海，纳食不旺，精气必虚，况男子外肾，其名为势，若谷气不充，欲求其势之雄壮坚举，不亦难乎？治惟通补阳明而已。"（《临证指南医案》）实乃独具法眼，深得个中奥旨。

案例2

张某，38岁，干部。1981年5月24日初诊。

病阳痿半年余，阴茎痿弱，虽时有性欲萌动而阴茎弛纵难举，平素多食肥甘酒酪，形体丰腴，眩晕嗜卧，困倦身重，烦闷忧郁，苔白厚腻，脉缓滑无力。多服补肾壮阳药及丙酸睾丸酮等，毫无疗效。证属恣食豪饮，壅遏阳明，腻脾碍胃，痰湿内生，阻滞脉络，气血难达外势而致阳痿。治宜化痰利湿、宣畅阳明之法。方用胃苓汤合二陈汤加减。药用苍术15g，白术15g，厚朴10g，陈皮15g，半夏10g，茯苓15g，泽泻15g，桂枝10g，甘草19g，蜈蚣2条（研末分吞），丝瓜络10g。服前方8剂，阳事渐举，诸症好转。前方加露蜂房10g。继服8剂，阴茎勃起有力，诸症亦愈。嘱慎房事，节饮食，并服前方以善后。3年后随访，阳痿未再发。

按语：醉饱无度，过嗜酒酪，阳明后天之健运被遏，水谷难化则痰湿内生，阻滞于宗筋脉络，正如沈金鳌所言："阴湿伤阳，阳气不能伸举，亦致阴痿不起。"（《沈氏尊生书》）因苦于阳痿，曾多服温补强壮药物，药实难对证，不辨证岂收此许之功。拟化痰利湿、宣畅阳明之法，俾痰湿化去，阳道畅通，阳痿顽疾自可愈矣。综而论之，治疗阳痿，不可执泥温肾壮阳之法。若能辨证施治，灵活运用调补阳明之治疗法则，则可收事半功倍之效。

3. 治疗阳痿之"通阳起痿汤"

药用蝼蛄3只，九香虫5g，地龙10g，僵蚕5g，桂枝10g，茯苓15g，泽泻15g，苍术10g，远志15g，柴胡5g，炙香附10g，生地黄15g，蛇床子6g，甘草梢5g。应用时先将蝼蛄以盐水浸泡1日，然后用微火焙成黄褐色，研末分吞。余药水煎服，每剂药煎3次，服1日半，每日服2次。临床适用于阳痿且平素恣食肥甘酒酪、形体虚肥者，以及鼓胀、水肿、痰饮等体内停水蕴湿患者所患之阳痿。只要辨证见患者体内停痰蕴湿，或有水饮蓄积者，皆可用之，屡获良效。

验案举隅

孟某，干部。形体虚肥，素嗜酒酪，喜食肥甘，阳痿2年余。初病时，每有性欲萌动，阴茎尚勉强勃起，但不满意，后愈来愈重。近半年来已完全痿废。此期间辗转求医，曾多次应用性激素类西药及补肾壮阳中药，疗效均不佳。其病机为痰湿阻滞宗筋，阳气不能畅达，故阳痿不用。拟化痰利湿、通阳起痿之法。药用通阳起痿汤，共20剂而愈。

通过运用通阳起痿汤，笔者悟出一点心得。所谓通阳，实不同于补阳、壮阳、温阳，彼乃补益阳气之本，此乃通畅阳气之用，实有伸展、升举、畅达阳气之意。临床每见形体丰腴之人或患水肿、痰饮等疾者，由于体内蕴湿蓄饮，每致阳道被遏，阳气不能达于宗筋之末，发为阳痿。用补肾壮阳之品妄投，疗效甚微。运用通阳之法，以药力辛散温通、利尿达阴、通行宗筋脉络；并合渗湿利尿、宣散温通之品，畅达阳气，以因势利导，就近祛邪，使湿浊之邪从前阴排出，可先开阳气之路，以利阳气抵达宗筋，正合"通阳不在温，而在利小便"（《外感温热篇》）之意。诸药合用，相辅相成，共收阴湿去而阳道通、宗筋畅而外势展之功。

4. 家传治阳痿奇方"蜻蛾展势丹"

余临证之初，依常法论治阳痿，疗效不佳。后从先祖父吉林名医石春荣老先生处得一家传秘方，终使顽疾得效。

家传秘方名"蜻蛾展势丹"，是方以虫药为主，用大蜻蜓（青大者良，红者次之，余更次之。去翅足，微火米炒）20对，原蚕蛾（去翅足，微火米炒）15对，大蜈蚣（不去头足，酒润后微火焙干）15条，露蜂房（剪碎，酒润，略炒至微黄）、酸枣仁、酒当归、炙首乌、生地黄各30g，丁香、木香、桂心各6g，胡椒3g。共为细末，炼蜜为丸，如梧桐子大，每服30丸；或为散，每服3~6g，每日2次，空腹以少许黄酒送服。先祖父曾云："此方余已应用六十余年，每遇阳痿重症，诸药弗效者用之，无不应手取效。此乃家传之秘，切勿传于他人。"

余得此方不久，即治一陈姓患者，年方而立，已患阳痿3年余，曾历用甲基睾丸素、绒毛膜促性腺激素等性激素，以及诸多补肾壮阳、养血益气中药，皆未收效。问之，知有手淫史，婚后同房时常不满意，伴精神紧张、恐惧不安、督闷焦躁、腰酸尿频、面色晦滞，脉弦略涩。投以蜻蛾展势丹。服药4日后，即觉阴茎有所勃起，半月后竟获痊愈。后每用之，亦多获验。

此方立意清新，组织严密，选药奇特，别出心裁。考阳痿病机，可分虚实两端。虚者，肾精亏损，命火衰微，化源不足，致宗筋失养而成痿，治重补益；实者，肝气失于调畅，督脉失于温通，气血难达外势，亦可致宗筋失养，治重通调。临床纯虚纯实证少见，大多为虚中夹滞。滞虚相杂之证，治当通补并行。蜻蛾展势丹中大蜻蜓"强阴、止精"(《名医别录》)，"壮阳、暖水脏"(《日华子本草》)，"功擅补肾益精，治阳痿遗精"(《中国药用动物志》)；原蚕蛾"益精气，强阴道，使交接不倦"(《本草纲目》)，"大能补肝益肾，壮阳涩精，擅治阳痿、遗精、白浊"(《中药大辞典》)。二者共为主药，取虫药走窜之性，入肝经畅达宗筋以展其势，用血肉有情之体，入任督二脉通补阴器以强其本。辅以露蜂房、大蜈蚣之飞升走窜，解肝脉气血郁闭，使宗筋血气畅达。丁香、木香、桂心、胡椒辛温香窜，既可疏肝解郁，畅达宗筋之滞；又可温通阳明，强壮宗筋之体。佐以生枣仁、酒当归、炙首乌，益精养血，润养宗筋，既强阴器之根蒂，又能补偏救弊，协调阴阳，防前药之辛燥。确属虚实兼顾，通补并行之妙剂，自可展势起痿，如鼓应桴。如此良方，不敢自秘，公之于众，期与同道共济病家之苦。

十六、糖尿病治疗经验

消渴是中国传统医学的病名，是指以多饮、多尿、多食及消瘦、疲乏、尿甜为主要特征的综合病证。在病名方面，根据病机及症状的不同，消渴还有消瘅、肺消、膈消、消中等称谓。在病因方面，《黄帝内经》认为五脏不足、情志失调、过食肥甘是消渴的病因，强调了体质因素在消渴发病中的重要作用。《金匮要略》有专篇对消渴的证治进行阐述，立有白虎加人参汤、肾气丸等有效方剂，至今为临床医家所推崇。消渴是一种发病率高、病程长、并发症多，严重危害人类健康的病证，近年来发病率更有增高的趋势。中医药在改善症状、防治并发症等方面均有较好的疗效。现将石师治疗消渴的独特经验浅述如下：

（一）阴阳并重论治消渴

消渴之病机既往总认为是阴虚火旺，阴虚为本，燥热为标。石师认为阴虚固然是消渴的病机之一，然而执一端而论消渴，其失也泥。虽然本病临床表现为口干、口渴、多饮等阴虚见症，但是不容忽视的是消渴患者大多数还表现为倦怠乏力、神疲气短、不耐劳作、虚胖体弱等正气虚损的征象。患者多饮、多食，大量的饮食物虽然能被摄入，但是却不能布散全身而被人体充分利用，大量的精微物质随尿液而排出体外，导致患者饮水虽多却仍然口渴，饮食愈多而愈觉饥饿。从这些临床征象分析，石师认为脾肾两虚导致水液及水谷代谢失常是消渴发生的根本原因。《素问·经脉别论》说："饮入于胃，游溢精气，上输于脾，脾气散精，上归于肺，通调水道，下输膀胱。水精四布，五经并行。"水液及水谷精微代谢依赖于肺、脾、肾的功能，肺、脾、肾等脏腑的功能减退，则虽多饮、多食，但水液及水谷精微仍不能正常地布散、蒸腾于全身，全身的津液依然处于亏虚状态，从而发生消渴之疾。所谓"五脏皆柔弱者，善病消瘅"(《灵枢·五变》)，而功能减退的重要标志就是阳气的虚衰。何况此病为一慢性过程，病变日久，阳气虚损的表现就更加明显。而五脏之中，脾为后天之本，饮食自倍，脾胃乃伤；肾为先天之本，脾阳又根于肾阳，久病及肾，过劳伤肾。因此，脾肾阳气亏虚是病变根本，水液代谢失常是病变过程，阴液亏虚是病变结果。所谓治病必求于本，治疗消渴除了滋阴之外，还应当辨证地应用黄芪等补气健脾药，以及附子、肉桂、淫羊藿等温阳益肾之品，以使阳复阴生，气化得行，消渴向愈。

（二）活血化瘀贯穿始终

消渴是一类慢性终身性疾病，病变日久而入络，或由气虚不能推动而致血瘀，或由阳虚寒凝而致血瘀，或由阴虚津亏而致血瘀。瘀血的形成既是一个病理产物，又是一个新的致病因素。痹阻心脉则出现胸痹、心悸等心系并发症。痹阻脑脉则出现中风、眩晕等脑系并发症。阻滞肾络则出现水肿、关格等肾系并发症。瘀阻目络则出现目盲失明等目系并发症。痹阻四肢脉络则出现肢体麻木疼痛或肢端坏疽等四肢并发症。可见瘀血是各种并发症的共同病机。同时瘀血又可以加重消渴，如唐容川所论，"气为血阻，不得上升，水津因之不能随气上布"而成"瘀血发渴"。糖尿病的主要并发症如眼底病变、肾脏病变及糖尿病足等，都是微小血管损害的结果。中医认为大血管、小血管属于脉络范畴。所以，糖尿病的主要损害体现在脉络上，而它对心、脑部大血管的损害多是间接的，而且只是损害大血管的原因之一。这样，从发现糖尿病起，就要重视疾病对脉络的损伤，着眼于防治因脉络损伤而引发的并发症，做到"有则治疗，无则预防"。因此，活血化瘀的方法应当贯穿于消渴治疗始终，特别是早期应用可以起到未病先防的良好作用。已经出现并发症的，活血化瘀之品更是必不可少。此类药物对消渴的多种并发症都具有良好的治疗作用。

（三）降糖降脂同等重要

临床发现，糖尿病患者还经常合并有高脂血症，从而加重了糖尿病并发症的进展。现代研究表明，糖尿病患者由于胰岛素的绝对或相对缺乏，导致糖类、脂肪、蛋白质三大营养物质的代谢障碍，临床不但表现为血糖升高，而且血脂也容易异常。长期而持续的高血糖和高血脂本身对机体许多组织来说就是一种"中毒状态"。血糖升高具有"糖毒性"，血脂增高同样具有"脂毒性"，二者相合可以广泛地引起全身微血管、大血管、肌肉、胰岛B细胞等组织结构和功能方面的改变，导致一系列并发症的产生。因此，临床治疗本病应该降血糖和降血脂并重。国内外有些专家还建议将"糖尿病"改称为"糖脂病"，可见对脂类代谢异常的重视程度。中药降血脂具有很好的疗效，石师在临床上将具有调整血脂作用的中药分为三大类：第一类为泻下药，如大黄、番泻叶、芦荟等；第二类为活血化瘀药及利湿化浊药，如丹参、红花、水蛭、茯苓、泽泻、半夏、海藻等；第三类为补益精血药，如黄精、熟地黄、何首乌、灵芝等。泻下药属于下法的范畴，与糖尿病阴阳两虚或气阴两虚的病理本质不符，临床很少采用。第二类药尤其是第三类药，石师在辨证的基础上经常选用，以使祛脂化瘀之法能够贯穿始终，这也与西医学降糖调脂并重的最新观点殊途同归。

（四）消渴论治的用药特色

1.活血化瘀贯穿始终

治疗消渴活血化瘀药物更是必不可少之品，此类药物对消渴的原发病变及多种并发症都具有良好的治疗作用。有关药物的选择石师总结出两大类：一类是红花、月季等花类药物，其具有轻扬散漫、遍走全身之功，善入浮络、孙络而祛瘀；另一类是水蛭、地龙等虫类药物，取虫蚁搜剔、通络追拔之性，善逐恶血、死血以生新。但是活血化瘀之法毕竟属于八法中消法的范畴，久用或重用必有耗损正气之虞，须在温阳益气、滋阴养血的基础上辨证应用，方可充分地发挥作用。

2.辨病用药擅用蚕类

蚕类药包括蚕茧、僵蚕、蚕沙等。蚕茧又名蚕衣，为蚕蛾科昆虫家蚕蛾的茧壳，味甘，性温而无毒。《本草纲目》记载："蚕茧，方书多用，而诸家本草并不言及，诚缺文也。"又记载："煮汤治消渴，古方甚称之。丹溪朱氏言此物能泻膀胱中相火，引清气上朝于口，故能止渴也。"石师的导师任继学教授临证每喜用之以治消渴，或单用之煮水随意饮之，或随症加入汤剂之中，疗效颇佳。白僵蚕为蚕蛾科昆虫家蚕蛾的幼虫感染白僵菌而僵死的干燥全虫，味辛咸，性平，无毒，原本用于祛风通络、化痰散结。然据临床报道，内服僵蚕具有较好的降糖功效，临证观察确有良效，因此石师于临床每喜辨病用药而精选蚕茧、僵蚕、蚕沙等蚕类药。

3.巧用内金一举三得

消渴患者多见于富贵之人，如《素问·腹中论》所云："夫热中消中者，皆富贵人也。"过食膏粱厚味，腻脾滞胃而生积热、郁热。《素问·奇病论》曰："此人必数食甘美而多肥也，肥者令人内热，甘者令人中满，故其气上溢，转为消渴。治之以兰，除陈气也。"一是佩兰之类只能够芳香化湿浊，而鸡内金消食积则可以消除中焦之积热、郁热而治消。二是患者虽然食欲旺盛而多食，但是摄入之水谷却不能化为精微物质以营养周身。应用鸡内金可以促进脾胃的运化，使水谷能够化为精微。三是若方中运用了大量的补益滋腻之品，本身就不容易消化与吸收，配合鸡内金可以促进药力的发挥。四是根据张锡纯的经验，鸡内金可以协同活血化瘀药消除经络之瘀滞。

4.消谷善饥妙用补药

糖尿病患者大多数表现为食欲亢进而多食易饥。古人认为是由于胃火亢盛导致的消谷善饥，一般采用白虎汤清泻胃火。石师认为中焦胃火亢盛固然可以引起消谷善饥，但是糖尿病患者，特别是病程较长者，临床表现除了多食易饥、口渴喜饮外，还常常伴有倦怠乏力、精力及记忆力减退等虚损状态，临床上大多数既无热可清又无火可泻。此时的食欲亢进主要是由于糖尿病患者精血亏虚于内，强迫多食以自救的一种临床表现。其治疗上妙用熟地黄、黄精、灵芝等以补养精血而治疗食欲亢进之本。另外，此类药性质呆滞、黏腻，服用之后容易产生饱胀感，能够腻肠碍胃而影响食欲。这本来是此类药物的不良反应，但恰恰成了另一个治疗作用，即可以补精养血，还可以抑制亢盛的食欲。《神农本草经》记载这些药物还具有"久服轻身延年"之功。现代药理研究证明，这些药物具有良好的降低血糖、调整血脂的功效，可谓一举两得。而其中石师尤喜用黄精，因其能"补五劳七伤，益脾胃，润心肺"(《日华子本草》)，"补诸虚，填精髓"(《本草纲目》)。《中药学》教材称其功能"补脾气，益脾阴，补肾益精"。虽然石斛、麦冬、山药等均有补脾胃气阴之效，然教材中论及专补脾阴者唯有黄精。现代药理研究表明，黄精含黄精多糖、多种氨基酸、多种蒽醌类化合物等有效成分，对肾上腺素引起的血糖过高呈显著抑制作用，可增加冠脉血流量、降压，并有降血脂及抗衰老作用。只是黄精性味浓厚滋腻，稍大剂量或长时间服用之后极易产生饱胀感，能够腻肠碍胃而影响食欲，且有滑肠之弊，使用之时，颇为棘手。而石师临床多选其入药，正是针对糖尿病每兼多食易饥的特点，妙用本品，将其主要的副作用变为又一项治疗作用，可谓一举数得。若患者便秘则更为适合。若患者便溏则加山药固肠止泻，入五味子敛阴止泻。更何况黄精滑肠之性与其他泻药不同，对正气毫无损伤。

（五）博采众长最重辨证

古往今来，治消之方，丰富多彩，特别是现代许多著名医家治疗糖尿病更是积累了丰富的经验，当吸取众家之长，兼收并蓄，为我所用。如现代著名中医学家任继学教授认为：血糖不下，生地黄可以用至百克；尿糖不下，知母可以用至百克；酮症可以选加干姜等辛能胜酸之品。施今墨先生认为，黄芪配山药，苍术配玄参，一阴一阳，一脾一肾，有降低血糖、减除尿糖之功。我国著名中医学家祝谌予教授认为，黄芪配生地黄可以降尿糖；苍术配玄参可以降血糖；葛根配丹参生津止渴、化瘀生新，使气血流畅，可以提高降糖效果。我国著名老中医关幼波先生常以黄芪配淫羊藿、白芍配甘草、乌梅配葛根，补肾益气、生津敛阴而治疗消渴。在临床带教时石师强调，众多名家经验足资我们取法和应用，但前提是必须在辨证论治的基础上灵活运用。本着有是证则用是药的原则，方可取得满意疗效。若拘于某一方或某一药，脱离了中医的辨证论治，则疗效就必然不会理想。

（六）创验方"糖脂消胶囊"

糖脂消胶囊（辽药制字Z05020090号）是石师根据以上理论创制的治疗糖尿病的中成药，功能益气滋阴、生津止渴、祛脂化瘀，适用于糖尿病肾病、视网膜病变、末梢神经炎、周围血管病等并发症。其药物组成主要有黄芪、生地黄、熟地黄、天冬、麦冬、黄精、灵芝、僵蚕、蚕茧、红花、水蛭、鸡内金等，用以治疗消渴。稳定期可以配合降糖西药长期服用，或可以作为汤剂之后的善后调理，巩固治疗。此方消补兼施，温滋并用，辨证与辨病相结合，充分反映出石师治疗消渴的一贯论点。近年来广泛用于临床，经过数万例患者的临床验证，对糖尿病及其并发症的防治屡获良效。

（七）验案举隅

2型糖尿病案

董某，女，68岁，瓦房店市轴承厂退休工人。

患者10年前因为多食易饥、口渴、多饮、多尿而就诊于瓦房店市中心医院，血糖18～22mmol/L，确诊为2型糖尿病，先后口服多种降糖药，均出现继发性失效。近3年来改用胰岛素皮下注射，每日用量达50U，并且配合二甲双胍（50mg，每日3次）口服，血糖仍波动在10～15mmol/L，甘油三酯2.7mmol/L，总胆固醇9.2mmol/L。为进一步治疗而求诊于中医。患者素体肥胖，食欲旺盛，多食易饥，口干渴喜饮，倦怠乏力，畏寒喜暖，四肢末端麻木疼痛，大便略干，小便频数而多尿，舌淡白体胖大，质隐青，舌面少津，脉沉弱。

诊断：消渴（2型糖尿病）。

辨证：阴阳两伤，脂浊内蕴，脉络瘀滞。

治法：阴阳双补，祛脂化浊，活血通络。

处方：制附子10g（先煎），肉桂1g（后下），黄芪30g，生地黄30g，苍术10g，玄参15g，僵蚕15g，蚕茧10g，知母30g，黄精20g，石斛15g，丹参15g，红花15g，鸡内金15g。

半月后复诊：空腹血糖8.6mmol/L，体力明显好转，口干渴亦不甚明显，大便通畅，小便次数减少，但食欲仍然比较亢进，多食而易饥。上方改黄精40g，生地黄40g，制附子15g（先煎）。

1月后第二次复诊：空腹血糖7.8mmol/L，自觉身体轻快许多，四肢末梢麻木疼痛也逐渐减轻，饥饿感明显缓解，胃脘时觉饱胀。以前方为基础，加减治疗。

3个月后临床症状缓解，而且体重下降了3kg，空腹血糖7.2mmol/L，甘油三酯1.5mmol/L，总胆固醇4.2mmol/L。继以"糖脂消胶囊"巩固治疗。

按语：此例患者为老年女性，年逾花甲，消渴日久，致阴阳两虚，兼夹脂浊、瘀滞。治疗上予以阴阳双补、祛脂化浊、活血通络之法。方中附子、肉桂引火下行；黄芪温阳益气；生地黄、知母滋阴清热；黄精、石斛为滋阴妙品，对治疗阴虚火旺、津不上承所致之口干乃阴虚肠燥所致之便秘常有意想不到的功效。而此类药物性质呆滞、黏腻，容易产生饱胀感，又恰好能够通过抑制患者的食欲而达到降低血糖的作用。鸡内金一味消除食积胃火，又能理气醒脾，以防进补妨运之弊。玄参、苍术为降糖药对；僵蚕、蚕茧具有较好的降糖功效；丹参、红花活血通络祛脂。诸药合用，则顽症可控，疗效喜人。

本病除药物治疗外，注意生活调摄具有十分重要的意义。正如《儒门事亲·三消之说当从火断》曰："不减滋味，不戒嗜欲，不节喜怒，病已而复作。能从此三者，消渴亦不足忧矣。"其中节制饮食、加强运动具有基础治疗的重要作用。在保证机体合理需要的情况下，应限制主食、油脂食物的摄入，定时定量进餐，戒烟、酒、浓茶及咖啡等。保持情志平和，制订并实施有规律的生活起居制度。

十七、脂肪肝、高脂血症治疗经验

脂肪肝是指肝内脂肪沉积过多的病证。正常成年人摄入成分良好的膳食时，其肝脏脂肪含量约占肝重的5%。在某些反常的情况下，脂肪的含量可达40%~50%，这种反常的现象亦即脂肪肝。据统计，50%的肥胖者肝脏有脂肪变性，慢性感染者的肝脏亦有50%发生脂肪变性。脂肪肝在临床上的表现极不一致，轻者常无明显症状，重者并发肝硬化则可影响寿命。许多患者的症状轻微而被原来疾病所掩盖。常见脂肪肝的典型症状有食欲不振、食后腹部饱胀、右上腹疼痛不适、体重减轻、疲乏感，偶可见肝硬化及腹水。

引起脂肪肝的常见病因包括过度肥胖、高脂血症、酒精中毒、营养不良、感染性因素及内分泌疾病等。随着人类物质生活的逐步提高，肥胖者也越来越多。另外，因酗酒、糖尿病、肝炎导致的脂肪肝患者也日渐增多。

（一）证治源流

中医古籍中无脂肪肝的病名，但结合临床表现，本病应属中医学"胁痛""积聚""痰浊""瘀血""肥胖"等病证范畴。其中对导致脂肪肝的最主要因素高脂血症及肥胖更是立论颇多。古人虽然尚不知血脂增高，但已注意到它的存在与危害，尤其对过食肥甘厚味引起的高脂血症的危害早有认识。如《素问·生气通天论》云："膏粱之变，足生大丁。"《证治汇补》云："饮食劳倦，酒色无节，营卫不调，气血败浊，熏蒸津液，痰乃生焉。"其认为高血脂为血中痰浊。还有导致脂肪肝的描述，如《三因极一病证方论》云："饮食饥饱，生冷甜腻聚结不散，或作痞块，膨胀满闷。"中医对导致脂肪肝的肥胖也早有认识，如《素问·奇病论》曰："夫五味入口，藏于胃，脾为之行其精气，津液在脾，故令人口甘，此肥美之所发也，此人必数食甘美而多肥。"《灵枢·卫气失常》曰："人有脂有膏有肉，䐃肉坚，皮满者，肥。䐃肉不坚，皮缓者，膏。膏者多气而皮纵缓，故能纵腹垂腴。皮肉不相离者，肉。肉者，身体容大。"这些论述，将人分为肥、膏、肉三类，并认识到肥人血液浑浊、流通缓慢。论其发病原因多为饮食不节，入多于出，导致脂肪在体内堆积。但是，直至近代，中医对脂肪肝仍缺乏完整而系统的理论认识，亦无权威医籍有"脂肪肝"的系统中医理论阐述。但对导致脂肪肝的高脂血症论述颇多，并明确提出了血脂是痰浊，是浊质，而来源于水谷精微，浊脂由痰所化；脂混血中，清从浊化；并提出痰浊凝聚是高脂血症的关键病机，认为脾虚不运，导致痰浊脂质不断凝聚，血脂增高；或由肾虚，气化失常，水谷精微等体内流动物质代谢障碍，形成痰浊，导致痰浊脂质沉积，血脂增高。还有观点认为高脂血症为本虚标实证，本主要指脾、肾、肝三脏虚损；标主要指痰浊和瘀血。五脏失调，津液凝痰，从浊而化，酿成脂膏；或因气滞、气虚、痰浊引起瘀血，使营血变为污秽之血，脂质留而为弊。

近三十多年来，由于脂肪肝的发病率明显增多，更由于中西医结合的深入发展，各种临床理化检查等新技术的普及，对本病的认识及诊断率也明显增高。现大多根据临床证候，辨治以疏肝散滞、活血化瘀、祛痰泄浊之法，代表方药有逍遥散、膈下逐瘀汤、左金丸等。但因为对脂肪肝的病变尚缺乏有针对性的深刻研究与认识，临床诊治时往往忽略痰瘀脂浊这一特殊病理产物在病变过程所产生的病理作用，更缺乏有针对性的治疗措施，所以疗效不甚满意。

病因病机方面，中医传统理论中没有高血脂、脂肪肝这类名词，因此在辨证治疗脂肪肝时，多从痰湿立论，提出了痰瘀脂浊这一病理产物名词。目前，从病因上更加明确了脂肪肝病邪致病的特殊性；从病机上则更有针对性地提出了痰瘀脂浊，瘀滞肝脉这一特点，使其病机病位分析更加准确。组方用药方面，将传统减肥降脂药分为上、中、下三品。认为下品以导泻、利尿为主；中品以活血化瘀、祛痰化浊为主；上品则能轻身益气、升清培元，又能更好地调节血脂、降脂减肥，如黄精、灵芝、葛根等。

石师据此理法开发的科研方"祛脂化瘀丸（片）"广泛用于临床，疗效满意。完成的科研成果"祛脂化瘀丸治疗脂肪肝的临床与实验研究"获2000年大连市科学技术进步奖一等奖，2001年辽宁省科学技术进步奖三等奖。其科研方"祛脂化瘀丸"正在进行国家级准字号三类药物的开发。

（二）病因病机

引起脂肪肝的常见病因包括过度肥胖、高脂血症、酒精中毒、营养不良、感染性因素及内分泌疾病等。随着人类物质生活水平的逐步提高，肥胖者也越来越多。另外，因酗酒、糖尿病、肝炎导致的脂肪肝患者也日渐增多。而我们还可以看到，随着人类社会的发展，物质生活的日趋丰富，脂肪肝、高脂血症等疾病越来越多。所以，结合其发病特殊性，在论及脂肪肝的病因病机时，亦要有全新的思路。

石师认为脂肪肝、高脂血症为本虚标实证。本，主要指脾、肾、肝三脏虚损；标，主要指痰浊和瘀血。五脏失调，津液凝痰，从浊而化，酿成脂膏；或因气滞、气虚、痰浊引起瘀血，使营血变为污秽之血，脂质留而为弊。痰瘀脂浊既是病理产物，又是致病因素，从病因上更加明确了脂肪肝病邪致病的特殊性，从病机上更有针对性地提出了肝、脾、肾虚损，痰瘀脂浊内生，瘀滞肝脉这一特点，使其病机病位更加准确。更提出本类疾病在辨治之时，病之标实反而是论治的关键所在。在固护正气（或者说在不损伤正气）的前提下，重点选用疏肝运脾、祛痰化浊、攻散瘀血、磨消肉积之类治疗标实的药物，屡收良效。

（三）独特用药

治疗脂肪肝、高脂血症的常用药物有：①泻利清下类：大黄、决明子、茵陈、泽泻、番泻叶；②祛痰化浊类：山楂、荷叶、葛根、瓜蒌、昆布、海藻、薤白；③化瘀泄浊类：丹参、郁金、三七、蒲黄、水蛭；④补益轻身类：黄精、女贞子、炙首乌、生地黄、枸杞子、灵芝、玉竹、鸡血藤、黄芪、党参、绞股蓝等。

石师以健脾补肾养肝、祛痰化瘀降浊为法。组方用药方面，石师将传统减肥降脂药分为上、中、下三品。下品以泻利清下类药物为主；中品以活血化瘀、祛痰化浊类药物为主；上品以轻身益气、滋阴生精类药物为主。

现今治疗脂肪肝、高脂血症的常用药物多为中、下之品，而其中又以下品者居多。似乎是为了追求速效，而选择此类药力峻猛者。如是治法，乃业医者只见病而不见人，只见标而不见本，只治标而反伤本。更有以此牟利之辈，见利忘义之心时时可见。所以时常可见广告语"月减多少多少斤体重，无效退款"云云。至于用药者正气是否戕伤、肝肾功能是否损害、肠道黏膜是否黑变，皆不在考虑之中。

有鉴于此，我们在论治脂肪肝、高脂血症之时，更注重在整体观念上的辨证施治。遣方用药多以上品为主，取其轻身益气、滋阴生精的功能以治本。现代研究证明，此类药有很好的调节血脂、降脂减肥作用。但是此类药物在发挥疗效之时，大多有腻膈厌食，或腹泻滑肠的副作用。而石师认为针对不同的疾病和病机，如果运用恰当，这些所谓的副作用可以恰到好处的成为第二个、第三个治疗作用。如腻膈的副作用，恰好可治疗脂肪肝、高脂血症这类患者食欲亢进的情况，其疗效不逊于西药芬氟拉明、二甲双胍等药物抑制食欲的作用。而滑肠反应，对这一类患者的腹胀、便秘等症状也有很好的缓解作用。如果患者不便秘或本有轻度腹泻，多可在处方中酌加山药固脾、五味子敛肠，可保无虞。更何况这一类补益药物的滋腻滑肠作用，本身对人亦无损伤，与泻利攻下类药物的通腑泻下作用完全不同。

这一类药物常用者有黄精、女贞子、炙首乌、生地黄、枸杞子、灵芝、玉竹等。例如，黄精甘平，补气益阴，"宽中益气，使五脏调和"（《本经逢原》），"为滋腻之品，久服令人不饥"（《本经便读》）。灵芝甘平，有补益、强壮、轻身之功，又可祛痰浊、平喘咳、"疗虚劳"（《本草纲目》）、"保神，益精气"（《神农本草经》）。石师以此类上品作为主要药物治疗脂肪肝、高脂血症，在培补精气中，达到治疗的目的。患者在降脂、减肥、治疗脂肪肝的过程中，精力日益充沛，体质更加健康。

（四）验方"祛脂化瘀丸"

石师据此理法开发的科研方"祛脂化瘀丸（片）"系大连市政府1995年重点科研项目。其科研验方"祛脂化瘀丸"（辽药制字Z05020074号）获大连市及辽宁省卫生厅药政处批号，功能祛脂化瘀、疏肝通络，适用于脂肪肝、高脂血症、高凝血症、肥胖症，广泛用于临床，疗效满意。完成的科研成果"祛脂化瘀丸治疗脂肪肝的临床与实验研究"获2000年大连市科学技术进步奖一等奖，2001年辽宁省科学技术进步奖三等奖。科研方"祛脂化瘀丸"正在进行国家级准字号三类药物的开发。

　　科研方"祛脂化瘀丸"主要针对"精气俱伤，痰浊瘀血，阻滞肝脉"而设，为纯中药制剂，在组方用药上更有其独到之处，主要由黄精、灵芝、何首乌、生地黄、玉竹、葛根、水蛭、山楂、胆南星、柴胡等组成。

　　方中黄精甘平，补气益阴，"宽中益气，使五脏调和"（《本经逢原》），"为滋腻之品，久服令人不饥"（《本经便读》）；灵芝甘平，有补益强壮、轻身之功，又可祛痰浊、平喘咳、"疗虚劳"（《本草纲目》）、"保神，益精气"（《神农本草经》），可轻身益气。两药共为方中主药。炙首乌、生地黄、玉竹同助主药补益精气、轻身化浊之力，为方中辅药。山楂"酸甘，微温"（《本草纲目》），入脾、胃、肝经。《本草通玄》言："山楂，消油垢之积。"《医学衷中参西录》谓其："若以甘药佐之，化瘀血不伤新血，开郁气而不伤正气。"水蛭，味咸平，功能逐恶血、瘀血，《本草经百种录》言水蛭"性迟缓善入，迟缓则生血不伤，善入则坚积易破，借其力以攻积久之滞，自有利而无害也"。可见方中山楂针对本病证的痰浊脂质壅盛（高脂血症）而设，水蛭针对瘀血阻滞（高脂血症、高凝血症）而设，二者共为方中治疗痰浊脂质壅盛（高脂血症）和瘀血阻滞（高脂血症、高凝血症）的代表药物。丹参，味苦微温，"善治血分，祛滞生新，调经顺脉之药也"。胆南星，味苦性凉，"善解风痰热滞"（《本草正》）。《药品化义》称胆南星"大能益肝"，助诸药以化痰结。葛根甘辛平，"主解酒毒，止烦渴"（《药性论》），"治胃虚热渴，酒毒呕吐，有醒脾之力"，既可助诸药祛痰，又可解酒毒，以养肝祛脂。诸药共为方中辅药。柴胡少阳厥阴引经药也，可引诸药直达肝脉，为方中使药。诸药合用，相辅相成，共奏轻身益气、滋阴生精、化瘀祛浊之功，俾精气康复，痰瘀脂浊得去，肝脉得养，高脂血症、脂肪肝顽疾可愈。

科研结论：①祛脂化瘀丸对脂肪肝具有确切疗效，临床症状改善有效率达到97.14%。②祛脂化瘀丸对脂肪肝患者的高血脂具有显著改善作用。③祛脂化瘀丸具有改善肝组织脂肪样变性的作用。④祛脂化瘀丸对脂肪肝的B超病理改变有显著改善作用。⑤实验证明祛脂化瘀丸具有活血化瘀作用，可有效改善高黏滞血症。⑥实验证明祛脂化瘀丸毒性极低，可长期服用。

（五）祛除病因重预防

对本病的预防，还应祛除病因，调整饮食结构，调理情志，加强运动。

1.祛除病因

例如，酒精性脂肪肝主要是戒酒，并给予足量蛋白质饮食。肥胖病与肝炎后肥胖症、糖尿病等要减肥。

2.调整饮食结构

饮食以清淡、高维生素食物为主。肥胖者应限制热量，减轻体重；酒精性脂肪肝则应戒酒，进低糖及含不饱和脂肪酸食物为主；营养不良性脂肪肝应合理给予高蛋白食物。

3.适当运动和心理调适

每天坚持体育锻炼，心情开朗，不暴怒，少气恼，注意劳逸结合等也是相当重要的。

（六）验案举隅

重度脂肪肝、高脂血症案

王某，男，48岁，企业干部。

患者平素饮食不节，嗜食肥甘厚味，形体肥胖。10年前出现脂肪肝，多处求医，疗效不显。1周前于门诊检查：甘油三酯12.1mmol/L，总胆固醇9.8mmol/L，全血黏度增高；腹部彩超提示重度脂肪肝。为进一步治疗而求诊于中医。来诊时患者肥胖，食欲旺盛，嗜酒，多食易饥，时有腹胀，右胁部不适，口苦，倦怠乏力，大便略溏，舌淡紫胖大，舌苔白腻，脉沉滑。

诊断：重度脂肪肝，高脂血症，肥胖症。

辨证：气阴两虚，兼夹痰瘀脂浊。

治法：轻身益气，滋阴生精，祛脂化浊。

处方：黄精30g，灵芝20g，何首乌15g，生地黄20g，玉竹15g，葛根15g，水蛭6g，胆南星6g，焦山楂30g，山药3g，柴胡6g，丹参15g，红花10g。每日1剂，水煎服。嘱清淡饮食，加强运动。

1个月后复诊：甘油三酯7.6mmol/L，总胆固醇7.8mmol/L，体力明显好转，口干渴亦不甚明显，大便次数减少，但食欲仍然比较亢进，多食而易饥。上方改黄精40g。

2个月后三诊：甘油三酯5.8mmol/L，总胆固醇5.8mmol/L；腹部彩超提示轻度脂肪肝。自觉身体轻快许多，体力增强，饥饿感明显缓解，胃脘时觉饱胀。

以前方为基础，加减治疗3个月后临床症状缓解，而且体重下降了5kg。甘油三酯2.5mmol/L，总胆固醇4.2mmol/L，腹部彩超提示轻度脂肪肝。继以"祛脂化瘀丸"口服巩固治疗。

按语：此例患者为中年男性，年近半百，平素嗜食肥甘厚味，致脾肾两虚兼夹痰瘀脂浊。治疗上予以补益脾肾、祛脂化浊、活血通络之法。方中山楂、鸡内金，化饮食，消积滞。水蛭逐瘀血，祛旧邪。山药健脾，牛膝补肾，葛根解酒醒脾。黄精、灵芝，有补益强壮、轻身之功，助主药清身养正益气。而此类药物性质呆滞、黏腻，容易产生饱胀感，又恰好可以起到抑制患者食欲的作用。丹参、红花活血通络祛脂。柴胡可引诸药直达肝脉，为方中使药。诸药合用，相辅相成，痰瘀脂浊得去，正气康复，肝脉得养，高脂血症、脂肪肝之顽疾可愈。

十八、慢性便秘治疗经验

（一）秘有虚实，便秘岂可皆攻下

便秘一病虽有虚秘、实秘、风秘、气秘、冷秘、热秘等之分，但归结起来如张景岳所论，可分为阳结、阴结。盖阳结者，邪有余，宜攻宜泻者也；阴结者，正不足，宜补宜滋者也，知斯二者，即知秘结之纲领矣。总之，有火者便是阳结，无火者便是阴结。阳结必因邪火有余，以致津液干燥。阴结又可分为阳虚、阴虚。阴虚而阴结者，精血枯燥，津液不致而肠脏干槁，但壮其水则泾渭自通；阳虚而阴结者，阳气不行，不能传送而阴凝于下，但益其火则阴凝自化。

《温疫论·老少异治论》说："凡年高之人，最忌剥削。设投承气，以一当十；设用参术，十不抵一……老年慎泻，少年慎补。"石师认为，虽有"六腑以通为用"之说，然通之之法，当随其兼证各异，气虚者，补气即所以通；阳虚者，温阳即所以通；血虚者，补血即所以通；气滞者，行气即所以通；热结者，泄热即所以通；阴虚者，滋阴即所以通。不可拘泥于通下之法，当灵活用之。若妄用攻下之剂，如饮鸩止渴，犯虚虚之戒。

石师指出：大肠主传化糟粕，属六腑，以通为用，腑气停滞已久，而补气之味多有壅胀、呆滞、腻膈等偏弊。虽为塞因塞用之法，但亦需考虑补药塞用，通而行之，即最宜动补而忌呆滞。故方中少佐行散之味，缺之如"水库行舟，水不行，舟亦不行"。况且大虚之体，多气机不畅，纯用补剂，恐壅遏气机，虚不受补。于补益中稍佐行气药，取其动补之意，临证用之须注意把握补消之大的原则，切忌本末倒置，勿喧宾夺主。

（二）探本求原，慢性便秘皆虚损

慢性便秘是临床常见病、多发病，尤以中年女性及年老体虚者为多发。时下不少医患一见便秘就用大黄、芒硝、番泻叶，或予肠清茶、碧生源、芦荟胶囊之类苦寒攻泻之品。而这一类药物皆为实证便秘而设，且往往须短期应用，中病即止。慢性便秘初用尚可暂时通便，久而久之则通便效果愈差，便秘病情更重，使患者痛苦不堪。石师对此深感痛惜，曾多次撰文呼吁，强调慢性便秘绝大多数是虚证，决不可一味苦寒攻下，屡犯虚虚之戒。

中医理论认为，便秘有虚证和实证两端。石师经过多年的临床实践，总结性地提出：慢性便秘鲜有实证者，绝大多数是阴阳气血亏虚导致的虚损性便秘。因阳明经有寒产生邪热而造成的便秘属实证，其人必定大便燥结、腹胀拒按、狂妄谵语、口臭气粗、口渴恶热、精神不倦、六脉长大有力。此种阳明腹实证的便秘如今已极为罕见，宜用大、小承气汤"急下存阴"疏导之，中病即止。实则阳明，虚则太阴，病情再深一层，就是寒入太阴，导致脾气亏虚。其人大便是前段干结，而后段稀溏，饮水不多，胃口不佳，面色萎黄，倦怠乏力，六脉沉迟无力。此时当用理中汤或附子理中汤健脾益气以通便。

病情更深一层则寒邪入少阴而造成里虚寒证的慢性便秘，临床以老年人或久病体虚者居多。患者费力努挣而便难，往往通过"开塞露"等手段排出的粪便并不干结。此类患者往往由于久病成虚，或者长期服用大黄、芒硝、番泻叶等苦寒泻下之品，导致四肢逆冷、喜热恶寒、精神不振、六脉微细等肾阳虚衰的症状。此时必得用附子理中汤，甚则四逆汤、通脉四逆汤，且用至数十剂，回阳救逆、温肾助阳、散寒开凝而通便。

还有一类慢性便秘，或因临产失血过多，或因月经量多，或手术失血较多，或老年人体衰、大病之后精亏血少，或久服辛香燥热类中药造成阴血虚而便秘者。其人大便干结如羊屎、发质干枯、皮肤干燥、急躁易怒、五心烦热、精神先亢后萎、脉沉细数。这类患者就得用当归补血汤合增液汤，酌加阿胶、鸡血藤、龙眼肉、柏子仁等养血润肠而通便。

总之，慢性便秘一定属于虚证，脾气虚、肾阳虚、有阴血虚的不同。单纯依靠大黄、芦荟、番泻叶、麻子仁、金银花，或"润肠茶""解毒片""上清丸"之类的"清热去火"药通治慢性便秘是不可能的，是无知的幻想。那些一见便秘便认为是"上火"而用大剂苦寒药的思路即是不辨阴阳、寒热、表里、虚实，而用下法治疗便秘，是用一个错误掩盖另一个错误，不亚于草菅人命，为医者不可不慎哉！

（三）验案举隅

1.气虚阴竭便秘案

常某，女，70岁。

患慢性胆囊炎多年，曾服用多种苦寒利胆药。近一年来大便秘结服通便药不效，大便十数日一行，大便干结如羊屎状，食后腹胀，不敢多食，消瘦，乏力，口干。舌红少苔，脉沉细。

中医诊断：便秘，胆胀。

辨证：气虚阴竭肠燥，兼夹气滞。

治法：补气滋阴增液，润肠行气通便。

处方：麦冬15g，生百合30g，白芍15g，黄精15g，桑椹10g，生白术15g，太子参15g，炙紫菀10g，炒莱菔子10g，乌药10g，鸡内金40g，大黄3g（后下），炙甘草10g，3剂。每日1剂，水煎分3次服。嘱勿服辛辣、炙烤类食物。

二诊：大便已通，仍有食后腹胀，乏力，口干。舌暗红少苔，脉沉细。前方去大黄，白术改为20g，加桃仁6g，沙参15g，6剂。嘱可少量多次进食。

三诊：大便每日1次，腹胀已消，饮食渐增，仍有少气、乏力。舌红苔薄白，脉沉细。前方去乌药，生白术改为25g，黄精改为25g，7剂。

四诊：诸症均好，稍有少气。舌淡红，苔薄白。处方同前，14剂。嘱饮食少食餐，多食菠菜、猪血、芝麻、木耳等滑润之品，勿食辛辣。

按语：本病例审其因当知为因虚致秘。或阴血不足，津液干枯；或阳气衰弱，阴寒凝滞；或中气不足，运化无能。又复因便秘服用通便药，而市售通便之药为求速效，又多用苦寒攻下之品，苦寒竭阴耗气伤阳，屡犯虚虚之弊。故其病机为气虚阴竭，肠道失润，"无水舟停"。大虚之证焉可妄用攻下，故本方以大剂补气滋阴药治之，增水行舟。此法为中医治则之反治法，即塞因塞用，虽有腹胀、便秘之症，仍勿攻之，由病机使然。

方中紫菀为止咳平喘药，化痰止咳，与便秘似无关系，然《医宗必读》有云："紫菀，主痰咳上气……通利小肠，虽入至高，善于下趋。"肺与大肠相表里，肺主气，主宣发和肃降，大肠传化糟粕亦与肺的宣降有关，肺气不降则腑气不通，如唐宗海《中西汇通医经精义·脏腑之官》中所述："大肠之所以能传导者，以其为肺之腑。肺气下达，故能传导。"肺失清肃，津液不能下达，可致大便困难；肺气虚弱，气虚推动无力，也可见大便艰涩不行。故临证治疗便秘常少佐通肺经之药，如见气虚之证更进大剂补气之品。又患者虽有食少、消瘦、气短、乏力之本虚证，然亦有食后腹胀加重、便秘、不敢进食之标实证，如标实不去，腑气不通，恐补剂难入。《素问·标本病传论》有"先病而后生中满者治其标"之说，故当标本同治。且观其舌红有热象，故于补药中少佐以一味大黄，下其热结，剂微效著，不伤其正也。

2.阳衰寒凝便秘案

王某，女，31岁。

21日前行阑尾炎手术，术后即发生轻度肠粘连有不全梗阻征象，即服用大黄、番泻叶等苦寒攻下药物，效不显。后又请某医院外科专家行第二次手术以解除肠粘连，术后粘连梗阻症状更甚。遂请某中医专家行通腑攻下之法，药后病情不减反甚来诊。自述腹胀闷痛，阵发性绞痛，怕冷，大便不通，4～5日一行。观其面色㿠白，痛苦面容，时值盛夏身穿厚衣，气短声低，头额虚汗。舌淡嫩苔薄白，脉沉细缓涩无力。

中医诊断：便秘，腹痛。

辨证：阳气大损，阴寒凝滞，肠腑不通。

治法：温阳益气，润肠通便。

处方：炙附子15g（先煎），党参30g，白术15g，干姜6g，炙甘草10g，炒白芍15g，肉苁蓉10g，炒莱菔子15g。6剂，以蜂蜜水送服。

二诊：大便已通，腹胀闷痛大减，稍有怕冷，虚汗。前方加桃仁10g，10剂。

三诊：诸症均好。续服前方10剂善后，嘱勿食生冷，适当摄入狗肉、羊肉等温性食物。

按语：阳气虚衰性便秘，乃大量应用苦寒药物所致。苦寒药易伤中影响脾胃运化，损伤正气；苦性多燥易伤津液，寒性伤阳，都可影响大肠传导而致便秘，故不可久服苦寒药。现在某些医生不晓辨证，一见中焦之证，腑气不通即用通里攻下苦寒之药，治实热便秘尚需中病即止，如以此治虚证便秘必伤人无功。值盛夏而厚衣怕冷可见其虚寒尤甚，虽有腹胀闷痛，然其中满、便结不甚，饮食尚可，可知其标不甚急。治宜缓则治本而专用温阳益气之法，阳气健运，大肠得以温养则便自通，所谓"温则通，寒则凝"是也。

3.中气虚衰便秘案

孟某，男，43岁。

便秘3年，初用通便药有效，久之不效。现大便十余日未解，有便感，临厕排不出，使用番泻叶、开塞露，均未能排便，面色㿠白，神疲乏力，腰膝酸软，食少。舌淡苔薄白，脉沉缓无力。

中医诊断：便秘。

辨证：脾肾气虚，大肠传导失职。

治法：补脾肾益气，润肠行气通便。

处方：党参15g，生白术15g，山药15g，黄芪20g，肉苁蓉10g，牛膝10g，当归15g，肉桂1g（冲服），升麻5g，火麻仁10g，枳壳10g。3剂。嘱家属以一手戴乳胶手套涂润滑液挖出粪便，勿食寒凉食物。

二诊：大便已下，仍有面白、乏力、畏寒之症。舌淡苔白，脉沉迟。前方加杏仁10g，生白术改为20g，6剂。

三诊：大便2日一行，面色见红润，稍有乏力。舌淡红，苔薄白，脉沉。前方去枳壳，加炒莱菔子15g，6剂。

四诊：大便正常，诸症均好。续服前方1个月，嘱食芝麻、黑木耳、猪血等润滑食物，勿服寒凉。

按语：患者既有面色㿠白、神疲乏力、畏寒肢冷、食少之虚，又有大便十余日未行之实，然而其便不干硬，舌脉无热象，故不可用硝、黄等泻下热结之品，而应以大剂补气药同时用手法取出宿便。润肠通便之药为治疗便秘之常法，吾方中更用肉苁蓉一味，先贤有"秘结之由，除阳明热结之外，则悉由乎肾"之论。粪便的排泄，本是大肠的传化糟粕功能，但与肾的气化有关，如肾阴不足时，可致肠液枯涸而便秘；肾阳虚损时，则气化无权而致阳虚便秘。本案见肾阳气不足之证，故以肉苁蓉补益肾精、温肾益气。本案亦选生白术一味，《医学启源》云白术："除湿益燥，和中益气，温中。"《中药大辞典》更总结其"补脾，益胃，燥湿，和中"之功，治"脾虚、泄泻"。既然白术能止泻除湿，常有用白术治便秘是否有加重便秘之嫌的疑问。白术止泻实源于其健脾强胃之功，脾主运化（运化水谷、水液）、生清，胃主受纳、通降，脾升胃降，脾胃为后天之本，气血生化之源。然脾气虚亦可致大肠传送无力，而成便秘；胃失和降，腑气不通，亦可致大肠传送失职，发为便秘。本案使用白术等补气药即为健脾和胃通便而设。又肺属金合大肠，脾胃属土，喻培土生金之意。石师临床经验：炒白术能补脾止泻，而生白术温脾行滞之力更强，脾虚中气鼓动无力而致腹胀便秘者，生白术乃不二之选。

十九、慢性复发性口腔溃疡治疗经验

（一）慢性口腔溃疡的概论

慢性复发性口腔溃疡属中医学"口疮""口疡""口破""口糜"等范畴，临床以口腔黏膜发红、溃烂为特征。本病好发于唇、舌、颊、软腭等口腔黏膜处。初起可见口干，不思饮食，食觉无味，局灶性黏膜充血水肿，呈粟粒状红点；若病情发展，可出现口内红肿作痛，灼热、灼痛明显，继而形成溃疡，可深达黏膜下层腺体及腺周组织；降低食欲，影响生活质量，少数口腔溃疡迁延不愈还会发生口腔癌变。西医认为，其发病机制可能与免疫功能低下、细菌或病毒感染、代谢障碍、维生素缺乏、内分泌异常、消化功能紊乱及精神因素有关。中医认为，慢性复发性口腔溃疡属口疮、口疡、口破、口糜等范畴，临床本病虽发于口腔局部，但却与全身脏腑功能失调密切相关。复发性口腔溃疡是一种临床常见的口腔黏膜疾病，通常人们认为是"火气大""热毒上攻"所致，常自服牛黄解毒片、牛黄上清丸、抗生素等药物，临证时很多医生则喜投导赤散、芩连饮等清热解毒、苦寒清下之剂，但是常不奏效，反耗伤正气，贻误病情。

（二）慢性口腔溃疡的病因病机

历代医家多从脾胃积热、脾胃气虚、心肝火旺、脾肾虚衰、肝肾阴虚等方面论治。石师认为，口疮多因饮食、情志、劳倦、久病不愈等因素所致。舌为心之苗，诸痛疮疡，皆属于心；脾开窍于口，络脉夹舌本，散舌下，故口疮之患与心、脾关系最为密切。首先当辨明虚实，不能一概而论。其病因病机有三：一是由于吸烟、嗜酒、过食辛辣刺激性食物及思虑过度，郁积化热，导致心脾火热上炎，灼蒸于口而成。故《圣济总录》曰："心脾有热，气冲上焦，重发口舌作疮也。"《素问·气厥论》说："膀胱移热于小肠，隔肠不便，上为口糜。"以上医家均提出"火热为患"的病机。二是思虑劳倦，心阴暗耗，或热病后期，阴分受伤，阴虚则火旺，上炎于口而发。如《医宗金鉴》谓："口糜由阳旺阴虚，膀胱湿水泛溢脾经，湿与热瘀，郁久则化为热，热气熏灼胃口，以致满口糜烂，甚于口疮。"提出口糜亦有阴虚的一面。三是劳倦、久病等致脾胃中气受损，或口疮日久，灼阴耗气，脾胃气虚而发。正如《杂病源流犀烛·口齿舌病源流》所说："口糜者，口疮糜烂也。心热亦口糜，口疮多赤……中焦气不足，虚火上泛亦口糜；服凉药不效，阴亏水泛亦口糜。"陈实功《外科正宗》曰："口破者，有虚火实火之分，色淡色红之别。虚火者，色淡而白斑细点，甚则陷露龟纹，脉虚不渴，此因思烦太甚，多醒少睡，虚火动而发之；实火者，色红而满口烂斑，甚则腮舌俱肿，脉实口干，此因膏粱厚味，醇酒炙煿，心火妄动发之。"临床论治，若身体强壮，起病急，病程短，一派实热之象者，方可予清热泻火之法。若素体虚弱，病情反复，正气亏伤之人，必用补益扶正为主，兼以治标辅之，方可奏效。若一再滥用苦寒之类，戕伤阳气，燥竭阴津，则犯虚虚之戒，顽疾日甚矣。

1.阴虚火旺

素体阴虚，或热病之后伤阴，或思虑太过，或劳伤过度，或睡眠不足等暗耗真阴，导致心、脾、肾之阴液不足而生内热，虚火上炎，口舌受灼，溃烂成疮。

2.脾气虚弱

脾胃同居中焦，为气血生化之源，升清降浊之枢。若思虑太过，劳倦内伤；或久病之后，脾胃虚弱，中气不足，升降失调，气机不畅，郁而化火，阴火乘脾胃元气之虚而上炎，则致口舌生疮。

3.脾肾阳虚

脾为后天之本，肾为先天之本。脾主运化水谷精微，但须借助于肾中阳气的温煦。肾藏精，但肾脏精气亦有赖于水谷精微的不断补充与化生。二者相互资助，相互促进，相互影响。若禀赋阳虚；或劳倦不节；或久病久泄，损伤脾胃元气；或形寒饮冷，久居湿处，脾肾阳虚、温化失职，阴寒内盛，脉络痹阻不畅，寒湿困聚口腔，则溃烂成疮。

4.阴阳俱损

久病体弱，或长期服用苦寒药物，戕伤阳气，燥竭阴津，致脾肾先后天阴阳俱损，既有阴竭水亏，虚火上炎，又每兼下焦阴寒内盛，逼浮阳上越。

（三）辨证论治

1.肺胃阴虚，虚火上炎证

口疮数少而分散，大小不等，边缘清楚，红晕明显但较窄小，稍微隆起，干燥灼痛，疮面深浅不一，表面有灰黄色膜覆盖。心烦失眠，口燥咽干，舌红少津，脉细数。治宜滋阴降火为主。方用玉女煎加减。

2.脾肾不足，阳气虚弱证

口疮数目少，口疮周围水肿轻微，淡红或不红，遇劳加重，疮面色淡，大小不等，愈合较慢，面色萎黄，神疲气短，食少纳呆，腹胀便溏，舌淡苔薄白，脉缓弱无力。治宜温补脾肾。方用补中益气汤或附子理中汤加味。

3.阴阳俱损，虚阳上越证

口疮数目少，周围颜色淡红，溃疡面淡白色，久不愈合，疼痛时轻时重，遇疲劳易发，面浮肢肿，面色㿠白，腰膝或少腹冷痛，小便多，舌质淡，苔白滑，脉沉弱或沉迟等。治宜温肾祛寒，导引浮阳为主。方用金匮肾气丸和十全大补丸加减。

（四）石师治疗口腔溃疡的一些特殊用药体会

石师在治疗口腔溃疡的辨证用药中往往选用一些特殊的药物，常能化平淡为神奇，取得意想不到的功效。

1.僵蚕、䗪虫，搜剔经络祛顽毒

石师在治疗口腔溃疡过程中，喜用虫类药物如僵蚕、䗪虫等以搜剔经络、祛邪解毒。这就不得不提到毒邪致病这个根源。所谓"毒"，包括以下几类：一指药物或药性；二指病症；三指内生病理产物。我们所说的毒，多是指后者而言。《金匮要略》曰："毒，邪气蕴结不解之谓。"外邪内蕴，诸邪久滞，皆可化毒，病邪深在，而致本病缠绵难愈。因此，临床常选用僵蚕、䗪虫、蝉蜕、地龙等药物入络搜风剔毒，逐邪外出，尤其䗪虫一味更是治疗重舌、木舌的要药。现代药理研究发现，

虫类药物有抗炎及免疫抑制作用，有抗过敏、抗组胺、消除抗原、调节免疫等作用，恰恰与西医认为的口腔溃疡多由变态反应所致的理论相吻合。

2.芝、苓菌类，滋阴益气扶正气

菌类药物如灵芝、茯苓等均有滋阴益气、扶正固本的功效。在历代本草中亦有大量此类药物补益强壮等功能方面的记载。且现代药理研究发现，菌类药物含有生物活性多糖体，能激活细胞免疫反应，改善机体免疫状态，有免疫调节、消除抗原、抗氧化、抗肿瘤等作用。这也与西医认为口腔溃疡多由人体的免疫功能紊乱、免疫力低下所致的理论相吻合。

3.附子、肉桂，引火归原火自息

有人会对石师治疗口糜时，尤其是慢性病变时，经常应用附子和肉桂感到费解，因附子、肉桂属于温里药，而温里药易耗阴动血，口糜多是虚火上炎，应用附子、肉桂岂不冲突？对于阳虚口糜，正如《医理真传》所言："各部肿痛，或发热，或不发热，脉息无神，脉浮大而空，或坚劲如石，唇、口、舌青白，津液满口，喜极热汤，二便自利，间有小便赤者，此皆为气不足之症，虽现肿痛火形，皆为阴盛逼阳之证候。世医往往称为阴虚火旺，而用滋阴降火之药者极多，试问有阴虚火旺，而反见津液满口，唇、舌青滑，脉息无神，二便自利者乎？吾愿天下医生，切切不可见头治头，见肿治肿，凡遇一证，务将阴、阳、虚、实辨清，用药方不错误。"《本草汇言》云："诸病真阳不足，虚火上升，咽喉不利，饮食不入，服寒药愈甚者，附子乃命门主药，能入其窟穴而招之，引火归原，则浮游之火自熄矣。""附子以白术为佐，乃除寒湿之圣药，又益火之源，以消阴翳""肉桂下行走里之物，壮命门之阳，植心肾之气，宣导百药，使阳长则阴自消"方中应用附子及少量肉桂，导龙入海，引火下行，治疗阳虚所致口舌生疮，效果显著。但应用时一定要注意用量用法，如附子一定要先煎，且时间最好不少于1小时；肉桂常用量为1g或更少，不应该超过2g，一沸即可，否则易致温燥。

4.鸡内金消积，虚证实证均奏效

中药鸡内金具有消食导滞的功效，石师在治疗口糜虚证、实证时均有应用。其一，玉女煎是以滋阴药为主组成的，此类药物性多黏滞，易滞脾碍胃，妨碍消化功能，用鸡内金理气醒脾，以防进补妨运之弊。其二，《本草纲目》曰鸡内金："治小儿食疟，疗大人淋漓，反胃，消酒积，主喉闭乳蛾，一切口疮牙疳诸疮。"口糜究其根本原因，乃脾胃积热所致，"五积皆可生火"，不论虚火、实火均由积生，因此应用鸡内金运脾消积。消食消积则可以消除中焦之积热、郁热，不清火而积滞郁结所生之火自消，以此治疗口糜，可收釜底抽薪之效。

5.法参激素，补阳益阴建奇功

目前，西医治疗顽固性口腔溃疡常常应用糖皮质激素抑制炎症反应。但在达到一定疗效的同时，常常产生药物依赖性或肾上腺皮质萎缩、功能紊乱的副作用。因此，寻求中药替代激素，回避激素的副作用已成为迫在眉睫的问题。激素类药物按中医理论可以归属于补肾温阳药的范畴，或者说补肾温阳中药有同糖皮质激素相似的作用。但中医的补阳药又不等同于激素。西医直接补充外源性激素，将反馈性地抑制自身腺体的分泌而导致腺体萎缩。中医的补阳药根据现代药理学研究则是通过改善腺体的功能，促进腺体自身分泌而达到补充激素的目的。因此在方药中酌加杜仲、肉苁蓉、巴戟天等补肾壮阳类药物非常有助于口糜的愈合，常能取得意想不到的功效。但石师认为，此类药物最易助火升阳，且口糜者多为阴虚之体，因此须慎之又慎。而中医补益之时，最忌偏于一法，应时刻注意阴阳平衡。调补阴阳的原则牢执先贤之法，遵循先贤所云："善补阳者，必于阴中求阳，则阳得阴助而生化无穷；善补阴者，必于阳中求阴，则阴得阳生而泉源不竭。"慢性疾病病情迁延，常阴损及阳，阳损及阴，每多阴阳俱损，临证之时，即使阳虚较甚者，亦应在温补阳气的同时酌加补阴之品，以防偏颇。

6.内外结合，敛疮常用蛋黄油

历来治疗口腔溃疡常外敷锡类散、冰硼散、西瓜霜、蒙脱石散等药物以清热解毒、滋养保护黏膜；或用中药喷雾剂消炎止痛，促愈敛疮；也有应用吴茱萸、附子、干姜、肉桂压粉后用水、醋或蜂蜜调制，外敷于涌泉、关元等穴取其温肾固本、引火归原、上病下取、导火下行之意；外用食物常选蜂蜜、砂糖、香油、奶粉、西瓜汁、西红柿汁等。但在临床治疗顽固性口腔溃疡过程中，石师对外涂蛋黄油生肌收口尤有心得。其认为鸡蛋黄甘平无毒，有补阴血、解热毒、排脓散结的作用，外用能改善局部组织营养不良的状况，对皮肤、黏膜的疾患有良好的消炎杀菌和帮助修复的功效。蛋黄油的具体制作方法：将5~10枚鸡蛋煮熟，去掉壳和蛋白，取蛋黄放于铁锅内碾碎，用文火边炒边挤压，一定要注意火候，待蛋黄熬成焦黑色时，即可见油溢出（每个蛋黄可炼油4~5mL），将油置于瓶中储存，冷却后即可使用。嘱患者睡前先用淡盐水洗净溃疡面，然后用棉签蘸蛋黄油涂搽于溃疡局部及边缘，再用凤凰衣（新鲜鸡蛋内的软膜）覆盖，每每应手取效。另外，蛋黄油外涂治疗乳头靫裂、肛裂、阴道黏膜破溃、中耳炎等亦有很好的疗效。

（五）验案举隅

1.阴虚火旺口疮案

陈某，男，60岁。2007年4月2日初诊。

患者口舌溃疡反复发作5年，曾服用维生素、抗生素及清热解毒类中药，疗效不显。近8个月来舌两侧大片破溃，进食困难。来诊时症见：舌边两侧溃烂，右侧尤甚，见大片破溃面，中心凸起，表面见白色糜烂黏膜，红肿疼痛，语言不便，流口水。舌质红，舌苔薄白少津、微花剥，脉细数。

中医诊断：口疮。

辨证：肺胃阴虚，虚火上炎。

治法：滋阴降火，化瘀生新。

处方：玉女煎化裁。

熟地黄30g，麦冬15g，知母15g，生百合15g，石斛10g，怀牛膝10g，灵芝20g，山药15g，生石膏30g，丹皮10g，蝉蜕10g，䗪虫3g，鸡内金20g，生甘草6g。14剂，每日1剂，水煎分3次服。

另用自配蛋黄油涂于患部。

4月18日二诊：诉药后口腔疼痛大减，舌边红肿消退，破溃面缩小。继服原方，去丹皮，加白芍15g。

半月后舌边溃烂面已近全部愈合，红肿消退。继服上方6剂而愈，随访1年未再复发。

按语：本案乃虚实夹杂之患，属肺胃阴虚，虚火上炎之证，适用玉女煎加减。此方出自《景岳全书》，由熟地黄、知母、牛膝、麦冬、石膏组成，对烦热干渴、头痛、牙龈出血等症，设之最宜。方中熟地黄、麦冬、石斛、灵芝、百合滋补阴液；鸡内金、山药、甘草健脾生津；生石膏、丹皮、知母清脾胃虚火；蝉蜕、蟅虫驱邪外出；牛膝一味导热下行。诸药合用，共收壮水之主、滋阴清热、降火祛邪之功，则口疮顽疾自愈。另外，"胃喜润而恶燥"，清热泻火之品性皆寒凉而多味苦，易伤中影响脾胃运化，且苦燥之剂易伤津液而使阴虚更甚，病情加重，因此苦寒之剂的应用当慎之又慎。

2.阳衰虚火口疮案

王某，女，63岁。

患口腔溃疡20余年，诊为"复发性口腔溃疡"，曾长期口服清热解毒药物，效果不明显。2013年7月19日前来就诊，两颊、舌边可见多个溃疡点，表面覆盖淡黄色假膜，周围黏膜颜色淡红，自觉灼痛，时轻时重，溃烂面久不愈合，形体消瘦，营养不良，倦怠乏力，饮食不振，面色㿠白。舌体薄，舌质淡红，苔白滑，脉沉弱。

中医诊断：口疮。

辨证：阴阳俱损，虚火上泛。

治法：温肾补脾，导龙入海，引火归原。

处方：金匮肾气丸合十全大补汤加减。

熟地黄15g，山药15g，山萸肉6g，茯苓15g，炙附子10g（先煎），肉桂1g（后下），党参20g，白术15g，当归15g，炒白芍20g，百合15g，鸡内金20g，僵蚕15g，炙甘草10g。15剂，每日1剂，水煎分3次服。嘱忌辛辣、生冷、油腻之品，调畅情志。

半月后复诊，自诉饮食量增加，乏力症状减轻，口腔溃疡基本消失。继服7剂，巩固疗效。随访1年未见复发。

按语：复发性口腔溃疡属中医"口疮""口糜""口疳"等范畴，临床以口腔黏膜发红、溃烂为特征。本病初起症状较轻，可见口干、不思饮食、食觉无味，若病情发展，可出现口内红肿作痛、灼热感，口有特殊臭味或口甜。现代医学认为，其发病机制可能与免疫功能低下、细菌或病毒感染、代谢障碍、维生素缺乏、内分泌异常、消化功能紊乱及精神因素有关。中医认为，本病虽发于口腔局部但却与全身脏腑功能失调密切相关，历代医家多从脾胃积热、脾胃气虚、心肝火旺、脾肾虚衰、肝肾阴虚等方面论治。复发性口腔溃疡是一种临床常见的口腔黏膜疾病，通常人们认为是"火气大"所致，常自服牛黄解毒片、牛黄上清丸等药物，临证时很多医生喜投导赤散、芩连饮等清热解毒、苦寒清下之剂，常不奏效，反耗伤正气，贻误病情。

这两个病例虽然都是虚实夹杂，但辨证不尽相同。例1患者乃虚实夹杂之患，属肺胃阴虚，虚火上炎之证，适用玉女煎加减。此方出自《景岳全书》，由熟地黄、知母、牛膝、麦冬、石膏组成，对烦热干渴、头痛、牙龈出血等症，设之最宜。方中熟地黄、麦冬、石斛、灵芝、百合滋补阴液；鸡内金、山药、甘草健脾生津；生石膏、丹皮、知母清脾胃虚火；蝉蜕、䗪虫祛邪外出；牛膝一味导热下行。诸药合用，共收壮水之主、滋阴清热、降火祛邪之功，则口疮顽疾自愈。另外，"胃喜润而恶燥"，清热泻火之品性皆寒凉而多味苦，易伤中影响脾胃运化，且苦燥之剂易伤津液，而使阴虚更甚，病情加重，因此苦寒之剂的应用当慎之又慎。例2患者久病体弱，长期服用苦寒药物，戕伤阳气，燥竭阴津，致脾肾阴阳俱损，下焦阴寒内盛，逼迫浮阳上越。此类患者临床常表现为恶寒喜暖、倦卧乏力、大便溏薄、口腔溃疡面泛白，往往无红肿热痛，治疗总宜扶正固本、引火归原，方药用金匮肾气丸合十全大补汤加减，以收燮理阴阳、扶正祛邪之效。方中以阴阳并调、气血双补药物为基础，更取附子、肉桂益火之源，导龙入海，引火下行，治疗阳虚所致口舌生疮，效果显著。尚需注意，应用附子、肉桂时一定要注意用量用法，附子一定要先煎，且时间最好不少于1小时；肉桂用量宜少，一沸即可，否则易致温燥。

二十、不孕症治疗经验

凡生育年龄的妇女，其配偶生殖功能正常，婚后夫妇同居1年以上，未避孕而未妊娠者；或曾孕育而又2年以上，未避孕而不再妊娠者，统称"不孕症"。前者为原发性不孕症，《备急千金要方》称"全不产"，《脉经》称"无子"；后者为继发性不孕症，《备急千金要方》称"断绪"。

在不孕症中，不孕的因素经任何治疗都不能消除，根本无妊娠可能性的为绝对性不孕；经过治疗，或不给予特殊治疗亦可能受孕的为相对性不孕。不孕症是妇科常见病、疑难病之一，也是一个困扰社会和家庭的实际问题。目前，随着人们思想观念的变化，不少妇女推迟婚龄及育龄，由此而出现的生育能力逐渐降低及遗传性疾病发生率的逐渐提高，使得不孕症的诊治有某种程度上的紧迫感。石师在女性不孕症的诊治方面略有心得，今撷其要简述如下。

（一）病因病机

导致不孕症的病因十分复杂，男女任何一方的异常都可致病。据统计，在不孕症中，女方因素占40%，男方因素占30%，尚有30%为夫妇双方原因。但是据石师近十余年临床所见，因男方因素所导致者，明显多于女方。

肾为生殖之源，女子肾气盛，天癸至，任脉通，冲脉盛，月事以时下，男子生殖功能正常，二者合洽，则交而孕，孕而育，育而壮。而肾气亏，任脉虚，太冲脉衰少，天癸竭，地道不通，则形坏而无子。《素问·奇病论》说："胞络者，系于肾。"肾气通于胞，肾主藏精，为冲任之本，天癸之源。如肾亏则天癸、冲任、子宫功能失调，或脏腑气血不和，经络不调，致成不孕。临床常见有肝郁气滞、气血亏损、痰湿阻滞、瘀血留胞及肾虚等型。

1.肾虚

（1）肾阳（气）虚：先天肾阳不足，命门火衰，不能化气行水，寒湿注于胞中，致冲任胞宫虚寒不孕。如《傅青主女科》所说："寒冰之地，不生草木；重阴之渊，不长鱼龙。今胞胎既寒，又何能受孕。"

（2）肾阴（精）虚：先天禀赋不足，肾精不充，或合男子多，血枯虚人，天癸不能按时而至，或至而不盛，冲任脉虚，胞脉失养，不能摄精成孕；或阴虚火旺，灼伤精血，亦致不孕。如《傅青主女科》云："寒阴之地，固不生物；而干旱之田，岂能长养。"

2.痰湿内阻

素体肥盛，或嗜啖肥甘厚味之品，或蛮补脾胃，痰湿内生，气机不畅，胞脉不荣，不能摄精成孕；或素禀脾胃不足，或大病久病戕伤脾肾之阳，运化失健，水精不布，聚湿成痰，阻滞气机，冲任不通，生化之功能不足，月事不调，致成无子。如何松庵所说："在肥白人则躯脂满溢，占住血海，故不能摄精也。"

3. 瘀血停胞

经行产后，余血未净，感受六淫之邪；或伤于七情，或因合之非道，败精与余血浊液相搏结，致使宿血停滞，凝结成积，日久成癥，滞气碍血，经水失调，胞脉受阻，故难受孕。《备急千金要方》云："妇人二三十年全不产育者，胞中必有积血。"亦有气虚血运无力，气滞血瘀，稽留子门，子门闭塞，不能摄精成孕者。

4. 血虚弱

素体虚弱，营血不足；或大病久病，脾胃虚损，化源衰少，冲任血少，胞脉失濡，不能摄精成孕。如《格致余论》所说："妇人无子者，率由血少不足以摄精也。"

5. 肝郁气滞

素体抑郁，情怀不畅，动辄多怒，更因忧怒思虑过激过久，致肝失疏泄条达之性，气机郁滞，疏泄无常，则气滞而血不行。气血不和，冲任不能相资，胞宫血海失养，月经不调，发为无子。如《女科要旨·种子》说："妇人无子，皆由经水不调。经水所以不调者，皆由内有七情之伤，外有六淫之感，或气血偏盛，阴阳相乘所致。"又因婚久不孕，求子心切，郁郁寡欢，更加重了肝郁。因此，不孕症在不同程度上与肝郁气滞有关。

总之，不孕症的病因病机复杂，而与肝、肾关系最为密切，并与天癸、冲任、子宫功能失调，或脏腑气血不和，影响胞脉胞络功能有关，临证当详加察辨。

（二）辨证论治

石师认为，不孕症病因虽多，仍不外虚实两端，虚者脾肾不足、气血亏损，实者气滞血瘀、肝郁痰滞等。

其临床表现为婚久不孕，多由月经不调发展而成，有月经期、量、色、质的改变，或先期、后期，或量多、量少，或崩漏或闭经，或色淡、色红、色紫暗，或质薄、质稠、瘀块等。其病因不同，则可伴见不同的症状。

在诊断方面，根据病者的初潮年龄及禀赋，参合经、带情况以辨虚实寒热。如初潮迟，或月经后期，量少色暗，质稀，带下清冷，腰酸腹凉者，多属肾之阳气不足；月经后期，量少色淡，形瘦体羸者，多为营血不足；带下量多，黏稠如涕，形肥痰多者，为痰湿内阻；月经延后，量或多或少，经色紫暗，有块而黏，少腹痛，块下痛减，腰骶坠痛，经前加重，腹痛拒按者，多为瘀血内蓄；月经或前或后，量或多或少，或痛经，精神抑郁，烦躁易怒，经前乳胀者，多为肝气郁结。

治疗上，应以补肾气、益精血、养冲任、调月经为总原则。中医认为，月经不调，不易受孕，故强调"求子之法，贵先调经"，经调方能受孕。不孕根本在肾，应以补肾为主，但由于不孕症往往虚实夹杂，不可一味蛮补，"种子之方，本无定轨，因人而药，各有所宜"。切不可以一方一药，不辨虚实寒热而滥施，以免戕害阴阳气血。除药物治疗外，尚应配合针灸、体育锻炼，保持身心健康，房事有节，掌握真机的候，不妄作劳，方可玉种蓝田。

1.肾虚不孕证

（1）肾阳（气）虚证

主症：婚久不孕，月经后期，量少色淡，或数月一潮，甚或闭止不行，面色晦暗，腰膝无力，少腹如扇，阴中不温，性欲冷漠，便溏溲清，带下清稀。舌淡苔白，脉沉细或沉迟。

分析：肾虚冲任失养，血海不充，故婚久不孕、月经后期、量少色淡，或数月一潮，或闭经；腰为肾宅，主生殖，内寄命火，肾阳不足，命门火衰，故面色晦暗、腰酸腿软、少腹如扇、阴中不温、性欲淡漠；肾阳虚弱，上不能熏蒸脾阳，下不能温煦膀胱阴器，故便溏溺长、带下清稀；舌淡脉细，皆为肾阳不足之象。

治法：温肾壮阳，调补冲任。

方剂：毓麟珠（《景岳全书》）加紫河车15g，紫石英15g，党参15g，白术15g，茯苓15g，白芍10g，川芎9g，炙甘草9g，当归15g，熟地黄20g，菟丝子25g，杜仲20g，鹿角霜20g，川椒9g。

长春毓麟丹（《吉林验方秘方选编》）：熟地黄8份，山药4份，山茱萸4份，肉桂1份，鹿茸1份，吉林红参1份，淫羊藿4份，菟丝子4份，紫石英8份，当归3份，丹皮3份。研末填胶囊内，每日18粒，分3次服。

如腰痛如折、小腹冷痛、阴中不温、脉沉迟无力者，上方加淫羊藿15g，仙茅10g。

（2）肾阴（精）虚证

主症：婚久不孕，或产后数年不复受娠，月经先期量少，色红无血块，或月经正常，但形体消瘦，腰酸腿软，头昏眼花，怔忡失眠，性情急躁，唇干舌燥，五心烦热，烘热多汗，午后低热。舌红，苔少，脉细数。

分析：阴精不足，导致阳气偏盛，血海壅热，故交而不孕、月经先期而至；精亏血少，血室不盈，故月经量少；精血不足，肢体失于濡养，则形体消瘦；肾主骨生髓，上通于脑，交于心，居于腰，肾精匮乏，则腰膝酸软、头昏眼花、怔忡失眠；精血亏虚，君相火旺，故性情急躁、唇舌干燥、五心烦热、烦热汗出、午后潮热；舌红苔少、脉细数乃阴虚有热之象。

治法：滋肾填精，养血调经。

方剂：养精种玉汤（《傅青主女科》）合二至丸（《医方集解》）。

养精种玉汤：熟地黄20g，山萸肉18g，当归12g，白芍12g。

二至丸：墨旱莲50g，女贞子20g。

如阴虚热象明显者，上方加黄精20g，桑椹50g，盐黄柏10g，知母5g。

2.肝郁气滞证

主症：数年不孕，月经愆期，量多少无定，经前乳房、少腹作胀，经血行而不畅，色暗有块，神情抑郁，烦躁多怒，嗳气太息。舌质红或正常，苔薄白，脉弦。

分析：情志不舒，则肝气失于调畅，气血失调，冲任不能相资，故数年不孕；肝失条达，疏泄或太过，或不及，故月经先后无定、量多少不一；气滞则血行不畅，故月经行而不畅、色暗有块；怒为肝之志，肝经绕阴器，抵少腹，循乳房，肝郁气滞故见经前乳房少腹作胀、神情抑郁、烦躁多怒、嗳气太息；舌红、苔薄白、脉弦皆为肝郁之象。

治法：疏肝解郁，理气调经。

方剂：开郁种玉汤（《傅青主女科》）。

当归10g，白术10g，白芍10g，茯苓15g，丹皮10g，香附12g，天花粉15g。

若因气滞夹血瘀者，可见小腹痛胀，经期或劳累后加重，痛时拒按。治宜活血理气，温阳调经。方用少腹逐瘀汤去干姜、肉桂，加丹参30g，香附12g，桂枝15g；如胸胀满甚者，上方去白术，加玫瑰花10g，绿萼梅10g，紫菀9g。

3.气血虚弱证

主症：婚后无子，或产后数年不再受孕，月经后期，量少色淡，点滴即尽，或闭经，面色萎黄无华，皮肤乏润，形体消瘦，头晕目眩。舌淡苔薄，脉细弱。

分析：素体虚弱，或大病久病之后，冲任血虚，胞脉胞络不充，血海空虚，不能摄精成孕，故婚久不孕；营血既亏，胞宫不盈，故月经后期、量少色淡，或闭经；血虚不能上荣于面，外濡肌肤，故面色无华、形体消瘦；舌淡苔薄、脉细弱亦为血虚气弱之象。

治法：益气养血，滋肾调经。

方剂：八珍汤（《证治准绳》）加阿胶、紫河车。

当归15g，川芎6g，熟地黄20g，白芍15g，党参18g，茯苓20g，白术15g，炙甘草12g，阿胶12g，紫河车30g。

若血虚脾弱，面浮肢肿，纳谷不馨者，可予归芍异功散（《类证治裁》）加山药20g，黄芪20g。

若血虚阴亏，虚火内焚，月经提前者，可予两地汤（《傅青主女科》）加墨旱莲50g，女贞子20g，龟甲15g，枸杞子20g，阿胶12g。

4.痰湿阻滞证

主症：多年不孕，形体丰腴，月经后期或闭经，带下量多，绵绵如涕，气短心悸，面色㿠白，胸脘闷胀，倦怠乏力。舌体胖大，舌淡边有齿痕，苔白腻，脉沉滑。

分析：肥人痰多，或脾虚失运，水湿内聚，为痰为饮，痰饮乃阴寒之邪，重浊下流，阻于冲任，寒滞胞宫，故婚久不孕，月经后期，或闭经；脾为带脉之本，脾虚带脉失约，故带下量多，绵绵如涕；余如面㿠胸闷、舌淡脉滑皆由痰湿内阻所致。

治法：燥湿化痰，理气调经。

方剂：苍附导痰丸（《叶天士女科》）加减。

九香虫10g，海藻30g，苍术12g，香附12g，陈皮12g，茯苓15g，半夏10g，南星9g，枳壳12g，生姜3片，甘草10g。

如经闭不行，加当归15g，川芎12g；如经量过多，加黄芪20g，续断20g；如心悸甚者，加远志12g，石菖蒲12g。

5.瘀血阻胞证

主症：婚久不孕，下腹坠胀，经行腹痛如刺，或腹内素有瘀积，月经延后，或闭止不行，或淋沥不断，有血块，经血暗红。舌边尖有瘀点，舌下脉络粗大青紫，舌苔薄白，脉弦涩。

分析：七情内伤，气机不畅，气血瘀阻，或经期产后，余血未净，续感外邪，侵于胞宫、胞脉及胞络，以致瘀血留止，阻滞胞宫，月事不调，无以摄精成孕；血蓄胞内，故下腹坠胀而痛；舌脉所见亦为瘀血内阻之象。

治法：理气活血，畅胞调经。

方剂：少腹逐瘀汤（《医林改错》）加减。

炮山甲15g，路路通20g，小茴香15g，五灵脂15g，没药

10g，当归15g，官桂9g，延胡索15g，干姜10g，蒲黄12g，川芎15g，赤芍15g。

若见寒象明显，可予荡胞逐瘀汤（艾叶10g，桂枝15g，生姜10g，水蛭末5g，茯苓15g，丹皮15g，桃仁10g，乌药20g，香附12g，延胡索15g，枳壳12g，细辛5g，丹参50g）。

（三）治疗要点

1.重在治肾兼调肝脾

中医认为，引起不孕症的病因病机复杂，石师根据自己多年的临床经验认为，不孕症的治疗应着重从肾入手，兼及肝脾。因"经本于肾"，"经水出诸肾"，先天禀赋不足、大病久病、多产房劳等均易导致肾精不足、肾气亏损、肾阳虚衰、肾阴阳两虚、冲任虚损，从而致精气血阴阳失调，月经紊乱，如月经量少、经期延后甚至闭经等，不能孕育。故临证用药多以女贞子、墨旱莲、熟地黄、枸杞子、山萸肉、桑椹、菟丝子、杜仲、巴戟天、桑寄生、续断、覆盆子、白芍、当归、鹿角胶、龟甲胶等补肾之品为主药。肝藏血，肾藏精，肝肾同源，精血互生；肝主疏泄，调畅气机，肝体阴而用阳，冲脉附于肝。故肝与女子月经及孕育密切相关。且当今社会许多女性由于工作、生活压力大，肝气郁结，情志不畅，气血失调，肝脾不和，肝肾亏虚，而致不孕者越来越多。另外，脾胃为后天之本，气血生化之源，脾之生化赖肾阳之温煦，冲脉隶于阳明。若脾虚血少，或脾肾阳虚，或脾虚聚湿成痰，或肝气乘脾，可致冲任亏损，胞宫、胞脉失养，或胞宫、胞脉受阻而不孕。故在治疗时，除补肾外，还需调理肝脾。在临证中常用柴胡、枳壳、香附、麦芽、神曲、党参、山药、山楂、陈皮、川楝子、鸡内金之属配伍于补肾之品中，以使脾气健运，肝气条达，而达肾、肝、脾功能协调，共同作用于胞宫，完善其主月经及孕育的功能。

2.循经各期遣方用药

石师认为，调经种子虽应以治肾为主，兼顾肝脾，但在具体应用时还要根据月经周期中阴阳消长的规律，掌握月经各期的特点，循时用药，并总结了近30年的临床经验，形成了"补肾精（首乌生精丸加味）–疏肝健脾（逍遥丸加味）"的周期治疗模式。在补肾阶段阴虚者补肾阴，阳虚者补肾阳，阴阳两虚者阴阳双补。卵泡期多选用滋肾养血之女贞子、菟丝子、淫羊藿、当归、白芍、熟地黄等；经间期加用丹参、赤芍等活血化瘀通络之品；黄体期温肾益脾，常选用巴戟天、山药、阿胶等；平素以四君子汤、二至丸、五子衍宗丸、六君子汤合方为基本治疗方脾肾双补。对于经水少或经断的久不受孕患者，石师认为有两方面原因：一者无以为下；一者无能为下。无以为下者，病理机制即血虚；无能为下者，即为血瘀、血滞。故在治疗上血虚者采取补肝肾、益气血为大法，血瘀、血滞者予活血化瘀通经法。对月经稀发、量少、形体肥胖而不孕者，多责之脾肾两虚，痰湿留阻胞脉，不能摄精成孕。治疗以二陈汤合启宫丸化痰湿、调冲任、脾肾双补。对多囊卵巢综合征患者，行经期治以桃红四物汤、圣愈汤化裁；卵泡期选用当归、白芍、熟地黄、菟丝子、覆盆子、女贞子、紫河车、鹿角胶等温补冲任；排卵期卵巢增大、包膜厚、卵子难以排出者，加用活血化瘀、软坚散结之品，如水蛭、路路通、牡蛎、穿山甲、土鳖虫等；黄体期加巴戟天、淫羊藿、菟丝子、山药、阿胶、杜仲等益肾助孕。

3.衷中参西病症相参

在发挥中医辨证论治的同时,石师积极借鉴现代医学的最新成果,认真探讨本病发生机理,对患者进行必要而系统的西医检查,以明确病因。针对具体病因采用中医辨证与西医辨病相结合的方法。石师认为,如子宫、卵巢发育不良,雌激素水平偏低,卵巢功能低下者,应以补肾为主,且于补肾之剂中重用鹿角胶、紫河车等血肉有情之品大补元气、养血益精。对于青春期多囊卵巢综合征患者,从肾论治,注重补养,调经为要。表现为肥胖、多毛、双侧卵巢增大、卵巢包膜增厚而无排卵者,多为肾虚气化失调,津液在下聚凝成痰所致,可在补肾的同时酌加化痰之品,如浙贝母、僵蚕、天竺黄、橘红、白芥子、胆南星之属;且鼓励患者运动减肥,并给予心理疏导。对于生育期的多囊卵巢综合征患者,多以补肾活血、健脾疏肝、调理冲任之法先调经,恢复排卵,疏通输卵管,经调、卵熟、管通,孕乃成。高泌乳血症,常有闭经、溢乳、乳房胀痛,为肝失疏泄,肝血不能下注胞宫而为经血,反上逆为乳,应肝肾同治,拟补肾疏肝之法,常以补肾药中加夏枯草、柴胡、枳壳、青皮、麦芽、薄荷等;若为席汗综合征,常见形态消瘦、面色无华、肌肤不泽、毛发脱落、畏冷倦怠、生殖器萎缩,多因产后大出血,血去精亏,冲任失养,治以人参养荣汤加紫河车、淫羊藿、鹿角胶、阿胶等大补精血;若卵巢早衰,除闭经外,尚见烘热汗出、烦躁失眠、阴道干涩、生殖器萎缩等围绝经期综合征的表现,中医治疗除补肾调冲之外,应辨证施以滋阴降火、调和营卫、补益心脾、甘润滋补之法,方用知柏地黄汤、百合地黄汤、桂枝汤、归脾汤、甘麦大枣汤等。

（四）验案举隅

王某，女，30岁。2018年3月19日初诊。

患者结婚3年，同居，未避孕，但未怀孕。平素月经周期正常，经量中，色暗红，血块多，经前乳房胀痛，经来腹痛较重，块下痛减，二便调，睡眠可。末次月经2018年3月8日。平时性交痛，肛门坠胀不适。舌质紫暗，舌边有瘀点，苔薄白，脉弦涩。曾于外院诊断为"慢性盆腔静脉淤血综合征"。妇科检查：未见异常。辅助检查：双侧输卵管通而不畅。配偶精液正常。

诊断：不孕症。

辨证：瘀滞胞宫证。

治法：化瘀通精，调经助孕。

处方：蜈蚣2条，丹参15g，桃仁10g，红花6g，牛膝15g，益母草15g，柴胡6g，当归15g，白芍15g，熟地黄15g，茯苓15g，党参15g，生白术15g，桑寄生15g，炙甘草15g。14剂，每日1剂。

2018年4月2日二诊：合房痛减轻，诸症改善。舌质暗，苔薄白，脉弦涩。前方去蜈蚣、桃仁、红花，加炒蒲黄15g（包煎），三七粉3g（冲服）。10剂，每日1剂。

2018年4月12日三诊：末次月经2018年4月7日，经前乳房胀痛减轻，经期腹痛明显减轻，量中，色红，血块较前减少。舌质红，苔薄白，脉弦滑。

处方：蜈蚣2条，丹参15g，桃仁10g，红花6g，益母草15g，泽兰15g，香附10g，柴胡6g，当归15g，白芍15g，茯苓15g，生白术15g，熟地黄15g，炙甘草10g。7剂，每日1剂。

2018年5月19日四诊：停经40余日，妊娠试验阳性，喜获妊娠。嘱注意饮食、休息，慎重养其胎。

按语：不孕症是临床难治疾病之一，发病率也逐年提高，是困扰家庭和社会的实际问题。目前，不少妇女推迟婚龄和育龄，由此出现生育能力逐渐降低，使得我们对不孕症的诊治有一定程度的紧迫感。石师对该病进行了深入的探讨，辨证用中药治疗本病取得了一定疗效。本病病因病机主要为瘀血阻滞胞宫、胞络，日久导致输卵管通而不畅，精卵难以结合，导致婚久不孕。故方中主药蜈蚣搜剔瘀浊，通精道，活经络；当归、丹参、桃仁、红花、益母草、牛膝养血活血通络；佐以党参、生白术、炙甘草健脾益气；熟地黄、白芍、桑寄生补养肝肾，且白芍、甘草缓急止痛，甘草调和诸药。诸药共收扶正固本之功。二诊时临近经期，恐经量多，故去蜈蚣、桃仁、红花，加炒蒲黄、三七粉化瘀止血止痛。三诊时正值经后排卵前，遂调整用药，加大化瘀、通络、促排卵的作用，排卵后未用药，喜获妊娠。

二十一、扶虚益损论虚劳

虚劳涉及的内容很广，可以说是中医内科学中范围最广的一个病证。凡禀赋不足、后天失养、病久体虚、积劳内伤、久虚不复等所致的以脏腑气血阴阳亏损为主要表现的病证，均属本病的范畴。西医学中多个系统的慢性消耗性疾病，出现类似虚劳的临床表现时，均可参照虚劳辨证论治。《诸病源候论·虚劳病诸候》中对五劳、六极、七伤的具体内容做了说明。其中五劳指心劳、肝劳、肺劳、脾劳、肾劳；六极指气极、血极、筋极、骨极、肌极、精极；七伤指大饱伤脾，大怒伤肝，强力重举、久坐湿地伤肾，形寒、寒饮伤肺，忧愁思虑伤心，风雨寒暑伤形，大恐惧、不节伤志。《理虚元鉴·虚症有六因》言："虚症有六因：有先天之因，有后天之因，有痘疹及病后之因，有外感之因，有境遇之因，有医药之因。"中医学对虚劳的论治有着极其丰富和成熟的经验，其在指导我们养生保健、防病治病方面发挥着越来越大的作用，应用在我们的生活中，可使少益壮、老弥坚、病者康、康者寿。而石师于补虚疗损多有感悟，今撷而论之。

（一）阴阳平衡话中庸

中医养生观的根本基础是"中庸"，以调节人体的内在平衡和人体与外界的协调为最高境界。中医在养生保健、治病调养的过程中，其根本就是"辨证论治"，原则是"谨查阴阳之所在而调之，以平为期"。在健康的状况下，人体与外界适应状况一定处于最佳的动态平衡，即阴阳平衡。反之则阴阳逆乱，而为病患。这恰合古代哲学的"中庸"之道，所谓"过犹不及"。过虚过耗不好，过盈过补亦不好。所以说中医所说最高境界的补，绝不是单纯吃补药就可以养生。如果身体不虚，而盲目进补，或不恰当地峻补过补亦可导致一系列"误补益疾"的情况发生。如身体不虚，反有实火蕴积，此时清热解毒、通腑泄浊亦是一种补，所以中医有"六腑以通为补"之说。对"补益"含义的真正理解，才是我们日常进补的基础与原则。

大多数保健补品中都含有很多补益中药成分，并相应设立了治疗多种疾病的适应范围，可以说补品也是药。中医讲"虚则补之"，即明确了进补的基本原则是要有"虚"，否则不虚者补之，则生偏弊。明代医家张景岳说："药以治病，因毒为能，所谓毒者，因气味之偏也。盖气味之正者，谷食之属是也，所以养人之正气。气味之偏者，药饵之属是也，所以祛人之邪气。其为故也，正以人之为病，病在阴阳偏胜耳……大凡可辟邪安正者，均可称为毒药，故曰毒药攻邪也。"这里所说的中药之毒，绝大多数不是现代所说毒药之毒，而是药物的偏性。例如，人参、鹿茸、鹿鞭、淫羊藿、冬虫夏草等药物性质温热壮阳，治疗虚证、寒证，有温补强壮、温肾祛寒的功效，即可称其性能为热性、补性，但若误用以治疗实证、火证，则火上浇油，而为火毒。所以从广义上讲，中医所谓的"是药三分毒"，其实它的本质不是贬义的，而是指作为药物的一种偏性而言，保健补品亦不例外。药无好坏贵贱之分，关键在于应用得当，药证相符。

（二）辨证方可论补虚

调养进补要以辨证论治为基础，只有最适合自己的才是最好的。只买对的，不买贵的，这与个人的经济状况没有必然联系。调养正确，粗茶淡饭可为仙丹；应用错误，美味珍馐亦为毒药。所以，绝不应该盲目地跟风进补，跟着广告吃补药。而是要了解或掌握自身的健康状况或疾病性质，客观辨证地选择最符合自身状况的药物或保健品。如果不能明了自身的健康状况，请医生帮助分析一下岂不更好。首先考虑是否需要用补药，而后再考虑用什么补药。临床时常可听到"虚不受补"之说，其实真正的中医不同意这种说法。治虚证唯用补法，虚不受补，是因补之不当之故。任何一种虚证，因其体质、病程、病机、部位不同，其补法亦当有别。应当在辨证的基础上，因证、因时、因地、因人用药。如果不加分析地赶潮流，只知补肾壮阳，当然会补之不当。一般来说，中医将人体虚弱的情况大致分为阳虚、阴虚两大类。阳虚者虚而兼寒，当温补；阴虚者虚而兼热，当滋补。而具体辨证用药时，又大致分为气虚、血虚、阳虚、阴虚四类证型。因此，在服药时应根据身体虚弱的不同证型，选购不同的药物及补品。这样既有利于充分发挥补药补品的疗效，又可避免盲目进补带来的不良后果。

具体运用：①气虚当补气：气虚主要反映人体的生理功能低下，表现为倦怠乏力、少气懒言、动则气短汗出、食少腹胀、大便稀溏，药补可选用补中益气丸，食补可选用人参、黄芪、山药等入药膳食用。②血虚当养血：血虚主要反映人体的营养物资亏乏，表现为面色无华、头晕眼花、心悸怔忡、失眠健忘、头发脱落，药补可选用归脾丸、人参养荣丸、乌鸡白凤丸等，食补可选用龙眼肉、枸杞子、当归、阿胶等入药膳食用。③阴虚当滋阴：阴虚主要反映人体的营养物质亏乏，兼见虚热征象者，表现除血虚征象外，尚见口燥咽干、午后潮热、五心烦热、消瘦盗汗等，药补可选用六味地黄丸、知柏地黄丸、百合固金丸等，食补可选用西洋参、百合、麦冬、银耳、燕窝、甲鱼等入药膳食用。④阳虚当温补：阳虚主要反映人体的生理功能低下较甚，兼见虚寒征象者，表现除气虚征象外，尚见畏寒肢冷、形寒畏风、小便清长、大便溏泻等，药补可选用龟龄集、金匮肾气丸等，食补可选用胡桃仁、冬虫夏草、鹿角、鹿茸、杜仲、牛鞭等入药膳食用。

（三）补虚诸法皆可验

石师曾言：学医至今，我已不自觉间养成了整体论证、辨证施治的治学方法。经方时方，各个学派，先贤近师，各位名家，皆力求兼收并蓄，广采博收，为我所用。这些汗牛充栋的中医珍贵经典和临床宝贵经验，值得我们毕生呕心沥血地学习及身体力行实践，而不是偏爱某一派、某一法、某一类药。所以，有人问我是何种学派，我只能说是中医学派。中医宝库的财富，是每个中医人的，都能为我们所用。临证之时，患者的病情，适合何种治法，我们就应该是何种学派。因为我临床辨治虚劳时，滋阴补益的治法、药物应用较多，有的同道和学生们称我是"养阴派"，其实我不敢苟同。明确地说，我们的患者也不是根据我是何学派，喜欢用何类药物，才患何病的。我之所以比较推崇"养阴派"，亦是根据因人制宜的原则，有是证则用是药，准确辨证而来。

（四）养阴滋补用时多

养阴派代表医家朱丹溪生活在元朝相对太平的年代，其言宋代好用"轻扬飞窜之物，又勉其多服、常服、久服"，后患无穷。朱丹溪就此社会现象创立了独特的"滋阴派"。他认为，人体"阳常有余，阴常不足"，强调保护阴气的重要性，确立"滋阴降火"的治则，世称"养阴派"。而养阴学派活动最为活跃的时代正是元朝的鼎盛时期，此时政治安定、文化发达、工商业兴旺、城镇繁荣，这和当今的社会环境有很多相似之处。随着生活方式和膳食结构的改变，现代人在养生防病方面的谬误极多。昼劳于神，夜劳于心，房劳过度，起居无常，所谓耳听淫声，眼观邪色，鼻闻过嗅，舌贪滋味，心思过度，意念妄生。凡犯此六欲者，七情日损，日积月累，正气日渐削夺，人多不觉，或虽有感觉，但因影响不大而忽略。这样由功能而及脏器，病已形成，才引起注意，多数都属于虚劳之证。还有饮食偏嗜辛辣刺激性食物，食性多温热燥烈，极易耗散人体气血，何况将其当做日常食饮之品，而时时服之，则内生火热，火热上炎则易发病。《本草纲目》载此类食物"辛能散气"，味道辛辣，刺激性大，多吃可动火耗血。《本草经疏》言："气虚血弱之人，切勿沾唇。"如胡椒，其性大热，味辛辣，多吃久服有动火、耗气、竭阴之害。朱丹溪曾指出："胡椒，大伤脾胃肺气，久则气大伤。凡病气疾人，益大其祸也。"还有无病嗜补之辈，人参、鹿茸、鹿鞭、淫羊藿、冬虫夏草等壮火食气之类，亦是常年服食不断，即使火毒缠身者，亦乐此不疲，更何况还有商家为获利而在其身后推波助澜。凡此种种，明伤暗耗，精血津液岂能不伤耗殆尽而虚火愈炽？故曰气常有余而血常不足，阳易动而阴易亏，滋补时应该注意滋阴降火。

（五）补肾填精话添油

近些年来，由于保健意识的增强和媒体的渲染，使补肾壮阳十分风行。但相当多的人对"肾虚"的概念比较模糊，阴阳不分，以至于步入乱补的误区。石师常将人的生命比喻成一盏油灯，阴精是灯油，阳气是灯光，阴精足而阳气旺。人至老年，精血逐渐耗损，或虽属壮年却久病劳伤，生理功能逐渐低下。如果不经辨证单纯补肾壮阳，就如灯油耗尽不去添油，却拨灯心、加灯捻，反而会进一步耗损阴精，油尽而灯枯。如竭泽而渔，或可取效一时，最终还是对人大大有损。补肾添精滋阴却是治本之方，所谓油旺灯明，水火既济，中医把这种方法称为"添油之法"。其代表药物有六味地黄丸、左归丸等。石师据此理法还研制了首乌生精丸，并获大连市卫生局批号。方由何首乌、生地黄、当归、丹参、女贞子、墨旱莲、白芍、山茱萸、枸杞子、黄精、桑椹、五味子、党参、山药、鸡内金等组成，功能补肾生精、滋阴益气，适用于各种慢性消耗性疾病、肿瘤放化疗后、早衰、贫血、骨质疏松、须发早白、脱发、不孕不育等各种阴精亏损类疾患。其广泛用于临床，获得满意疗效。

（六）王道多服自有益

补虚药物性味多甘缓温润，中正平和，先贤医家称之为王道之剂。而清解攻下、行气攻瘀之品，应用之时极易耗伤正气，故称为霸道之剂。

虚劳之疾其来渐，其势缓，其伤深，难在治疗时急切见功。骤病易治，渐衰难复，因此这类方药，取效相对缓慢。而且补药多有壅滞之弊，峻补必伤及中焦运化，虚证未除反生他病，故补之难求速效。叶天士治疗虚损久疾，强调"王道无近功，多服自有益"。久病正衰，当以"王道"方药为主，多服久服，不可操之过急，欲速则不达。惜乎有的病家只图一时之快，有的医家急功近利，对于慢性虚损之疾，而行"霸道"之法，极为有害。治虚无速法，应积小溪成江河。上工治病，不仅要治病，更要治心，嘱患者耐心治疗，才是好医生。

石师认为处方用药，要因时、因地、因人而异，应视患者的身体状况、所处的环境和疾病的实际，不可一成不变，而宜坚持辨证施治，酌情发挥。

二十二、活血化瘀法在疑难怪病治疗中的运用

石师治疗顽症怪病、疑难杂症善于应用活血化瘀法，而尤擅应用血府逐瘀汤。在多年的临床实践中，石师应用活血化瘀法，以血府逐瘀汤化裁治疗夜游症、顽固性失眠、顽固性头痛、中风后遗症、癫痫、阿尔茨海默病、冠心病、肺心病、心肌病、慢性心衰、多种糖尿病并发症、难治性肾病、顽固性哮喘、肿瘤、男性不育症、阳痿、顽固性前列腺痛、女子月经病、不孕症、子宫内膜异位症、更年期综合征、脉管炎、血栓性静脉炎、顽固性皮肤病、结缔组织病等各科疑难重症，屡获显效，并在活血化瘀大法的辨证、用药方面积累了丰富的经验。

（一）瘀血证病因病机

瘀血是人体功能失调而发病时的病理产物，又是某些疑难杂症的致病因素。瘀血致病的症状表现错综复杂，其临床表现随着病变部位的不同而各异，临床上很难把握。石师潜心研究多年，创立了一套简易可循的辨证方法：①心、肝、血脉的病变多易夹瘀，久病久损多易夹瘀入络。②起病前有外伤、出血、月经、胎产等疾病历史者多有瘀血存在。③有时虽然瘀血的征象不太显著，但有屡服他药、变更治法而未效的治疗史，多属瘀血作祟。

（二）瘀血证临床辨证论治心得

在临床证候的辨识上，石师将其归纳为以下十个方面：

即舌、脉、目、颜、肤、经、衄、积、痛、神。详言之：①舌，指舌象，多见暗滞、瘀斑、青紫、有纵沟及木舌、硬舌。②脉，指脉象，多见沉、弦、涩。③目，指白睛见血丝紫赤，眼周黯黑、泛青。④颜，指颜面暗青、黧黑，两颧暗滞，口唇青紫、瘀斑。⑤肤，指皮肤颜色紫暗，肌肤甲错，皮下瘀点紫斑，肚腹青筋外露，或身目发黄晦暗。⑥经，一指妇人月经，如月经不调、痛经、闭经、经血色黑有块；二指经脉、经络，可见肢体疼痛、青筋暴露、脉络瘀紫、肚腹青筋显露、蟹爪纹络、中风偏瘫、肌肤麻木。⑦衄，指各种出血证。⑧积，指癥瘕积块，即各种肿块、包块，质地坚硬，按之不移，常与疼痛并见。⑨痛，即疼痛。瘀血疼痛的特点是：痛处固定；久痛不愈，反复发作；性质如锥刺刀割，亦可为牵扯痛、灼痛、绵绵作痛、痛而拒按。⑩神，即精神、神志异常。瘀血为病常见神志方面的表现，如头痛眩晕、幻觉幻视、健忘、癫狂、昏迷、瘫痪、精神抑郁、呆若木鸡、噩梦纷纭、失眠或夜游症等，亦可见无故哭笑但又非精神疾病者。临证辨识瘀血，上述诸症不必悉具，典型者但见一症便是。

（三）应用血府逐瘀汤的经验

血府逐瘀汤出自王清任的《医林改错》，是最能代表王氏活血化瘀学术思想的临床常用方剂之一，其疗效得到了中医界的一致认可。血府逐瘀汤为活血化瘀法中最具代表性的方剂。本方系由桃红四物汤合四逆散再加桔梗之升、牛膝之降而成，方中当归、川芎、赤芍、桃仁、红花活血祛瘀；牛膝祛瘀血、通血脉，并引瘀血下行，两药为方中主要组成部分；柴胡疏肝解郁、升达清阳；桔梗、枳壳开胸行气，使气行则血行；生地黄凉血清热，配当归又能养血润燥，使祛瘀而不伤阴血；甘草调和诸药。本方不仅行血分瘀滞，又能解气分郁结，活血而不耗血，祛瘀又能生新。合而用之，使瘀血去、气滞行，故为通治一切气滞血瘀之方。

疾病往往由多种原因引起，形成瘀血的原因亦多种多样。活血化瘀治疗大法为消法，但通消之法又各有不同，临证须辨证而为之，立法用药当随其兼证灵活配伍。虚者补之以通，寒者温之以通；气虚者当补气以通脉，血虚者当养血以充经；兼里实者当通下并用，兼气滞者当行气以活瘀；出血而夹瘀者重在化瘀止血，动血而兼火热者宜清热消瘀。也就是说，在论治过程中应详审病机，主证兼证互参，相兼论治。

临证时要明确活血化瘀治法终属证治大法之消法范畴，临床应用时须注意不要一味攻伐，当行渐消缓散之法，且同时适当配以温阳、益气、养血、清热、理气、滋阴等药物，以免耗损正气。切记勿犯"虚虚之戒"。

石师在临证应用本方时提出几点注意事项：①瘀血为病，多病久积深，其去较慢，治疗非三五天可效。因此，在治疗见效后，应有方有守，不能频频更方，欲速而不达。②活血化瘀治法终属证治大法之消法范畴，临床应用时须注意不要一味攻伐，以免耗损正气。在论治过程中应详审病机，根据年龄之大小、体质之强弱、男女之不同、病邪之深浅，在并治的同时适当配以温阳、益气、养血、清热、理气、滋阴等药物，灵活使用，恰中病机。当刻刻以固护正气为念，切记勿犯"虚虚之戒"。③活血化瘀药物属活血动血之品，故大量长期使用应注意监测出凝血时间以指导治疗。

石师应用活血化瘀法治疗顽固性失眠、顽固性头痛、脑外伤后遗症、中风后遗症、癫痫、冠心病、心肌梗死、肺心病、心肌病、慢性心衰、多种糖尿病并发症、难治性肾病、顽固性哮喘、男性不育症、阳痿、血精、顽固性前列腺痛、不射精症、女子月经病、不孕症、子宫内膜异位症、更年期综合征、脉管炎、血栓性静脉炎、顽固性皮肤瘙痒症、银屑病、顽固性湿疹、结节性痒疹、结缔组织病等各科疑难重症，屡获满意疗效。

（四）验案举隅

1.假性延髓性麻痹案

赵某，男，75岁。

患者素有头晕、头痛，因突然失语、偏瘫、吞咽困难、饮水呛咳1天，于2002年3月26日急诊收入我院神经内科。经查头颅CT等临床诊断为"脑梗死并发假性延髓性麻痹，轻度脑萎缩"。给予低分子右旋糖酐、能量合剂、血浆蛋白等治疗2周后，偏瘫有所改善，但语言和吞咽功能未见好转。又予中药益气复元、滋阴潜阳、调补脾胃等法治疗10天，仍无好转，遂邀石师会诊。刻诊：体温36.8℃，脉搏80次/分，血压130/80mmHg，呼吸平稳，形体消瘦，面色不华，表情淡漠，口角歪斜，舌强，发音无声，饮水呛咳，吞咽困难，右侧半身不遂，舌偏。舌淡暗，苔白，脉弦细。

诊断：中风，失语。

辨证：血瘀经络，筋脉不用，气虚血瘀。

治法：活血化瘀，健脾养胃。

处方：血府逐瘀汤合调养脾胃之品。

服药5剂后，患者发音有声，言语断续，能少量饮水，呛咳明显减少。继服药7剂，患者发音清晰，语言较前流利，能进半流质饮食，少有呛咳，患肢活动较前有力，语言及吞咽功能恢复。

按语：本例中医诊为中风、失语。病初肝肾不足，阴虚阳亢，肝风内动。病至后期渐至脾气虚弱，形瘦肉赢，血瘀经络，筋脉不用，气虚血瘀征象明显，故予活血化瘀法佐以调补脾胃治疗，使中风不语和吞咽功能障碍迅速得到恢复。古代医家有"久病多虚""久病多瘀"的论述。本例因久病不愈，耗伤正气，而致气血阴阳皆虚，气虚则推动无力，阳虚则温煦无能，阴血亏虚则血脉不充，均导致气血运行不畅，形成瘀血，而瘀血又可阻滞新血之化生，使虚者更虚，虚中夹瘀，病情缠绵难愈。而住院期间静脉给予了大量支持补养的西药，又予中药一味壅补，其补之有余而祛邪不足，故难奏效。用血府逐瘀汤加健脾益气之品攻补兼施，使瘀血祛除，正气恢复而顽症顿愈。

2.顽固性失眠案

王某，女，46岁。2003年5月10日初诊。

失眠半年，近1个月加重。彻夜不眠，昼间精神萎靡。究其原因，乃因半年前被迫献血200mL，郁怒紧张，忧心忡忡，遂致顽固性失眠。来诊时已经1月余完全不能入寐，郁怒烦躁，并经常去单位吵闹，此期间还曾于外院予输血400mL，并服养心、安神、补血中药治疗无效。现每晚须服安定6片方能入寐2~4小时。

愁苦面容，面色暗滞，食欲不振，胸中督热，烦躁焦虑，头胀痛，口渴不欲饮，大便干，舌暗隐青，脉弦缓略滑，少冲和之象。

诊断：顽固性失眠。

辨证：肝郁血滞，神明失养。

治法：疏肝解郁，活血宁神。

处方：血府逐瘀汤加味。

柴胡6g，川牛膝15g，当归15g，赤芍15g，生地黄15g，桃仁10g，红花6g，丹参20g，枳壳10g，合欢花10g，远志10g，生麦芽15g，炙甘草10g。6剂，水煎服，每日1剂。并嘱逐渐减少安定类药物用量。

自服用中药起即将每日6片安定停用，前两日彻夜不寐，几乎想停服中药，自第三日起每夜渐能入睡3~4小时，且食欲增加，心烦减轻。效不更方，守方续进。继服30剂后睡眠正常，诸症悉除。随访半年，未见复发。

按语：本例不寐半年，久治乏效，乃因辨治失误。本例乃因郁而起，情志失调，气机不畅，久之气病及血，气滞血瘀，瘀血扰乱心神，使神不归藏而发为顽固性失眠。且该患者发病后曾住院输血400mL，并应用各种中西补品无数，其病机全无虚损之征，而多瘀实之象。但众医皆因其为献血后所病而皆以补益滋养、清心安神类方药调治，正所谓"愈补愈壅，愈凉愈凝"，故病情愈治愈重。其本在于瘀血，故投血府逐瘀汤加味治疗，疏其气血，令其条达，药证相契，故效如桴鼓。诚如王清任《医林改错》中所说："夜不能睡，用安神养血药治之不效者，此方若神。"

3.脑动脉硬化（笑症）案

杨某，女，68岁。2003年8月21日初诊。

患笑症已近半载，无明显诱因，发无定时，或两三日一发，或一日发两三次，阵发嬉笑，笑声中等，笑发时内心明了，但不能自控，每次发作10分钟左右，止后如常。曾于西医院多方检查，排除精神疾患，诊断为"脑动脉硬化"，口服改善脑循环药物无效。刻诊：体胖，神清，应答自如，举止正常，面色少华。舌略红，舌下脉络紫暗，苔白，脉沉细。

投血府逐瘀汤化裁。2剂知，4剂愈。后用血府逐瘀丸合天王补心丹缓调1个月，随访半年未见复发。

按语：本例为心血瘀阻，心神失养而致嬉笑不休。《黄帝内经》云："心气虚则悲，心气实则笑不休。"故予血府逐瘀汤治之而效。中医认为，心藏神，在志为喜，在声为笑。《黄帝内经》云："心者，君主之官，神明出焉。"由以上可知，"笑不休"病位在心，病性属实。证之临床，心气实者不外乎心火亢盛、痰火扰心、顽痰滞塞心窍及心血瘀阻。而心火亢盛者多伴面红目赤、烦热躁急、少寐、溲赤、渴喜冷饮、舌红干、舌尖绛、脉数等火热炽盛之征象；痰火扰心者多伴见兴奋狂乱、面目红赤、舌尖红、苔黄浊腻、脉滑数；顽痰内结，滞塞心窍者则见笑后时悲、目光呆滞、头晕头重、脘痞咳痰、舌体胖大、苔白厚腻、脉弦滑等症。观本案患者既无心火亢盛之象，亦全无痰浊内盛之征，虽然亦无瘀血的一般见症，但排除上述心火、痰浊致病的可能，又遵"怪病多瘀""久病多瘀"之说，从活血化瘀入手，药到病除。

第二篇

治 法 篇

一、循八法之常法

《素问·阴阳应象大论》曰："治病必求于本。"求得病本而治，可谓治疗的极则。究竟什么是治病之本呢？治疗疾病时必须追究疾病的根本原因，也就是探求其阴阳的偏盛偏衰，而从疾病的根本论治。张景岳《景岳全书·求本论》云："万事皆有本，而治病之法，尤惟求本为首务。所谓本者，惟一而无两也。盖或因外感者，本于表也；或因内伤者，本于里也。或病热者，本于火也；或病冷者，本于寒也。邪有余者，本于实也；正不足者，本于虚也。但察其因何而起，起病之因，便是病本，万病之本，只此表里寒热虚实六者而已。知此六者，则表有表证，里有里证，寒热虚实，无不皆然。六者相为对待，则冰炭不同，辨之亦异。凡初病不即治，及有误治不愈者，必致病变日多，无不皆从病本生出，最不可逐件猜摸，短觑目前。经曰：众脉不见，众凶弗闻，外内相得，无以形先。是诚求本之至要也。苟不知此，必庸流耳。故明者独知所因，而直取其本，则所生诸病，无不随本皆退矣。"

治则，即治疗疾病的法则。它是在整体观念和辨证论治精神指导下制定的，对临床治疗立法、处方、用药，具有普遍指导意义。治则与治法不同，治则是用以指导治疗方法的总则，亦即通常所说的治疗大法；而治法是治则的具体化。因此，任何具体的治疗方法，总是从属于一定治则的。比如，各种病证从邪正关系来说，离不开邪正斗争、消长、盛衰的变化，因此，扶正祛邪即为治疗总则。在总则指导下的益气、养血、滋阴、补阳等方法，就是扶正的具体方法；而发汗、涌吐、攻下等方法，则是祛邪的具体方法。

中医学的治法是丰富多彩的，而在临证最具指导意义的、最能提纲挈领的是治则，亦即治疗总的原则。其可扼要地概括为"正治八法"，即汗、吐、下、和、温、清、消、补，亦即常说的治疗大法。关于八法，早在《素问·阴阳应象大论》中已有"其在皮者，汗而发之""其高者，因而越之；其下者，引而竭之；中满者，泻之于内"等论述，为后世辨证论治的立法依据。汉·张仲景《伤寒论》中有关治法的内容得到了进一步充实。清·程钟龄《医学心悟》对八法做了更系统地论述，并以此概括治法的内容。书中说："论病之情，则以寒、热、虚、实、表、里、阴、阳八字统之，而论治病之方，则又以汗、吐、下、和、温、清、消、补八法尽之。盖一法之中，八法备焉。八法之中，百法备焉。病变虽多，而法归于一。"并指出了八法的制定是以八纲辨证为依据的。由于八法简明扼要，实际上已概括了中医治法的重点所在，亦即中医临证之治疗原则。故所谓治则者，皆为治病之大法，求本之道。也就是要先审察疾病发生与发展的规律，从其根本上治疗疾病，只此而已。

石师自述其从医临证之初，临床常喜在辨证基础上，直截了当地针对病证遣方用药，偏好具体的一法一方的学习积累，手抄了十数本验方、协定方、家传方等，还背熟了上千首汤头歌诀。临证追求方证明确，直截了当，以一法一方治一病，追求速效，立竿见影。但随着临床日有所获，精研中医典籍，每觉其多偏颇不足之处，渐觉原先失误之处在于一叶障目，只执小道，见一症选一药，总不能跳出画地为牢的怪圈。故逢病情错综复杂的疑难病症或数病相兼者，每多茫然。即使开出疗效很好的方药，亦因不能完满诠释病机、治法而有知其然而不知其所以然之感。随着中医经典理论的学习，临证经验渐丰，而愈觉临证之时牢执中医大法的重要性。既可避免许多临床不知不觉中所犯的错误，又可执简驭繁，更加准确地遣方用药，提高疗效。故石师之临证，必心中大法了然，而后小法（具体治法）随之，已成习惯。今撷石师八法之学习心得综述之。

（一）论"汗法"及临床运用

汗法是通过开泄腠理，促进发汗，使外感六淫之邪由肌表随汗而解的一种治法。汗法是依据《素问·阴阳应象大论》"其在皮者，汗而发之""因其轻而扬之"的原则而确立的。

汗法不仅能发汗，尚能祛邪于外，透邪于表，使气血通畅，营卫调和，故除适用于六淫之邪侵入肌表之证外，对麻疹初起疹点隐隐不透、水肿病腰以上肿甚、疮疡初起而有寒热表证等，欲其透邪于外者，均可应用汗法。

1.汗法分类

邪在肌表，有风寒、风热的不同。风寒表证治宜辛温解表法；风热表证治宜辛凉解表法。此外，若兼见气、血、阴、阳诸不足，还须结合补益法，以扶正祛邪。据此，汗法分为辛温解表、辛凉解表、扶正解表三类。

（1）辛温解表

辛温解表法是以辛温解表的药物为主组成方剂，具有发散风寒的作用，用以治疗风寒表证的方法。症见恶寒发热，头项强痛，肢体酸痛，口不渴，无汗或汗出，舌苔薄白，脉浮紧或浮缓等。风寒之邪束于肌表，腠理固闭，玄府不通，此时非用辛温发散之法，则邪气不能解散。如是则腠理开疏，肺气宣通，汗液外泄，风寒之邪亦随汗而解。本法方剂用辛温药物，味辛能散，温能散寒。常用药物有麻黄、桂枝、荆芥、防风、苏叶等。在临床配伍运用时，往往配伍宣肺止咳化痰药；兼湿者，则配伍祛湿药；兼气滞者，则配伍理气药。代表方剂为麻黄汤、桂枝汤、九味羌活汤、香苏散等。

（2）辛凉解表

辛凉解表法是以辛凉解表的药物为主组成方剂，具有发散风热的作用，用以治疗风热表证的方法。症见发热，微恶风寒，头痛，咽痛或口微渴，咳嗽，咳黄痰或痰白而黏，苔薄白或薄微黄，脉浮数等。风热侵袭肺卫，故用辛凉解表法治之。本法方剂多用辛凉轻清之品，散风清热。常用药物有薄荷、牛蒡子、桑叶、菊花、葛根、升麻等。在临床配伍运用时，常常配伍清热解毒药；亦有时在辛凉药物之中加入一两味辛温之品，以免凉遏太过，并助发表；用治麻疹时，又常配伍透疹药。代表方剂为桑菊饮、银翘散、麻黄杏仁甘草石膏汤、柴葛解肌汤、升麻葛根汤等。

（3）扶正解表

扶正解表法是以扶助正气药和解表药共同组成方剂，具有扶助正气、解除表证的作用，用于治疗正虚而兼外感的方法。正虚主要是指体内阴、阳、气、血不足，正虚不能抗邪外出，故必以扶正兼解表的方法治疗，使正旺邪除，则诸症自解。气虚而兼外感者，用益气药配解表药，代表方如败毒散。阳虚而兼外感者，用助阳药配解表药，代表方如麻黄附子细辛汤。阴虚而兼外感者，用滋阴药配解表药，代表方如加减葳蕤汤。

2.汗法临床应用注意事项

（1）不宜久煎

汗法所用解表药多为辛散轻扬之品，不宜久煎，否则药性耗散，则解表作用减弱。且多宜一煎，如辛凉发汗之代表方银翘散之煎服法："杵为散，每服六钱，鲜苇根汤煎，香气大出，即取服，勿过煮。肺热取轻清，过煮则味厚而入中焦矣。"又如《珍珠囊补遗药性赋》所言："药有君臣佐使，味有轻重厚薄，人尽知之矣，及其用药也，令人复煎其滓，不知既经煎沸，则轻且薄者，业已无味，重且厚者，不减初煎，君臣佐使之宜果安在哉。病浅者犹无大害，病深者切勿为之。"

（2）温服顿服

发汗解表药多宜温服，服后可饮适量热水，并宜加衣盖被以助取汗，但以遍身漐漐微似有汗为佳。若汗出不彻，则病邪不解；汗出太过，又可耗气伤津，甚则造成亡阳危候。且多宜频频饮服，不可拘泥于一日两次，早饭前、晚饭后之说。其代表者辛温发汗如桂枝汤，"若不汗，更服，又不汗，后服小促其间，半日许令三服尽……病证犹在者，更作服。若不汗，乃服至二三剂尽"。

辛凉发汗如银翘散，"病重者约二时一服，日三服，夜一服。轻者三时一服，日二服，夜一服。病不解者，作再服。盖肺位最高，药过重则过病所，少用又有病重药轻之患，故从普济消毒饮时时清扬法。今人亦间有辛凉法者，多不见效，盖病大药轻之故，一见不效，遂改弦易辙，转去转远，即不更张，缓缓延至数日后，必成中下焦证矣"。

（3）因时因地制宜

南方地带或夏季气候炎热，人体腠理疏松，易出汗，故使用本类方剂，用量不宜过重，亦不宜用较峻烈的发汗剂；冬季或北方寒冷地区，使用本类方剂，用量宜重，并选发汗力较强的方剂，以免汗出不彻。诚如程钟龄《医学心悟》所言："又东南之地，不比西北，隆冬开花，少霜雪，人禀常弱，腠理空疏，凡用汗药，只需对症，不必过重。予尝治伤寒初起，专用香苏散加荆、防、川芎、秦艽、蔓荆等药，一剂愈，甚则两服，无有不安。而麻黄峻剂，数十年来，不上两余。可见地土不同，用药迥别。其有阴虚、阳虚、夹寒、夹热、兼食而为病者，即按前法治之。"

（4）表里先后

若表邪未尽，而又见里证者，一般原则应先解表，后治里；表里并重者，则当表里双解。若外邪已入里化热，或麻疹已透、疮疡已溃、虚证水肿、吐泻失水等，均不宜用。正如《医学心悟》所言："三阳之病，浅深不同，治有次第。假如症在太阳，而发散阳明，已隔一层。病在太阳阳明，而和解少阳，则引贼入门矣。假如病在二经，而专治一经，已遗一经。病在三经，而偏治一经，即遗二经矣。假如病在一经，而兼治二经，或兼治三经，则邪过经矣。""寸脉弱者，不可发汗，汗则亡阳。尺脉弱者，不可发汗，汗则亡阴也。又诸亡血家不可汗，汗则直视、额上陷。淋家不可汗，汗则便血。疮家不可汗，汗则痉。又伤寒病在少阳，不可汗，汗则谵妄。又坏病、虚人，及女人经水适来者，皆不可汗，若妄汗之，变症百出矣。所谓当汗不可汗，而妄汗误人此也。"

（5）祛邪补虚

尚有素体正虚而感外邪者，正虚包括阴阳气血的不足。气虚者于解表药中加益气药，如人参、黄芪等，败毒散是其代表方剂，用于气虚外感风寒湿者，属益气解表法。阳虚者于解表药中加助阳药，如附子等，麻黄细辛附子汤是其代表方剂，用于阳虚外感风寒者，属于助阳解表法。阴虚者于解表药中加滋阴药，加减葳蕤汤是其代表方剂，用于阴虚外感风热者，属于滋阴解表法。血虚者于解表药中加入养血药，如七味葱白饮，用于血虚外感者，属养血解表法。如《医学心悟》所言："阳虚者，东垣用补中汤加表药。阴虚者，丹溪用芎归汤加表药，其法精且密矣。总而言之，凡一切阳虚者，皆宜补中发汗。一切阴虚者，皆宜养阴发汗。夹热者，皆宜清凉发汗。夹寒者，皆宜温经发汗。伤食者，则宜消导发汗。感重而体实者，汗之宜重，麻黄汤。感轻而体虚者，汗之宜轻，香苏散。"

（6）汗之勿过

汗为心之液，心亦主血，故曰"血汗同源"。《黄帝内经》亦有"夺血者无汗，夺汗者无血"之诫。虽然经云："邪在皮者，汗而发之。""体若燔炭，汗出而散。"但误汗、过汗耗伤气阴者亦多见之，亟须慎之！戒之！如程钟龄所言："有当汗不汗误人者，有不当汗而汗误人者。有当汗不可汗，而妄汗之误人者。有当汗不可汗，而又不可以不汗，汗之不得其道以误人者。有当汗而汗之不中其经，不辨其药，知发而不知敛以误人者。是不可以不审也。仲景先师亦于桂枝汤服用时告诫：遍身漐漐微似有汗者益佳，不可令如水流离，病必不除。"

（二）论"下法"及临床运用

下法是通过荡涤肠胃，泻下大便或积水，使停留于肠胃的宿食、燥屎、实热、冷积、瘀血、痰结、水饮等从下而出，以解除疾病的一种方法。下法是依据《素问·阴阳应象大论》

"其下者，引而竭之；中满者，泻之于内；其实者，散而泻之"的原则而确立的。

下法适用于邪在肠胃，如大便不通、燥屎内结、热结便秘、停痰留饮、瘀血内蓄等邪正俱实之证。

元代张子和善用下法，并极力推广下法，谓催生下乳、磨积逐水、破经泄气，都可使用。

1. 下法分类

由于病情有寒热，正气有虚实，病邪有兼夹，故下法有寒下、温下、润下、逐水之分类，若攻补兼施等，与其他治法配合运用。

（1）寒下（攻下）

寒下法及方药具有泄热通便作用，一般用于里热积滞实证。症见大便秘结，腹部或满或胀或痛，甚或潮热，苔黄，脉实等。治法以攻下积滞、荡涤实热为主。在用寒下药如大黄、芒硝等基础上，如燥屎、宿食与实热结于胃肠，当与行气药配伍，如厚朴、枳实等，以利于推荡秽物积热，代表方如大承气汤；如湿热蕴结，气血凝滞于肠间致成肠痈者，当配伍利湿散瘀热之品，如牡丹皮、冬瓜仁等，代表方如大黄牡丹汤；如水热内结，宜攻下者，又当配伍峻下逐水药，如甘遂等，代表方如大陷胸汤。具有较强清热泻火作用的寒下药，又可用于热病高热神昏、谵语发狂，火热上炎所致的头痛、目赤、咽喉肿痛、牙龈肿痛，以及火热炽盛所致的吐血、衄血、咯血等上部出血证。上述病证，无论有无便秘，应用本类药物，以清除实热，或导热下行，起到"釜底抽薪"的作用。此外，对痢疾初起，下痢后重；或饮食积滞，泻而不畅之证，可适当配用本类药物，以攻逐积滞，消除病因。对肠道寄生虫病，本类药与驱虫药同用，可促进虫体的排出。

（2）温下

温下法及方药具有温里通便作用，适用于脏腑间寒冷积滞之病，治疗里寒实证。在寒邪非温不化、积结非下不去的情况下，必须用温下法。常用泻下药物如大黄、巴豆等配伍辛散温里祛寒药如附子、细辛、干姜等组成方剂，代表方如大黄附子汤、三物备急丸。

（3）润下

润下法及方药具有润肠通便作用，适用于体虚便秘之证。本类方药性味多属甘平，质润多脂，能润燥滑肠，促使大便排出，泻下作用较和缓。由于热邪伤津，或素体火盛，肠胃干燥，以致大便燥结，秘塞不通，治宜润燥与泄热通便药相结合，润其燥以泄其热，常用滋润药如麻子仁、杏仁、白芍等与泻下药大黄同用，代表方如麻子仁丸。若因肾虚气弱，关门不利；或病后虚损，以致肠道传化无力，大便秘结者，宜温润通便，补其虚，润其下，常用药物如肉苁蓉、当归等组成方剂，代表方如济川煎。

（4）峻下逐水

峻下逐水法及方药具有攻逐水饮作用，能使体内大量积水从大小便排出，以达到消除积水、肿胀的目的，适用于水饮停聚胸腹及水肿而体质强壮者。本类方药多具毒性，泻下作用尤为峻烈。常用峻泻逐水药如芫花、甘遂、大戟、牵牛子等，代表方如十枣汤、舟车丸等。

（5）攻补兼施

攻补兼施法及方药具有泻下与补益作用，适用于里实积结而正气内虚者。此时攻邪则正气不支，补虚又邪实愈壅，泻下与补益并用，祛邪而又扶正，为两全之计。正虚之体，有时虽用峻剂攻逐，因正气更虚而燥屎终不能下，反而耗气伤阴；或虽能攻逐实邪，却造成正随邪脱的危险；或因阴液已被邪热消铄将尽，肠中干涸，燥屎亦不能下。因此，将泻下药与补气药同用，或将泻下药与滋养阴液药并行，是治疗里实积滞而正气内虚的妥善方法。常用泻下药如大黄、芒硝，与补益药如人参、生地黄、当归等组成方剂，代表方如黄龙汤、增液承气汤、温脾汤等。

2.下法临床应用注意事项

（1）当下则下

下法主要具有泻下通便作用，以排除胃肠积滞和燥屎等。正如《素问·灵兰秘典论》所云："大肠者，传导之官，变化出焉。"或清热泻火，使实热壅滞之邪通过泻下而清解，起到"上病下治""釜底抽薪"的作用；或达逐水退肿的目的。部分药还兼有解毒、活血祛瘀等作用。

泻下药主要适用于大便秘结、胃肠积滞、实热内结及水肿停饮等里实证。部分药还可用于疮痈肿毒及瘀血证。

下者，攻也，攻其邪也。病在表，则汗之。病在半表半里，则和之。病在里，则下之。然有当下不下误人者，有不当下而下误人者。有当下不可下，而妄下之误人者。有当下不可下，而又不可以不下，下之不得其法以误人者。有当下而下之不知浅深，不分便溺与蓄血，不论汤丸以误人者。又杂症中，不别寒热、积滞、痰、水、虫、血、痈、脓以误人者，是不可不察也。

近世之医，每不讲法，多视下药为畏途，病者亦视下药为砒鸩，致令病证垂危，袖手旁观，委之天数，大可悲耳。昔张子和《儒门事亲》三法，即以下法为补，谓下去其邪而正气自复，虽其说未合时宜，而于治病攻邪之法正未可缺。

（2）表里先后

临床应用下法应根据里实证的兼证及患者的体质，进行适当配伍。里实兼表邪者，当先解表后攻里，必要时可与解表药同用，表里双解，以免表邪内陷。如《医学心悟》所言："如伤寒表证未罢，病在阳也，下之则成结胸，病邪虽已入里，而散漫于三阴经络之间，尚未结实，若遽下之，亦成痞气。况有阴结之症，大便反硬，得温则行，如开冰解冻之象。又杂症中，有高年血燥不行者，有新产血枯不行者，有病后亡津液者，有亡血者，有日久不更衣，腹无所苦，别无他症者。若误下之，变症蜂起矣。所谓不当下而下者此也。"

（3）适当配伍

有兼夹证者，应配合其他药物治疗。如里实而正虚者，应与补益药同用，攻补兼施，使攻邪而不伤正。若属热积者还应配伍清热药；属寒积者应与温里药同用。兼有瘀血者，应配合活血祛瘀药同用；兼有虫积者，应配合驱虫药同用。如《医学心悟》所言："夫以羸弱之人，虚细之脉，一旦而热邪乘之，是为正虚邪盛，最难措手。古人有清法焉，有润法焉，有导法焉，有少少微和之法焉，有先补后攻、先攻后补之法焉，有攻补并行之法焉，不可不讲也。如三黄解毒，清之也。麻仁梨汁，润之也。蜜煎、猪胆汁、土瓜根，导之也。凉隔散、大柴胡，少少和之也。"

（4）特殊人群

泻下剂除润下剂较为和缓外，其余均较峻烈，故孕妇、产后、月经期、年老体弱、病后津伤及亡血者，均应慎用，必要时，可考虑攻补兼施，或先攻后补。如《医学心悟》所言："更有脉虚体弱不能胜任者，则先补之而后攻之，或暂攻之而随补之，或以人参汤，送下三黄枳术丸。又或以人参、瓜蒌、枳实，攻补并行而不相悖。盖峻剂一投，即以参、术、归、芍维持调护于其中，俾邪气潜消而正气安固，不愧为王者之师矣。又有杂症中，大便不通，其用药之法可相参者。如老人、久患者、新产妇人，每多大便闭结之症，丹溪用四物汤，东垣用通幽汤，予尝合而酌之，而加以苁蓉、枸杞、柏子仁、芝麻、松子仁、人乳、梨汁、蜂蜜之类，随手取效。又尝于四物加升麻，及前滋润药，治老人血枯，数至圊而不能便者，往往有验，此皆委曲疏通之法。若果人虚，虽传经热邪，不妨借用，宁得猛然一往，败坏真元，至成洞泻，虽曰天命，岂非人事哉！所谓下之贵得其法者此也。"

（5）谨防伤正

苦寒泻下剂大多易于耗损"胃阴"，又伤"正气"，不良反应主要表现为腹胀、恶心、呕吐、倦怠乏力、食欲不振等。为了防止不良反应的发生，在使用本类方剂治疗疾病时，一般大便维持在每天3~4次为宜。病情控制后应逐渐减少攻下药，并酌情加入健脾和胃之剂，攻补兼施，防止攻伐过度。

（6）顾护胃气

泻下剂易伤胃气，得效即止，慎勿过剂。调饮食，忌进油腻及不易消化食物。

3.验案举隅

（1）虚秘案

患慢性胆囊炎多年，曾服用多种苦寒利胆药。近一年来大便秘结，服通便药不效，大便十数日一行，干结如羊屎状，食后腹胀，不敢多食，消瘦，乏力，口干。舌红少苔，脉沉细。

中医诊断：便秘，胆胀。

辨证：气虚阴竭肠燥，兼夹气滞。

治法：补气滋阴增液，润肠行气通便。

处方：麦冬15g，生百合30g，白芍15g，黄精15g，桑椹10g，生白术15g，太子参15g，炙紫菀10g，炒莱菔子10g，乌药10g，鸡内金40g，大黄3g（后下），炙甘草10g。3剂，每日1剂，水煎分3次服。嘱勿服辛辣、炙烤类食物。

二诊：大便已通，仍有食后腹胀，乏力，口干。舌暗红少苔，脉沉细。前方去大黄，白术改为20g，加桃仁6g，沙参15g，6剂。嘱少量多次进食。

三诊：大便每日1次，腹胀已消，饮食渐增，仍有少气、乏力。舌红苔薄白，脉沉细。前方去乌药，生白术改为25g，黄精改为25g，7剂。

四诊：诸症好转，稍有少气。舌淡红，苔薄白。处方同前，14剂。嘱少食多餐，多食菠菜、猪血、芝麻、木耳等滑润之品，勿食辛辣。

按语：石师认为，医生治病须合《黄帝内经·素问》"治病必求于本"之理，谨守病机，最忌"头痛医头，脚痛医脚"。临证应审其病因、查其病位、断其病机，方可治病。《医学启源》曰："脏腑之秘，不可一概而论，有虚秘，有实秘，有风秘，有气秘，有冷秘，有热秘，有老人津液干结，妇人分产亡血，及发汗利小便，病后气血未复，皆能作秘。"观本病例，审其因当知为年老体弱，阴血不足，津液干枯；加之患慢性胆囊炎，多服苦寒攻下之药；复因便秘服用通便药，而市售通便之药为求速效，必妄用攻下之品，攻下剂多苦寒伤阴伤气，久之必犯虚虚之弊。故其病机为气虚阴竭，肠道失润，"无水舟停"，大虚之证焉可妄用攻下。故本方以大剂补气滋阴药治之，增水行舟。此法为中医治则之反治法，即塞因塞用，虽有腹胀、便秘之症，仍勿攻之，由病机使然。更有三因制宜之原则，《温疫论·老少异治论》说："凡年高之人，最忌剥削。设投承气，以一当十；设用参术，十不抵一……老年慎泻，少年慎补。"且虽有"六腑以通为用"之说，然通之之法，当随其兼证各异，气虚者，补气即所以通；阳虚者，温阳即所以通；血虚者，补血即所以通；气滞者，行气即所以通；热结者，泄热即所以通；阴虚者，滋阴即所以通，不可拘泥于通下之法，当灵活用之。若妄用攻下之剂，如饮鸩止渴，犯虚虚之忌。

（三）论"和法"及临床运用

和法的本意，在《伤寒论》中，仲景对桂枝汤、小承气汤都提到了"和"字，其包含"和解"之意，也可引申为"调和"之意。它的原始意义，似乎不用大发汗、大攻下，但用比较轻的方药就可以治疗疾病。这种比较轻的方法就是和解法。

把"和解"两字归于半表半里专剂的小柴胡汤，则是成无己的意思。后世因成氏为注《伤寒论》第一人，故均从其说，遂从小柴胡汤为和解之定法，凡言和法者，总以小柴胡汤为主。

1.和法分类

随着柴胡剂的运用，后世医家在此基础上引申其义，和法就以小柴胡汤为主，连及清、温、补、润、兼表、兼攻者，较之原意稍有扩展，大大丰富了和法的内容，但有一条精神不变，就是有"调和"之言。详论之，和法是通过和解或调和的作用以祛除病邪为目的的一种治法。它不同于汗、吐、下三法的专事攻邪，又不同于补法的专事扶正。其具体内容包括和解、调和、平和等。

（1）和解之法

和解之法是指和里解表之法，专用于治疗邪在半表半里的证候。如《伤寒明理论》说："伤寒邪气在表者，必渍形以为汗；邪气在里者，必荡涤以为利。其于不内不外，半表半里，既非发汗之所宜，又非吐下之所对，是当和解则可以矣。小柴胡汤为和解表里之剂也。"所以和解是专治病邪在半表半里的一种方法。

（2）调和之法

调和之法是指调节人体功能，使归于平复之意。正如戴天章所说："寒热并用谓之和，补泻合剂谓之和，表里双解谓之和，平其亢厉谓之和。"调和之法适用于脏腑气血不和，或寒热混杂，或虚实互见的病证。

（3）平和之法

其特点是"无致邪，无失正"（《素问·五常政大论》），中正和缓，遣方用药，牢记"平其亢厉"，刻刻以顾护正气为念。如《伤寒论》中对某些经过发汗、涌吐、攻下，或自行吐利而余邪未解的病证，采用缓剂或峻剂小量分服，使余邪尽除而不重伤其正；或内伤杂病，顽疾久损，虽有正气大伤，亦有顽邪留滞者，每欲扶正则资邪，每攻邪又伐正，则和法可矣。故又可称其为缓和、柔和、中和之法等。

凡邪在少阳、募原，以及肝脾不和、肠寒胃热、气血失调、营卫不和等致病时，都可用和法，祛除寒热，调其偏盛，扶其不足，使病去人安。所以和法的应用范围较广，分类也多，其中主要有和解少阳、透达募原、调和肝脾、疏肝和胃、分消上下、调和肠胃、平剂缓调等。

石师尝言，其早年临床常喜剑走偏锋，即在辨证基础上，喜用相对速效、药性峻猛之类的霸道药物，每每直截了当针对病症遣方用药，追求速效、立竿见影。但随着临床日益有所收获，精研中医典籍，每觉其多偏颇不足之处，而愈觉临证牢执中医大法的重要性。其既可避免许多临床不知不觉中所犯的错误，又可执简御繁，更加准确地遣方用药，提高疗效。

和法乃是阴阳并调之本，然临床病变错综复杂，极少有单一大法所能完全涵盖者。如见寒热错杂或虚实夹杂，虽有孰轻孰重之别，但亦无法以单一之法论之。更何况即使是须以补法为主论治的病症，用药之际补阳药易于助阳生火，补气药亦壅胀滞中，补血药易腻膈滞胃，补阴药则易敛邪滑肠等。故用药之时亦当稍佐他药，或以滋凉配温壮，或以健运制壅遏等，皆在不知不觉中体现"和"之大法的精髓（当然，这也可以理解为不完全是和法，而是补法和补药的灵活运用）。故"和"之一法，石师临床尤喜用之、尤善用之，而屡获良效。

例如，临床常见脘满腹胀，日久不愈，医者多以木香、砂仁、枳壳、青皮、陈皮等行气和胃治之，却屡屡不效，然其所用药物多属于消法范畴，故屡犯虚虚之戒。而这类病患之病机多以中气不足，脾胃虚弱为主，而稍兼气滞食积之象。故论治当以补法论治为主，可少佐消导之品，其立意已为和法之旨。

又如久病胸痹心痛、心悸怔忡、心衰频发，今日医者多喜用丹参片、冠心苏合丸、活心丹、心宝、脑心通之类活血化瘀、通络止痛之品，看似对症，然心痛、心悸不愈反甚者颇多，亦如前误。

再如，产后身痛、年老久病尪痹类疾患，病患似有邪阻经络之象，但气血两虚、肝肾亏损之本更著。许多医者妄投羌活、独活、乌头、豨莶草、海风藤等所谓祛风除湿通痹者，病情越治越重。其错误亦如上述。此皆不知辨误，屡犯虚虚之戒者。

其错误在于一叶障目，只执小道，见一症选一药，总不能跳出画地为牢的怪圈。其实，如以正治大法入手，确立虚则补之的大法，强壮补养脾胃中气，复其健运之能，则病愈只在一念之间。

反之，更有身强力壮之辈，酒肉穿肠，内蕴浊热者，长期服用冬虫夏草、参、芪、鹿、戟之类，医者亦推波助澜，频频火上添柴，致病家火毒日盛而生痈毒疮疡、咽痛喉痹、齿浮足痿、痔痛精瘀等疾患。此亦当清当消，而反误温误补所致顽疾，实乃误补益疾，屡犯实实之戒。

若执大法而论之，医者则鲜能有如此一错再错之误也！

2.和法临床应用注意事项

（1）邪在表或里者不用

凡属邪在肌表，或表邪已全入里者，均不宜使用和法。因病邪在表，误服和解之剂则可引邪入里。正如程钟龄所言："然亦有不当和而和者，如病邪在表，未入少阳，误用柴胡，谓之引贼入门，轻则为疟，重则传入心包，渐变神昏不语之候。亦有邪已入里，燥渴谵语诸症丛集，而医者仅以柴胡汤治之，则病不解。"

（2）虚者不用

脏腑极虚、气血不足之寒热病证不宜使用和解之法，恐延误病情。如程钟龄《医学心悟》所言："内伤劳倦，内伤饮食，气虚血虚，痈肿瘀血诸症，皆令寒热往来，似疟非疟，均非柴胡汤所能去者。若不辨明证候，切实用药，而借此平稳之法，巧为藏拙，误人匪浅。所谓不当和而和者此也。"

（3）权衡用之

临床应用和法，最忌墨守拘泥，凡有当和则和者，必详寒热之多寡，禀赋之虚实，脏腑之燥湿，邪气之兼并，方能应手而效。诚如程钟龄所言："由是推之，有清而和者，有温而和者，有消而和者，有补而和者，有燥而和者，有润而和者，有兼表而和者，有兼攻而和者。和之义则一，而和之法变化无穷焉。知斯意者，则温热之治，瘟疫之方，时行痧疟，皆从此推广之，不难应手而愈矣。世人漫曰和解，而不能尽其和之法，将有增气助邪，而益其争，坚其病者，和云乎哉！"

再如，临床用药亦须注意法度。许多医生临床颇喜大方重剂，以求速效，岂不知病情变化每在一念之间，一旦稍有疏漏或药过病所，则补救不及。《黄帝内经·素问》曰："大毒治病，十去其六；常毒治病，十去其七；小毒治病，十去其八；无毒治病，十去其九。谷肉果菜，食养尽之，无始过之，伤其正也。不尽，行复如法。"而对于很多慢性疾病的治疗，更是要求医生治疗用药要有法度，不可操之过急。叶天士《临证指南医案》就有"王道无近功，多服自有益"的教诲和提示。

《珍珠囊补遗药性赋》曰："用药之忌，在乎欲速，欲速则寒热温凉、行散补泻未免过当，功未获奏，害以随之。药无次序，如兵无纪律，虽有勇将，适以勇而偾事。又如理丝，缓则可清其绪，急则愈坚其结矣。"

3.验案举隅

（1）外感发热久治难愈案（外感发热久治难愈当以和法论治）

患者，女，75岁。

2009年5月8日患者因咳嗽、间断咳痰带血伴发热7天，来医院急诊，后以肺炎收入呼吸科病房。

入院后考虑为支气管扩张并感染引起的发热，给予头孢他啶、头孢吡肟、盐酸左氧氟沙星、替硝唑注射液联合应用，间断应用解热药对乙酰氨基酚。治以清热化痰，润肺止咳。方以清金化痰汤加减。

处方：冬瓜仁30g，知母15g，鱼腥草30g，金银花20g，石膏50g，芦根100g，海浮石15g，海蛤壳10g，金荞麦15g，薏苡仁30g，竹茹15g，白术15g。

用药后病情毫无起色，只有在服退热药后热势暂退，随即复热，并出现了严重的耐药性和菌群失调，同时继发的念珠菌感染。

5月15日上午请石师会诊，详细询问病史，得知患者发热前微恶寒，且每日午时发热较甚，体温最高达39℃，身体消瘦，精神萎靡不振，面色少华，少气懒言，活动后气短，时有咳嗽，咳少许白黏痰，偶有心烦，轻微恶心，口干，纳呆，寐欠宁，二便尚调，舌质淡嫩，苔白腻，舌中部苔略黄腻，脉弦细弱。血常规检查：白细胞11.5×10^9/L，中性粒细胞数9.18×10^9/L。痰培养：铜绿假单胞菌生长（＋＋＋＋）。

石师判断本病证属气阴两虚，邪恋少阳，痰浊瘀毒内滞。正治当以和解为大法，宜扶正祛邪、标本兼治，而不能单纯以汗或清解等法。方用小柴胡汤合生脉散化裁。

处方：柴胡10g，黄芩10g，半夏3g，党参30g，山药30g，黄精30g，麦冬20g，百合30g，知母15g，玄参15g，僵蚕15g，蜈蚣3条，藿香3g，牛蒡子10g，生甘草10g。急煎，频频饮服，不必计较药量，以热退为度。

并嘱减少抗菌药物的种类和用量。患者午后开始服药，傍晚热势减轻。次日已无发热，偶有咳嗽，咳少许白黏痰，神清息平。效不更方，继服前方。

5月19日二诊：患者无发热，时有干咳，少痰，汗多，纳可，寐宁，二便调，舌质淡嫩，苔黄略干，脉弦滑。诸症好转，前方去藿香、半夏、牛蒡子，加太子参30g，五味子10g，柴胡减至6g。调理5天，发热、咳嗽痊愈而带药出院。

按语：本例患者病情复杂而危重，中西药并进而无显效。经言少阳"但见一证便是，不必悉具"；又少阳为枢机，气机阴阳转换的枢纽，本患者发热有相对明显的时间发病因素（每于午时左右发热），且持续不退；另本案发病的热象显现夹湿夹浊、邪恋膜原之象。基于此，石师以少阳立论，看似不经意间，险情却得以轻松化解。石师常言：中医讲究的是治病必求于本，最反对头痛医头、脚痛医脚、见热退热的治疗方式。所谓治病必求于本，本者本于阴阳而已。本例患者虽然外现高热、口渴，但已是古稀之年，身体消瘦，精神萎靡不振，面色少华，少气懒言，活动后气短，口干，舌质淡嫩，苔白腻，脉弦细弱，显然是一派气阴两虚的征象。因此在治疗时合用生脉散，顾护气阴，扶正祛邪，标本兼治。方中柴胡和解退热；黄芩清泄肺热；半夏降逆止呕；党参、山药、黄精、麦冬、百合、生甘草补气健脾，益气养阴；玄参、知母清热生津止渴；藿香清热化浊；蜈蚣清热解毒；僵蚕化痰通络；牛蒡子疏散风热。小量频服，以使药力递增，还可以防止服药发生格拒之弊。二诊时患者已无发热，干咳少痰，汗多，乃于前方去藿香、半夏、牛蒡子等温燥清利之品；加太子参、五味子以增强顾护气阴之效；柴胡减量，是因为患者已无发热，突出其升阳气的作用。从本病的诊治过程来看，关键就在于辨证论治、治病求本。以上即是对此病案最好的说明。

石师指出：和法是通过和解或调和的作用以祛除病邪为目的的一种治法。人体辨证有阴阳、表里、虚实、寒热八纲之说，和法就是使其无所偏。正如戴北山所说："寒热并用之谓和，补泻合剂之谓和，表里双解之谓和，平其亢厉之谓和。"它不同于汗、吐、下三法的专事攻邪，又不同于补法的专事扶正，而是用于脏腑气血不和，或寒热混杂，或虚实互见的病证。小柴胡汤是和法的代表方剂。随着和法定义范畴、作用范围的扩大，作为和法首剂的小柴胡汤也被更加深入地认识研究，其着眼点也从简单的半表半里转移到更广阔的八纲辨证上。小柴胡汤之所以能够达到很好的和法效果，一是在于选药；二是在于药量。所以通过对小柴胡汤中药物剂量的改变或以小柴胡汤为基本来加减可以达到调其寒热、平其虚实、纠其阴阳的效果而使其不偏。解其表里在于柴胡，如只表不里，则是生姜之责，去诸味变成桂枝汤、荆防败毒散等；如只里不表，则是黄芩、半夏之责，变为半夏泻心汤。调其寒热在于药性寒热相配，柴胡用量在15g以上有清热的作用，或者变柴胡为黄连，变生姜、炙甘草为干姜组成调和肠胃以治疗胃寒肠热证的半夏泻心汤，以达寒热互用之效。平其虚实在于药物攻补兼施，方中药有汗（柴胡、生姜）、清（黄芩）、消（半夏），配以具天、地、人三性而可补阴阳气血的炙甘草、大枣、人参，使攻邪而不伤正。如表未解里已虚，可转成人参败毒散补之；如表未解里已实，可去人参、炙甘草，加大黄、枳实、厚朴转为大柴胡汤攻之。调其阴阳在于药物用量，柴胡在6g以下有升阳气的作用，加大黄芩用量可加大清热力度，炙甘草有益阳的作用，人参有益阴的作用。故欲补气可转为补中益气汤，欲清热可转为三黄泻心汤，欲补阳可转为炙甘草汤，欲滋阴可转为独参汤。诸如此类，久病（久耗）、高龄、久服攻散药（包括抗生素），导致正气亏虚，即使有表热，也不能唯用汗、清等法，当以和解为主。

小柴胡汤的临床应用范围日益扩大，但如何正确应用小柴胡汤，并不是件容易的事。小柴胡汤可以治疗内、外、妇、儿、五官、肿瘤等多科疾病；治疗的临床症状主要有食欲不振、口苦、呕吐、发热、恶寒、头晕、胸胁满痛、心烦头痛、咽干、脉弦、脉数、脉细、苔白、苔黄等。应用小柴胡汤治疗的最常见症状，首先是各种外感发热；其次是消化道症状，如食欲不振、恶心、呕吐等；再次是胁部症状。就舌、脉而言，最常见的为薄白苔、薄黄苔、弦脉、弦细脉。以上可见，小柴胡汤治疗的病症，主要以发热、消化道及情志方面的症状为主。发热主要以寒热往来为特点，此时因正邪相搏，且正气渐虚，不足以抗邪，尤其在外感病中；消化道及情志症状则反映出气机郁结，脾胃失和，三焦不畅，这在外感和内伤病中均有反映。掌握小柴胡汤证的基本病机和主要临床表现，对于临床正确应用小柴胡汤有重要指导意义。《伤寒论》101条中曾说："伤寒中风，有柴胡证，但见一证便是，不必悉具。"同时我们也要注意任何一个好的方剂，都必须经辨证和辨病有机结合后方可使用。服用小柴胡汤时尤其要注意以下几点：①忌生冷、辛辣食物。②上盛下虚，肝火盛者不宜用。③素体阴虚吐血，或有肝阳上亢的高血压患者不宜用。

（2）手足厥冷案（四肢厥冷寒入骨，辨治方知别有因）

张某，男性，49岁。2016年1月6日初诊。

患者1年前自觉双腿寒凉，继之逐渐加重，不能忍受。入冬后双腿以下寒冷如冰，穿棉裤与护膝亦不能解，夜间尤甚，彻夜难寐。平素常服姜汤祛寒，自服金匮肾气丸、壮腰补肾丸等中成药，而病愈重。1年来，多次求诊于各院中西医，均不效。西医检查所见：肝功、血糖、心电图、下肢动静脉彩超均正常，甘油三酯4.68mmol/L，神经系统查体未见异常。西医束手，考虑自主神经功能紊乱。就诊时，观其近年所服中药方，均予温热祛寒、补肾壮腰之剂，附子用量逐渐应用至30g。难道患者形体壮实，附子等辛热之药剂量不足，岂非还应再加量？如量不足，亦能改善一丝。百思不得解，特请石师会诊。

临证见上穿薄衣，下覆棉裤。自述腿寒难耐，但触诊双腿肤温如常，声音洪亮，唇干口和，舌质暗红，舌苔薄白干而少津，脉弦缓略滑。石师仔细询问，更进一步了解到：患者长期自行服用姜汤等温热驱寒之品，屡屡求医又因病发厥寒，遣方用药皆为温阳散寒、回阳救逆之品。又诊舌苔、脉象实为热象而非寒故。再详究病史：平素多应酬，嗜酒多年，平素不畏寒凉，洗澡非冷水不快。故诊为热邪郁闭，热越深而厥越深之"阳厥病"。法当调和疏通，敛阴泄热。

处方：柴胡10g，牛膝15g，枳实10g，丹参15g，泽泻20g，茯苓15g，葛根10g，炒白芍20g，墨旱莲30g，侧柏叶15g，鸡内金30g，炒扁豆30g，山药30g，炙甘草15g。日1剂水煎温服。3剂而瘥。

按语：石师指出：《伤寒论》有"凡阴阳之气不相顺接便为厥；厥者，手足逆冷是也"的理论。考阴阳之气不相顺接者，多为气机阻滞，经络不畅也，而非单指阳气虚极不运之谓也。今见患者平素体健、长期酗酒嗜辛，内热壅滞，日久郁滞化热，热邪郁闭于内，阻遏阳道，阳气不达四末，阴阳逆乱，脏腑之气与四末之气不相交通，故见双腿寒凉如冰。而论治之时，医者每被患者主诉及病情假象所误导，遣方用药皆为头痛医头、脚痛医脚之类，终至小恙变为顽疾。今临证之时，当以寒温并用，补泻兼施之"和法"论治，方用四逆散合血府逐瘀汤；且久病入络，当活血通络，并根据患者的病情特点灵活加入补脾消积、化湿解酒毒之品。药证和拍，故效如桴鼓。

辨证论治是中医临床活的灵魂。临床最忌某病用某药、某方治某病等按图索骥的刻板公式，否则必误诊误治，病亦难愈。本病例中医治病论治之始即头痛医头、按图索骥，遣方用药因为没有辨证，故所用药物与病机完全背离、南辕北辙，越用热药祛寒，内热郁闭越甚，阴阳之气越加不相顺接畅通，终致热越深而厥越深，此乃为表浅假象所蒙蔽。对于本案，石师反复指出：患者年富力强，营养过剩，又从未患何明确的大的疾病，怎么可能有这么大的寒气？更何况，详细询问历次的治疗经过，又反复服了那么多的温阳散寒药，自己还不停地喝姜汤驱寒。这么治疗还屡治不效，寒证反而还越来越甚，怎么可能？临床见到这类情况一定要多思考。现在我们的医生经常被患者的主诉误导，其根源还是忽略了辨证论治。当然，最终还是要以四诊和参为根本。

（四）论"清法"及临床运用

清法是通过清解热邪的作用，以治里热证的一种治法。清法是依据《素问·至真要大论》"热者寒之""治热以寒"的原则而确立的。

1.清法的分类

里热证中有热在气分、营分、血分，热甚成毒，以及热在某一脏腑之分。因而在清法之中，又有清气分热、清营凉血、气血两清、清热解毒及清脏腑热等的不同。清法的运用范围较广，尤其治温热病更为常用。若温病后期阴液耗伤，或阴虚火旺而致发热，又当滋阴清热，不可苦寒直折。

（1）清气分热法

主要用以治疗热在气分的病证。如热在气分，热炽津伤，可用甘寒清热法。若气分火热亢盛而津液未伤，则用苦寒清热法。白虎汤为清气分热法的代表方。

（2）清营凉血法

主要用于温病热邪深入营血的证候。临床应用时，又有清营透热和凉血散血之分。前者适用于热邪乍入营中，后者用于热邪深入血分。清营汤、犀角地黄汤为清营凉血法的代表方。

（3）清脏腑热法

主要用于热邪盛于某一脏腑的病证。如治心火旺盛用黄连阿胶汤、泻肝火用龙胆泻肝汤、清肺热用泻白散等。

上述几法，适用于里热炽盛之证。若温病后期，阴液耗伤，或阴虚火旺而致发热，又当滋阴清热，不可苦寒直折（因苦寒能化燥伤阴，与病情不合），青蒿鳖甲汤为其代表方。

清法一般适用于感染性疾病的中期和极期，或用于化脓性炎症。其功效是通过抗菌、消炎、退热等作用来实现的。清气分热法多具有退热、抗菌的作用。清营凉血法除具有抗菌、退热等作用外，还有加强心脏功能、改善血循环及止血等提高人体抵抗力的作用。养阴清热法适用于肺结核和感染性疾病后期所致的低热等症。此法运用的药物除部分有抗菌、退热作用外，还有增强机体特异性或非特异性功能、抗肿瘤、抗变态反应及镇静、降血压等作用。此外，还有增强人体抵抗力和调节自主神经系统、调节体温中枢的作用。

2.清法临床应用注意事项

（1）谨防伤正

清法所用的苦寒类方药最易化燥伤阴，热证阴伤者或阴虚者尤当慎用。苦寒类药物又易伤及阳气，阳虚之人，素体多寒，若患热证，清法应用也不可太过。牢记"寒无犯寒"之理，如其过用，则"疗热未已而寒生矣"。故《医学心悟》云："然又有清之而不量其人者何也？夫以壮实之人，而患实热之病，清之稍重，尚未无碍。若本体素虚，脏腑本寒，饮食素少，肠胃虚滑，或产后、病后、房室之后，即有热证，亦宜少少用之，宁可不足，不使有余，或余热未清，即以轻药代之，庶几病去人安。倘清剂过多，则疗热未已而寒生矣。此清之贵量其人也。"

（2）明辨真假

首应明辨热证的真假，勿为假象所迷惑。如真热假寒宜大胆使用清热泻火之剂，切不可误用温法，以免火上浇油，延误病机。如真寒假热宜用温法，不可误用寒凉清热，以免雪上加霜，危害甚大。

诚如程钟龄《医学心悟》所言："然又有不当清而清者何也？有如劳力辛苦之人，中气大虚，发热倦怠，心烦尿赤，名曰虚火。盖春生之令不行，无阳以护其荣卫，与外感热证，相隔霄壤。又有阴虚劳瘵之证，日晡潮热，与夫产后血虚，发热烦躁，证象白虎，误用白虎者难救。更有命门火衰，浮阳上泛，有似于火者；又有阴盛格阳，假热之证，其人面赤狂热，欲坐卧泥水中，或数日不大便，或舌黑而润，或脉反洪大，峥峥然鼓击于指下，按之豁然而空者；或口渴欲得冷饮而不能下，或因下元虚冷，频饮热汤以自救，世俗不识，误投凉药，下咽即危矣。此不当清而清之误也。"

（3）权衡病情的轻重

大热之证用清热太轻，则如杯水车薪，无济于事，病必不减。微热之证用清剂过重，则诛伐太过，阳气受损，热去寒生。此中分寸，必须适当掌握，恰如其分，庶无太过不及之弊。

诚如《医学心悟》所言："然又有清之不量其证者何也？夫以大热之证，而清剂太微，则病不除，微热之证，而清剂太过，则寒证即至，但不及犹可再清，太过则将医药矣。"又如热在血而治其气则无济于事，热在气而治其血则将引邪深入，故又须正确鉴别卫、气、营、血的不同病变阶段，才能应手取效。

（4）格拒处理

热邪炽盛，服清热药入口即吐者，可于清热剂中佐辛温之姜汁，或采取凉药热服的方法，此即热因热用的反佐法，是"甚者从之"。如《医学心悟》所言："更有阳盛拒阴之证，清药不入，到口随吐，则以姜汁些少为引，或姜制黄连反佐以取之，所谓寒因热用是也。"

（5）水火标本

清法本为以里实热证为主者所设，若屡用清热泻火而热不退者，乃因"寒之不寒，是无水也"的缘故。正如《素问·至真要大论》所言："诸寒之而热者，取之阴。"此则应立即改用滋阴壮水的方法，所谓"壮水之主，以制阳光"，待阴复后其热自退。

正如程钟龄所说："有外感之火，有内伤之火。外感为实，内伤为虚。""外感之火，以凉为清；内伤之火，以补为清。"故必须认真鉴别虚热与实热，才能准确运用清补与寒凉。

（6）固护胃气

清法苦寒、苦燥之类方药，不宜久用，因寒凉之品最易损伤脾胃，影响消化功能。程钟龄言："大抵清火之药，不可久恃，必归本于滋阴。滋阴之法，又不能开胃扶脾，以恢复元气，则参、苓、芪、术，亦当酌量而用。非曰清后必补，但元气无亏者，可以不补；元气有亏，必须补之。俟其饮食渐进，精神爽慧，然后止药可也。此清之贵量其证也。"

（五）论"温法"及临床运用

温法是通过温阳、祛寒或回阳等作用，使寒去阳复，用治里寒证的一种治法。温法是依据《素问·至真要大论》"寒者热之""治寒以热"和《素问·三部九候论》"虚则补之"的原则而确立的。

1.温法分类

里寒证的成因，有因外寒直入于里，有因药误损阳气，或因元阳不足，寒从内生。由于里寒证有脏腑、经络的不同，故温法有温中祛寒、回阳救逆和温经散寒等的区别。虚与寒常常并存，故温法又多与补法配合运用。

（1）温中祛寒法

用于治疗脾胃虚寒证。脾胃位于中焦，职司运化，若脾胃虚寒，就会出现肢体倦怠、食欲不振、腹痛吐泻、四肢不温等症。常用方剂由温里药与健脾补气药相配合，如用干姜、吴茱萸、蜀椒等，与人参、甘草等配伍。理中丸为其代表方。

（2）回阳救逆法

用于治疗阴盛阳衰，阳气将亡之证。当疾病发展到阳气衰微，阴寒内盛，出现四肢逆冷、恶寒倦卧、呕吐下利、脉沉微等情况时，非用大剂温热药物以回阳救逆不可。回阳救逆方剂，主要由辛温燥热的药物组成，如附子、干姜、肉桂之类。四逆汤为其代表方。

（3）温经散寒法

用于寒邪凝滞经脉之痹痛、寒凝腹痛、阴疽等证。阳气不足，经脉受寒，血液运行不畅，故见手足厥寒、肢体痹痛，或发为阴疽。此类疾病多系阳气虚馁，阴血柔弱，寒滞经脉。故本类方剂配伍特点是辛温发散药与养血通脉药合用，主要药物有麻黄、桂枝、细辛、生姜、当归、鸡血藤、独活等。代表方如当归四逆汤、阳和汤。

使用温法，应明辨寒证真假，勿为假象所迷惑。假若热伏于里，外面反而出现四肢逆冷等假象，形成内热而外假寒之证，应当详细分析，不能误用温法。

温中祛寒适用于消化功能减弱，以至机体能量代谢降低，热量不足的证候。本法能加强胃肠道的消化吸收功能，间接地补充热量，改善人体能量不足的状态。

回阳救逆应用于循环衰竭的病证。本法可增强心脏功能，间接地补充热量，改善人体能量不足的状态。

回阳救逆应用于循环衰竭的病证。本法有增强心脏功能，反射性兴奋血管运动中枢及交感神经，使血压上升，以改善循环功能。

温经散寒能通过镇痛，改善血循环，减轻症状，促进病变的愈合，适用于类风湿关节炎、变形性关节炎、风湿性关节炎的非活动期。

2.温法临床应用注意事项

（1）热无犯热

本类治法与方药多辛热燥烈，易耗阴动火，故天气炎热时或素体火旺者需减少用量，所谓"热无犯热"（《黄帝内经》）是也。程钟龄《医学心悟》亦云："若论其时，盛夏之月，温剂宜轻；时值隆冬，温剂宜重。然亦有时当盛暑，而得虚寒极重之证，曾用参、附煎膏而治愈者，此舍时从证法也。"

（2）辨清真假

使用温法及方药，首应辨明寒热真假，勿为假象所迷惑。临床常见热伏于里，热深厥深，真热假寒而治误者。诚如《医学心悟》所言："然又有不当温而温者何也？如伤寒热邪传里，口燥咽干，便闭谵语，以及斑、黄、乱狂、衄、吐、便血诸症，其不可温，固无论矣。若乃病热已深，厥逆渐进，舌则干枯，反不知渴，又或夹热下利，神晕气弱，或脉来涩滞，反不应指，色似烟熏，形如槁木，近之无声，望之似脱，甚至血液衰耗，筋脉拘挛，但唇、口、齿、舌干燥而不可解者，此为真热假寒之候，世俗未明亢害承制之理，误投热剂，下咽即败矣。更有郁热内蓄，身反恶寒；温热胀满，皮肤反冷；中暑烦心，脉虚自汗；燥气焚金，痿软无力者，皆不可温。又有阴虚脉细数，阳乘阴而吐血者，亦不可温，温之则为逆候，此所谓不当温而温者也。"

（3）格拒处理

阴寒太盛者，每服热药入口即吐，是谓格拒。可少佐寒凉之品，或热药冷服，此即寒因寒用的反佐之法。《医学心悟》言："阴盛格阳于外，温药不效者，则以白通汤加人尿、猪胆汁反佐以取之，经云：热因寒用是已。"

（4）重视虚证

温法本为以里实寒证为主者所设，若阳虚生寒者，断不宜只以温法方药为主治之。正如《素问·至真要大论》所言："诸寒之而热者取之阴，热之而寒者取之阳，所谓求其属也。"《医学心悟》亦言："真虚夹寒，命门火衰者，必须补济真阳。太仆有言：大寒而盛，热之不热，是无火也，当补其心。此心字，指命门而言，《黄帝内经》所谓七节之旁中有小心是也。书曰：益心之阳，寒亦通行，滋肾之阴，热之犹可是也。然而医家有温热之温，有温存之温，参、芪、归、术，和平之性，温存之温也，春日煦煦是也。附子、姜、桂，辛辣之性，温热之温也，夏日烈烈是也。和煦之日人人可近，燥烈之日，非积雪凝寒，开冰解冻不可近也。且温之与补，有相兼者，有不必相兼者。虚而且寒，则兼用之。若寒而不虚，即专以温药主之。"

3.验案举隅

肺癌高热不退案

患者，男，69岁。

2004年4月，因为呼吸困难、干咳、口渴，于市中医院诊断为"肺癌、肺不张、纵隔淋巴结转移、阻塞性肺炎、2型糖尿病"。经过西药降糖、抗炎等对症治疗，症状缓解后出院。出院后服用大量白花蛇舌草、半枝莲、西黄丸等抗癌中药，身体每况愈下。

12月28日患者出现发热，经过大剂量抗生素及退热药治疗后热退。1月后患者再次出现发热，入院后仍然考虑为阻塞性肺炎引起的发热，而给予强力的抗菌药物联合用药，间断应用西药退热，中药先后应用了银翘散、白虎加人参汤、小柴胡汤、达原饮、青蒿鳖甲汤、补中益气汤等加减，病情毫无起色。只是在用了解热药后患者一身大汗，热势暂退，并出现了严重的霉菌感染。

2月7日上午请全院会诊：详细询问病史，得知患者发热多从中午开始，体温最高达39.9℃，发热时虽裹数层棉被亦不觉暖，至午夜前能自行缓解。刻下患者极度消瘦，精神萎靡不振，困倦嗜卧，面色泛红如妆，四肢厥冷，汗出如洗，干咳，心悸，口干渴不欲饮，纳呆，腹泻，舌质青紫，舌苔黄腻而干燥，脉沉细无力。

讨论结果众说纷纭，有人认为是湿温发热，有人认为是气虚发热，有人认为是阴虚发热。石师力排众议，断为阳虚发热，当大剂回阳。

处方：黑附子15g（先煎），干姜10g，炙甘草30g，肉桂3g（后下），葱白3根，党参30g。急煎，昼夜连续服用，不必计较药量，以热退为度。

2月8日二诊：患者昨日一昼夜服药两剂有余，热势减轻，体温最高38℃，面色潮红，汗出减少，腹泻减轻，身冷也较昨日减轻。前方加磁石20g，山萸肉20g，3剂。

2月11日三诊：患者精神好转，昨日未发热，体温最高

37.2℃，大便虽溏而不泻，面白，困倦，喜温恶寒，知饥饿而思饮食。

处方：黑附子15g（先煎），干姜10g，炙甘草15g，肉桂1g（后下），白术20g，党参30g，熟地黄15g，砂仁3g。每日1剂，水煎温服。

调理1周，发热痊愈而带药出院。

按语：该患者病情复杂而危重，中西药迭进而无少效。治疗此病的过程表面上看似风平浪静，轻描淡写，其实中间也是险象环生。这是一例典型的阴寒内盛，格阳于外的患者。该例患者虽然外表发热，但是进一步诊察，不难看出还有逆冷、倦卧、下利、恶寒、脉微细、舌青紫等一派阴寒之征象。中医讲究的是透过表象来看其本质，最反对头痛医头、脚痛医脚、见热退热的治疗方式。所谓治病必求于本，本于阴阳而已。阳虚之人，阴邪必盛，患者一定表现出双目无神、口唇颜面之色或青或白、身重倦怠嗜卧、声低息短、少气懒言、恶寒喜暖、口淡不渴或渴喜热饮、大便溏、小便清长、舌青滑、脉微无力或浮大无根等病形，即使外见发热、颧红等一切火热之象，亦断然不可误认为实火。所谓阴证似阳，清之必败。阴虚之人，阳气必盛，患者一定表现出神气有余、口唇颜面之色红、身轻不眠、声音响亮、口臭气粗、大渴饮冷、舌上全无津液、脉大有力等病形。临证务须体察入微，细心辨认，人命关天，不容丝毫有误。

按照这样的思路，此例患者虽然外现高热，也应当确属阳虚阴盛无疑。郑钦安之《医法圆通》明确记载："久病之人，忽见身大热而内冷亦甚，叠褥数重。此是阳越于外，寒格于内，急宜回阳，阳气复藏，外自不热，内自不冷。切不可认作表邪，若与之解表，则元气立亡。此等证多无外感表证，即或有太阳表证，仍宜大剂回阳药中加桂、麻几分，即可无虞。"当为此病案的最好说明。

再论之，阳虚则寒，此其常也。也就是说一般的阳虚患者是不会发热的，而应当是畏寒肢冷才对。只有阳气虚损到一定程度才会出现发热的征象。其机理是阳气不足，不能镇摄群阴，阴寒内盛，又进一步剥损残阳，形成恶性循环，最终导致正不胜邪，阴寒格阳。即所谓下元真水寒极，逼肾中龙火浮越于上而成外脱之势。阳脱于外则外热，阴盛于内则内寒。但是这种热象其实是一种假象，是一种真阳逼越于外而成阴极似阳之证，外虽现一派热象，是为假热，而内则寒冷已极，是为真寒。进一步诊察必然可以发现神气不足、倦怠嗜卧、口淡不渴、二便自利、舌青脉微等阳虚阴盛之真象。如《伤寒论》太阳病篇所论："患者身太热，反欲得衣者，热在皮肤，寒在骨髓也；身大寒，反不欲近衣者，寒在皮肤，热在骨髓也。"便是真寒假热证和真热假寒证的真实写照。临证当仔细体会，不能为表象所惑。

本患者之所以阳衰如此，就是由误用苦寒药伤阳之过。首先，患者确诊为肺癌、2型糖尿病后，一开始就用了很多抗生素，身体状态每况愈下。两次发热又盲目联合应用了大量的抗生素，最后出现严重的霉菌感染，又联合用抗霉菌的药物。其次，患病期间自行服用了大量白花蛇舌草、半枝莲、西黄丸等抗癌中药，发热入院后又服用了很多清热解毒类退热剂。这使本已经不足的正气层层盘剥，直至患者出现下利、戴阳、身冷如冰、脉微欲绝之状。却不知病情至此命垂一线，误药之过可居强半。所以石师采用四逆汤、白通汤温里散寒，导龙入海，引火归原，回阳救逆；加党参一味顾护气阴。恐病重药轻，昼夜连续服用以使药力递增，而且小量频服还可以防止服药发生格拒之弊。二诊时患者热势稍退，汗出减少，腹泻减缓，身冷也较前减轻，但是面赤戴阳之症未缓解。乃于前方加磁石20g，山萸肉20g以潜阳固脱。三诊时热退身凉汗止，大便微溏，处以附子理中汤加砂仁，补后天而壮先天，补土以助火，化气以生精。辨证无误，方虽简而效捷。从本病的诊疗过程看，正邪斗争的关键点就在于阳气的盛衰，阳虚则病，阳衰则危，阳复则生，阳去则死。

（六）论"消法"及临床应用

消法是通过消导和散结的作用，对气、血、痰、食、水、虫等所结成的有形之邪，使之渐消缓散的一种治法。消法是依据《素问·至真要大论》"坚者削之""结者散之"的原则而确立的。

1.消法的分类

消法的概念较为广泛，所治的病种也较多。因此，从广义来讲，如祛痰法、祛湿法、消导法、驱虫法、理气法和理血法等都应属于消法的范畴。临床应用的消法，一般多指消食导滞和消痞散积，故多用于治疗饮食积滞和气血积聚之癥瘕痞块等证。我们更应该从广义的角度来看待和运用消法。

（1）消食导滞法

适用于饮食太过，以致脾胃失运，宿食积滞引起的嗳腐吞酸、痞胀恶食等证。若积滞轻而脾虚甚，宜补多于消；脾虚不甚而积滞甚，宜消多于补。如积滞郁而化热，则宜消而兼清；积而兼寒，则宜消导兼以温中。

（2）消癥化积法

适用于气血痰瘀，逐渐凝结成的癥瘕积聚等证。这类病证，大都为虚中夹实之证，攻下则正不支，补之则邪益盛，故宜采用渐消缓散之法，使之逐渐消散，最为妥当。其方多由软坚散结、活血祛瘀、理气行滞等药物组成，如三棱、莪术、鳖甲、阿魏、桃仁、红花、乳香、没药、归尾、青皮、槟榔等。代表方如加减活络效灵丹、鳖甲煎丸。

消法与下法均能消除有形实邪，但是两者又有严格的区别。泻下法适用于骤急的有形实邪，目的在于攻逐；消散法则用于逐渐形成的癥瘕积聚，目的在于渐消缓散。不过消法毕竟是克削之法，若无实证，应当禁用。

消食导滞法的使用注意：①消导剂与泻下剂均有消除有形实邪的作用，但在临床运用上，二者有所区别。消导剂攻力较缓和，用于饮食积滞和逐渐形成的脘腹痞积，宜于渐消缓散者；泻下剂则攻力较峻猛，用于肠实便秘和大积大聚，宜于急攻速下者。②消导剂虽较泻下剂作用缓和，但总属克制之品，故对于脾胃素虚，或积滞日久耗伤正气者，必须配伍扶正健脾之药，组成消补兼施之剂，以期消积而不伤正；对于积滞内停较甚，消导剂不易攻之者，则又须配伍泻下药物，以助消除有形实邪之力。

（3）理气法

理气法是疏畅气机、调理气分的治法，适用于治疗气机阻滞或气机逆乱的证候。

根据《素问·至真要大论》"逸者行之""结者散之""高者抑之"、《素问·六元正纪大论》"木郁达之"、《本草经疏》"降可去升"及沈金鳌之"气升当降，气逆当调"等原则，而立理气之法。概括起来不外气滞、气逆、气虚下陷几种情况。气滞应行气，气逆应降气。

①行气法：主要用于气机郁滞，症见胸痞脘痛、胁胀腹满等。由于气机郁滞之证，有病情兼夹的不同，因此在运用行气法时应注意配伍。如气滞兼痰，则行气中佐以化痰药；气滞兼寒，或者兼热，则行气兼以祛寒或清热；亦有气滞而兼有血瘀的，则行气又当兼以化瘀。

②降气法：主要用于因气逆所致的呃逆、呕吐、喘急等证。由于气逆之证有虚、实、寒、热之分，故降气方剂的组成又有各种不同的配伍。如气逆而正虚，则降气与补虚并用；如气逆兼有虚热、虚寒，则降气须与清补或温补并用；如气逆属实，则当以降逆行气为主，但须随时注意正气是否虚弱；至于气逆而兼痰热或寒饮，则降气须与清化或温化同用。所有这些，都应辨别清楚，务使遣方用药切合病情。

理气法的使用注意：①理气法所用之药大多辛香而燥，容易耗气伤阴，对血虚、阴虚，以及火旺等证，都应慎用。应注意病情之虚实，勿犯虚虚实实之戒。②气滞实证需行气，若误用补气，则助其壅而气滞更甚。③若病情复杂，虚中夹实者，如气郁、气逆而正气又虚者，可与补气药同用，以虚实并调，标本兼顾。④气虚及阴虚火旺者忌用；气滞兼有阴液亏损及孕妇应慎用。

（4）活血化瘀法

活血化瘀法是活通血脉、消散瘀血的治法，最符合"消法"之旨。

《素问·至真要大论》曰："疏其血气，令其条达，而致和平。"又曰："坚者削之……留者攻之。"《素问·阴阳应象大论》曰："血实者宜决之。"以上都是广义的论述。又如《素问·汤液醪醴论》曰："去菀陈莝。"《灵枢·小针解》曰："菀陈则除之者，去血脉也。"这两条论述，可以认为是活血化瘀治则的雏形。治疗瘀血的方法，以张仲景应用最早，开创了后世活血化瘀之先河。

活血化瘀法主要用以消除或攻逐停滞于体内的瘀血，畅流血行，消散瘀滞。适用于血行不畅及各种瘀血内阻的证候，如蓄血证、经闭、痛经、恶露不行、癥积包块、跌仆损伤瘀肿、气虚血瘀之半身不遂、瘀血内停之胸胁疼痛。

活血化瘀剂常见配伍用药特点：①配伍理气药：因气血相互依存，气行则血行，气滞则血滞。②配伍补血药：逐瘀易于伤正，祛邪不忘扶正，使瘀去而正不伤。③配伍通络药：久瘀"入络"，往往配虫类药通络。④配伍清热药：血受热则煎熬成块，热瘀互结之证当用之。⑤配伍温经散寒药：寒则血流涩滞，温则消而去之。⑥配伍补气药：气虚则血瘀，气运瘀自行。⑦配伍消癥化积药：癥积血块一般化瘀药无效，往往配伍破积消癥药。

活血化瘀法的使用注意：活血化瘀法主要以活血通脉、祛除血液瘀滞为主，治疗上需要根据体质强弱、病程新久、病情轻重缓急来选方用药，因此需要注意以下几方面：

1）辨证方面："瘀"是人体功能障碍的表现，是在异常状态下的病理产物。瘀血包括溢出经脉外而积存于组织间隙的，或因血液运行受阻而滞留于经脉内，以及瘀积于器官内的。瘀血既是病理产物又是致病因素；既可因病致瘀，也可因瘀致病，形成恶性循环。瘀血这一病理产物由量变到质变的过程，也可称其为"病邪"，属于致病因素，但又不同于一般所述的病因，故也可以叫作"第二病因"。①提高对瘀血辨证论治的疗效：要掌握好应用时机，熟悉药物的性味功能，注意与其他治法的配合应用。离经尚未离体之血即是瘀血，现在的人工流产、开胸、剖腹造成的出血，亦可形成瘀血之证。②注意瘀血的病理归类：闭塞性瘀血，治当补气、化瘀、温通；郁滞性瘀血，治以行气、化瘀、温通、攻逐；出血性瘀血，宜止血、消瘀、固本。石师认为，活血化瘀之剂，临床辨证必须确有瘀血方可使用，严禁漫无边际的滥用。

2）注意处理活血化瘀与其他治法的关系：①应考虑到气：气为血帅，气行则血行，气滞则血滞，气虚则血瘀。故化瘀与理气、补气与化瘀多配合使用。②应考虑到止血：瘀血不化，新血不生；瘀血不去，血不归经。故化瘀与止血多配合使用。③应注意养血：本法属于"攻""消"之法，逐瘀易于伤正，故活血化瘀与养血多配合使用。④应注意温通：血得温则行，遇寒则凝。寒则涩而不流，温则消而去之。故活血化瘀与温通多配合使用。

3）用药方面：活血而不破血，行气而不破气，益气而不滞气，温阳而不伤阴。上焦瘀血，多属阳热，每以温药为忌；下焦之瘀，多属阴凝，喜温而忌寒。如腹腔内血瘀需大剂通瘀时，常用化瘀通腑法。活血化瘀剂能促进血行，性多破泄，故月经过多及孕妇均当慎用或忌用。逐瘀过猛，易于伤正，只可暂用，不可久服，中病即止，勿使过剂，过剂则伤正，血虚无瘀禁用。瘀血证伴正虚者，应攻补兼施，攻中寓攻。

4）剂型方面：新瘀证急，宜用汤剂，以取其力大效速。久瘀证缓，宜用丸剂，以取其力小性缓，使瘀消而不致伤正。

2.消法临床应用注意事项

消法的概念很广泛，所治的病种也较多。因此，从广义来说，如祛痰法、祛湿法、消导法、驱虫法、理气法和理血法等都应属于消法的范畴。故临床应用方法也都涵盖在各类具体治法中，但是运用消法几点总的原则一定要注意。

（1）渐消缓散

消法多须遵循渐消缓散的法度，病久积深者尤当如此。《黄帝内经》曰："毋虚虚，毋实实，而遗人夭殃；无致邪，无失正，而绝人长命。"方药偏峻猛者，更当中病即止，刻刻顾护正气为念。《医学心悟》言："然又有当消而消之不得其法何也？夫积聚、癥瘕之证，有初、中、末之三法焉。当其邪气初客，所积未坚，则先消之而后和之。及其所积日久，气郁渐深，湿热相生，块因渐大，法从中治，当祛湿热之邪，消之、软之以底于平。但邪气久客，正气必虚，须以补泻迭相为用，如薛立斋用归脾汤，送下芦荟丸。予亦尝用五味异功散，佐以和中丸，皆攻补并行中治之道也。若夫块消及半，便从末治，不使攻击，但补其气、调其血、导达其经脉，俾荣卫流通而块自消矣。凡攻病之药，皆损气血，不可过也，此消之法也。"

（2）假实勿用

对于"至虚有盛候"的假实证候，虽表面类似实证，其实是虚羸于内，不能误消。正如程钟龄《医学心悟》所言："然亦有不当消而消者何也？假如气虚中满，名之曰鼓，腹皮膨急，中空无物，取其形如鼓之状，而因以名之。此为败症，必须填实，庶乎可消，与蛊症之为虫为血，内实而有物者，大相径庭。又如脾虚水肿，土衰不能制水也，非补土不可；真阳大亏，火衰不能生土者，非温暖命门不可。又有脾虚食不消者，气虚不能运化而生痰者，肾虚水泛为痰者，血枯而经水断绝者，皆非消导所可行，而或妄用之，误人多矣。所谓不当消而消者此也。"

（3）勿犯虚虚

消法应注意病情之虚实，勿犯虚虚实实之戒。现今临床误犯虚虚之戒者，满目皆是。例如：慢性泌尿系统炎症（劳淋），只知清热利湿解毒；慢性脾虚腹胀，只知用木香、陈皮、砂仁等药行气消积；慢性风湿、产后身痛、劳累型心绞痛等以不荣则痛为患者，只知祛风除湿、通络攻邪、活血化瘀；慢性便秘，只知药用大黄、芦荟、番泻叶等苦寒泻火、通腑攻下，并引申出许多以泻下为主的保健品。凡此种种，不一而足。此等受害而茫然不知者，实乃不病于疾而病于医也。

（七）论"补法"及临床运用

补法是针对人体气血阴阳，或某一脏腑之虚损，予以补养的一种治法。补法是依据《素问·三部九候论》"虚则补之"和《素问·阴阳应象大论》"形不足者，温之以气；精不足者，补之以味"的原则而确立的。

补法的作用，在于补益人体气血阴阳的不足，协调阴阳之偏衰，使之归于平衡。另外，在正气虚弱不能抗邪或祛邪时，亦可用补法扶助正气，达到扶正祛邪的目的。所以补法以补虚扶正为主，但也可间接起到祛邪的作用。

1.补法的分类

补法有补阴、补阳、补气、补血、补心、补肝、补脾、补肺、补肾之分。如阴阳俱虚、气血两亏者，又当阴阳同调、气血双补。补法的分类仍以补气、补血、补阴、补阳为主。在这些补法分类中已寓有分补五脏之意。

（1）补气

适用于肺脾气虚的病证。症见倦怠无力、食少便溏、少气懒言、语声低微、动则气促汗出、舌淡苔白、脉虚弱。他如脱肛、子宫脱垂等，也常是气虚的见症。

补气着重增强脾、肺的功能。脾主运化水谷精微和水湿，为后天之本，气血生化之源。脾的功能正常，气血生化之源充足，就能为全身各脏器功能活动提供物质基础。肺主气，司呼吸，吸入清气，呼出浊气，所吸入之清气与水谷之精气相结合产生宗气。肺朝百脉，脾所生化的精微物质，主要是通过肺朝百脉而敷布全身。若脾的功能低下，就会出现食少便溏、倦怠无力。肺的功能不足，就会出现少气懒言、语声低微、动则气促汗出等。若中气下陷，则可出现久泻脱肛或子宫脱垂。因此，补气应着重补脾、肺两脏。

（2）补血

适用于营血亏虚的病证。症见面色萎黄、唇色淡白、头晕眼花、心悸失眠、舌淡、脉细及妇女月经不调等。

心主血，肝藏血，脾统血，补血当以心、肝、脾为主。《订补明医指掌》云："心肝不足，皆血虚也。"心血不足，心神失养，则心悸失眠；血不上荣，则头晕眼花，面、唇、舌皆不华而色淡；心血虚，则血脉不充，而见脉细无力；肝血不足，血海空虚，故妇女经少经闭。根据"虚则补其母"的原则，肝为心之母，故补心多兼补肝；肾为肝之母，故补肝多兼补肾。脾为气血生化之源，脾统血，因脾虚而致血虚者，又当益脾以资气血生化之源。

（3）气血双补

适用于气血两虚的病证。症见面色无华、头晕目眩、心悸怔忡、食少体倦、气短懒言、舌淡、脉虚细无力。

（4）补阴

适用于阴虚的病证。症见形体消瘦、头晕耳鸣、潮热颧红、五心烦热、盗汗失眠、腰酸遗精、咳嗽咳血、口燥咽干、舌红少苔、脉细数。

所谓阴虚，五脏皆可见阴虚，但通常多指肝肾阴虚而言。肝藏血，肾藏精，肝肾同源。肝肾阴虚，精血不足，筋骨失养，阴精不能上承，脑髓空虚，故形体消瘦、头晕耳鸣、腰酸腿软。阴虚不能制阳，虚火内扰，故潮热颧红、五心烦热、口燥咽干。心神被扰，故失眠。虚火刑金，故咳嗽咳血。火扰精室，故遗精。阴虚内热，迫津外泄，故盗汗。舌红少苔，脉细数，为阴虚火旺之象。肾为元阴之本，《杂病源流犀烛》曰："阴虚者，肾中真阴虚也。"所以，所说的补阴法主要是以滋补肾阴为主。

（5）补阳

适用于肾阳虚弱的病证。症见面色苍白、形寒肢冷、腰膝酸软、神疲乏力、小便不利或小便频数、男子阳痿、女子宫寒不孕、舌淡苔白、脉沉细无力而尺脉尤甚。

补阳，主要是补肾阳。《杂病源流犀烛》云："阳虚者，肾中真阳虚也。"真阳亦称元阳，肾为元阳之本，为人身一切功能活动的原动力。阳虚不能温煦形体，振奋精神，故面色苍白、形寒肢冷、神疲乏。腰为肾之府，肾阳衰弱，下元虚惫，故腰膝酸软。肾虚不能化气行水，故小便不利。肾虚不能固摄水液，膀胱不约，故小便频数。肾主生殖，阳虚火衰，故男子阳痿、女子宫寒不孕。舌淡苔白，脉沉细无力，为虚寒之象；尺脉弱是肾虚表现。

（6）阴阳并补

阴是阳的物质基础，阳是阴的作用表现。阴阳是互相为用、互相促进、互相维系的。"孤阴不生，独阳不长"。《景岳全书·新方八阵》说:"善补阳者,必于阴中求阳,则阳得阴助而生化无穷。"因此,阳虚补阳,宜辅以补阴之药,以阳根于阴,使阳有所依附,并可借阴药的滋润以制阳药的温燥。

补虚不能离开五脏,而五脏之虚又不外乎气血阴阳之不足。若以气血阴阳为纲,五脏为目,可以提纲挈领,纲举目张。脏腑相关,气血同源,阴阳互根,在病理上往往互相影响,彼此传变。因此,临床应用时,必须根据病变的具体情况,灵活掌握治疗方法,恰当运用方药。

2.补法临床应用注意事项

（1）对因而施

补法应用时,应根据致虚的原因、体质的差异及所在部位的不同,辨清证候的性质,分别采用不同的补法。如气弱乏力、短气懒言者为气虚,治宜补气法;营血不足者为血虚,治宜补血法;气虚血少者为气血两虚,治宜气血双补法;阴虚内热者,治宜补阴法;阳虚肾衰者,治宜补阳法等。

气虚和阳虚都属于阳气不足之类,临床表现都具有面色白、神疲、食少等症。气虚与阳虚的主要区别在于气虚一般无寒象,阳虚者兼有寒象,即所谓"阳虚则外寒"。血虚和阴虚都属于阴血不足之类,临床表现都具有形体消瘦、眩晕眼花、心悸失眠等症。血虚与阴虚的主要区别在于血虚一般多无热象,阴虚者则多见热象,即所谓"阴虚则内热"。

（2）辨别阴阳

针对病位和气血阴阳不足进行补益。应用补法要辨清虚证的实质和具体病位。即首先分清阴阳气血究竟哪方面不足,再结合脏腑相互资生关系,予以补益。总的来说,补气重点在脾、肺,补血重点在心、肝、脾,补阴重点在肝、肾,补阳重点在脾、肾。而脾为后天之本，肾为先天之本，久病体虚，应注意调理和补益脾肾。

（3）气血互因

要照顾到气和血、阴和阳的关系。气血同源，阴阳互根，气为血帅，血由气生。血虚补血，血虚而兼气虚者，补血必须佐以补气；若血虚而气不虚者，亦可少佐补气之品，以助生血；若因大失血而致血虚者，宜急补其气以固脱；气虚而血不虚者，则较少配用补血药，以防阴柔滞气。若气血俱虚，宜气血双补。阳生于阴，阴生于阳。一般如阳虚而阴不虚者，应以补阳为主，并辅以补阴药，使阳有所依附；阴虚而阳不虚者，应以补阴为主，可少佐通利，以防腻滞；阴虚火旺者，应补阴兼以降火。若阴阳两虚，则宜阴阳双补。

（4）轻重缓急

分清补益的缓急。对于一般慢性虚弱者，病势较长的，可以小剂量缓慢调养，即所谓"王道无近功，多服自有益"（《临证指南医案》）。对于急性虚脱之证，则宜大补峻补，以救脱回阳，如用独参汤、生脉散以急救危亡。

（5）固护脾胃

要注意脾胃功能。补益药易于壅中滞气，首先要注意患者的脾胃运化功能。脾胃功能正常，才能发挥补法的作用。如脾胃运化功能较差，可适当加入理气醒脾之品，以增强脾胃的消化吸收功能，达到补而不滞的目的，即所谓"填补必先理气"。蒲辅周说：补而勿滞，气以通为补，血以和为补。这是具有指导意义的。

（6）相兼而施

如正气已伤而余邪未尽，若单祛邪则易伤正，若单扶正又不利于祛邪。此时往往采用扶正祛邪的方法，这样祛邪不致伤正，扶正更有利于祛邪。"补正不忘祛邪"就是这个意思。

（7）虚实真假

要注意虚实真假。所谓"大实有羸状"的假虚证候，如误用补虚，就会助邪伤正；若"至虚有盛候"的假实证候，如误用泻实，也会造成虚者更虚。因此，在治疗用药时，务必辨清。

（8）侧重先后天

对于补先天还是补后天，历来都有不同的观点。如唐代孙思邈强调"补肾不如补脾"，认为脾为后天之本，为气血生化之源。宋代许叔微强调"补脾不如补肾"，认为肾为先天之本，五脏六腑之阳非此不能发，五脏六腑之阴非此不能滋。但二者各有偏见，何时补脾，何时补肾，何时脾肾双补，应具体问题具体分析。王泰林《王旭高医书六种》说："久病虚羸，胸无痞满者，宜补肾；胸有痞满者，宜补脾。"程钟龄《医学心悟》说："须知脾弱而肾不虚者，则补脾为亟；肾弱而脾不虚者，则补肾为先；若脾肾两虚，则并补之。"这种说法是符合实际的。

（9）不虚勿用

补法虽能增强体质，提高抗病能力，但主要是用于治疗疾病。若身体不虚，用之不但无益，反而有害。应用补法还要重视患者的主观能动作用，注意饮食调养，加强体质锻炼。

（10）煎服法

煎服补益药时间可以稍长，务使药味尽出。服药时间以空腹或饭前为佳。若急证则不受此限。

3.验案举隅

带状疱疹后遗顽固性神经痛案

宁某，男，80岁，辽宁省瓦房店市东长春路二段。

2002年7月17日10时以"右侧胸胁部疼痛1个月"为主诉入院。

患者于1个月前不明原因出现右侧胸胁部疼痛，继而分批出现成簇而不融合的米粒至黄豆大丘疹、水疱，皮疹依次沿肋间神经呈带状分布，自右侧肩胛下漫延至前胸正中线，局部疼痛逐渐加重。曾先后就诊于大连医科大学附属第一医院、第二医院、大连市皮肤病研究所等医院，确诊为"带状疱疹及带状疱疹后遗神经痛"。经中西医结合治疗，皮疹大部分消退，但局部疼痛却持续不缓解。来诊时症见：右侧胸胁部刺痛、灼痛、掣痛，痛如针刺、如刀割、如火灼，绵绵不休，入夜尤甚，彻夜难眠，局部可见片状红斑、结痂、色素沉着，伴见心烦意乱、口燥咽干、纳呆腹满、大便秘结（已1周未行）。舌质红绛，苔薄少津，脉弦细。

入院后中医辨证为气滞血瘀型蛇串疮，中药采用血府逐瘀汤加减化裁。

处方：当归20g，生地黄20g，桃仁10g，红花10g，白芍30g，枳壳10g，柴胡10g，川芎10g，牛膝15g，桔梗10g，延胡索15g，制乳香10g，制没药10g，全蝎7.5g，蜈蚣2条，炙甘草15g。

西药给予营养神经、抗病毒治疗，并加用卡马西平片及舒乐安定片口服，平痛新针肌注以止痛、镇静。联合用药3天后，病痛无缓解。患者难以忍受病痛的折磨，于2002年7月19日17时左右自服舒乐安定片10片、卡马西平片70片，半小时后值班医生发现患者处于深度昏迷状态，立即给予洗胃等抢救措施，并转入内科二病房（呼吸科）用呼吸机继续抢救及监护。经积极救治，患者昏迷36小时后逐渐苏醒，但右侧胸胁部疼痛愈发加重。又经多科会诊，分别给予针灸、理疗、中药外敷、椎旁神经节阻滞等治疗，病痛仍无缓解。于2002年7月23日9时院长查房会诊日邀石师会诊，详审病案。

西医诊断：带状疱疹后遗神经痛。

辨证：气阴两亏，津枯血燥，络脉瘀滞。

治法：益气生津，养血润燥，化瘀通络。

处方：生白芍50g，生百合30g，玄参15g，当归15g，生地黄20g，僵蚕15g，蜈蚣3条，没药5g，太子参30g，蝉蜕15g，丹参15g，鸡内金15g，炙甘草10g。

并告知患者此药宜频频饮之，药量不拘多少，每日甚则可连服2~3剂。总之以大便通畅为度，而且单纯服用此方至大便通畅之时，疼痛便可缓解。如果大便稀溏，减量服用便是。患者首日仅服药半剂，大便未行，病痛亦无任何改观。第二日早晨查房再次向患者强调了服药方法，患者方依言用药，至当晚10时许共进药3剂，大便畅行1次，当夜即能安睡。第三日疼痛随之大减，又继续服药十余剂，诸症痊愈出院。

按语：带状疱疹是由水痘带状疱疹病毒引起的一种常见皮肤病，俗称"蛇串疮""缠腰火丹"。此类疾患的老年患者在皮损消退后大多遗留有顽固性的神经痛，即所谓的"灾难性疼痛"。隋代巢元方《诸病源候论》将带状疱疹的疼痛形容为"惨痛"，可见其疼痛程度之剧烈。带状疱疹一病初期乃由热毒夹湿侵及于肌腠，阻滞于经络，导致局部疼痛、疱疹、渗出等病变。随着病情的进展，局部渗出减少而结痂，却留下了无尽无休的顽固性疼痛。

这种疼痛的病机固然是血瘀，但是导致血瘀的原因是多方面的，有出血致瘀、血寒致瘀、血热致瘀、气滞致瘀，此四者属实；又有气虚致瘀、血虚致瘀、阴虚致瘀、阳虚致瘀，此四者属虚。引起血瘀的原因有虚实两端，由血瘀导致的疼痛也存在虚痛和实痛两方面。虚痛当补，实痛可消，治疗大法截然不同。"痛证有虚实，治法有补泻，不可不详"（《景岳全书》），正说明了这一点。泥一法而应万变，本为医家大忌，就是说绝不能一见疼痛，便想到不通则痛，一味活血化瘀、通络止痛，往往药证不符，屡犯"虚虚"之戒而贻误病机。

　　本患者已届耄耋之年，精血原本不足，加之热毒灼伤津血，体液渗出本身又是阴液的丧失，历任活血化瘀、开破攻伐之剂戕伤气血，惨痛日久不愈，寝食难安，终至难耐病痛折磨而服药自杀。经积极抢救而化险为夷，又进一步大量耗损气血。数者相合，致本元大伤，气阴虚竭，络脉失于充润而致局部经脉挛急而痛，为不荣则痛，属大虚痛。但若再泥化瘀通络一法而止痛，则无异于竭泽而渔，而致愈散愈虚、愈通愈痛之弊端。治疗本病之疼痛，必宗于"辨证论治、治病求本"之旨，根据"虚则补之"的治疗原则，以补养滋荣为法，与病机相符，方能一举成功。正如《黄帝内经》所谓："必伏其所主，而先其所因。"滋阴养血润燥之法是治疗津枯血燥而致血瘀证的关键所在，滋阴养血药可滋荣、濡养脉道，有养血生津、充脉活络之效。久旱无雨，河道干涸，何通之谈；甘霖普降，河水畅行，何滞之有。古有增水行舟、润燥通便之法，今取养血生津、充脉活络之妙。源足流畅，切中病机，顽痛自消。"通之之法，各有不同，调气以和血，调血以和气，通也；下逆者使之上行，中结者使之旁达，亦通也；虚者助之使通，寒者温之使通，无非通之之法也"（《医学真传》）。临证当审因论治，血瘀络阻者，当活通以止痛；寒凝脉闭者，当温运以止痛；气虚失濡者，当温养以止痛；久病络滞者，当搜剔以止痛；血亏失润者，当滋荣以止痛。不可拘泥于不通则痛，临证还需考虑络虚失养亦可致痛，所谓"顽痛未必尽活通，久病络虚当养荣"。"补法"和"通法"一样，都是治疗疼痛的基本方法之一。只有审因论治，根据疼痛性质的不同，灵活应用"补法"和"通法"才能真正体现中医辨证论治的精髓。

二、演经典之变法

（一）由"实则阳明，虚则太阴"推导急腹症治法的"常"与"变"

急腹症是指腹腔内、盆腔和腹膜后组织及脏器发生急剧的病理变化，从而产生以腹部的症状和体征为主，同时伴有全身反应的临床综合征。常见急腹症如急性肠梗阻、急性胆道感染及胆石症、急性胰腺炎、泌尿系结石、阑尾炎等。

历代医家治疗本病多从少阳、阳明合病立论，以大柴胡汤为主进行辨证治疗。现代中西医结合背景下，对于急腹症的研究取得了一定突破，特别是20世纪70年代兴起的中西医结合治疗急腹症及通腑泄浊的总攻疗法，也曾在一定程度上有效地指导着临床。石师将急腹症辨证之"实"与治法之"通泻"称为常法。具体来说，以大柴胡汤为载体的常法，其论据及实际应用如下所述：

1.理论依据

大柴胡汤系小柴胡汤合小承气汤加减而成。小柴胡汤为治少阳病的主方，小承气汤为治阳明病泻下之剂。二方相合为用，则少阳、阳明二经同治，这符合大部分急腹症的病机特点。方中柴胡、黄芩和解少阳，是为少阳病未解之往来寒热、胸胁苦满而设；大黄、枳实内泄热结，是为阳明热结之心下痞硬满痛、大便不解、呕不止、郁郁微烦而设。以上四药是方中主要组成部分。因为少阳化热，胆热及肝，故方中又配伍了白芍酸寒，土中泻木，助柴、芩清肝胆之热。而且白芍配大黄又可以治腹中实痛。胃气上逆，浊阴不降，故又配伍半夏以和胃降逆止呕；且重用生姜以和胃，与半夏相伍止呕作用更强。大枣和中益气，与白芍通用酸甘化阴，既可防热邪入里伤阴之虞，又可缓和枳实、大黄泻下伤阴之弊。生姜、大枣又可调和营卫。

2. 临床运用

（1）以往来寒热、便秘腹痛、苔黄脉弦为辨证要点。后世发现了它的适用范围，如连日不大便、痛连于左胁难于转侧、大便实者，加瓜蒌、青皮以清热行气；若发黄者，加茵陈、黄柏以清热除湿退黄；若呕仍不止，加左金丸、生姜、竹茹以清热止呕；热甚便秘、烦躁、渴饮、舌红、脉实者，可加芒硝泄实；心胃火盛、狂乱谵语者，可加黄连、石膏、栀子清热泻火；胁肋作痛较剧者，可加瓜蒌、青皮、川楝子、延胡索等行气止痛。

（2）本方也可治疗湿热下利，如果此下利是因肠中积滞，影响肠道传导失常，利用大黄的泻下荡积作用，使积滞去，传导复常则其利自止。如果此下利虽无积滞而热毒较甚，亦可利用大黄泻下荡热，排除毒素，此即"通因通用"的道理。

（3）近代临床用治急性胃肠炎、痢疾、传染性肝炎、急性胆囊炎、胆石症、急性胰腺炎、腹腔感染等疾病，而有上述见症者，用本方为基础加减治疗。

3.附方（大柴胡汤为基础衍化出一系列有效方剂）

（1）复方大柴胡汤（《方剂学》）

柴胡、黄芩、枳壳、川楝子、延胡索、白芍、大黄、木香、蒲公英、生甘草。

功效：和解表里，清泻热结。

主治：溃疡病急性穿孔缓解后，腹腔感染。症见上腹及右下腹压痛，肠鸣，便燥，身热，脉数，舌苔黄等。

（2）清胰汤一号（《新编中医学概要》）

柴胡5钱，白芍5钱（疏肝），木香3钱（后下），延胡索3钱（行气止痛），黄芩3钱，胡黄连3钱（清热解毒），大黄5钱后下，芒硝3钱冲服（泄实热）。

功效：清热泻实，行气止痛。

主治：肝郁气滞，脾胃蕴热，腑实便结的急性胰腺炎。

（3）胆道排石汤（《方剂学》天津南开医院）

金钱草、茵陈、郁金、枳壳、木香、生大黄。

功效：清热泄实，利胆排石。

主治：胆石症发作期，适宜于胆总管结石直径小于1cm者，以及肝管结石、术后残留结石等。

（4）清胰汤（《内科学》）

柴胡、黄芩、胡黄连、白芍、木香、延胡索、生大黄、芒硝。

功效：理气疏肝，清热通便。

主治：胰腺炎气滞食积证。症见脘胁胀痛，阵阵而作，嗳气频作或干呕，甚则大便秘结，得矢气则舒，苔薄，脉弦。

以上为急腹症取法通腹泄浊，应用大柴胡汤为基础方加减论治的常法。然而，正如大柴胡汤出处的经典之作《伤寒论》中所提及的，中医学的核心思想辨证论治本就是活法，要"观其脉证，知犯何逆，随证治之"。基于此，石师在将常法概括为"实则阳明"，即以大柴胡汤（即小柴胡汤、小承气汤合方）通腑泄浊的同时，又明确提出了急腹症治疗中被忽略的变法，即"虚则太阴"，以小柴胡与理中辈合方，用以治疗急腹症虚弱之相明显者。如此则有"常"有"变"，虚实兼顾，从而涵盖了一切急腹症的治疗。

4. 石师辨治急腹症的独到经验

（1）急腹症皆可以少阳证为主辨证论治

临床上一切急腹症均可见有少阳证，如往来寒热、胸胁苦满、默默不欲饮食、心烦喜呕、口苦、咽干、目眩等，"但见一症便是，不必悉具"，故均宜用小柴胡汤作基础方治之。

（2）实则阳明，虚则太阴，中气虚实要参详

所有急腹症均合并有消化系统症状（即脾、胃、大小肠病），如呕吐、腹痛、腹胀、下利或便秘等，历代医家多从阳明腑实证立论，以承气类治之。石师认为对此一定要遵循"实则阳明，虚则太阴"之原则。一般来说，急腹症初起，体质尚实者多见少阳、阳明合病，宜用小柴胡汤合承气汤类和解攻下；但遇年老体弱或素有慢性脾胃病，或过用苦寒攻泄之品致虚者，多见太阴虚寒病证。石师创"少阳太阴合病"论治之法，此时予小柴胡汤合理中丸、补中益气汤之类以补虚扶正、温阳健脾，如此方能切中病机，而收良效。

（3）辨病加入对症药物，提高疗效

因为各类急腹症病变的各自不同特点，故在不影响上述

整体辨证论治的前提下，可根据各急腹症的不同特点，适当灵活辨病加减用药。如阑尾炎加蒲公英、金银花、桃仁、丹皮等清热解毒化瘀之品；胆道蛔虫病加川椒、细辛、乌梅、黄连等酸辛苦降之品（蛔虫得酸则静，得辛则伏，得苦则下）；胆囊炎加蒲公英、茵陈等清热解毒利胆之品；胆石症加郁金、鸡内金、金钱草等利胆排石之品；肾石症加海金沙、石韦、琥珀、鸡内金等通淋排石消坚之品；肾盂肾炎加扁蓄、瞿麦、车前子等通淋利湿之品等。但是，无论何病何证，辨病加减用药一定不能超过总药量的十之二三，不可在不经意之间喧宾夺主，又犯了以辨病取代辨证的大错误。

（4）总结分析，辨别虚实最重要

急腹症表现为腑气不通、腹胀、便闭、高热等，似为阳明腑实证，但需知治病首当分清虚实，虚者当补，实者当消。石师总结综合以下三个方面判断虚实：①通过中医主症、舌脉判断虚实。②结合病史判断，病程略长，有过用苦寒攻下剂不效者多为虚。③结合西医检体，若听诊肠鸣音亢进者当辨为实，听诊肠鸣音减弱甚至消失者当辨为虚。这是把西医的诊断手段作为中医辨证的依据，是真正意义的中西医结合。腑气不通之证，肠鸣音亢进者多可通泄，肠鸣音减弱或消失者多宜温补。石师采用的治法正是"塞因塞用"，是以补开塞。其虚者乃病后气阴两伤、脾胃虚弱之象，故以健脾益气法治之，使脾气健运，胃肠功能恢复正常，则腹胀自消、大便自通。临床上引起腑气不通的原因很多，但不外乎虚实两端，治疗大法截然不同。临证时要审因论治、知守善变，不可一味攻下通腑，则必犯虚虚之戒。实质上仍是宗于"辨证论治，治病求本"之旨。

5.验案举隅

重症胰腺炎合并肠麻痹案

患者，女，21岁，学生。

患者因腹痛28小时伴恶心、呕吐、发热，于2005年11月16日入住我院外科。入院时症见：上腹持续疼痛伴腰背部放射痛，恶心，呕吐，纳差，寒战；体温38.2℃，血压90/60mmHg，心率96次/分，律齐，双肺无异常；腹平软，无胃肠型及蠕动波，脐周及上腹部正中压痛阳性，无肌紧张及反跳痛，肠鸣音存在。实验室检查：白细胞计数12.9×10^9/L，中性粒细胞0.9，血淀粉酶658U/L。B超检查：胰腺增大，胰腺炎。上腹部SCT平扫：胰腺炎，腹水。入院诊断"重症胰腺炎"。西医予抗感染（头孢哌酮钠合替硝唑）、补液、胃肠减压等对症治疗。中医予以理气攻下、清热解毒。

处方：茵陈30g，栀子10g，龙胆10g，柴胡10g，黄芩10g，延胡索10g，枳壳10g，木香6g，白芍15g，大黄30g（后下），芒硝15g（冲服）。每日1剂，水煎早晚分服。

入院第二天高热持续不降，体温最高达39.5℃，腹痛，腹胀，渐见黄疸，大便不通，肠音极弱。实验室检查：白细胞计数20.4×10^9/L，中性粒细胞0.9，血淀粉酶1099U/L。螺旋CT检查：胰腺广泛明显增大，胰周及肝周均有积液征，肠积气及扩张征。诊断为"重症胰腺炎合并肠麻痹征"。予一级护理，心电、血压监测，西医改用抗生素舒普深加强抗感染，并加用地塞米松10mg/d抗炎退热治疗。中医继用前方，并予该汤剂加芒硝5g，生大黄粉10g，保留灌肠，每日1次。又予生大黄粉5g，芒硝5g，间断冲服通便。

经上述治疗7天，患者仍高热不退，恶心、呕吐日益加重，重度腹胀，精神萎靡，且伴发念珠菌性外阴阴道炎（外阴、阴唇覆盖白色膜状物）。病情危重，遂请院内大会诊。多数专家认为该患者为严重感染，应当加强抗感染治疗，提议抗生素更换为泰能。而石师认为，该患为典型重症胰腺炎病例，目前抗生素已用多日，且药敏试验多种抗生素均明显耐药，合并二重感染，抗生素可降档，建议加用斯皮仁诺抗真菌治疗。但本科医生考虑斯皮仁诺有肝损害的不良反应，不敢应用。石师提议，为医疗安全起见，暂维持目前抗生素治疗，同时加强中药治疗，当有转机。分析病情，入院初始当为少阳、阳明合病，给予小柴胡汤合承气类可获良效。而目前四诊所见：发热，胁腹痛，呕恶，默默不欲饮食，口苦，咽干，目眩，腹胀，腑气不通，肠鸣音消失，倦怠乏力，精神萎靡，外阴白膜，舌淡，苔白腻，脉细数无力。

西医诊断：重症胰腺炎，菌群失调，合并念珠菌感染，肠麻痹。

辨证：少阳太阴合病，中气衰败，浊毒壅滞。

治法：补气温中，和解少阳，化浊解毒。

处方：小柴胡汤合理中汤化裁。

柴胡10g，黄芩6g，半夏10g，党参20g，白术30g，炒白芍15g，枳实10g，炙甘草10g，藿香6g，黄精15g，蜈蚣3条，生百合15g，生姜、大枣为引。水煎频饮。

服药5小时，肠鸣音开始恢复，并逐渐正常排气排便，随之患者恶心、呕吐缓解，腹胀、腹痛减轻，身热渐退，体温37.5℃。次日体温正常，食欲大振，进流食，腹胀、腹痛缓解，肠鸣音正常。改为二级护理，撤胃肠减压管，抗生素改为半合成青霉素。继服上方5天，病愈出院。

按语：本案发病初期为少阳邪盛，阳明热实，治以通里攻下、清热解毒、和解少阳之法无可置疑。但攻下之品（大黄、芒硝）作用峻猛，苦寒攻泄最易耗气伤阴、损伤脾胃，本宜奏效即止，不可过服。而本患方药用量过大，用药时间长，使患者正气大伤；同时方中清热之品苦寒伐胃、苦燥伤阴，再加行气药辛温香燥，耗伤气阴，又予大量抗生素（等同于中药清热解毒类药物）迭进，一攻再攻，终致患者气阴耗竭，脾胃衰败，中焦不运，正不敌邪而病进。石师抓住本病例临床症状，见往来寒热、胸胁苦满、默默不欲饮食、呕恶频作、口苦、咽干、目眩等诸多少阳病见症，而用小柴胡汤作基础方论治。

又鉴于所有急腹症均合并有消化系统症状（即脾、胃、大小肠病），如呕吐、腹痛、腹胀、下利或便秘等，历代医家多从阳明腑实证立论，以承气类治之。而石师认为对此一定要遵循"实则阳明，虚则太阴"的原则。一般来说，急腹症初起，体质尚实者多见少阳、阳明合病，宜用小柴胡汤合承气汤类和解攻下；但遇年老体弱或素有慢性脾胃病，或过用苦寒攻泄之品致虚者，虽亦为急腹症发作，但其腑证多见太阴虚寒病证，当从少阳、太阴合病论治。此时可用小柴胡汤合理中丸、补中益气汤之类治疗以补虚扶正。本案表现为腑气不通、腹胀、便闭、高热，似为阳明腑实证，但应用攻下法不效，而采用"塞因塞用"，以补开塞之法治疗却获卓效。这正是中医学所谓反治法，是顺从疾病假象而治的一种治疗方法。究其实质，仍是在治病求本原则的指导下，针对疾病本质而进行治疗的方法，故实质上仍是宗于"辨证论治，治病求本"之旨。

　　本例患者高热1周余，热伤津液；呕吐频频，气阴大伤；食不得入，气血生化乏源；加之过用大苦大寒攻伐之剂，戕伤脾胃中气。数者相合，致本元大伤，中气衰败，气阴亏损，而出现腑气不通、腹胀便闭、肠鸣音消失、精神萎靡、倦怠乏力、呕恶不食、舌淡苔白腻、脉细数无力之症，故以温运中阳、健脾益气法治之，使脾气健运，胃肠功能恢复正常，则腹胀自消、大便自通。

　　本例合并的肠梗阻、腑气不通的症状辨识及病理分析，就西医方面来说，肠梗阻分为机械性肠梗阻和动力性肠梗阻（即麻痹性肠梗阻），机械性肠梗阻听诊时肠鸣音亢进，呈高调的金属音或"气过水声"；而麻痹性肠梗阻为肠管平滑肌收缩无力，听诊时肠鸣音减弱甚至消失。从中医而论；本病基本病机为气机不通，而气机不通的病因有虚实两端：一是气虚，气的推动作用减退因而气机不通；二是有实邪阻滞及气机本身的病变。正气对脏腑器官起着推动、温煦和激发其运动的作用。若正气虚衰，推动、温煦、激活作用减弱，则使脏腑器官生理活动减弱。由此可见，麻痹性肠梗阻正是由于气虚而致肠管平滑肌收缩无力，肠蠕动减弱，故听诊肠鸣音减弱或消失。故临床上遇到肠梗阻、腑气不通病例时，可综合以下三个方面判断虚实：①通过中医主症、舌脉判断虚实。②结合病史判断。病程略长，有过用苦寒攻下剂不效者多为虚。③结合西医查体。若听诊肠鸣音亢进者当辨为实；听诊肠音减弱甚至消失者当辨为虚。这是把西医的诊断手段作为中医辨证的依据，是真正意义的中西医结合。腑气不通之症，肠鸣音亢进者多可通泄，肠鸣音减弱或消失者多宜温补。

　　又本案从中医四诊所见，有恶心、呕吐不食、外阴白色伪膜、倦怠乏力、苔腻等脾胃虚弱，湿浊内阻之征象；西医检查显示合并严重的真菌感染。故方中加用藿香、黄精、蜈蚣三味。应用藿香取其醒脾健胃、化湿浊、和中止呕之功效。现代药理研究表明，藿香水煎剂有抗真菌的作用。而黄精既补脾阴又补脾气。患者高热、呕吐日久，耗气伤阴，加之过用苦寒攻下之品（包括大量抗生素），使气阴大伤，故选黄精补脾益气固护气阴。现代药理研究证实，黄精水煎剂亦有抗炎、抗菌作用。蜈蚣既能解毒散结，又有抗真菌及抗耐药菌株的作用。选此三味药不仅在中医方面可扶正祛邪，而且在西医方面有抗真菌的作用，能起到明显的协同作用。

本案病初所用药方若能酌情加用补气健脾护胃之品，注意补虚扶正，则可扶正以达邪，使正气存内，邪不可干。本案病虽七八日，但历经苦寒攻伐，已现大虚大损、中气不运之象，似实而实虚，乃至虚有盛候之假象，不进补剂，却仍以攻下为法，实犯虚虚之弊，自然病进不退。正所谓"病不辨则无以治，治不辨则无以痊"。

（二）由"阳厥"谈"和法"的应用

《黄帝内经》之"厥"谈的多为厥之危候，即猝倒暴厥，不知人事。其病位在下，病性为虚。"阳气衰于下，则为寒厥；阴气衰于下，则为热厥"是也。《伤寒论》中所记载的"凡厥者，阴阳气不相顺接便为厥。厥者，手足逆冷是也"。此厥言说厥之始发，侧重寒热。由此可以看出，《黄帝内经》系统和《伤寒论》系统所提到的"厥"并非同一所指。

石师所说之"热厥"更倾向于《伤寒论》之说，并有其特殊限定。兹就此类热厥的表现与具体治法论述如下：

1.临床表现与发病机理

四肢逆冷方可为厥，此类热厥也不例外，符合"厥"的典型特征。热厥，顾名思义，因热而表现为厥冷。前贤有热深厥亦深，热微厥亦微的总结。所不同者，石师提出的热厥，究其成因，与古往不同，大有些与时俱进的韵味。展开来说，这类热厥，多由忧思郁怒、情志不舒而导致，久而久之，化为郁火。其临床表现除了四肢逆冷外，尚可见易怒、口干、烦闷、便秘诸症。舌脉于此类病尤为重要，常以舌质暗红或紫、多具瘀斑、脉细涩或弦搏为主要表现。贯穿病机的主线为郁-热-厥。此厥与经典热厥在四肢逆冷这一核心特征上似乎略有差异。此厥虽四肢冷，但偶尔也有发热之时，故而与"寒在皮肤而热在骨髓"的单纯病机有些出入。

2.经典热厥的治法

《医贯》有言："阳厥补阴，壮水之主；阴厥补阳，益火之源。"此阴厥、阳厥与伤寒之阴、阳二厥不同。伤寒阳厥用推陈致新，阴厥用附子理中，冰炭殊途，死生反掌。张景岳亦直言伤寒之厥有别于《黄帝内经》之厥，既然因于精气内夺，故隐喻其治法当大补精气。由此，我们可以得出这样的结论：《黄帝内经》之厥在于补，热厥治在补阴；《伤寒》之厥在于寒温，热厥治在清泻。

3.新论热厥与和法

石师认为，单就寒热而论厥，其发病表现为局部的冷与热；究其实质，多半归于阴阳的不调和。因此，恢复其"和"的状态就是治疗的主要手段，也是治疗的目的所在。石师将其形象比喻为：一杯水，如果上边热，下边冷，我们要做的就是搅拌，而非再蓄凉水或热水，说的就是这个道理。无独有偶，后世医家主治热厥，亦概以和法为其治疗大法。其代表方有四逆散、柴胡疏肝散、逍遥丸等。本类方证多适用于郁证、脏躁、善太息等精神情绪类疾病，胃痞、嘈杂、呃逆等消化功能紊乱类疾病，以及胁胀、胁痛、乳癖、经行腹痛、肢厥等肝郁气血郁滞类疾病。而热厥这类疾病的病机正是因肝郁气滞，郁而化热，阳热郁闭于内，阳气不达四末所致。这种情况非常符合现代女性的病理特点：工作、家庭压力大，情绪因素引起内分泌紊乱，气机郁滞，阳气不能伸展。究其本质，乃为阻滞不通而非阳虚不达。阳气阻滞中焦可见胸膈满闷，久而影响中焦肝、胆、脾、胃运转升降，可见胃痞、胆胀；化火可见失眠、多怒；疏泄失职也可导致月经延期，甚至闭经。这些也非常符合现代医学所研究的脑-肠轴理论，即情绪引起胃肠自主神经紊乱，胆心综合征，以及情绪引起内分泌紊乱致月经不调，甚至闭经等诸多女性激素依赖性疾病。

中医在治疗疾病及养生保健的过程中，其根本就是"辨证论治"，原则是"谨察阴阳之所在而调之，以平为期"。因此，作为医生必须了解现代人的体质，因人制宜、因地制宜、因时制宜，才能站在正确的高度治病救人，防患于未然。实实虚虚之弊便是对我们的警示。

4.温补流弊

当今社会，全国一盘，麻辣之风盛行，假若果真有寒，也早已为附子、茴香、干姜、胡椒、花椒及十三香之类香料（这一类香料全都是温热散寒具大热性质的中药）温热祛寒的药物治好了。而这一类辛辣刺激性食物，性质大多非常温热燥烈，极易耗散人体气血，何况将其当作日常食饮之品，而时时服之，则必然内生火热，而火热上炎则易发病。《本草纲目》

言此类食物"辛能散气",味道辛辣,刺激性大,多吃可动火耗血。《本草经疏》言"气虚血弱之人,切勿沾唇"。更何况现今嗜补之风盛行,多有无病嗜补之辈,人参、鹿茸、鹿鞭、淫羊藿、冬虫夏草等壮火食气之类,亦是常年服食不断,即使火毒缠身者,亦乐此不疲。凡此种种,明伤暗耗,郁火、虚火愈炽。目前,国人体质早已是能量、热量有余,代谢不及,营养过剩,纯寒类疾病(能量不足)少之又少。代谢紊乱综合征(糖尿病、高血压、冠心病、高脂血症、高尿酸血症)皆为能量代谢障碍,其发病率逐年递增亦可为反证。故动辄壮补、过补者,一者周身泛发火毒;再者必因物极必反,而发生越用热药,反而四肢或周身越冷的热厥怪病。前热厥之论既已明理,则此等流弊必须革除。

(三)由"炅则气泄"谈补法

"炅则气泄"语出《素问·举痛论》,又称为热则气泄。炅乃热之谓;气泄指阳气外泄。其本意为热则毛窍、腠理疏松而多汗,阳气随汗散泄于外。

"炅"为致病的"九气"之一。《黄帝内经》中有这样的描述:"余知百病生于气也。怒则气上,喜则气缓,悲则气消,恐则气下,寒则气收,炅则气泄,惊则气乱,劳则气耗,思则气结……炅则腠理开,营卫通,汗大泄,故气泄。"仔细推敲原文,"腠理开,营卫通"还算是生理状态,是个中性概念,但随之发生的"汗大泄,故气泄"则是病理的,是因汗伤气,气随汗泄的过程。

九气之中,多为内伤致病,《类经》称之为"情志九气"。张隐庵只一句"寒气客之",虽露外感端倪,但也模棱两可。

观"炅"字结构，上日下火，触热之灼灼，一目了然。然此等火热究属外感还是内伤，至今尚无定论。

石师认为，广义的"炅则气泄"其实与"壮火食气"强调的是同一件事情，即外源性或内源性的火热诱发对人体气的减损性伤害。能造成"炅"的因素，如炎暑之热、内伤之火、温补之偏等。其中，炎暑之热指的是狭义之"炅"，有气随汗脱之隐喻。内伤之火包括情志之火，如刘河间所说的"百病皆因火，六气皆从火化，五志过极皆为热甚"，也包括了饮食之火，如长期嗜食辛辣肥甘等。温补之偏实则是人为之过，或者辨证不精，或者药性不明，抑或补法失于技巧，从而造成了"炅"的出现。

"炅则气泄"说的是由热伤气，怎么能和补法扯上关系呢？其实，上文中提及的"温补之偏"已经给出了答案。临证当中有这样的患者，常以善于养生者自居，动辄姜汤、黄芪、人参、大枣，久服不辍，结果愈补而气愈虚、火愈旺，以致不可收场，勉强来诊时却仍执迷不悟，坚持己见，认定温补无误。还有一类，前医辨为气虚，方向并无大错，所差在没有辨明体质及病情深浅，上手便大剂温补，效不显，则在药量上进一步加大，温上加热，火上浇油，终成坏病。以上两种情况，临证较为常见，或源于思维惯性，或源于医理较浅而迷途难返。既然知道炅是伤气之因，过于温补又为成炅要素，那么，我们对于气虚一证的补法就一定要三思而后行。石师于补气，常防其成炅之变，具体做法如下：

1. 虚而不受，王道缓图

虚不受补，说的是因虚而不受"峻补"，并不是对中医治则"虚则补之"的否定。为何不受峻补？以补气为例，温补太过称为广义的"炅"。我们要达到的目的是补气，然而现在制造出一个炅，炅则伤气，显然这种峻补的治法是错误的。那么，既然不可以峻，从排除法的角度来看，我们只能选择缓，缓是"王道"。石师常引述叶天士《临证指南医案》中的"王道无近功，多服自有益"之言，这恰恰也符合石师临证所推崇的"中和"思想。对于补法，石师强调要逐层递进、抽丝剥茧，操之过急则易走偏，倘若炅势一成，便会功亏一篑，如何缓图？从选药上讲，补气温阳之参、附、姜、桂对于因炅所致气虚者，当属"虚而不受"之列，石师常代之以太子参、山药、黄精、炙甘草等，甘平柔润，变直取为缓图，易峻猛为中和，如此则"少火生气"，正气渐旺。

2.气血阴阳，中州为枢

虚劳用补，当以气血阴阳为纲、五脏虚候为目。五脏当中，石师最推重者，当属中焦脾胃。六经讲开、讲阖、讲枢，其实，放眼人体，正如提出圆运动的彭氏所言，中州脾胃才是最大的枢纽，而气血阴阳也需从此处着眼。提到脾胃，受中和思想影响，石师侧重于脾胃同治，而不是将二者割裂。脾胃同治而尤重胃阴，这是其调理脾胃的一大特色。脾胃的状态达到最佳，生化有源，则气血阴阳自有着落。此外，即便是从温阳补气太过的炅则气泄，乃至虚不受补来立论，石师仍不忘气血双补、阴阳同调，使机体恢复到阴平阳秘的状态，从而避免了走极端，也避免了犯一叶障目的低级错误。

3.补而不滞，消导佐助

炅而伤气，而气具有推动、气化的作用。气虚之人本就乏于运化，如果补法失宜，一者中焦呆钝，一者药力难达病所。其他的补血、养阴诸法在运用时，也应当注意此问题。这就要求我们对于补法的具体操作，要掌握一个"补而不滞"的原则。想要达成补而不滞，选药为第一关。石师极少应用纯粹的填补之品，而转向通补。其次，也是比较关键且操作性较强的，就是以消导药作为大队补益之品的佐助，常用者如鸡内金、生麦芽、陈皮、枳实等。此法属于补法前提下的补偏救弊，临证应当引起重视。

（四）由"聚于胃，关于肺"谈肺胃同治

"聚于胃，关于肺"出自《素问·咳论》。该篇主要讲述了咳的病位、病因、相关脏腑及治疗方法。经文至脏、腑咳之后，笔锋陡转，于是便出现了题眼中的文字："此皆聚于胃，关于肺，使人多涕唾而面浮肿，气逆也。"

"聚于胃，关于肺"在整篇经文中出现得相对突兀，历代医家于此也有着不同见解。明代张景岳在《类经》中解释说："诸咳皆聚于胃，关于肺者，以胃为五脏六腑之本，肺为皮毛之合，如上文所云皮毛先受邪气及寒饮食入胃者，皆肺胃之候也，阳明之脉起于鼻，会于面，出于口，故使人多涕唾而面浮肿。肺为脏腑之盖而主气，故令人咳而气逆。"清代张隐庵在《黄帝内经素问集注》中也有相关论述，张氏认为："此言膀胱三焦之咳，皆邪聚于胃，而上关于肺故也。夫三焦为决渎之府，膀胱者，津液之所藏，关门不利，则聚水而从其类矣。水聚于胃，则上关于肺而为咳。咳则肺举，肺举则液上溢，故使人涕唾。水气上乘，故面浮肿而气厥也。"二家之说，有同有异。其共同点在于，均承认了肺胃对于咳病发病的密切相关性，并解释了"饮聚于胃，上关于肺"的病理过程。不同者，景岳认为，"由胃及肺，肺胃相关"是所有咳病的病因与

病理基础，而涕、唾、浮肿是阳明自病，聚饮所致；隐庵指出，"聚于胃，关于肺"六字，乃是承接三焦、膀胱之咳的，非所有咳病的共性，且涕、唾、浮肿根于关门不利，从而聚水于胃。

治咳之"聚胃关肺"说，启发我们，虽然咳病的病位在肺，其治疗也应当着眼于此，但实实在在与胃存在着紧密联系。从五行的生克制化角度来讲，肺病治胃，体现在治法上，叫作"培土生金"，是虚则补其母这一理论的具体例证。该方法通过健脾化痰来达到治疗肺系疾病的目的，临证较为常见。石师运用该法，善用三个方剂加减化裁：一为五味异功散；二为参苓白术散；三为补中益气汤。以三方为依托的培土生金法，是"聚肺关肺"指导下，肺病治胃的虚证层次。倘若偏于实证，则此等方法就不合时宜。借用张隐庵观点，"水聚于胃，则上关于肺而为咳"，此时的通阳化饮以治胃，就显得尤为关键。遇到这种"实证"情形，石师或者借用《伤寒论》苓桂剂以通化，或者引用叶天士的通降阳明法，或者宗丹溪以二陈为祖剂加减化裁，临证均收效甚佳。

如果将"肺病治胃"看作"聚胃关肺"说的正向推演，那么，从广义上讲，胃病也可以从肺论治，这是对"聚于胃，关于胃"经典理论的反向拓展。正反两重内涵构成了石师"肺胃同治"的全部内容。

胃病而治肺，从母子的相关性角度来分析，倒是可以套用"实则泄其子"这一定式。具体而言，临证如果出现了胃府的通降功能障碍等情况时，我们可以通过"泄肺"的方法加以治疗。这里的"泄肺"，石师认为，应当理解为开、启，或者类似于"提壶揭盖"，或者如天医所说的"启上闸"，或者相仿于南派的枳、桔、蒌、杏、枇杷叶，总之着眼于上焦，要以开促降。这是"聚于胃，关于肺"这一经典理论的变通，是肺胃同治"一法两用"中矛盾的另一面。

（五）《伤寒论》乌梅法用治反酸

乌梅丸是《伤寒论》厥阴篇的主要方剂，其所治之证，对应了厥阴病提纲证，经曰："厥阴之为病，消渴，气上撞心，心中疼热，饥而不欲食，食则吐蛔，下之利不止。"其中的"消渴，气上撞心，心中疼热"，与反酸一症的临床表现乃至发病原理有几分神似。说得再具体点，类似于现代医学的胃–食管反流病。

为什么会出现热、渴、撞、疼的局面？清代名医叶天士借助《伤寒论》的阴阳观，结合五行的生克制化，提出了"厥阴顺乘阳明"的概念，此说认为：上逆本为火势使然，厥阴风木夹火势而上攻愈猛，则阳明受克愈甚，除了热、渴、撞、疼外，尚有胃气上逆典型表现之"吐"。

提到乌梅丸，除了从方剂学角度去条件反射般地加以思考外，作为经方，我们还应当将它作为一个完整的理法方药诊疗单元去进行剖析。诚如叶氏将《伤寒论》各方证掰开揉碎而分解成诸多治病法门，对于该方，与其叫乌梅丸，不如说成乌梅法。

可以借鉴吴鞠通研究叶天氏或者《伤寒论》的"气味"探究思路，把乌梅丸分解成酸、辛、苦、甘四部分，"辛酸"可两和厥阴体用，"辛开苦降"以拓展中路，酸甘相合以化阴，辛甘相合以化阳。这就是乌梅法，从阴阳角度去讲，该法在于敛降开通，紧扣太过不足，以使阴阳各复其本位；从脏腑角度看，此法又区别柴胡法，而是围绕着肝胃，立足于各脏腑的体用关系，从脏腑相关层面，重新塑造平衡。

乌梅法治疗反酸，实际上已将反酸的病理过程大部分囊括。单纯中焦的辛开苦降，涉及厥阴的肝胃两和，结合化阴化阳的酸甘、辛甘，可谓面面俱到。石师于乌梅法治疗反酸，常见的四组选药如：酸味药以乌梅为代表，白芍、五味子可选；辛味药以川椒为代表，桂枝、吴茱萸可选；苦味药以芩、连为代表，栀子、川楝子可选；甘味药以甘草为代表，当归可选。临证当中还有一种情况，就是风火之势已折其大半，酸敛之品也已按部就班，但仍余焰未熄，此时，石师主张借鉴畜鱼以置介，摄纳浮阳，常用如牡蛎、海螵蛸。

（六）外感热病通阳法之于杂病辨治

外感热病泛指感受外邪后，以发热为主要临床表现的一大类疾病，是现代中医学对伤寒、温病的统称。伤寒与温病，或顾阳气，或存阴津，脉络清晰，泾渭分明。念及阴阳本是同根，则温病也有顾阳气之一说，伤寒也有存阴津之一论，只是侧重点不同罢了。

伤寒的顾阳气，其治法或温或行，或调和或发越；其病位则或表，或里，或半表半里。虽然补泻不同，高下有异，表里有别，但终究可以一"通"字概括之，所谓"阳气流通，阴气无滞"，最合此理。当然，此"通"字为广义之"通"，学者不可拘泥。

若论及温病的顾阳气，更是离不开一个"通"字。但如同开篇提及的，温病在通阳手段上与伤寒存在差异。温病学奠基人、清代名医叶天士对于温病通阳法，阐述独到，超越古人，他认为："热病救阴犹易，通阳最难，救阴不在血，而在津与汗，通阳不在温，而在利小便。"尤其是最后一句"通阳不在温，而在利小便"，指出了温病通阳的具体方法，这种通过利小便以使阳气流通的方法，是对温病忌汗的一种权变，是极具学术价值的方法创新。

综上，外感热病的寒温两纲，虽有各自的辨治体系，而且在主次轻重乃至通阳问题的处理上，也存在差异，但却是"阳气贵乎流通"这一核心思想的不同形式表达，而且对于杂病治疗的影响也相对深远。

古往今来的伤寒或者温病大家，往往也精于杂病的治疗。从这一点来讲，外感热病的辨证思路与用药习惯对于内伤杂病也具有一定的指导意义。石师结合其数十年经典与临床的磨合，总结出杂病通阳的几点体会：

1.寒湿痹着需通阳

这里反复强调的"广义通阳"，就是通过不同的方式，最终要达到阳气流布的目的。我们知道，阻碍阳气流布的最主要病理因素当属寒湿，寒湿为阴邪，阴邪极易伤阳、滞阳。与寒湿相关的中医学范畴内的疾病，如痹病、腰痛、积聚等。这类疾病，在辨证的同时，应当时时处处顾护阳气。说得具体一点，就是要通阳。石师认为，外感热病，尤其是伤寒有关的通阳治法，对于这些杂病的治疗，具有极广泛的借鉴意义。伤寒的温补法、通补法、汗法，代表方剂如四逆汤、当归四逆汤、麻黄汤、桂枝汤等，以理阳气为治疗的重心，符合广义通阳的概念。这些法门与方剂至今仍应用于临床，且在治疗寒湿痹着一类的疾病当中，发挥着重大作用。以上为从阳气立论，至明代张景岳，锐意峻补精血而使血脉或经脉畅达，此为通补法从阳从阴立法之差别。言此差异，旨在打破僵局，拓展通阳法于杂病辨治的思路。

2.阳虚水停需通阳

阳虚则补阳，此为通补，是广义通阳的一种。然而完全的补阳气，对于治病而言，略显死板。这里我们要借鉴外感热病的通阳。石师认为，此处需要引用的主要有三法：一为"通阳化气"；二为"开鬼门"；三为叶氏的"利小便"（类似于《黄帝内经》系统的洁净府）。三法常用方剂如肾气丸（以桂枝为代表）、麻附五皮饮（以麻黄为代表）、五苓散（以二苓为代表）。如此则标本可以兼顾，取意更显灵动。

3.阳郁需通阳

阳郁这一病理在外感热病中很常见，此处只提两点：一为《伤寒论》第230条所言："上焦得通，津液得下，胃气因和，身濈然汗出而解。"此条涉及三焦，言语中有一"通"字，且选方小柴胡，本为生阳而设，勉强可以看作阳郁通阳法的一个特例。而该方用于杂病的治疗，若能着眼于阳气的生生不息、流通无碍，则大有可为。阳郁通阳的另一个范例就是湿郁阳气的问题，温病学在治湿这一问题上，阐述颇多，但不是简单的"利小便"就能概括完全的，我们有必要以此为线索，去进行进一步的归纳总结。

（七）"战汗"与"益胃"

战汗，症状名，换言之，是疾病的一种临床现象。战汗一词，最早见于《世医得效方》，指在外感热病过程中，突然发生战栗，继而全身出汗。战汗是正气与邪气相争的表现，正能胜邪，则邪随汗解，疾病痊愈。

本文的"战汗"与"益胃"是基于清代名医叶天士在其代表作《温热论》中的叙述："若其邪始终在气分流连者，可冀其战汗透邪，法宜益胃。令邪与汗并，热达腠开，邪从汗出。解后胃气空虚，当肤冷一昼夜……再论气病有不传血分，而邪留三焦，犹之伤寒中少阳病也。彼则和解表里之半，此则分消上下之势。随症变法，如近时杏、朴、苓等类，或如温胆汤之走泄。因其仍在气分，犹有战汗之门户，转疟之机括也。"这里的"益胃"是治法，如果不是因为顾景文"信笔录记"而致顺序颠倒，将本应出现在"脱证"之前、"胃气虚"之后的"益胃"二字，而紧邻"战汗透邪"。在排除此种可能性的大前提之下，益胃作为促成战汗发生的干预手段便可以成立。

石师认为，对于战汗的认识要分清两个层次：第一，需不需要干预。对于这一点，我们要关注《温热论》中的措辞，并从中发现蛛丝马迹。叶氏用了"冀"与"望"，说明此战汗现象非外力可主导，具有不确定性。此外，明代吴又可似乎也将战汗描述成一种疾病转化的窗口期，其曰："必俟其伏邪已溃，表气潜行于内，乃作大战。"吴氏用了一个"俟"字，俟有等待之意。冀、望、俟，没有一个代表确指，可见战汗的干预可有可无。戴北山有言："凡战汗之时，不可服药。补则战止而汗不透，留邪为患；汗下则太过，而成虚脱。"并指出"应听其战汗透彻"。此一"听"字再度印证前言，与"冀、望、俟"同属一类。其在文末总结："当知战汗乃阴阳交和，表里通达，自然而然，非可强致也。"第二，假使干预，如何干预？《瘟疫论》中，散见下法以促成战汗；叶氏提出益胃一法；王孟英主张于"将战之时，只可多饮米汤或白汤，以助其作汗之资"。言外之意是说，不可画蛇添足。同时王氏也对章虚谷益胃即为补益胃气的观点予以批驳。

石师认为益胃一法类似"强出头"。针对益胃法与战汗的关系，我们需要解决以下几个疑问。

1.为什么是胃，而不是其他

这个问题其实不难理解，从新感温病的角度去看，叶天士明确指出，在气分留恋不解的，可能要以战汗的方式透邪。关于气分，无论从六经还是脏腑角度，首当其冲的就是胃。此外，叶氏也强调了三焦在气分病病理过程中的重要作用。上、中、下三焦，若论气机、水道的统领地位，也绝绕不开中焦脾胃。吴又可直言瘟疫的病位，无论是感之即发，还是感而后发，其病位均在半表半里，其表为经，其里为胃。叶天士的气分病三焦与半表里之说，可能也是取道于此，而在里之胃，终究多气多血，为传里化热的要冲，这也成为战汗需要"益胃"的有力证据。

2."益胃"当作何解

前文的字里行间，已有益胃非"补益胃气"之法的一些证词。关于这一点，王孟英在《温热经纬》这本书中有精辟论述，可以作为理解战汗益胃一法的总的指导原则。王氏指出："益胃者，在疏瀹其枢机，灌溉汤水，俾邪气松达，与汗偕行，则一战可以成功也。"王氏该论述的灵感，主要来源于叶天士以杏、朴、苓或走泄之温胆汤开启战汗门户的反推。先贤沈尧封亦大赞此法"以利升降而转气机"，非"寒凉遏之"可比，且"非先生（叶天士）不能道出"。石师对于沈、王的观点极为赞同，认为益胃一法与自汗而言，就是转圜中焦气机，促进阴阳平衡状态的重新建立。

（八）由《内经》痹病之"三邪五气"漫谈治痹之补法

《素问·痹论》中记载："风、寒、湿三气杂致，合而为痹也。其风气胜者为行痹，寒气胜者为痛痹，湿气胜者为着痹也。"风、寒、湿为天之三邪。合者，聚也，似为不可分，故而下文中才有"胜"字，胜为占优之意，有三故能占优，倘若无三，何谈占优。痹者，闭也，不通之谓。

五气，泛指五脏之气。五脏各有其外合，为筋、脉、肉、皮、骨，依四时五行而同气相感，会出现筋、脉、肉、皮、骨五痹。石师认为，三邪在天，为外之气；五气在人，为内之气。

三邪，说的是引起痹病的原因。五气自病加之内外交感，则形成五痹。总之，一个属于外因，一个属于内因，共同参与了疾病的发生发展。经典理论认为："邪之所凑，其气必虚。"换言之，只有正体亏虚，才可能在感受风、寒、湿邪后形成痹病。

明代医家张景岳在其著作《景岳全书》中对于痹病的治法有这样的描述："然则诸痹者，皆在阴分，亦总由真阴衰弱，精血亏损，故三气得以乘之而为此诸证。经曰：邪入于阴则痹，正谓此也。是以治痹之法，最宜峻补真阴，使血气流行，则寒邪随去。若过用风湿痰滞等药而再伤阴气，必反增气病矣。"此外，治疗痹病的独活寄生汤，为石师恒常喜用。《备急千金要方》素以大方复法闻名，而细玩此方，真正意义上的祛风、散寒、胜湿药并不多，反倒是益气养血、滋补肝肾的成分占据大半，如此以补治痹，值得深思效仿。再如《医宗必读》论治痹病："治行痹者，散风为主，御寒利湿，仍不可废，大抵参以补血之剂，盖治风先治血，血行风自灭也。治痛痹者，散寒为主，疏风燥湿，仍不可缺，大抵参以补火之剂，非大辛大温，不能释其凝寒之害也。治着痹者，利湿为主，祛风解寒，亦不可缺，大抵参以补脾补气之剂，盖土强可以胜湿，而气足自无顽麻也。"

综上，三邪外袭或五气交感形成的痹病，正虚是根本，按照"虚则补之"的原则，当用补法。结合上三家所述，景岳力主峻补真阴，以达到血气流行的目的；《千金》独活寄生以补为主，补多于攻；李中梓三邪合参，攻补兼施。由是观之，补法于痹病而言，必不可少。石师对于痹病补法有自己的独到见解，其主要观点有二：一为补有大小；一为补用通补。

所谓补有大小，石师认为，虽然阴阳气血有着千丝万缕的联系，但毕竟层次上存在差异。好比八纲辨证，未将气血纳入，而以阴阳引领其余六纲，道理相近。大补是从阴阳层面去考虑，调补阴阳为大补；小补则稍逊一成，从气血着眼，以调补气血为主要目的。虽然气血归于阴阳范畴，但落实到用药上，阴阳气血之大小还是有区别的。比如大补之六味、八味、四逆汤、术附汤，小补之四君、四物、八珍等。临证细细品味，自然能体会其中妙处。

所谓补用通补，是形容在补法这个大前提下，无论是阴阳气血，务必以流通为目的，只有流通才符合痹病的核心病机。《伤寒论》倡导的通阳法为通补；张景岳的大剂峻补真阴以促其血气流行为通补；缓调气血阴阳并辅以消导通络为通补。总之，一切补而不滞、补而流通均可称其为通补。

（九）由《伤寒杂病论》的"复方"演绎时方的合方法度

《神农本草经》首载中药配伍的"七情"。七情者，单行、相须、相使、相畏、相杀、相恶、相反之谓也。明代李时珍在其著作《本草纲目》中有这样的描述："药有七情，独行者，单方不用辅也；相须者，同类不可离也；相使者，我之佐使也；相恶者，夺我之能也；相畏者，受彼之治也；相反者，两不相合也；相杀者，制彼之毒也。"由药而方，方剂在古代就有"七方""十剂"之说。以七方为例，"治方之用，大、小、缓、急、奇、偶、复七方是也"，而七方中的"复"，指的就是以两方或数方结合使用的方剂。除此之外，本方之外别加他药的亦称复方。

复方作为一种方剂配伍现象，它的出现为临床开辟了一条新路，是具备一定学术价值和临证参考意义的。石师潜心经典，数十年未曾懈惰，他认为，复方的实例，成系统且言之凿凿者，当首推《伤寒杂病论》。该书中诸如桂麻各半汤、桂枝二麻黄一汤、桂枝二越婢一汤等均为复方的典型代表。

《伤寒杂病论》中的复方，有两方合二为一的，有原方加减数味的，其合方的原则与方法值得后人揣摩，且后世时方的合方，也多取法该书。

1.合方的原则与形式

《伤寒论》复方中，有同在一经而伤于风寒各异且程度不同者，如桂麻各半汤、桂枝二麻黄一汤；有形似发汗，实则燮理阴阳、发越脾气的桂枝二越婢一汤；有太少两阳合并，因制和解少阳、发散太阳之柴胡加桂枝汤；有太阳阳明合病，或叫作阳明经证而未罢太阳之葛根汤；有表散后，寒热未罢，阴阳并损，为制扶阳补阴、兼调营卫之芍药甘草附子汤；有黄疸湿重于热，为制温阳化气、清利湿热之茵陈五苓散。

《伤寒论》复方的合方富于变化，其成方原则：其一，与六经密切相关，往往是同一经病或者相邻两经的合病，出现这种情况时，才考虑本经或两经的方剂相合成为新方。也有个别的阳经与阴经合方的，如桂枝人参汤。其二，除了以六经为合方原则外，《伤寒论》的合方始终不离病机，或从表邪的浅深，或从感邪的性质，或从阳气的多寡，或从阴阳的平衡。一切均从疾病的实际出发，而不是生搬硬套。其三，与文首的中药"七情"似有某种潜移默化的联系，尤其是七情中的相须、相使两处，为方、药相合的共通点。

从合方的形式上讲，有两个原方相合的；有一个原方与另一个经方的个别药物相合的；有两方各从药物剂量上加以调整，然后根据病机重新计算组成比例的；有近似功效的两方相合的；有功效相左的两方相合的；有合方同煎的；有两方分煎兑入的。总之，方法多样，变化无穷。这种以辨证为基础的合方原则与形式，对后世时方的合方影响颇为深远，且现有时方的合成手段也不过如此。

2.合方的注意事项

时方的合方，因为不受六经局限，故而相对宽泛与灵活。这是它的优点，同时也是祸根。所谓祸根，是个相对的概念，主要是针对没有原则地滥用组合，导致方虽大，但毫无章法，且不能解决实际问题，也给百姓看病造成了一定的经济负担。时方的合理搭档，应该借鉴经方的合方原则，如同前文所讲的，并且应该突出重点，尽量地精简药味。其次，合方不只有两方相合的一种形式，于主方中加入他方的几味核心药物，从广义上讲，也叫合方；且更能考验医生的临床功力。这比较类似于方剂加减中的加法。再次，石师认为，时方的复方组成，最好还是以后世相对经典的处方为基础，因为这些处方已经过临床的反复验证，故而疗效确切。这样的方子，在辨证精准的前提下，联合起来应用，才会形成好的复方，发挥好的疗效。

3.时方经典合方举隅

中医学是个开放的系统，中医几千年来的发展史就是明证。前辈们在继承中不断创新，不断地兼收并蓄。还以方剂为例，经方之后，由于新问题、新状况的出现，以及民间原有验方的丰富资源，时方脱颖而出，成为中医药学的重要组成部分。在经典理论及经典方剂的影响下，又形成了一部分优秀的复方。石师推崇和法，且擅用复方，其临证中常用者如柴陷汤、柴平汤、血府逐瘀汤、八珍汤、越鞠保和、妇科四二五合剂、三合汤等，不胜枚举。复方应用得当，其效力丝毫不逊于经方或单方，这一点值得后学借鉴。

第三篇

用 方 篇

一、古方新用

（一）小柴胡汤

出处：《伤寒论》。

原文：伤寒五六日，中风，往来寒热，胸胁苦满，默默不欲饮食，心烦喜呕，或胸中烦而不呕，或渴，或腹中痛，或胁下痞硬，或心下悸、小便不利，或不渴，身有微热，或咳者，小柴胡汤主之。

若胸中烦而不呕者，去半夏、人参，加瓜蒌实一枚。若渴，去半夏，加人参，合前成四两半，瓜蒌根四两。若腹中痛者，去黄芩，加芍药三两。若胁下痞硬，去大枣，加牡蛎四两。若心下悸，小便不利者，去黄芩，加茯苓四两。若不渴，外有微热者，去人参，加桂枝三两，温覆微汗愈。若咳者，去人参、大枣、生姜，加五味子半升，干姜二两。

处方：柴胡、黄芩、人参、半夏、炙甘草、生姜、大枣。

后世发挥：成无己《伤寒明理论》载："伤寒邪气在表者，必渍形以为汗；邪气在里者，必荡涤以为利；其于不外不内，半表半里，既非发汗之所宜，又非吐下之所对，是当和解则可矣。小柴胡为和解表里之剂也。"柯韵伯《伤寒来苏集》载："盖少阳为枢，不全主表，不全主里，故六证皆在表里之间。仲景本意重半里，而柴胡所主又在半表，故少阳证必见半表病情，乃得从柴胡加减。如悉入在里，则柴胡非其任矣……柴胡为枢机之剂，凡风寒不全在表，未全入里者，皆主之。"陈修园《伤寒医诀串解》曰："寒热往来于外，胸胁苦满，默默不欲饮食，心烦喜呕，为虚火证。宜小柴胡汤。"

石师心悟：正如成无己所言，小柴胡汤之功在和解，即和里之逆乱，解表之邪滞。此说为后世的和法开辟了先河，但尚属狭义之和。石师为国内尊经典、崇和法的代表，并以擅用和法自居。石师尝言：广义和法虽如戴北山所说："寒热并用之谓和，补泻合剂之谓和，表里双解之谓和，平其亢厉之谓和。"但究其起源，还当以小柴胡汤为鼻祖，而且小柴胡汤之功用已远超外感热病之局限。其应用范围之广，疗效之神奇，令人叹为观止，真千古神方。

1. 胃肠肝胆病

消化系统疾病，尤其是胃肠、肝胆相关者，小柴胡汤运用概率较高。石师于小柴胡汤擅取柴胡透散少阳，疏泄气滞；黄芩清解少阳，清泄胆热；半夏和胃化浊，降逆止呕。柴、芩、夏，一散一清一降，共解少阳之邪，治疗胆气犯胃，胃失和降；或因正气不足，参、草、枣据辨证斟酌用之，以益气健脾，既取其扶正以祛邪，又用其益气以御邪，俾正气旺盛，则邪无可犯之机。姜、枣配伍，和表里，调营卫。全方透邪清泄以和解，升清降浊兼扶正。若病位在脾胃，或合泻心汤类方，或合小陷胸；病位在肝胆，累及脾胃的，或转化为大柴胡汤，或合方四逆散；或以生麦芽、川楝子疏肝平肝；或以蒲公英、金钱草、鸡内金清胆利胆。对于病理性质的虚实，也当从细微处把握，几分虚，几分实，全凭辨证功夫。若病家体弱或久病纠缠，则多宜和而兼补，可增益党参、山药、炒白术之味，以扶助脾胃正气。只是石师临床更注重气阴之平衡和互济，故应用和法及小柴胡汤之际，凡需施补者，在补助阳气之时，必配伍以百合、石斛、麦冬，以滋养脾胃之阴。其用药刚柔相济、补消有度，更是避免了应用柴胡、泻心汤类方药多易出现的燥竭伤肝（肺、胃）等弊端。

2.急腹症

石师认为，一切急腹症临床上均可见有少阳证，如口苦、咽干、目眩、往来寒热、胸胁苦满、默默不欲饮食、心烦喜呕等，基于"但见一症便是，不必悉具"，故均宜用小柴胡汤作基础方治之。石师中西医结合治疗急腹症曾取得过骄人业绩，其立言之本在于大柴胡汤的应用。大柴胡汤系小柴胡汤合小承气汤加减而成。小柴胡汤为治少阳病的主方，小承气汤为治阳明病泻下之剂，二方相合为用，则少阳、阳明二经同治，这符合大部分急腹症的病机特点。但大量的临床实例证明，对于急腹症中医辨证为实证的，大柴胡汤固然有效，但对于虚证则疗效不佳，这跟大柴胡汤本身关系不大，关键点在医者失于变通。基于此，石师提出，急腹症从少阳和法立论，方取小柴胡汤，具体辨证当分两歧：一者为实则阳明，需和承气辈联用；一者为虚则太阴，聊取理中辈并书。如此，则急腹症在辨证这一关，尤其是取法伤寒和法的这个层面上，方显周全，且临证疗效大为提高。又因为各类急腹症病变的特点不同，故在不影响上述整体辨证论治的前提下，应当灵活辨病，加减用药。如阑尾炎加蒲公英、金银花、桃仁、丹皮等清热解毒化瘀之品；胆道蛔虫病加川椒、细辛、乌梅、黄连等酸辛苦降之品（蛔虫得酸则静，得辛则伏，得苦则下）；胆囊炎加蒲公英、茵陈等清热解毒利胆之品；胆石症加郁金、鸡内金、金钱草等利胆排石之品；肾石症加海金沙、石韦、琥珀、鸡内金等通淋排石消坚之品；肾盂肾炎加扁蓄、瞿麦、车前子等通淋利湿之品等。但是，无论何病何证，辨病加减用药一定不能超过总药量的十之二三，不可喧宾夺主，以致犯下将辨病取代辨证的原则性错误。

3.外感热病

石师运用小柴胡汤治疗外感热病之高热不退，从适用人群上来讲，其要点有二：其一，年老久病体弱，脾胃功能较差者，逢外感，合病机，小柴胡汤为首选。其二，小儿外感发热，因其为稚阳之体，形气均未充盛，麻、桂扰动阳气，承气损其胃气，合病机，小柴胡汤亦为首选。石师认为，小柴胡汤用于退热，核心药物为柴胡与黄芩，其专利方"青蓝素"中选用此两味，大略仿此。另外，因为小柴胡汤归经少阳而主枢机，位及三焦而布津液，除了上述急腹症发热以小柴胡汤合理中或承气辈加减外，用于外感热病的柴胡剂类方亦不胜枚举。其中，石师喜用者如柴胡桂枝汤、柴胡石膏汤、柴胡白虎汤、柴胡四物汤等。而柴胡桂枝汤除了在外感热病中应用，在虚劳、胃肠等疾病的治疗中，也可见到石师灵活变通该方的影子。

4.变态反应性疾病

过敏性鼻炎、哮喘、湿疹、荨麻疹等过敏性疾患，如果见症符合小柴胡汤所描述的，病机关乎枢机，病位有涉肝、胆、脾、胃者，均可以小柴胡汤加减化裁。湿热者合入苦参、二妙；风毒者加入牛蒡子、蝉蜕；痒甚者稍佐白鲜皮、地肤子；或入苍耳子、辛夷以宣通治鼻，或加姜、辛、味以化饮疗肺；若遇咳嗽则原方参、枣当慎用。

（二）逍遥散

出处：《太平惠民和剂局方》。

原文：治血虚劳倦，五心烦热，肢体疼痛，头目昏重，心忡颊赤，口燥咽干，发热盗汗，减食嗜卧，及血热相搏，月水不调，脐腹胀痛，寒热如疟。又疗室女血弱阴虚，荣卫不和，痰嗽潮热，肌体羸瘦，渐成骨蒸。

处方：炙甘草、当归、茯苓、白芍、白术、柴胡、生姜、薄荷。

后世发挥：《济阴纲目》曰："此治肝脾血虚，木郁不达而发热者最当。"（《济阴》中多出麦冬一味）引用麦冬所以除五心之烦，引用薄荷清肌骨之热，一开表，一清里，俱见不同，皆因病而药之也。《医方集解》载："煨姜，此足少阳、厥阴药也。肝虚则血病，当归、芍药养血而敛阴。木盛则土衰，甘草、白术和中而补土。柴胡升阳散热，合芍药以平肝，而使木得调达。茯苓清热利湿，助甘术以益土，而令心气安宁。生姜暖胃祛痰，调中解郁。薄荷搜肝泻肺，理血消风。疏逆和中，诸证自已，所以有逍遥之名。"《成方便读》谓其：治血虚肝燥，木郁不达，以致化火化风，往来寒热，劳嗽骨蒸，以及月经不调等证。

石师心悟：逍遥为怡悦之方，多为妇人而设。其立论着眼肝、脾，由肝而脾而气血，或化火，或伤阴，见症各有不同。此方证颇合《金匮要略》肝脾同调密旨，堪称后世所创时方中的上乘之作。由于本方既能体现肝经体用，又切合肝脾相传的病理规律。从某种意义上说，提到逍遥，也就代表着和肝脾的法度。基于此，石师临床当中应用该方的概率颇高。

1.通治男女科疾病

逍遥散出自《太平惠民和剂局方》，为该书妇人诸疾方第十三首。妇人诸疾的经、带、胎、产各个层面，似乎均与肝、脾直接或间接关联。因逍遥散针对病机的肝郁、脾虚、血弱于妇科病每有契合，因此石师认为，逍遥散为调治女科诸疾之第一方。《医宗金鉴》云："男妇两科同一治，所异调经崩带癥。"

临床当中，我们应当摆脱男科病补肾填精温阳的局限，因很多男科病辨证中也可假道肝脾，认证准确的前提下，取效甚捷。无怪乎石师教导门人，应珍视逍遥，于方寸处变通，求和法于始终；并将逍遥散的适用范围扩大，直言巧用该方可以解决男妇两科大部分疾病。

在具体用法上，石师强调加减的灵活性。逍遥散中的柴胡剂量虽应小，但为点睛，删减需要斟酌；组方中白术、茯苓，于脾虚较重者当浓墨重彩，或加大剂量，或入党参、山药诸补脾之品以成合力之势；若遇血弱而气不足，则删术或术、苓俱去，另可加入生地黄或熟地黄，抑或二地并书，取黑逍遥之意。除了方剂自身的取舍变通外，郁热明显者，加入丹、栀，名加味逍遥散，主治月经不调，尤其是经行先期之量多、色红、胁痛、心烦、发热等症。

2.消化系统疾病常用

消化系统疾病有涉及肝脾气血者，逍遥散亦可选用。观古方之胃风汤、芍药汤、归芍四君子，究其治方，除未突出柴胡之生升外，均也考虑肝脾气血。石师于消化系统疾病运用逍遥散，归、芍多在删减之列，尤其是当归，多数情况下去除不用。而健脾渗湿之术、苓，亦根据脾虚程度进行增损。倘遇脾阴不足者，黄精可选；胃阴损伤者，石斛可餐。另有安心定胆之百合，消食化积之鸡内金，皆堪大用，妙在加减。

3.用于一体多病

"肝足厥阴之脉，起于大指丛毛之际，上循足跗上廉，去内踝一寸，上踝八寸，交出太阴之后，上腘内廉，循股阴，入毛中，过阴器，抵小腹，夹胃，属肝络胆，上贯膈，布胁肋，循喉咙之后，上入颃颡，连目系，上出额，与督脉会于巅；其支者，从目系下颊里，环唇内；其支者，复从肝别贯膈，上注肺。"经云："是动则病腰痛不可以俯仰，丈夫㿉疝，妇人少腹肿，甚则嗌干，面尘脱色。是主肝所生病者，胸满，呕逆，飧泄，狐疝，遗溺，闭癃。"《中藏经》对于肝经所生病的症状描述如：善忘、眩冒、胸痛、两胁胀满、痛引小腹、喜怒、头痛、耳聋、肢满、囊缩、腹胀、惊悸、臂痛、妇人月水不来等。以上文字，描述了沿肝经走行可能发生的疾病症状。临床中，石师发现很多疾病诸如妇科的经带异常、男子前列腺疾患、阳痿、早泄、疝气；向上循经致肝胆而见胆囊炎、胆石症等；然后是上焦的肺系疾患，如肺结节；继而乳腺、甲状腺的炎症与占位性病变；进而是眼耳、颅脑的病变。这些疾病的发生，都与足厥阴肝经密切相关。基于古代文献与现代病理、生理的有机结合，石师指出，这类循肝经走行的疾病症候群，以逍遥散为基础方加减论治，疗效确切。同时又紧扣中医的整体观，是异病同治前提下解决一体多病的经典案例，临证绝不可轻视。

（三）半夏泻心汤

出处：《伤寒论》。

原文：若心下满而硬痛者，此为结胸也，大陷胸汤主之；但满而不痛者，此为痞，柴胡不中与之，宜半夏泻心汤。

处方：半夏、黄芩、干姜、人参、炙甘草、黄连、大枣。

后世发挥：《伤寒明理论》载："所以谓之泻心者，谓泻心下之邪也。"《伤寒约编》曰："误下之变，亦因偏于半表者成结胸，偏于半里者心下痞耳。寒热相结，心下成痞，故用泻心汤，即小柴胡汤去柴胡加黄连、干姜也。不往来寒热，故不用柴胡。痞因寒热之气互结，故用干姜、黄连。大寒大热者，为之两解。君以半夏，去生姜而倍干姜。干姜助半夏之辛，黄芩协黄连之苦，苦辛相合，痞硬自消。参、甘、大枣调既伤之脾胃，且以壮少阳之枢也。"《成方便读》曰："然邪既互结于胸次，必郁而为热。所谓痞坚之处，必有伏阳，故以芩连之苦以降之、寒以清之，且二味之性皆燥，凡湿热为病者，皆可用之。但湿浊黏腻之气与外来之邪既相混合，又非苦降直泄之药所能去，故必以干姜之大辛之热以开散之，一开一降，一苦一辛。而以半夏通阴阳，行湿浊，散邪和胃，得建治痞之功。"

石师心悟：半夏泻心汤为和法的代表方剂之一，与小柴胡汤从组成上仅有几味药之差。石师于该方的应用，经验良多。

1.消化系统疾病

由于泻心实则是泻心下之邪，因此，该方用于胃病的概率最高。《伤寒论》又明言"但满而不痛"，故而用治胃痞，此方当属首选。石师治疗消化系统疾病之肚腹痞满、寒热错杂、苔腻脉滑者，喜以本方化裁。其合方化裁而最常联署者，应为四逆散。四逆散中的枳实，为叶天士变通半夏泻心汤所最青睐增添之法。如需泻肝则并入白芍；若兼少阳则柴胡可入。半夏泻心汤辛开苦降的核心药对是半夏与黄芩，石师遵之，而于干姜、黄连的运用在可有可无之间，取决于临证权变。此外，石师治疗脾胃病，倡导脾胃在分的基础上，要体现协调统一，不可完全割裂，因此在辨证较细微处，应当体现脾与胃用药的阴阳胜负。脾气虚者，白术、党参、山药；胃阴虚者，石斛、麦冬、百合；化湿则砂仁、厚朴；化积则鸡内金、麦芽；渗利则泽泻、茯苓。又遵前贤加减法，伤阴口干则去半夏而易以竹茹；仿后世之变通，偏于痰热而合入温胆。虽然古人"痞""结"已分，但小陷胸未必不可联袂，临证还需机动活用。

2.胸痹心痛

需要强调的是，这里的胸痹心痛并不特指冠心病。石师于临证中发现，很大一部分胸前区憋闷疼痛，伴见气短、胃灼热、打嗝、咽喉不利的病例，实则是胃食管反流。如果囿于冠心病，就失去了中医辨证论治的根本，势必无效。对于这类疾病，石师以半夏泻心汤合瓜蒌薤白类方，并直言，古人创立此类方剂，未必是用于治疗如今的冠心病，而今人大可不必拘泥于西医病名而对号入座。组方中，芩、连可选其一，连书似苦寒太过，干姜可用，或加入一味桂枝，小剂量拨动阳气即可。如辨证中确有血瘀，则丹参饮或失笑散可斟酌择其一两味，以为佐助。纯粹的气滞血瘀导致的胸痹心痛则另当别论，并不在此论范畴。

（四）血府逐瘀汤

出处：《医林改错》。

原文：血府逐瘀汤所治之病，开列于后：头痛，胸痛，胸不任物，胸任重物，天亮出汗，食自胸右下，心里热（名曰灯笼病），瞀闷，急躁，夜睡梦多，呃逆，饮水即呛，不眠，小儿夜啼，心跳心忙，夜不安，俗言肝气病，干呕，晚发一阵热。

处方：当归、生地黄、桃仁、红花、枳壳、赤芍、柴胡、甘草、桔梗、川芎、牛膝。

后世发挥：唐容川《血证论·卷八》血府逐瘀汤条谓："王清任著《医林改错》，论多粗舛，惟治瘀血最长。所立三方，乃治瘀活套方也。一书中惟此汤歌诀"血化下行不作痨"

句，颇有见识。凡痨所由成，多是瘀血为害，吾于血证诸门，言之綦详，并采此语以为印证。"

石师心悟：血府逐瘀汤出自王清任的《医林改错》，是最能代表王氏活血化瘀学术思想的临床常用方剂之一，亦是中医临床活血化瘀法中最具代表性的方剂。石师指出，血府逐瘀汤组方的可贵之处在于，其发挥了气机学说在血分病治疗过程当中的法度与具体用药。方中的柴胡、牛膝，入厥阴血分而一升一降；桔梗、枳壳辅助柴、牛，亦成升降之势。本方系由桃红四物汤合四逆散再加柴胡、桔梗之性升，牛膝、枳壳之性降而成。方中当归、川芎、赤芍、桃仁、红花活血祛瘀；牛膝祛瘀血、通血脉，并引瘀血下行，为方中主要组成部分。柴胡疏肝解郁，升达清阳；桔梗、枳壳开胸行气，使气行则血行。生地黄凉血清热，配当归又能养血润燥，使祛瘀而不伤阴血。甘草调和诸药。本方不仅行血分瘀滞，又能解气分郁结，活血而不耗血，祛瘀又能生新，合而用之，使瘀血去气滞行，故为通治一切气滞血瘀之名方。全方和血而不呆钝，自有生机一片。纵观全方，则血可和可活，气可升可降，已属万全之方。

辨识顽症怪病、疑难杂症以血瘀为病机切入点。基于血府逐瘀汤，石师治疗顽症怪病、疑难杂症擅于应用活血化瘀法。以血府逐瘀汤加减化裁，临床上用于治疗夜游症、顽固性失眠、顽固性头痛、中风后遗症、癫痫、阿尔茨海默病、冠心病、肺心病、心肌病、慢性心衰、糖尿病并发症、难治性肾病、顽固性哮喘、肿瘤、不育症、阳痿、顽固性前列腺痛、月经病、不孕症、子宫内膜异位症、更年期综合征、脉管炎、血栓性静脉炎、顽固性皮肤病、结缔组织病等各科疑难重症，屡获显效。

同时，石师在活血化瘀大法的辨证、用药方面积累了丰富的经验，而在临床征候的辨识上，将其归纳为以下十个方面，即舌、脉、目、颜、肤、经、衄、积、痛、神。详言之：①舌，即指舌象多见暗滞、瘀斑、青紫、有纵沟及木舌、硬舌。②脉，即指脉象多见沉、弦、涩。③目，即指白睛见血丝紫赤，眼周黯黑、泛青。④颜，即指颜面暗青、黧黑，两颧暗滞，口唇青紫、瘀斑。⑤肤，即指皮肤颜色紫暗，肌肤甲错，皮下瘀点紫斑，肚腹青筋外露，或身目发黄晦暗。⑥经，一指妇人月经：如月经不调、痛经、闭经、经血色黑有块。二指经脉、经络：可见肢体疼痛、青筋暴露、脉络瘀紫、肚腹青筋显露、蟹爪纹络，及中风偏瘫、肌肤麻木。⑦衄，即指各种出血证。⑧积，即指癥瘕积块，指各种肿块、包块，质地坚硬，按之不移，常与疼痛并见。⑨痛，即疼痛。瘀血疼痛的特点是：痛处固定；久痛不愈，反复发作；性质如锥刺、刀割，亦可为牵扯痛、灼痛、绵绵作痛，痛而拒按。⑩神，即精神、神志异常。瘀血为病常见神志方面的疾病，如头痛眩晕、幻觉幻视、健忘、癫狂、昏迷、瘫痪、精神抑郁、呆若木鸡、噩梦纷纭、失眠或夜游症等，亦可见无故哭笑但又非精神疾病者。临证辨识瘀血，上述诸症不必悉具，典型者但见一症便是。

疾病往往由多种原因引起，形成瘀血的原因亦多种多样。以血府逐瘀汤为代表的活血化瘀法属消法范畴，临证时，要辨清虚实，不可一味攻伐，当行渐消缓散之法，且同时适当配以温阳、益气、养血、清热、理气、滋阴等药物，以免耗损正气，切记勿犯"虚虚之戒"。

（五）独活寄生汤

出处：《备急千金要方》。

原文：夫腰背痛者，皆由肾气虚弱，卧冷湿地当风得之。不时速治，喜流入脚膝为偏枯、冷痹、缓弱疼重，或腰痛挛脚重痹，宜急服此方。

处方：独活、桑寄生、杜仲、牛膝、细辛、秦艽、茯苓、桂心、防风、川芎、人参、甘草、当归、芍药、干地黄。

后世发挥：《医方考》用以治疗肾虚腰痛，其曰："肾气虚弱，肝脾之气袭之，令人腰膝作痛，屈伸不便，冷痹无力者，此方主之。"《成方切用》曰："治肝肾虚热，风湿内攻，腰膝作痛，冷痹无力，屈伸不便。独活、细辛入少阴，通血脉，偕秦艽、防风，疏经升阳以祛风；桑寄生益气血，祛风湿，偕杜仲、牛膝，健骨筋而固下；芎、归、芍、地，所以活血而补阴；参、桂、苓、草，所以益气而补阳。辛温以散之，甘温以补之，使气血足而风湿除，则肝肾强而痹痛除矣。"《成方便读》言："治肝肾两虚，风湿内攻，腰膝作痛，冷痹无力，屈伸不仁等证。此亦肝肾虚而三气乘袭也，故以熟地黄、牛膝、杜仲、寄生补肝益肾，壮骨强筋。归、芍、川芎和营养血，所谓治风先治血，血行风自灭也。参、苓、甘草益气扶脾，又所谓祛邪先补正，正旺则邪自除也。然病因肝肾先虚，其邪必乘虚深入，故以独活、细辛之入肾经，能搜伏风，使之外出；桂心能入肝肾血分而祛寒。秦艽、防风为风药卒徒，周行肌表，且又风能胜湿耳。"

石师心悟："独活寄生汤"来源于唐代《备急千金要方》，是治疗风湿性关节炎的千古名方。石师于风湿病的研究已有几十年，尤其于独活寄生汤的运用更是别开生面。现就石师所悟之独活寄生汤立方奥旨，择其重点介绍如下。

1.由扶正而祛邪

《黄帝内经》有云"正气存内，邪不可干"，反之则"邪之所凑，其气必虚"。《备急千金要方》独活寄生汤原条文记载：
"夫腰背痛者，皆由肾气虚弱，卧冷湿地当风得之。"此条点明
了该方为因虚而感受外邪所设。

我们再来看看独活寄生汤的组方，本方以独活、桑寄生
为统领，由15味中药组成。其中补肝肾、益气血、强筋骨10
味，分别是桑寄生、当归、干地黄、白芍、人参、茯苓、甘
草、肉桂、杜仲、怀牛膝；祛风湿、通经络、止痹痛5味，分
别是独活、秦艽、防风、川芎、细辛。从方剂扶正与祛邪的药
物分布不难看出，该方立足于扶正祛邪，大有"正盛邪自退"
之深意，为治疗痹病方药中尊崇王道之代表。石师治疗此类疾
病，多依从独活寄生汤以扶正立极的重要思想，这与其所倡导
的"执中求和"理念不谋而合。石师临床常言："现代一些教
材一味地把独活寄生汤单纯地理解为祛风湿类方剂，并将独活
列为方中独一无二的君药，既不符合本方剂的临床实际，又太
过偏颇。记得几十年前的老版教材（如70年代的《方剂学》），
独活寄生汤的君药亦是独活、桑寄生两味，方剂的功效一者是
祛风湿、通经络、止痹痛，以独活为主；一者是补肝肾、益气
血、强筋骨，以桑寄生为主。从方剂的命名中本来也极容易看
出，独活寄生汤，顾名思义，以独活与寄生为君药，独活总领
祛邪，桑寄生总领扶正。只看到祛邪而未见扶正，将会面临片
面化与被动，不然就是读书读得不仔细，一知半解。此外，扶
正在痹病的整个治疗过程中恐怕要占据大部分空间，这也是中
医学治病求本的必然要求。"石师常常谈起中医治痹大家国医
大师朱良春治疗顽固性痹证的代表方"益肾蠲痹汤（丸）"，言
及朱老乃当代中医界应用虫类药登峰造极者，临床治疗风湿浊
毒诸邪深遏经络、骨骱、肌腠的顽痹、尪痹类重患，最擅用虫

类药搜剔邪毒、通络追拔。但是，在辨证论治的指导下，针对顽痹、尪痹筋骨损伤严重、筋挛拘痛、骨骱变形，且顽疾久损等肾肝脏腑重戕的病机，应遵循治病求本的原则。石师认为，肾藏精主骨，肝藏血主筋，骨骱筋络久损难复，必当培本扶正为主，故方曰"益肾蠲痹汤（丸）"。石师常言，学习朱老临床思维思辨，获益良多。

2.辨病因与辨病机

经曰："风、寒、湿三气杂至，合而为痹也。其风气胜者为行痹，寒气胜者为痛痹，湿气盛者为着痹也。"此论演说痹病成因，以风、寒、湿三纲统之。后人依此，于痹病的治疗制定了祛风、散寒、除湿的基本治则。我们暂且将这种确立治则的方法称为辨病因论治。此法虽好，但却为许多临床不懂得变通者设置了隐形障碍。

独活寄生汤其功效为：①祛风湿，通经络，止痹痛；②益肝肾，补气血，强筋骨。主治痹病日久，肝肾两亏，气血不足，症见腰膝冷痛、肢节屈伸不利、酸软气弱，或麻木不仁、畏寒喜温、舌淡苔白、脉象细弱诸症。

很多医生临证喜以独活寄生汤化裁治疗类风湿疾病，因其被认为是治疗类风湿疾病比较具有代表性的一首方剂。但是，因为对类风湿疾病中病因病机的理解有误或不全面，过多地夸大了"风、寒、湿三气杂至，合而为痹"的重要性，甚至将其看成辨治风湿类疾病的唯一病因病机。依据病因，这类医者只知道一味地祛风、散寒、除湿，殊不知攻邪每易伤正，祛风者多辛散耗气，散寒者多温燥助火，除湿者多渗利伤阴，况多久用乎？临床往往因为长期过度使用祛风除湿、通经活络等攻散类药物，戕伤正气，耗竭精血，败伤胃气，每使顽疾难愈而反生他疾。

基于此，我们应当把目光收回，在辨病因治疗乏效的情况下，侧重于该病的基本病机及病理，从血脉、经脉的痹阻上做文章。依照独活寄生汤的方义，以桑寄生统领的补药占据主导，其目的在于以补为通，流畅血脉，而将与风、寒、湿有关的药物改成疏通经络之品，如鸡血藤、首乌藤、鹿衔草等。如此则缓缓调治，治本而不伤正，为治痹的万全之策。

3. 风药辛润

独活寄生汤中所选风药如防风、秦艽、川芎等，具备一个共同特点，就是辛润微散、通络不燥。此用法符合叶天士辛润通络的选药宗旨。一则，久病以补养为主，燥烈之品伤津耗血，与病机不符；二则，辛润之通，于血脉、经脉的痹阻状态大有裨益，不似一味温补行散之蛮攻不灵。

4. 注重通阳

阳气贵乎流通，独活寄生汤之用意大略仿此。蛮补不是流通，过度行散亦不是流通。而该方除了以八珍之气血双补外，最能体现流通阳气的两味药即是桂枝和细辛。这种于大队补益药之后坠以通阳之品的手法，乃点睛之笔，亦成为方剂显效的关键点，值得后学借鉴。

综上，石师指出，必须强调中医辨证论治的重要性，不能墨守成规、对号入座，一提什么病就对号入座用什么方。方剂只是给我们提供一个选方用药的思路，必须在精究方义的基础上，根据病情的表里、寒热、虚实灵活化裁，以使方药与病证相符，才能取得预期的疗效。以独活寄生汤为例，方名本身就蕴涵着组方的深刻意图。方中君药为独活与桑寄生，其中独活代表着具有祛风湿、通经络、止痹痛功效的一组药物，以攻散为主；桑寄生代表着具有补肝肾、养气血、强筋骨功效的一组药物，以扶正为主。在临床上，石师治疗风湿类疾病常根据邪正虚实的不同，活用独活寄生汤，攻补之间或三七开或二八开或五五开，运用之妙存乎一心，且能屡建奇功。

（六）归脾汤

出处：《济生方》。

原文：治思虑过度，劳伤心脾，健忘怔忡。

处方：白术、茯神、黄芪、龙眼肉、酸枣仁、人参、木香、炙甘草、生姜、大枣。（《校注妇人良方》补入当归、远志两味）

后世发挥：《景岳全书》谓："治思虑伤脾，不能摄血，致血妄行；或健忘怔忡，惊悸盗汗，嗜卧少食；或大便不调，心脾疼痛，疟痢郁结；或因病用药失宜，克伐伤脾，以致变证者，最宜用之……愚意此汤之用木香，特因郁结疼痛者设，如无痛郁等证，必须除去木香，以避香燥，岂不于气虚血动者为尤善乎。又远志味辛，气升而散，凡多汗而燥热者，亦宜酌用。"《兰台规范》用治妇女月经不调。其于补脾有二法：一补心，以生脾血；一补肾，以壮脾气。此方乃心脾同治之法。补后天以生血，即所以调经。《本草便读》指出，夫心为生血之脏而藏神，劳即气散，阳气外张而神不宁。故用枣仁之酸以收之，茯神之静以宁之，远志泄心热而宁心神。思则脾气结，故用木香行气滞，舒脾郁，流利上、中二焦，清宫除道，然后参、芪、术、草、龙眼等大队补益心脾之品，以成厥功；继之以当归，引诸血各归其所当归之经也。

石师心悟：归脾汤涉及母子同病、心脾同治，为补益剂当中石师最喜用者。其尊王道而中正平和，为该类处方之翘楚。

1. 虚劳

《黄帝内经》有云：劳者温之。又云：形不足者，温之以气；精不足者，补之以味。李东垣也有"补以甘温，泻以甘寒""甘温除热"之说。可见，治疗虚劳病，在辨证的基础上，选方用药还当从甘温、温补着手。归脾汤一方立足气血营卫，药物性味多偏于甘温，正和此道。石师于临床见有营血亏虚，或气血皆虚者，多以此方加减。灵活之处在于，可以参、术、芪、草为主，也可以当归、龙眼肉、大枣为主。遇有阳虚者，可参合肉桂、巴戟天；逢阴血不足较著，则枸杞子、墨旱莲、熟地黄亦可选用。石师用归脾，多以生麦芽、鸡内金为佐药，消之磨之，促生气血，免留积滞。归脾汤治疗虚劳，有潜移默化之攻，与叶天士所主张的王道徐图有几分神似。

2. 不寐

《医宗必读》指出："不寐之故，大约有五：一曰气虚，一曰阴虚，一曰痰滞，一曰水停，一曰胃不和。大端虽五，然虚实寒热，互有不齐，神而明之，存乎其人耳。"对于心脾两虚，营血亏乏之不寐，石师将归脾汤作为首选。这类患者的伴见症如乏力、色苍、纳呆、心悸、便溏、舌淡、脉细等。其发病多由后天脾胃虚弱，加之思虑操持，劳伤心脾。若兼心经火热，可加入栀子、麦冬；水火不济，合入交泰；阳气浮动不安者，介潜之属当用，如龙骨、牡蛎；至于合欢花、首乌藤，为治不寐通套药对，临证巧用，自可增色不少。

3. 心悸

归脾汤对于各类心律失常辨证为心脾两虚者，疗效甚佳，不容小觑。其实原理和上述不寐相近，都是心系疾病的症状。

石师拟归脾汤治心悸，或重气，或重血，涉及心阴者，合入炙甘草汤，或两方各摘一二，杂糅为一方；略伴痰热，则又可取温胆之一二味，连、栀需视热之轻重多寡，随机应变；或有阳虚者，稍入四逆汤；有水，仿真武；若要通阳，则桂枝极少量，如蜻蜓点水，或聊书麻、附、辛亦可；或镇以龙、牡、磁石；或收以五味、萸肉。不离主线，不失辨证，自有效验。

4. 崩带

对于脾不统血所致的崩、淋、带下诸症，归脾汤确有厥功。石师于此类疾病，多书以原方，仅就龙眼肉、酸枣仁处删减一二；涉及气不收，则仙鹤草为必用；败血阻滞精道，则炒蒲黄、三七粉、茜草皆在可用之列；络热不清，则黄芩、墨旱莲、侧柏叶亦可择其一二，以为暂助。石师认为，治疗脾气失于统摄之能而引起的崩、带诸症，归脾远优于补中益气。

（七）二妙散

出处：《丹溪心法》。

原文：治骨节疼痛因湿热者，有气加气药，血虚加补药，痛甚加生姜汁，热辣服之。

处方：苍术、黄柏。

后世发挥：《成方便读》曰："治湿热盛于下焦，而成痿证者。夫痿者，萎也，有软弱不振之象。其病经脉弛张，足不任地，步履歪斜。此皆湿热不攘，蕴留经络之中所致。然湿热之邪，虽盛于下，其始未尝不从脾胃而起。故治病者，必求其本，清流者，必洁其源。方中苍术辛苦而温，芳香而燥，直达中州，为燥湿强脾之主药。但病既传于下焦，又非治中可愈，故以黄柏苦寒下降之品，入肝肾直清下焦之湿热，标本并治，中下两宣。如邪气盛而正不虚者，即可用之。本方加牛膝，为三妙丸。以邪之所凑，其气必虚，若肝肾不虚，湿热决不流入筋骨。牛膝补肝肾，强筋骨，领苍术、黄柏，入下焦而祛湿热也。再加苡仁，为四妙丸。因《内经》有云：治痿独取阳明。阳明者，主润宗筋，宗筋主束筋骨而利机关也。苡仁独入阳明，祛湿热而利筋络。故四味合而用之，为治痿之妙药也。"

石师心悟：二妙丸主治下焦湿热的各种病证。方中的苍术、黄柏，一燥湿，一清热。本方组方简洁，疗效确切，为石师临证治疗湿热类疾病的常用方。

1. 内科痿痹

《医宗金鉴》有言："痿病足兮痹病身，仍在不疼痛里分。"痿与痹既有联系又有区别。下焦的痹病与痿病，在治疗上，排除了诸如肺热、肾亏等因素外，辨证为湿热的，二妙散为首选方。石师尊经并借鉴前贤经验，于湿热夹有肝肾亏乏的，加入怀牛膝，合成三妙；或者将坎离丹与虎潜丸摘出一二味滋补之品，投入二妙。若兼阳明病机，则薏苡仁也可加入。倘湿热弥漫三焦，则二妙可并入三仁汤，或辅以开上渗下，力求给邪以出路。石师认为，二妙散治疗下焦湿热痿痹，湿热之象明显者，效如其名，妙不可言；若为肝肾亏乏或虚寒所致，则南辕北辙，离道愈远。故《医宗金鉴》亦曰："但观治痿无风药，应知虚实别有因。"

2. 妇科带下

下焦湿热是广义的概念，除了上述的痿病、痹病外，湿热也可以引发女性的带下病。临证遇有患者带下黄稠、异味，外阴瘙痒，或伴见腰膝沉重、乏力者，二妙散均在考虑使用的范畴之内。至于何时应用三妙或四妙，上文已有描述，不再重复。石师治疗湿热带下，在二妙散的基础上，有很清晰的加减法度，如偏于湿者，二术并书，仿渗湿汤之义；甚者加入泽泻或土茯苓；偏于热者，则蒲公英、黄芩可以选用；若夹有风毒，僵蚕、蜂房为必用；若因菌群紊乱，带下如腐渣，则蜈蚣、藿香、黄精又为石师定法。

3.外科湿疮

外科湿疮辨证为湿热且见于下焦者，石师喜用二妙或四妙加减调治；夹风而体质敏感者，加入牛蒡子、蝉蜕；正虚而中焦失于健运者，则山药、白术、太子参、黄精可选；热气伤阴者，酌情加入石斛、百合、麦冬。石师治疗湿疮的气阴双补值得一提，即便是湿热所致的湿疮，仍不可忘怀时时顾护正气。"邪之所凑，其气必虚"虽为老生常谈，但气阴充足确实对于该病的治疗大有裨益。

（八）定经汤

出处：《傅青主女科》。

原文：夫经水出诸肾，而肝为肾之子，肝郁则肾亦郁矣。肾郁而气必不宣，前后之或断或续，正肾之或通或闭耳……治法宜舒肝之郁，即开肾之郁也。肝肾之郁既开，而经水自有一定之期矣……此方舒肝肾之气，非通经之药也；补肝肾之精，非利水之品也。肝肾之气舒而精通，肝肾之精旺而水利，不治之治，正妙于治也。

处方：菟丝子、白芍、当归、熟地黄、山药、茯苓、荆芥穗、柴胡。

石师心悟：定经汤，其组方隐约可见六味、四物、逍遥的影子。傅氏谋方，大队补养肝肾，合入交通引经，再略佐舒肝，这也是傅氏女科潜方的特色与基本原则。这一原则与近世急功近利之攻破大相径庭，值得我们深思。石师于该方的临床应用，强调"虚"这一基本病性，而"郁"为次要病机。

1.月经先后无定期

诚如傅青主所言，月水的前后断续，取决于肾的或通或闭，而肾的通与闭，受制于肝的疏泄之能。我们熟知，肝体阴而用阳，要想使肝的疏泄功能得以正常发挥，还得着眼于肝的体用。补肝体，近乎养肝血，且有乙癸同源之说，是谓双补肝肾精血。也就是六味的三补，取疏而弃涩，故去山茱萸，合入四物后，又恐川芎行散太过，因此略而不用。又以菟丝子之大剂，养精血多于温阳气。以上共成滋补肝体之势，又以柔弱之柴、荆，轻描淡写中已获引经舒展，是谓和肝之用。解读了月经先后无定的病因病机，又揭示了组方的深意，症机相投，方证相应，可收佳效。石师于此类疾病，重视该方的加减变通，倘若偏于血虚而兼瘀，则丹参、炒蒲黄可参；精不足而偏寒，炒杜仲、肉苁蓉当选；瘀滞较甚，则在柴、荆基础之上，又可加入生麦芽、香附等。凡此种种，贵在辨证，且要勿失方义。此外，定经汤与逍遥散在使用上，稍有差异，石师曾自拟歌诀以方便记忆："无定肝郁及肾虚，逍遥散用治肝郁，定经丝子归芍地，山苓柴芥补方需。"临证辨治月经先后无定期的肝郁不畅证及肾虚不充证条理清晰。

2.经闭

定经汤治疗经闭，其实还是上述病机、方义的延伸。符合肝肾精血亏乏，且有肝气欠于舒畅流利者，即为该方的适应证。石师也曾用该法治疗多囊卵巢综合征之经闭，基于辨证，看似与所谓正统的活血、疏肝、化痰格格不入，但恰能出奇制胜，收效迅捷。运用此方加减治疗经闭，常见患者瘦弱、情志抑郁、面色少泽，再结合舌脉，可合病机十之八九，辨证相对容易。

（九）小陷胸汤

出处：《伤寒论》。

原文：小结胸病，正在心下，按之则痛，脉浮滑者，小陷胸汤主之。

处方：黄连、半夏、瓜蒌实。

后世发挥：《医方集解》称小陷胸汤为"足少阳药"，以黄连之苦以泄热，瓜蒌之寒润以涤垢，半夏之辛温以散结。结胸多由痰热结聚，故用三物以除痰去热也。《医方考》指出："必下后方有是证，若未经下后，则不曰结胸。"《成方便读》认为："此因痰热互结，未成胃实，观其脉浮滑，知其邪在上焦，故但以半夏之辛温散结豁痰，瓜蒌之甘寒润燥涤垢，黄连之苦寒降火泄热。此方以之治伤寒亦可，以之治杂病亦可，即表未解而里有痰热者，皆可兼而用之。"

石师心悟：小陷胸汤用治痰热互结，症见胸脘痞闷疼痛，或见黄痰、舌苔黄腻、脉滑数者。其病位涉及肺、胃，病性为实热，病理因素主要与痰有关。小陷胸汤药仅三味，应用得法，可建奇功。

1.消化系统疾病

小陷胸汤中的黄连与半夏，是仲师辛开苦降法治疗中焦痞满的代表性药物。瓜蒌是清代名医叶天士"肺润而降"、调理气机之特色用药。小陷胸汤经文中的"心下"，其所指当为胃脘部，因此运用此汤方治疗消化系统疾病，临床表现为胃脘胀满、按之疼痛，亦理所当然。石师以小陷胸汤治疗胃痞、胃痛等病症，常以黄芩、干姜出入其间，也是微合泻心汤法；需要补益中州的，加入人参、炙甘草；需加强导下之力的，加入枳实、莱菔子；需要泻肝安胃的，并入戊己汤。其加减法大略如此，至于合方化裁，除了刚才提到的小陷胸汤与泻心汤类方联署外，石师在治疗肝胆系疾病时，常常以小陷胸汤嫁接大、小柴胡汤，再配合对症用药，收效亦捷。

2. 呼吸系统疾病

前言叶氏好用瓜蒌以清润肺，一方面促进气机的右降，一方面有利于肺气的肃降。而三药联用的小陷胸汤，针对的病理过程是痰热，故而对于呼吸系统疾病以咳嗽、咳痰、痰黄、便秘、舌红苔黄、脉滑数等为主要表现的痰热蕴肺证，疗效较佳。石师于此类疾病，需要清宣并用的，往往与麻杏石甘或桑杏石甘并用；痰热素盛的配合三子养亲汤；上盛下虚的联合苏子降气汤。"脾为生痰之源，肺为储痰之器"，后天禀赋不足，病情缠绵难愈的，石师常效仿前贤异功法。由于石师崇尚和法愈疾，故而治疗呼吸系统疾病，柴胡陷胸汤出现的概率也很高，但要和阴阳、和补泻。此外，运用小陷胸汤治疗呼吸系统疾病，益气养阴诸法也应时时顾念。

3. 循环系统疾病

小陷胸汤，无论从病位还是药物组成上，均与《金匮》治疗胸痹心痛的瓜蒌类方有着很高的相似性，因此，以之加减治疗心系疾病也无可厚非。《金匮》治疗胸痹的思路，锐意通阳，而小陷胸立意在化痰热，其为胸痹见于痰热较盛开辟了一条新的思路。石师于该类疾病，往往舍去中焦之黄连，改用上焦之栀子或栀子豉，有时也与丹溪的越鞠法合璧；偏于气血者，或血府，或丹参饮；若病位全然在上焦，则以瓜蒌皮代替全瓜蒌，亦未尝不可。

（十）温胆汤

出处：《三因极一病证方论》。

原文：治心虚胆怯，触事易惊，或梦寐不祥，或异象惑，遂致心惊胆慑，气郁生涎，涎与气搏，变生诸证，或短气悸乏，或复自汗，四肢浮肿，饮食无味，心虚烦闷，坐卧不安。

处方：半夏、竹茹、枳实、橘皮、炙甘草、茯苓、生姜、大枣。

后世发挥：温胆汤首出《集验方》，录自《外台秘要》，代有发挥，今所常用者，当推《三因》温胆。《医方集解》将本方归经于足少阳、阳明，谓其"治胆虚痰热不眠，虚烦惊悸，口苦呕涎"。清代张秉成对温胆汤方证的病理有其独特解读，张氏认为："胆为甲木，其象应春，今胆虚即不能遂其生长发陈之令，于是土得木而达者，因木郁而不达矣，土不达则痰涎易生。痰为百病之母，所虚之处，即受邪之处，故有惊悸之状。"对于温胆之名，从该方的组成来推敲，可谓有名无实。诚如前贤所云：和即温也，温之者，实凉之也。王晋三发挥古义，认为"胆气退热为温，非谓胆寒而温之也"。此为一家之言，可助参考。此外，清代以叶天士为代表的温病学家，用温胆汤之走泄，以清热而解利三焦，并于少阳病对症，值得我们深思。

石师心悟：温胆汤为二陈汤的派生方，即在二陈汤的基础上，加入竹茹、枳实而成。署名温胆，实则使胆府清净，转热入温。石师运用温胆汤主要从以下几个方面着眼。

1.胆胃同病

以胆瘅为例,《素问·奇病论》有云:"口苦者病名为何? 何以得之? 岐伯曰:病名曰胆瘅。"《灵枢·四时气》又言: "善呕,呕有苦,长太息,心中憺憺,恐人将捕之,邪在胆, 逆在胃,胆液泄则口苦,胃气逆则呕苦,故曰呕胆。"二者共 同说明了由胆瘅到呕胆,即胆胃同病的病理过程。其临床常见 的症状除了口苦、呕苦外,有的还伴见胁痛、脘腹胀满等。这 种类型的胆胃同病,石师常取法于温胆汤,或合并大小柴胡, 或异化为蒿芩清胆;瘀热较明显者,适时加入蒲公英、郁金; 瘀积成石者,金钱草、鸡内金也可择其一二合入主方中。

2.不寐

《灵枢经》中的半夏秫米汤,功在和阴阳、调营卫。温胆 汤用治胆虚惊悸失眠,其中的二陈,尤其是半夏的运用,多仿 此意。石师运用该方治疗失眠,依据立方宗旨,结合病因病 机,炒酸枣仁与生麦芽通常为必用。石师认为,温胆治疗失眠 是和法的拓展,应当分清虚实寒热;若虚象明显,伴有梦遗、 怔忡者,需要在温胆汤的基础上,加入人参、酸枣仁、远志、 熟地黄,即十味温胆汤;若伴有热象,痰热扰神而兼多梦恍 惚、心烦,则以黄连温胆汤进退。

3.化三焦浊气

清代名医叶天士有云:"暑、湿、热都是一般浊气,充塞 弥漫三焦。"其在《温热论》关于战汗论述的只言片语中,也 提到温胆汤的分消走泄。石师认为,温胆代表的和法,依旧可 以作用于三焦,对于湿热浊气的祛除大有裨益者。临证中,如 遇痰蒙清窍者,合方半夏白术天麻汤;中焦痰饮较盛者,合方 泽泻汤或者苓桂剂;下焦者,配合应用五苓散。此外,升阳化浊之通套药如荷叶、蚕茧等，也在常用之列。

二、经验方

（一）青蓝解毒片（青蓝素片）

处方：大青叶30g，板蓝根30g，金银花25g，僵蚕15g，净蝉蜕15g，柴胡10g，桔梗6g，黄芩6g，牛蒡子6g，生百合15g，山药20g，生甘草10g。

功效：清热解毒，消炎利咽，益气滋阴。

适应证：风热外感，温邪上受（上呼吸道感染及多种病毒性疾患）。

说明：青蓝素片为科研验方，获大连市及辽宁省卫生厅药政处批号（辽药制字Z05020109号）。多年来应用青蓝素片在大连市中医医院内科临床治疗上呼吸道感染及多种病毒性疾患上万例，取得了极好的疗效。青蓝素片与现在临床广泛应用的很多清热疏风、清热解毒类中成药相比，最大的优点是：①其组方中的僵蚕、净蝉蜕、牛蒡子等均有极好的祛风散邪、抗过敏作用，可以明显改善外感病患的上呼吸道过敏性症状。②方中的固护气阴之品，可以减轻或避免清解散风类药物苦寒伤气、苦燥伤阴的弊端。该药也是我院最受欢迎的治疗感冒的中药制剂。

（二）肺痿回春汤

处方：炙黄芪20g，党参20g，太子参15g，山药20g，百合15g，麦冬15g，沙参15g，当归15g，生地黄15g，丹参15g，僵蚕10g，水蛭3g，桔梗10g，桃仁6g，红花6g，丹参15g，炒蒲黄15g，三七粉4g（冲服），鸡内金15g，炙甘草10g。

功效：滋阴润肺，益气活血，通络散瘀。

适应证：肺痿（肺纤维化）久治不愈，正气亏耗，气阴两虚，痰瘀互结。症见咳吐涎沫，其质或黏稠，或清稀量多，口淡不渴，气息喘促，或短气不足以息，气怯声低，神疲乏力，头晕目眩，食少便溏，畏寒肢冷，或见五心烦热，面白虚浮，小便频数或遗尿，口唇爪甲紫暗，肌肤甲错，杵状指，舌质暗或有瘀点、瘀斑，脉沉细或涩。

（三）心肌炎合剂

处方：党参20g，炙甘草15g，黄精30g，麦冬15g，当归15g，丹参10g，五味子5g，板蓝根15g，僵蚕15g，金银花20g，鸡内金15g，柴胡3g。

功效：补气滋阴，清热解毒。

适应证：病毒性心肌炎。

加减：气虚甚者，加太子参15g，黄芪15g，生晒参3g；阴虚甚者，加玉竹15g，生地黄15g，山萸肉10g。

（四）补心安神养血酒方

处方：酸枣仁50g，远志30g，柏子仁50g，合欢花30g，石斛30g，丹参30g，龙眼肉30g，枸杞子50g，生地黄50g，麦冬30g，五味子30g，太子参50g，炙甘草20g，藏红花2g，蜂蜜适量。

功效：补血养血，安神益智。

适应证：心血不足，心神失养所致的神经衰弱、失眠多梦、心悸怔忡、记忆减退，或冠心病、心肌炎、心律失常、贫血等慢性虚损性疾病。

制法：加入 38～60° 白酒 2500～3000mL（一般 0.5kg 药可用 5kg 酒，并可于酒浸之后，复加一次等量白酒），共浸泡 2～3 周后即可饮服。每次 20～50mL，每日 2 次。

此外，尚可加炼蜜（制熟的蜂蜜）少许，一般约每 5kg 酒加 100～200g 蜂蜜，既可补益，又可矫味。

（五）糖脂消丸

处方：苍术 10g，鸡内金 10g，蚕沙 20g，黄精 50g，僵蚕 10g，水蛭 50g，麦冬 15g，蚕茧 30g，红花 6g，山药 30g，葛根 10g，知母 25g，生地黄 25g，山楂 25g，黄芪 15g，肉桂 1g。

功能：益气滋阴，生津止渴，祛脂化瘀。

适应证：糖尿病肾病、视网膜病变、末梢神经炎、周围血管病等并发症。

说明：糖脂消丸是石师在临床创制的治疗糖尿病的经验方，常用以治疗消渴，稳定期可以配合降糖西药长期服用，或可以作为汤剂之后的善后调理，巩固治疗。本方消补兼施，温滋并用，辨证与辨病相结合，充分反映出石师治疗消渴的一贯论点。糖脂消丸获大连市及辽宁省卫生厅药政处批号（辽药制字 Z05020090 号），多年来广泛用于临床，经过数万例患者的临床验证，对糖尿病及其并发症的防治屡获良效。

（六）蚕茧降糖饮（清润消渴汤）

处方：知母 30g，生地黄 30g，黄精 15g，天冬 15g，天花粉 15g，麦冬 15g，玄参 20g，五味子 5g，黄连 6g，水蛭 3g，山药 30g，苍术 10g，蚕茧 15g，鸡内金 15g。

功效：滋阴清热，生津止渴，活血化瘀。

适应证：糖尿病初期，耗气伤阴，津伤化燥或瘀热内盛者。

（七）固本降糖饮（固本消渴汤）

处方：黄芪30g，山药30g，苍术10g，西洋参3g（研末冲服），黄精20g，玄参15g，生地黄20g，山萸肉10g，桑螵蛸3g，蚕沙15g，僵蚕10g，红花5g，水蛭3g，蚕茧10g，鸡内金15g，肉桂1g。

功效：补气滋阴，培元固本，化瘀生新。

适应证：糖尿病后期，本元大伤，络瘀脏损诸症显者（糖尿病见微血管并发症者）。

（八）祛脂化瘀丸

处方：水蛭30g，黄精15g，葛根15g，炙首乌15g，茯苓10g，胆南星5g，当归10g，泽泻50g，生山楂200g，丹参50g，灵芝50g，酒大黄30g。

用法：水蛭、黄精、葛根、炙首乌、茯苓、胆南星、当归，共为细末备用。泽泻50g，生山楂200g，丹参50g，灵芝50g，酒大黄30g，共煎浓缩提取液。共制小水丸。

功效：轻身益气，滋阴生精，祛脂化瘀。

适应证：脂肪肝，高脂血症，高尿酸血症，肥胖症。

说明：科研方"祛脂化瘀丸（片）"获大连市及辽宁省卫生厅药政处批号（辽药制字Z05020074号）。其广泛用于临床，疗效满意。石师完成的科研成果"祛脂化瘀丸治疗脂肪肝的临床与实验研究"获2000年大连市科学技术进步奖一等奖；获2001年辽宁省科学技术进步奖三等奖。其科研方祛脂化瘀丸正在进行国家级准字号三类药物的开发。

（九）百合益胃丹

处方：生百合30g，炒白芍20g，麦冬15g，丹参15g，党参20g，山药20g，乌药6g，佛手7g，砂仁2g，鸡内金15g，焦山楂15g，甘草10g。

功效：养阴益气，和胃消痞。

适应证：慢性浅表性胃炎、慢性萎缩性胃炎、消化道溃疡等辨证属气阴两虚者。

（十）温胃止痛丸

处方：九香虫6g，香附10g，高良姜10g，炙黄芪15g，桂枝3g，生百合15g，炒白芍20g，丹参15g，砂仁3g，佛手15g，柴胡3g，炙甘草15g。

功效：温中止痛，和胃健脾。

适应证：慢性浅表性胃炎、慢性萎缩性胃炎、消化道溃疡等辨证属脾胃虚寒、肝气郁滞所致的胃脘疼痛、胸胁胀满、气滞腹痛者。

（十一）结肠清化汤

处方：生地榆30g，酒炒大黄15g，黄连10g，墨旱莲20g，炒白芍15g，丹参15g，党参20g，白术15g，薏苡仁30g，砂仁2g，诃子3g，炙甘草10g。

功效：解毒泄浊，化瘀生新。

适应证：溃疡性结肠炎（肠澼、泄泻、痢疾等病证范畴），临床主要以腹痛、腹泻、便下脓血等症状为主者。

说明：治疗溃疡性结肠炎，当用辨病与辨证相结合的方法，来确定病名和病位。而临床治疗用药，必须遵循辨证论治的原则，不可概以健脾涩肠、利湿解毒等法统治之，有是证则用是药，方能无过。肠腑乃排泄毒浊废物的通道，病发于此，每兼粪毒伤及病所，夹瘀入络，故毒瘀夹杂留滞难去。论治之时，首重清化，当以解毒泄浊、化瘀生新为大法。纵有虚象，亦不宜滥投滋补，当遵循"六腑以通为补"的古训，务求腑气通畅、瘀滞得散、毒浊得清，而后补涩之，庶无留之虑。

方中主用生地榆、酒炒大黄二药。生地榆"入足厥阴、少阴经，手足阳明经"（《本草经疏》），功能凉血止血、清热解毒、"止血痢蚀脓"（《药性论》），专走大肠，清热解毒、收敛攻瘀之力颇佳，且清降不虑其过泄，收敛亦不虑其过涩，施于脓血夹杂之泄泻、血痢、肠风、脏毒等病，收效最捷。其用量多应在30g以上。酒炒大黄擅走肠中，能破积散滞、泄热攻毒，乃推陈致新、去陈腐而安五脏之神品。热毒积聚肠中，秽浊留滞体内者，用之最宜。用酒制者，有升清化瘀之功，而缓其过度苦寒、峻下疾走之力。二药合用为方中主药，共奏解毒泄浊、化瘀生新之功。有鉴于本病瘀毒留滞的同时，泻痢又每易伤脾害胃，脾虚湿盛则泻痢加重，健脾除湿之法当贯穿始终。临床除常选用党参、白术、炙甘草健脾外，薏苡仁一味尤不可少。《药品化义》谓其："味甘气和，清中浊品，能健脾阴，大益肠胃。"本品味甘、淡，性凉，既能健脾利湿，又能解毒排脓，用于本病可谓邪正兼顾，唯药力薄弱，非多用不能建功。石师在临床上常让患者用薏苡仁配少许大米煮粥随意服用，正如《黄帝内经》所谓"谷肉果菜，食养尽之"，以助药力。此外久泻又能耗损阴津，当时时以顾护阴液为念。而滋阴之品又多有滑肠之弊，石师临床常喜选用炒白芍、百合及墨旱莲。白芍酸能养血敛阴，又主泻痢腹痛；百合一味，既能滋阴，又能解毒；墨旱莲滋肝肾之阴，又能止血，而且滋阴无滑肠之弊。又加丹参活血化瘀、砂仁理气消滞，正如刘河间所谓"行血则便脓自愈，调气则后重自除"（《素问病机气宜保命集》）。诃子苦酸涩温，《四声本草》言其"下宿物，止肠澼久泄，赤白痢"。诃子乃涩肠固脱圣药，无论何种泄下，均可辨证加用，并根据正虚的程度、滑泄的轻重，灵活增损其用量，用其收涩之功，而无恋邪之弊。

（十二）外用丹榆清肠方

处方：牡丹皮15g，生地榆30g，苦参15g，黄连10g，大黄15g，白及10g，生甘草15g，锡类散1支（兑入，也可以用云南白药或西瓜霜适量代替锡类散）。

用法：①水煎浓缩药液200mL，候温，取左侧卧位，行保留灌肠，每日1次。每剂水煎2次，约可分为4次保留灌肠。②临床加减：病情急性期，腹痛剧者，加没药6g，或三七粉6g；热毒炽盛者，加蒲公英30g，黄芩15g；病情缓解期，加蜂蜜30g，或液态鱼肝油适量。

功效：解毒消肿，祛瘀生新，化腐生肌。

适应证：溃疡性结肠炎。

说明：根据本病瘀毒留滞，因虚致实的病理变化，内治法除了解毒泄浊、清肠化滞外，还非常注重补益脾胃、顾护气阴、调养正气。恢复泻痢对人体造成的伤害，发挥其整体治疗作用是其专长。而通过口服药清除肠间局部的湿热瘀毒不但有鞭长莫及之嫌，且解毒清肠之品又多苦寒、苦燥而味劣。此类药物经过口服入胃，一方面每易败伤脾胃之气，而胃本身又不吸收药物；另一方面胃酸反能破坏一部分药物活性，且药物由小肠吸收后又要经肝，回心，再经体循环运送到大肠，到大肠时，药物有效成分已经大半被吸收或破坏，局部治疗作用微乎其微。而采用清热解毒、祛瘀生新的药物直接灌肠，药力可直达病灶，就近驱邪，因势利导，局部治疗作用就可以得到充分发挥，而且不会伤及无过之地。因此，治疗本病应该灵活配合外用药物治疗以因势利导、就近驱邪，直接作用于病灶，迅速蠲除病邪，缓解病痛，然后再从整体上治疗。这种治疗方法不但与中医的整体观念不相违背，而且还可以作为整体疗法的一个重要组成部分。溃疡性结肠炎病变集中于下焦结肠，正如《黄帝内经》所谓："其下者，引而竭之。"中药保留灌肠治疗本病正符合这一指导思想。

方中地榆凉血止血、清热解毒；牡丹皮一味外用古称"无双生肌散"，有凉血解毒、化瘀生新之功；大黄祛瘀生新、清热攻下，防止湿、热、瘀、浊过长时间停留于肠道；白及收敛止血、消肿生肌，促进肠黏膜的修复；《滇南本草》谓苦参主"肠风下血，便血"；《名医别录》记载黄连主"久下澼脓血……调胃厚肠"；生甘草解毒而缓急止痛。锡类散原名"烂喉痧方"，方出《金匮翼》，历来常用于乳蛾、牙疳、口舌糜烂等口腔咽喉疾病，具解毒消肿、利咽止痛之功，外用吹敷患处，功效卓著。口腔、大肠均为水谷之通道，对口腔溃疡有效，大肠溃疡也同样可以建功。石师临床应用时也曾选用西瓜霜或云南白药替代锡类散，亦有较佳疗效。另外，灌肠方的随症加减很关键，急性期以祛邪为主，瘀滞重者加没药或三七粉化瘀止痛；热毒重者加蒲公英、黄芩以清热解毒。缓解期以润养肠黏膜为主，加用蜂蜜或液态鱼肝油适量，以增润养肠道、护膜生肌之力。

（十三）解毒消瘤丸

处方：蛇蜕10g，蜈蚣5g，全蝎6g，僵蚕10g，薏苡仁15g，水蛭10g，茯苓15g，黄药子5g，当归10g，党参15g，鸡内金15g，青黛3g，炙甘草10g，共研细末。半枝莲100g，莪术100g，蜂房100g，白花蛇舌草100g，水煎提取浓缩液。

用法：将前药细末兑入已经提取的浓缩药液中，搅拌后再脱水烘干，并再研细粉做原料备用。将细粉制成蜜丸或者小水丸。每服6g，每日3次。

功效：攻坚消积，解毒散结。

适应证：多种恶性肿瘤初期，毒邪壅结，正气未伤者。

（十四）固本消瘤丸

处方：党参20g，黄精15g，薏苡仁20g，茯苓15g，沙参15g，天冬15g，当归15g，炒白芍15g，灵芝15g，姜半夏6g，九香虫6g，蜂房6g，僵蚕10g，蜈蚣3条，青黛3g，鸡内金20g，炙甘草15g。

功效：扶正固本，补气滋阴，解毒祛邪。

适应证：多种恶性肿瘤中晚期，正气大伤或毒邪留滞者。

（十五）胃癌方

处方：薏苡仁50g，黄芪30g，女贞子15g，生百合15g，炒白芍10g，丹参20g，莪术15g，天花粉15g，蛇蜕15g，蜈蚣5条，全蝎10g，白及6g，白花蛇舌草30g，鸡内金20g，炙甘草 10g。

功效：益气养阴，软坚消积，清热解毒。

适应证：胃癌或重度胃炎、胃溃疡病情严重，久治不愈，病理见重度肠上皮化生，伴不典型增生者。

（十六）养胃降逆方

处方：党参 20g，炒白术 15g，茯苓 15g，半夏 10g，陈皮 10g，竹茹 10g，砂仁 2g，藿香 3g，百合 15g，石斛 15g，炙鸡内金 15g，生麦芽 15g，炙甘草 10g。

用法：每日 1 剂，水煎 2 次，分多次频频饮服。若觉药苦，可酌加水果汁，或糖，或蜂蜜少许亦可。

功效：养胃健脾，和胃降逆。

适应证：恶性肿瘤应用化疗药物后消化道毒副反应，出现恶心、呕吐、食欲减退、胃脘部不适、全身乏力等。

（十七）益髓固本汤

处方：熟地黄 20g，黄精 15g，当归 15g，灵芝 15g，阿胶 10g（烊化），鸡血藤 20g，菟丝子 10g，黄芪 20g，人参 6g，鸡内金 15g，炙甘草 15g。

功效：补肾填髓，益气养血。

适应证：化疗后骨髓抑制（包括白细胞抑制、贫血、血小板抑制）等副作用，获得较佳疗效。

说明：临床辨证论治之时，化疗后的骨髓抑制，当属中医虚劳重症。中医论及人体的造血功能，总的说来，分为先天肾脏（肾藏精，主骨，生髓，精髓为先天造血之源）和后天脾胃（脾胃主化生水谷精微，水谷精微为后天造血之源）。而治

疗骨髓抑制主要求之肾脏，以补肾生精填髓以造血为主；辅佐以强壮脾胃、补益气血，则可收良效，

加减：①若见阳虚、气虚症状较甚者，酌加淫羊藿、鹿茸、杜仲、西洋参、白术、山药等。②若见阴虚、血虚症状较甚者，酌加墨旱莲、女贞子、生地黄、白芍、百合、麦冬、石斛、山萸肉等以增加药效。

有关中药的近代药理研究亦有很多经验和值得借鉴之处，临床亦有较佳疗效。当然，在辨证论治的基础上用药，则能取得更好的疗效，临床借鉴如下：①升白细胞的中药包括：灵芝、阿胶、鸡血藤、菟丝子、山萸肉、生地黄、熟地黄、黄芪、党参、人参、紫河车、绞股蓝等。②升红细胞的中药包括：黄芪、阿胶、大枣、当归、淫羊藿、补骨脂等。③升血小板的中药包括：花生衣、三七、炒蒲黄等。

大量临床研究表明，中药升血象虽然速度缓慢，大约需要一周，但血象一旦升上来，则可以维持很久。首先要正确把握扶正祛邪的时机。中医治疗讲究扶正祛邪，扶正是守，祛邪是攻。在化疗期间，只可守，不可攻。因为患者此时抵抗力弱，只可用补气升血、健脾养胃的药物来扶正，如果再用清热解毒、活血化瘀的药物进攻癌细胞，只能是雪上加霜，加重患者的身体伤害。在放化疗结束后，如果患者情况良好，可以用中医攻法，以控制肿瘤的复发和转移。因此，患者不可随意服用所谓的"家传秘方"，而应该在正规的医院接受规范的中医治疗。

（十八）胆石丸

处方：柴胡6g，金钱草20g，鸡内金70g，郁金15g，姜

半夏6g，黄芩15g，大黄10g，党参30g，炒白术15g，炒白芍15g，硼砂1g，茵陈10g，炙甘草10g。

功效：疏肝利胆，化石排石。

适应证：慢性胆囊炎，肝胆结石。

说明：临床验方胆石丸（胆石片）获大连市及辽宁省卫生厅药政处批号（辽药制字Z05020077号），已广泛用于临床，疗效满意，目前正在进行国家级准字号三类药物的开发。

（十九）肾石丸（肾石胶囊）

处方：鸡内金60g，海金沙30g，郁金10g，琥珀6g，石韦15g，牛膝15g，白芍20g，肉苁蓉10g，黄芪15g，甘草10g。

功效：利湿通淋，排石化石。

适应证：泌尿系统结石。

说明：临床验方肾石丸（肾石胶囊）获大连市及辽宁省卫生厅药政处批号（辽药制字Z05020036号），已广泛用于临床，疗效满意，目前正在进行国家级准字号三类药物的开发。

（二十）活血镇痛散

处方：乳香10g，没药10g，血竭10g，酒大黄10g，三七20g，当归15g，川芎15g，红花15g，土鳖虫10g，合欢皮15g，骨碎补15g，川牛膝10g，冰片1g。

功效：活血化瘀，消肿止痛。

适应证：骨折损伤初期，瘀血肿痛时使用。

加减：①筋骨损伤初期，瘀伤于内，二便不利者，可酌加土鳖虫、桃仁、大黄、地龙、苏木等攻下逐瘀之品。②若欲加强止痛之力，可酌加炙马钱子、延胡索等散瘀镇痛药物。

（二十一）接骨续筋散（胶囊）

处方：炙自然铜20g，血竭6g，土鳖虫15g，当归20g，红花10g，白及6g，续断15g，龟甲20g，炒黄瓜子50g，冰片1g。

功效：钙类聚骨，接骨续筋。

适应证：骨折损伤中期，瘀血渐散，肿痛已减，临床治疗重在接骨续筋时使用。

加减：①若欲加强钙类聚骨药之力，尚可酌加方海、鹿骨、猪下颌骨、狗头骨。②若欲加强滋荣筋骨之力，尚可酌加龟甲胶、鹿角胶、阿胶、黄精、天冬、石斛等骨胶形成药物。

（二十二）益肾壮骨丸（散）

处方：熟地黄20g，当归20g，龟甲15g，炒白芍15g，红花5g，土鳖虫2g，鸡血藤20g，牛膝10g，黄芪20g，鹿茸2g，细辛1g，骨碎补6g，炙甘草15g。

功效：补气温阳，养血强筋，益肾壮骨。

适应证：损伤后期，骨折愈合不利，筋骨痿弱，骨折延迟愈合或不愈合者使用。

说明：石氏治疗伤科顽疾大症（骨折延迟愈合或不愈合、骨坏死及部分骨病）时，针对肝肾精血大伤，正气亏极的病机，喜用紫河车、鹿茸、海狗肾、驴肾、龟甲胶、阿胶等血肉有情之品峻补之。先祖吉林名医石春荣曾言："亏损至重，精血伤极，非草木之类可调，宜以血肉有情之品峻补之，方可收功。"

骨伤中后期，常配以钙类健骨药物，亦以血肉有情之动物钙类为优。其尝谓："凡动物钙类，如立马锥、虎骨、方海、龟甲等，均优于矿物药，以其血肉有情，同类相求故也。"石老体会，温补强壮以紫河车、大蚂蚁、鹿茸、立马锥等治伤疗效较好。

伤科论治，应遵循三期分治的原则：①骨折筋伤初期（骨折2~3周）：此期间损伤处瘀血肿痛明显，治疗宜活血化瘀、消肿止痛。若过早服用钙类生骨药物，往往可使骨折伤处血肿机化，瘀血更加不易消散。②骨折筋伤中期（骨折4~6周）：此期间损伤处瘀血渐散，肿痛已减，临床治疗重在接骨续筋，佐以化瘀消肿。③骨折筋伤后期（骨折7~9周）：骨折新愈，筋骨痿弱，此期间重在补气温阳、养血强筋、益肾壮骨。若见骨折愈合不利，骨折延迟愈合或不愈合者，治疗需要更长的时间，而益肾壮骨丸疗效满意（当然，如若是小儿骨折，三期的时间都要相应缩短）。

临床应用骨折三期分治药物时，又应互相参照，互相补充。三期的时间往往又要根据患者的病情及患者的体质适当灵活用之。活血祛瘀药与攻下逐瘀药多可互参；骨胶形成药与滋荣筋骨药多能互补；通窍药每可增强祛瘀药之功；温补药又能增益滋荣药之力。临证根据病情，灵活用之，自能药中肯綮，而效如桴鼓。

（二十三）骨伤滋补酒

处方：熟地黄30g，炙首乌20g，当归30g，天冬15g，白芍20g，枸杞子20g，西红花5g，川芎10g，鹿茸5g，生晒参10g，骨碎补15g，续断15g，怀牛膝15g，砂仁2g，白酒适量。

若考虑价昂，方中西红花可以草红花10g代替，鹿茸可以鹿角15g代替，生晒参可以黄芪30g代替。

制法：加入38~60°白酒2500~3000mL（一般500g药可用5kg酒，并可于酒尽之后，复加一次等量白酒），共浸泡2~3周后即可饮服。每次服20~50mL，每日2次。

功效：补气温阳，养血强筋，益肾壮骨。

适应证：骨折损伤后期，骨折愈合不利，筋骨痿弱，骨折延迟愈合或不愈合者使用。

（二十四）伤科熏洗1号方（温经通痹熏洗方）

处方：炙川乌15g，独活15g，炙附子15g，藿香15g，艾叶15g，薄荷6g，桂枝15g，白芷10g，丁香5g，红花6g，豨莶草15g。

功效：温经通络，舒筋缓急，散寒止痛。

适应证：骨折筋伤恢复期骨痿无力、寒凉麻木、感寒愈甚者。

用法：①蒸汽熏法：药物加水适量，煎煮沸后须臾即停，待热度稍减后，用蒸汽熏蒸患处（如腰部、腿部、足部等部位），15~20分钟。②外洗法：药物加水适量，煎煮沸后须臾即停，待热度稍减后，以不烫手为度。用毛巾熨洗全身或患处局部，20~30分钟。亦可熏洗法合并应用，可先熏后洗，以加强祛邪疗疾的目的。本熏洗法有较好的温经散寒、活血化瘀、舒筋缓急、通络止痛等作用。

（二十五）伤科熏洗2号方（活血舒筋熏洗方）

处方：当归20g，川芎15g，丹参15g，苏木15g，红花10g，牛膝15g，防风15g，白芷10g，桂枝15g，秦艽10g，透骨草20g，骨碎补15g。

功效：活血养营，舒筋健骨，通络止痛。

适应证：骨折筋伤恢复期骨痿无力，筋脉拘急，动则尤甚者。

用法：①蒸汽熏法：药物加水适量，煎煮沸后须臾即停，待热度稍减后，用蒸汽熏蒸患处（如腰部、腿部、足部等部位），15～20分钟。②外洗法：药物加水适量，煎煮沸后须臾即停，待热度稍减后，以不烫手为度。用毛巾熨洗全身或患处局部，20～30分钟。亦可熏洗法合并应用，可先熏后洗，以加强祛邪疗疾的目的。本熏洗法有较好的温经散寒、活血化瘀、舒筋缓急、通络止痛等作用。

（二十六）韭子回阳膏

处方：韭子100g，川芎50g，麝香1g，蜂蜜适量。

制法：①上药共研极细末，少许蜂蜜调敷患处，时间不拘长短。因蜂蜜既能吸湿，又可保护皮肤，故可长时间敷用。取下的敷药蒸一下消毒，可反复多次使用。②方中麝香价格昂贵且不易获得，可用冰片2g，白芷5g代替。

功效：温阳通络，温经止痛。

适应证：骨蚀（股骨头无菌性坏死、股骨头缺血性坏死）早期，临床症见髋关节周围、大腿内侧、前侧疼痛，行走或活动后加重，有时为休息痛。疼痛多为针刺样、钝痛或酸痛不适等，并有麻木感。有不明显的间歇性跛行，夜间或劳累后疼痛加重。髋关节活动受限，外展、内收、前屈、后伸困难，下蹲困难，关节僵硬，抬腿不灵活。患肢可有不同程度的短缩。X线片显示股骨头形态改变，出现边缘不完整、虫蚀等形状，骨小梁部分结构消失，骨密度不均匀，髋臼及股骨头间隙增宽或变窄等。

（二十七）伤科息风散

处方：菊花15g，钩藤15g，天麻10g，磁石20g，珍珠粉3g，丹参20g，红花6g，牛膝15g，僵蚕15g，蝉蜕6g，全蝎10g，地龙15g，乳香3g，没药3g。

功效：活血化瘀，镇心安神，平肝息风。

适应证：头颅外伤内外疗法治疗后病情逐渐稳定，症见头痛较重，多呈刺痛或坠胀作痛，头晕目眩，恶心时吐，情绪不宁，惊悸烦乱者。

（二十八）益髓健脑汤

处方：熟地黄30g，炙首乌15g，巴戟天10g，枸杞子15g，山茱萸10g，当归15g，白芍10g，山药20g，人参3g，鹿茸2g，川芎3g，三七5g，红花3g，桂枝3g，砂仁3g，紫河车3g。

功效：大补真元，填精益髓，补肾健脑。

适应证：头颅外伤后期，脑伤较重或失治误治而致迁延不愈者。此期病程已长，正气大伤，上气不足，髓海空虚，症见头痛绵绵，多作空痛、晕痛，眩晕耳鸣，失眠多梦，倦怠乏力，心悸气短，腰酸膝软，记忆力减退等。

说明：有些医生认为头部损伤必是瘀血无疑，无论伤病新久，不辨虚实，唯以活血化瘀为治，一味攻伐，必然反复戕伤正气，致髓海愈亏病必不愈矣。故病久亏虚者，治宜大补真元、填精益髓、益肾健脑为主，或可少佐活络生新之品，可获良效。

（二十九）壮腰通痹丸

处方：炒杜仲15g，桑寄生30g，黄芪30g，熟地黄15g，石斛15g，当归20g，蜈蚣3条，水蛭5g，地龙15g，土鳖虫3g，鸡血藤30g，千年健15g，细辛3g，鸡内金15g，炙甘草15g。

功效：补肾壮腰，益气养血，活血通络。

适应证：腰椎间盘突出症、强直性脊柱炎、慢性风湿性关节炎、腰椎增生等。

（三十）风湿熏洗1号方（温经蠲痹洗剂）

处方：炙川乌15g，独活15g，炙附子15g，藿香15g，艾叶10g，薄荷6g，桂枝15g，红花10g，豨莶草15g。

功效：祛风除湿，温经通络，散寒止痛。

适应证：风湿性关节炎、类风湿关节炎、强直性脊柱炎、骨性关节炎、坐骨神经痛等疾病，中医辨证属风湿痹阻，寒邪入络者。临床表现为突然或缓慢地自觉肢体关节肌肉疼痛、屈伸不利或游走不定，恶风寒；或痛剧，遇寒则甚，得热则缓；或重着而痛，手足笨重，活动不灵，肌肉麻木不仁；或肢体关节疼痛，筋脉拘急；或关节剧痛，肿大变形；或绵绵而痛，麻木尤甚，伴心悸、乏力。舌质红，苔多白滑，脉象多见沉紧、沉弦、沉缓、涩。

（三十一）风湿熏洗2号方（活血蠲痹洗剂）

处方：当归20g，川芎15g，丹参15g，苏木15g，红花10g，牛膝15g，防风15g，白芷15g，秦艽10g，透骨草20g，骨碎补15g。

功效：活血祛风，通络宣痹，舒筋散结止痛。

适应证：风湿性关节炎、类风湿关节炎、强直性脊柱炎、骨性关节炎、坐骨神经痛等疾病，中医辨证属血瘀络阻，血虚风盛者。临床表现为肢体关节刺痛，屈伸不利，多个关节漫肿；重则关节肿大，顽麻顽痛，久而不除，舌质暗红，两侧有瘀斑；若病久正虚者，见四肢乏力，关节酸沉，绵绵而痛，麻木尤甚，汗出畏寒，时见心悸，纳呆，颜面微青而白，形体虚弱，舌质淡红或暗红，苔薄白或白厚腻，脉多沉虚而缓。

（三十二）蝉蚕肾风汤

处方：蝉蜕10g，僵蚕15g，鸡血藤20g，茜草10g，益母草20g，土茯苓20g，党参30g，山药30g，白术15g，熟地黄15g，当归15g，覆盆子10g，炙甘草15g。

功效：疏风解毒，化浊利湿，益气滋阴。

适应证：慢性肾炎、肾病综合征类疾病。

说明：慢性肾炎、肾病综合征类疾病，中医临床多从水肿、虚劳等范畴论治。然在本类病证的不同病理阶段，水肿见症或有或无，凡见肾病必从水肿治之已属牵强，而临床疗效也不满意。我们认为，此类疾病之病因病机关键为"风毒"瘀滞于肾，夹湿夹浊，久羁为患，病久正气亏损，脾肾先后天气阴两伤，故从"肾风"论治更能切中病机。论治之时，当时时抓住"风毒"伤肾之病机关键论治，以期全功。故方中以蝉蜕、僵蚕疏风解毒，化瘀散浊为君药；再辅以鸡血藤、茜草化瘀生新散邪，益母草、土茯苓化浊利湿解毒为臣药；配以党参、山药、白术、甘草益气温阳，熟地黄、当归、覆盆子滋阴固摄，而为佐使。诸药合和，风毒瘀诸邪可祛，先后天阴阳正气得复，而收良效。

加减：本方作为治疗慢性肾炎、肾病综合征之基础方。如风毒瘀浊较甚者，加乌梢蛇10~15g，水蛭粉3g（分冲）；如兼风热毒邪袭肺者，加牛蒡子10g，金银花15g；如阳气虚衰较甚者，加黄芪15g，淫羊藿10g；如阴虚兼尿血为主症者，加仙鹤草15g，墨旱莲30g；如久用肾上腺皮质激素或在减撤激素类西药而病情反复者，可酌加中药替代疗法，可用淫羊藿、巴戟天等温肾壮阳药之拟激素功用，再加生地黄、女贞子、墨旱莲等药以阴配阳，共收卓效。

（三十三）补肾壮阳酒

处方：杜仲20g，肉苁蓉20g，淫羊藿10g，菟丝子15g，巴戟天20g，人参15g，鹿茸10g，鹿鞭10g，枸杞子50g，熟地黄30g，当归15g，远志15g，龟甲15g，覆盆子15g，山萸肉10g，金樱子15g，桂枝3g，藏红花2g，蜂蜜适量，或可加冬虫夏草适量。

制法：加入38~60° 白酒2500~3000mL（一般500g药可用5kg酒，并可于酒尽之后，复加一次等量白酒），共浸泡2~3周后即可饮服。每次20~50mL，每日1~2次。

此外，尚可加炼蜜（制熟的蜂蜜）少许，一般约每5kg酒加100~200g蜂蜜，既可补益，又可矫味。

功效：温肾壮阳、补精益髓、强腰壮脊。

适应证：适用于阳虚气弱，肾元虚惫，症见腰膝冷痛、形寒畏冷、大便稀或晨起泄泻、小便频数、夜尿频多、性欲减退，或肢体浮肿、关节痹痛等。

（三十四）补肾滋阴酒

处方：熟地黄20g，生地黄20g，炙首乌20g，龟甲20g，石斛15g，白芍15g，女贞子20g，覆盆子15g，麦冬15g，黄精15g，当归15g，枸杞子30g，山萸肉10g，金樱子15g，巴戟天15g，太子参20g，西洋参20g，藏红花2g，蜂蜜适量，或可加冬虫夏草适量。

制法：加入38~60°白酒2500~3000mL（一般500g药可用5kg酒，并可于酒尽之后，复加一次等量白酒），共浸泡2~3周后即可饮服。每次20~50mL，每日1~2次。

此外，尚可加炼蜜（制熟的蜂蜜）少许，一般约每5kg酒加100~200g蜂蜜，既可补益，又可矫味。

功效：滋阴补肾，养血生精。

适应证：适用于精血不足，肾元虚惫，症见腰膝酸软、眩晕耳鸣、齿松发脱、须发早白、失眠健忘、口燥咽干、五心烦热、潮热盗汗、小便频少、形体消瘦、性功能低下等。

说明：一般情况下，纯粹阳虚或阴虚的情况极少或根本没有，所以上述补阳或滋阴的药酒方也是侧重点不同而已。如果阴阳两虚，还可以将上述两方合而用之，则更符合个人的体质或病情。

（三十五）首乌生精丸

处方：炙首乌60g，枸杞子20g，熟地黄20g，山萸肉10g，阿胶5g，黄精15g，桑椹20g，当归10g，红花3g，炒白芍10g，女贞子10g，五味子3g，茯苓10g，菟丝子10g，肉苁蓉10g，覆盆子5g，黄芪15g，山药30g，鸡内金20g。

功效：益精养血，补气培元。

适应证：各种肾精亏损病症，如男子不育症、女子不孕症、多种老年病、脑萎缩、贫血、脱发、骨质疏松、久病恢复期等。

（三十六）蜻蛾展势丹

处方：大蜻蜓（青大者良，红者次之，余更次之。去翅足，微火米炒）20对，原蚕蛾15对，大蜈蚣5条，露蜂房、生枣仁、酒当归、炒白芍各15g，炙首乌20g，丁香、木香、桂心各6g，砂仁3g。共为细末，炼蜜为丸，如梧桐子大，每服15丸；或为散，每服10g，每日2～3次，空腹以少许黄酒送服。

功能；益肾兴阳，养阴柔肝，展势起痿。

适应证：阳痿不举，或举而不坚，伴精神紧张、恐惧不安、郁闷焦躁、腰酸尿频者。

说明：①本方选自《首批国家级名老中医效验秘方精选》一书，系石师祖父国家级名老中医石春荣的效方。②此方系石师的家传秘方，后在临床略做完善。其组方立意清新，选药奇特，别出心裁。考阳痿病机，可分虚实两端。虚者，肾精亏损，命火衰微，化源不足，致宗筋失养而成痿，治重补益；实者，肝气失于调畅，督脉失于温通，气血难达外势，亦可致宗筋失养，治重通调。验诸临床，纯虚纯实证少见，大多为虚中夹滞、滞虚相杂之证，治当通补并行。③蜻蜓展势丹中大蜻蜓强阴、止精（《名医别录》），壮阳、暖水脏（《日华子本草》），功擅补肾益精，治阳痿、遗精（《中国药用动物志》）；原蚕蛾益精气、强阴道、使交接不倦（《本草纲目》），大能补肝益肾、壮阳涩精，治阳痿、遗精、白浊（《中药大辞典》）。二者共为主药，取虫药走窜之性，入肝经畅达宗筋以展其势，用血肉有情之体，入任督二脉通补阴器以强其本。辅以露蜂房、大蜈蚣之飞升走降，解肝脉气血郁闭，使宗筋血气畅达。丁香、木香、桂心、砂仁辛温香窜，既可疏肝解郁，畅达宗筋之滞；又可温通阳明，强壮宗筋之体。佐以生枣仁、酒当归、炒白芍、炙首乌益精养血，润养宗筋，既强阴器之根蒂，又能补偏救弊，协调阴阳，防前药之辛燥。本方确属虚实兼顾、通补并行之妙剂，自可展势起痿。

（三十七）蜈蚣疏郁汤

处方：大蜈蚣2条（研末分吞），地龙10g，柴胡10g，香附10g，王不留行10g，白芍20g，当归15g，生地黄15g，远志10g，炙甘草10g。

功能：疏通肝脉，畅行宗筋，展势起痿。

适应证：心情不畅，抑郁不舒，肝失疏泄之阳痿（心因性阳痿、精神性阳痿）

用法：水煎服，每日1剂。

说明：①本方选自《首批国家级名老中医效验秘方精选》一书，系石师祖父国家级名老中医石春荣的效方。②阳痿一症，多从肾虚论治，有效有不效。诚然肾主生殖，阳事活动多由肾发。然肝主宗筋，肝气不畅，气血瘀滞，宗筋失主，也易引起阳痿。石老从肝论治，或许也是基于此。临床观察，若仅用柴胡、香附疏理气机，收效并不显著，而君以蜈蚣则确收良效。由于蜈蚣辛温走窜，易耗阴血，故易生弊端，而以白芍、当归、生地黄养阴柔肝反佐，往往既无弊端，又收效显著。

再佐以地龙、王不留行、远志交通心肾，活血化瘀，畅达宗筋。则全方共奏疏肝养血、滋阴补肾之功。③本方早年在临证应用之时，每加血肉有情峻补之品，常配服海参、蚕蛹食疗；或以海参、蚕蛹等量研末，做胶囊分吞，意在增强补益肝肾精血之力。

（三十八）化瘀起痿汤

处方：水蛭 3~5g，当归 20g，蛇床子 10g，淫羊藿 10g，川续断 15g，牛膝 15g，熟地黄 30g，紫梢花 5g，桃仁 10g，红花 10g。水蛭、紫梢花各研细末吞服。

功效：活血化瘀，补肾起痿。

适应证：外伤或手术损伤，或长期手淫、忍精不泄、合之非道等，以至精血瘀滞于宗筋脉络，心肝肾气不达外势，血气精津难以滋荣而致之阳痿。

用法：水煎服，每日 1 剂。

说明：①本方选自《首批国家级名老中医效验秘方精选》一书，系石师祖父国家级名老中医石春荣的效方。②瘀血痹阻宗筋，气血不能充养，故阳痿不振。经云"治病必求于本"，活血化瘀为治本之法。肾主生殖，阳事活动多赖肾气的鼓动。故在治本的基础上佐以鼓动肾气之品可收事半功倍之效。这里的瘀血可看成阳痿之个性，即"症"的特殊性。而肾气鼓动无力则可看成是阳痿之共性，即"病"的普遍性。若只重视个性，往往有失偏颇。反之，只重视共性而忽视个性，则往往针对性、精确性有偏差。唯有个性、共性并重，才能准确无误，收效显著。③方中水蛭咸、平，有毒，入肝、膀胱经，功能活血化瘀、通经破滞，《本草经疏》言其治"恶血、瘀血……因而无子者"。其善趋下焦，走血分而攻瘀。因其乃水精所化，物随水性，虽为嗜血之虫，但其药力缓和持久，亦少酷烈之性。精道、尿道之瘀血唯本品剔除多能尽善尽美，用少功多，剂微而效著，故以本品为君药。再佐以当归、桃红、红花、牛膝活血化瘀；蛇床子、淫羊藿、紫梢花、川续断、熟地黄补肾壮阳。诸药合用，共奏活血化瘀、畅达宗筋、补肾起痿之功。

（三十九）速效性复康丸

处方：水蛭10g，蜈蚣4条，肉苁蓉10g，当归10g，炒白芍15g，炒蒺藜10g，僵蚕6g，九香虫6g，远志10g，蜂房10g，柴胡10g，淫羊藿10g，地龙10g，鸡内金15g，炙甘草10g。

功效：疏肝通络，展势起痿。

适应证：肝郁血滞，心肾不交之阳痿。

（四十）速效性复康外用剂

处方：人参10g，皂荚8g，公丁香6g，细辛5g，干姜7g，五倍子10g，白胡椒5g，地骨皮7g，肉桂8g，吴茱萸6g，冰片2g，苦参6g，蛇床子10g。

用法：上药水煎2次，将2次煎出药液兑一处，将布巾浸入，浸后阴干或晒干，反复数次，制成无菌洁净湿药巾或干药巾备用。使用时（干巾以少许温开水浸至湿软）以药巾揉摩缠绕阴部，时限以阴茎勃起为度。

功效：兴阳催欲，展势起痿。

适应证：阳痿不举、举而不坚、遗精早泄、性欲淡漠诸症。

说明：①本方为石师临床科研课题"性复康系列药"之

一种，为阳痿外用速效制剂。②本方原名乾坤巾，每密封袋中分装2条药巾，男女皆可使用。而女子主要用于治疗性欲淡漠，阴冷阴弛诸症。③应用本制剂3年来，共系列观察治疗阳痿286例，其中显效172例，占60.14%；总有效256例，占89.51%。以本方药完成的科研课题"康宝液治疗性功能障碍的临床研究与开发"，获1999年大连市科学技术进步奖三等奖。

（四十一）前列安丸

处方：水蛭6g，蜈蚣3条，地龙10g，王不留10g，炒白芍15g，当归15g，黄芪15g，鸡内金15g，远志10g，酒大黄10g，红花6g，柴胡6g，牛膝10g，益母草10g，虎杖15g，炙甘草10g。

功效：通精化瘀，疏肝活血。

适应证：血滞精道所致之慢性前列腺炎、前列腺痛、前列腺增生、精囊炎、附睾郁积症、精索静脉曲张、性功能障碍、生殖系统肿瘤等病症。

说明：石师用前列安丸治疗慢性前列腺炎万余例，取得了极好的疗效。石师应用前列安丸临床治疗慢性前列腺炎的科研成果，于1994年获大连市卫生局科学技术进步奖一等奖。其科研课题"前列安丸治疗慢性前列腺炎临床与实验研究"被立为2000年辽宁省政府百千万人才工程科研资助课题，科研验方前列安丸被北京科迪药业集团开发为治疗前列腺炎的中成药"前列解毒胶囊"，并获国家准字号批号，广泛用于临床。其科研课题"前列安丸（前列解毒胶囊）治疗慢性前列腺炎的临床与实验研究"，获2005年度大连市科学技术进步奖二等奖。石师临床根据病情常将此方变成汤剂灵活化裁，根据病情适当选用清解或扶正之品，病情缓解后再改丸剂以巩固疗效。总之，临证用药刻刻以化瘀通精、畅达肝脉为念，则顽疾多可痊愈。本类方药对非细菌性前列腺炎疗效颇佳。而对细菌性前列腺炎不但具有很强的抗菌能力，还可明显改善局部的血液循环，有助于提高抗生素在前列腺组织内的渗透能力，起到明显的协同治疗作用。

（四十二）乌梢蛇解毒丸

处方：乌梢蛇50g，蜈蚣10条，僵蚕10g，蛇蜕10g，牛蒡子10g，生地黄15g，当归15g，川芎6g，炙首乌20g，黄芪15g，丹皮10g，莪术10g，甘草15g。

功效：解毒剔络，活血搜风，润燥止痒。

适应证：结节性痒疹、慢性荨麻疹、慢性湿疹、银屑病、神经性皮炎等顽固性皮肤病。

说明：科研方"乌梢蛇解毒丸"获大连市及辽宁省卫生厅药政处批号（辽药制字Z05020109号）。石师多年来应用乌梢蛇解毒丸治疗结节性痒疹、慢性荨麻疹、慢性湿疹、银屑病、神经性皮炎等多种顽固性瘙痒性皮肤病上万例，取得了极好的疗效。其科研课题"乌梢蛇解毒丸治疗结节性痒疹的临床研究"获1996年大连市科学技术进步奖三等奖。

（四十三）五花养颜汤

处方：玫瑰花10g，月季花5g，合欢花6g，红花6g，野菊花10g，生百合15g，白茯苓15g，当归15g，白芍15g，太子参20g，生麦芽15g，蝉蜕15g，生地黄15g，山药15g。

功效：活血行滞，养血和营，悦颜泽面。

适应证：头面部皮肤萎黄、黑斑少泽诸症。

（四十四）白驳风1号方

处方：柴胡6g，牛膝10g，丹参20g，红花6g，当归15g，生地黄20g，白芍20g，生百合15g，生白术15g，刺蒺藜15g，磁石20g，蝉蜕15g，鸡内金15g，白芷3g，生甘草15g。

功效：疏肝解郁，行气活血。

适应证：身体较壮，多兼见抑郁、焦虑、烦躁、易怒等精神症状者。

加减：如果为女性月经量多者，可去方中丹参、红花，改用炒蒲黄15g，浮萍6g。

（四十五）白驳风2号方

处方：生地黄20g，白芍20g，当归15g，墨旱莲30g，女贞子15g，炙首乌15g，丹参15g，补骨脂3g，生黄芪15g，刺蒺藜15g，蝉蜕10g，磁石15g，鸡内金15g，生甘草15g。

功效：补益肝肾，益精养血。

适应证：年幼或年老，或大病久病之后，或平素身体虚弱较甚者。

加减：若兼见情绪精神症状者，可与1号方交替服用。

（四十六）祛斑丸

处方：当归15g，赤芍10g，红花10g，炙首乌15g，炒白芍15g，丹参15g，玫瑰花10g，枸杞子20g，生黄芪30g，白扁豆15g，菟丝子15g，茯苓15g，僵蚕15g，合欢花15g，净蝉蜕15g，柴胡6g，白芷1g。

功效：疏肝养血，祛瘀生新。

适应证：黄褐斑、老年斑等皮肤色素沉着性疾病。

（四十七）鼻渊熏洗方

处方：苍耳子10g，白芷10g，辛夷花10g，牛蒡子10g，薄荷6g，细辛3g，僵蚕6g，柴胡10g，升麻6g，藿香6g，蛇床子10g，玄参15g。

用法：不锈钢锅或砂锅煎药，待水沸约5分钟后，将药离火，用一大块布连药带头罩住，尽量多用口鼻呼吸。待药液稍凉后，可用纱布蘸药液洗额头及鼻部，每剂药可用4~6次，每日2次。

用此熏洗，首出黄黏浊涕，一两日则渐渐转为灰白之浊涕，后渐渐转为清涕，鼻窦炎明显改善，渐次向愈。

功效：疏风清热，解毒泄浊，清利上窍。

适应证：风热蕴毒，上犯清窍之鼻渊（副鼻窦炎）。

说明：副鼻窦炎属中医"鼻渊"范畴。此病多属慢性，难缠难治，多见鼻塞、脓涕、头痛诸症。鼻塞常可致暂时性嗅觉障碍，脓涕则往往流至咽部和喉部，刺激局部黏膜引起咽痒、恶心、咳嗽和咳痰。由于脓涕流入咽部和长期用口呼吸，常伴有慢性咽炎症状，如痰多、异物感或咽喉疼痛等。若影响咽鼓管，也可有耳鸣、耳聋等症状。其重者亦有影响视力的隐患。

本病往往于上颌窦形成脓腔，服用一些中药制剂和抗生素效果不彰。因其药力不及，屡治屡犯，迁延不愈。而后，则需做上颌窦穿刺，洗除上颌窦腔内的黏液脓涕，再应用各种抗菌药物，如青霉素类或大环内酯类等治疗。然而，也有屡次穿刺无效，甚或出现并发症者，此时需手术清除上颌窦腔内的各种病变组织，改善局部引流，进而恢复鼻窦生理功能。这一系列的治疗过程，实令病者苦不堪言。石师多年来总结一经验方，名曰"鼻渊熏洗方"，应用此方治疗鼻渊甚多，颇有效验，且能免除患者穿刺、手术之苦。

本方以白芷、细辛、藿香、辛夷泄浊达窍，僵蚕、升麻、蛇床子解毒泄浊，苍耳子、薄荷、牛蒡子、柴胡、玄参清热疏风。诸药合用，共奏清热疏风解毒、泄浊清利上窍之功。且又经熏洗疗法，直达病所，可使鼻窦部病灶引流通畅，稠浊浓涕得以顺利排出，故收佳效。

（四十八）丁香浴足液

处方：丁香5g，玫瑰花6g，红花3g，薄荷6g，藿香10g，小茴香2g，白芷10g，炙附子15g，桂枝15g，艾叶10g，川芎10g，独活10g，透骨草15g，豨莶草15g。

功效：温经散寒，芳香化湿，舒筋活络。

适应证：风湿痹痛、足膝凉冷、下肢麻木、足痿无力等症。

（四十九）手癣、手脱皮洗剂

处方：黄精15g，丁香2g，生百部15g，苦参15g，藿香10g，红花6g，黄柏15g，白鲜皮15g，蛇床子15g，地骨皮15g，地肤子10g，食盐、白醋适量。

功效：润燥解毒，祛湿化浊，杀虫止痒。

适应证：手癣、足癣、手脱皮。

（五十）玉容散（面膜）

处方：僵蚕15g，白茯苓30g，白丑5g，白附子5g，白扁豆10g，白及3g，白丁香5g，滑石7g，天花粉5g，冰片1g，绿豆粉30g，或加麝香0.3g。

功能；祛斑泽面，洁肤悦颜。

适用于；黄褐斑、黧黑斑等面部皮肤色素沉着类疾病，或面部皮肤憔悴、过早老化等病症。

三、吉林石氏伤科家传秘方

（一）特效散

乳香、没药、血竭、大黄、三七、红花、土鳖虫、炙自然铜、当归、虎骨、骨碎补、金银花、麝香、冰片、牛黄、续断、木瓜、老鹳筋、穿山龙。

（二）活血散

乳香、没药、当归、川芎、土鳖虫、苏木、延胡索、香附、红花、连翘、续断、骨碎补、姜黄、生地黄、川牛膝。

（三）镇痛散

乳香、没药、土鳖虫、金银花、红花、连翘、五加皮、自然铜、如意金黄散。

（四）正骨敷药

血竭、乳香、没药、红花、大黄、土鳖虫、苏木、丹皮、川芎、紫草、黄柏、甘草、金银花、连翘、五加皮，自然铜、制川乌、泽兰。

（五）接骨立效散

乳香、没药、当归、自然铜、续断、红花、土鳖虫、鹿角胶、丹参、方海、白及、骨碎补、金银花、大黄、老鹳筋、穿山龙、怀牛膝、琥珀、冰片、炙马钱子、无名异、公鸡爪、炒黄瓜子。

（六）接骨丹

立马锥、自然铜、炒黄瓜子、方海、鹿角胶、酒当归、血竭、土鳖虫、红花、续断、石斛、虎骨、炙麻黄。

（七）紫金散

自然铜、三七、土鳖虫、虎骨、红花、五加皮、古铜钱。

（八）益肾壮骨丹

大蚂蚁、紫河车、酒当归、酒白芍、五加皮、怀牛膝、熟地黄、老鹳筋、续断、杜仲、川芎、红花、阿胶、枸杞子、鹿茸、细辛。

（九）骨伤滋补酒

熟地黄、枸杞子、三七、红花、续断、白芍、川芎、炙首乌、当归、骨碎补、虎骨、怀牛膝、天冬、龟甲、陈皮、白酒。

第四篇

用药篇

一、草本药

（一）白芍

性味归经：酸、苦，微寒。归肝、脾、肺经。

药物特点：白芍酸寒，能收能补，泻痢腹痛，虚寒勿与。

药性阐释：《神农本草经》记载芍药苦平，且列举其功效为"主邪气腹痛，除血痹，破坚积，寒热疝瘕，止痛，利小便，益气"。陈修园依据药性苦平，并结合《伤寒论》中白芍用法，大倡"攻下非补"之说，乃见智之言。自《本经》以下，白芍性味多取酸寒以代苦平。至于归经，出现概率较高且论理自然的当属肝、脾、肺。陈士铎认为，白芍之功"全在平肝"，并进一步阐明何为平肝，他指出："平肝者，正补泻之得宜，无使不足，无使有余之谓也。"可见，平肝不同于泻肝，更不同于补肝。归纳起来，平肝药物，能使肝达到一个功能的平衡状态，近似于"双向调节作用"，故而无有偏颇，可以放胆使用。

白芍入脾经，《汤液本草》中记载："腹中虚痛，脾经也，非芍药不除。"《本经》谓主邪气腹痛，《名医别录》言主"缓中"，皆演说其归经入脾。有说该药能补脾阴，见于《本草新编》，东垣将此归为收敛停湿之剂，二者略有联系。对于入肺经，诸本草只存一说，所述简略。

依《本经》所述，白芍有利小便之功，前贤有云："能利小便，非能利也，以其肾主大小二便，既用此以益阴滋湿，故小便得走也。"究竟是苦平泻利还是滋阴助化，尚无定论，待后学高明之人诠释。

对于白芍的生熟用法，大多倾向于生伐炒补，即生用伐肝，炒用补肝。但如果按照《本草新编》的平肝观点，则此说又不成立。陈氏的思想大致可以概括为：只以生用为好，无须炒制，且剂量一定要大，方可直指病机，迅速取效。

石师经验

1.安脾御木，平肝必用

《金匮要略》有云："见肝之病，知肝传脾，当先实脾。脾虚木旺，在扶脾的前提之下，平肝必不可少，而平肝之中，白芍又为首选。常用方如逍遥散、归芍六君子汤、痛泻要方等。此外，肝胃不和，且有化热之势，白芍仍在可选之列，以其平肝的同时，尚有养阴收敛之用，再伍以清热疏导药，则事半功倍。

2.酸寒戕生，产后少用

本草中记载白芍酸寒，有碍生气，尤其是新产后不可用者，比比皆是。此一说，为后世医家沿袭。明代张景岳对于该论不以为然，他在《本草正》中指出："若产后血热而阴气散失者，正当用之，不必疑也。"石师对此争议，主张一切以辨证为准，灵活变通，当用则用。诚如先贤桂枝茯苓丸证所批注的"有故无殒，亦无殒也"。

3.脾胃虚寒，断不可用

尝有医家，论治脾虚患者，应用白芍时每见腹泻，如是则怀疑白芍泻下，而不知虚寒用白芍，已属犯戒。白芍酸寒，虽不属苦寒大泻下，但对于中焦虚寒者，绝不适宜。若为不得不用者，也需在大队健脾温里药之后，以为佐助，不得为君药。

（二）白术

性味归经：甘、温。归脾、胃经。

药物特点： 白术甘温，健脾强胃，止泻除湿，兼除痰痞。

药性阐释： 白术味甘性温。《药类法象》对于本药功效的概括相对中肯，其曰："除湿益燥，和中益气，利腰脐间血，除胃中热，去诸经之湿，理胃。"天行健而地道坤，中药的乾健之性，于白术最有体现。本草书中记载白术的功效虽然繁杂，但核心还是健脾燥湿，所不同者，仅为湿气弥漫留着的部位不同而已。湿在中焦，或称痰水，则脾胃受累，可见如《本经》中所记载的"死肌、痉、疸、自汗、热"；湿在经络，则关节重着疼痛，即风寒湿痹；湿在腰脐之间，阻痹气血流通，则发为腰痛。

白术之体多脂，然侧重于其用之刚燥，也有说其可润可滋者，不足为信。所谓"益津液"，就如同五苓散、七味白术散的用意，水湿去则中焦健运，脾主升清的功能才能恢复，津液才可以自主恢复，而绝不是说白术有养阴生津的作用。

白术燥湿以使脾健，非若参、芪之类补益脾气可比。也就是说，白术的补脾气，实则是顺乎脾喜燥的生理特性，是广义的补。白术的"益津液"绝不是养脾阴，这是两个概念。补脾阴的首选是黄精，而燥脾健脾的首选才是白术。

历代有代表性的关于白术的用法如：《伤寒杂病论》多用此除痹、利水、止汗。《医学心悟》中半夏白术天麻汤用此消痰水以定眩。张元素的枳术丸及类方，用此以健脾除湿，并谓："非白术不能去湿，非枳实不能消痞。"又如，傅青主以此药配伍薏苡仁、芡实治疗脾湿腰痛。再如，叶天士化裁外台茯苓饮，以白术健脾助运，通降阳明等。

石师经验

1.健脾虽一，生炒有别

按古法，白术只可轻制，似乎不太提倡炒焦或蒸熟。《得配本草》云:"补中气生用,燥脾胃,陈壁土炒。"虽然生白术与炒白术均有健脾之功,但具体运用起来还是有细微差别的。石师的经验是:应当以大便的干与稀作为生、熟白术应用的主要鉴别点。脾虚而大便硬或难者用生术,脾虚而大便溏者用炒术。此论言简意赅,大为实用。

2.剂量轻重,不传之秘

石师于白术的应用,剂量的增减也有其独到之处。根据患者的体质、病情,再结合其他具体情况,白术的用量,少则15g,多则50～60g不等。曾见一顽固性便秘患者,辗转求治,诸药不效,后经人推荐,请石师为其诊治。石师辨证为脾虚,生白术的起始剂量便为50g。患者叙述,服药顷刻即有感觉,继而大便迅速恢复正常。此病例为白术剂量重要性的佐证。

3.防其闭气,佐以消导

古有白术闭气一说,主要是说白术这味药能壅遏气机。而清代陈世铎则认为此"闭"当作封固讲,成一家之言。石师认为,白术确实有壅滞的嫌疑,后世的"疮家慎用"可以说明这一点。故而,石师以白术健脾,多伍以消导,临床常用如鸡内金、生麦芽等。去除了偏弊的白术,自然可以放胆使用。

4.阴阳互根,酌情养阴

东垣重脾,天士倡胃,分而治之,各有优劣。而两位国手,天资聪慧,自不会偏颇而抱残守缺,所谓重脾倡胃,意为侧重,并非割裂。石师治疗脾胃病,始终强调要合治,不仅如此,还需要阴阳调和。具体而言,脾虚有湿,用白术燥脾固然正确,但细玩病因、病机,是否有胃阴虚的表现?或者在燥脾的同时,需不需要保护脾阴?这些都是值得注意的问题。从这一点出发,再看石师处方,绝不会一燥到底,总会书一两味养阴之品以为佐使，其中深意，值得揣摩。

（三）百合

性味归经：甘、微苦，微寒。归心、肺经。

药物特点：百合味甘，安心定胆，止嗽消浮，痈疽可啖。

药性阐释：《本经》将百合归于中品，载其性味甘平，主邪气腹胀，心痛，利大小便，补中益气。《名医别录》多谓："通身疼痛，乳难痹肿，止涕泪。"《汤液本草》言其："治伤寒腹中痛。"《本草蒙筌》对于该药功效的描述相对全面，其曰："养脏益志，定胆安心。逐惊悸狂叫之邪，消浮肿痞满之气。止遍身痛，利大小便。辟鬼气，除时疫咳逆；杀蛊毒，治外科痈疽。乳痈喉痹殊功，发背搭肩立效。"清代的《得配本草》《本草备要》《本草便读》较前代本草，或述之以"清热止嗽"，或"润肺"，或"保肺"，即增添了手太阴肺的主治范畴。张秉成从肺立论，将百合药理解释为："肺热清则嗽止肿消，二便清利矣。《金匮》百合病用之者，亦因病后余热留于肺部所致，故方中皆以百合为君也。"

石师经验

古本草记载百合，主要归心、肺经。石师认为，百合的作用比较广泛，一些消化系、呼吸系、肝胆系、心系的疾患，用之得当，均可以收到满意的疗效。

1.润肺治咳

百合通过清热润肺，发挥了治咳的作用。临床可用于肺热咳嗽、阴虚燥咳及劳嗽咯血。以百合为主药治疗咳嗽的代表方剂如《太平圣惠方》的贝母散、《周慎斋遗书》的百合固金汤、《仙拈集》的清咳汤等。石师认为，百合治咳，无论是否伤阴，大略得突出一热字。虚寒性的或者外感风寒的咳嗽，非百合所宜。对于偏于实热者，石师喜以黄芩、桑白皮相伍，共奏清润之功；虚热者，则沙参、麦冬同用以滋润之。其他诸如款冬花、紫菀等止咳之品，于虚实并无芥蒂，可灵活运用。

2.治中止痛

《本经》所谓百合主"腹胀心痛"，其"心痛"实际上指的是胃痛。也就是说，百合对于胃脘部及大腹的胀满疼痛有一定的缓解作用。陈修园在《时方歌括》中记载的百合汤，即后人所传的百合乌药汤，以一两百合为君、三钱乌药为臣，用于治疗"心口痛，服诸热药不效者"。对于百合治疗胃痛，陈氏将其原理解释为"重需百合轻清品"。石师治疗各种类型的胃炎，中医病名为胃痞、胃痛者，只要辨证中具备热象或者伤阴之势已显的，百合为常用。且百合药性平和，药如其名，自有百种调和之妙。

3.解毒治疮

《药性歌括四百味》言其"痈疽可啖"。《本草蒙筌》载其"杀蛊毒"。石师认为：百合解毒治痈疽的原理，还应当落在清肺热上，肺热清，则外合皮毛之疮疖自然消散。《濒湖集简方》载："以生百合捣涂，治疗天疱湿疮，亦取其甘寒清凉之性。"余常见石师以百合配合山药、麦冬、太子参治疗湿疹，其初不解，后经点拨，演说其解毒治痈疽之功，方才恍然大悟。屡用达药，果非虚言。

4.安心定志

心藏神而主神志，就热病后的百合病而言，虽然前贤主论肺热，但终究是神志出现异常，而百合恰有安神定志之功，用在此处，较为合拍。石师治疗郁病、心悸等，在辨证的基础上常常以百合配伍生地黄，或四物汤，或归脾汤，或血府逐瘀汤，或温胆汤同用，临床大有殊功，较比普通的养心、交通、潜镇要好得多。

（四）柴胡

性味归经：苦、平，微寒。归胆、肝经。

药物特点：柴胡味苦，能泻肝火，寒热往来，疟痢均可。

药性阐释：柴胡象春应胆，秉春和之气，善于解纷，其作用集中在一"和"字上。陈修园谓其："独入足少阳胆经，推陈致新。"缪希雍将柴胡的作用高度概括为"除热散结而解表"，更贴近该药的主旨，便于掌握，而不至于人云亦云，坠入雾中。柴胡除热，龚廷贤谓其"清肝火"，李时珍称其能"平肝胆三焦胞络相火"，《伤寒论》用以"解少阳邪纷"。李中梓引一言以蔽之："主治多端，不越乎肝胆之咎。"说明柴胡除热，围绕着肝胆展开。因何而能除热？景岳解释为"善泄善散"。陈世铎具体指出，该药可以"入里以散邪"。柴胡散邪之"散"，不同于清里，也不同于解表，且内外均可。然而八法之中并未有散法一说，其最贴近者，当属和法，由此又回到了开篇柴胡的"春和之气"上。

柴胡有两点争议处，需要阐明：一是说柴胡可以升阳，持此论者多以补中益气汤为佐证，认为该方剂以柴胡、升麻同用以升举阳气。其实不然，升麻升阳，虽也有争议，但还是被大多数医者接受。而此处的柴胡，实则是用来散郁的，因为散郁，所以生阳，因为生阳，所以阳气得以舒展，进而升越。人们只看到了果而忽视了因，从而将柴胡归为升阳药，确有不当之处。另一说柴胡具补益之性，执此论者，源自

《本经》中关于柴胡"益精"的记载。此种提法，历代医家已有反驳，兹不赘述。

石师经验

1. 发越阳气解肝郁

柴胡可发越阳气，疏肝解郁，这一作用在临床当中最常见。经方四逆散，局方逍遥散，均以本条立意。石师于肝胆脾胃系疾病及妇科病，应用柴胡的概率最高。叶天士有柴胡劫肝阴之说，其实是说柴胡的泄散对于肝的阴虚血少者不太适用，且可加重此病理状态，而不是说所有肝郁表现者均不可用，这一点要辨证地看。和解剂的代表方小柴胡汤，选柴胡而不用前胡、青蒿或其他，自有深意，也说明了柴胡不可替代。肝胆经病必以柴胡为向导，虽略有偏颇，但已然说明大体。

2. 条畅气机促升降

柴胡具生发之气，此生发非彼狭义之升举，而升举恰在广义的生发之内。经云："出入废则神机化灭，升降息则气立孤危。"说的是气机对生命体的重要作用。柴胡主生升，为气机升降出入中升出之一助。石师多以柴胡之生升配伍牛膝之下降，其法参同血府逐瘀汤立方奥旨，以柴胡、牛膝并书，促进气机的升降协调，为用药的点睛处。

3. 外感内伤别剂量

柴胡的临床用量，除了与患者体质相关外，还得参照病性的外感与内伤。通常情况下，外感病宜重用，如《伤寒论》小柴胡汤中柴胡的剂量，但也要注意原方中柴胡与他药的比例问题。对于内伤，柴胡剂量应小，以促进生气萌动，往往6~10g即可，绝少见石师用至20g者。

（五）丹参

性味归经：苦，微寒。归心、心包、肝经。

药物特点：丹参味苦，破积调经，生新去恶，祛除带崩。

药性阐释：《本经》将丹参归为上品，主治"心腹邪气，肠鸣幽幽如走水，寒热积聚；破癥除瘕，止烦满，益气"。《吴普本草》言其"治心腹痛"。《名医别录》亦载其"去心腹痼疾"。这些著作当中的"心腹"多数理解为胃脘，或者脐腹部位。

丹参是标准的血分药，各家本草对于丹参这一身份的论述，略有不同。《本草纲目》直言其活血。《名医别录》立言"养血"。石师认为，较为公允的当推《本草备要》所言及的"功同四物，能祛瘀以生新"。石师称其为"和血"，即兼具活与补的双重功效，而其所谓的补，其实是瘀去新生，绝非真正的补血。

丹参归心与心包经，可"通心包络"，且《日华子本草》谓其能"安神定志"。想来该药归于血分，而心神的物质基础恰恰是营血，能和营而清心，这一点为其他药物所不能替代。

《医宗金鉴》于女科调经，所仰仗者，以四物汤为最，其加减变化亦有十余种之多。后人将丹参与四物并列，并盛赞"一味丹参，功同四物"，其单味药而囊括养血、活血两大功效的，在血分药当中，堪称魁首。丹参用于女科诸疾的治疗，已成定法，无可非议。

石师经验：石师将丹参的功效简化为"和血"，认为血脉调和，则癥瘕可移，痹着可去，心神得养，经血得调。

1.和血调经

丹参可"祛瘀生新"，可"和血"，临证用于血瘀、血涩所致的痛经、月水多少、经闭诸症，均有较好的疗效。《本草备要》谓其"安生胎，堕死胎，调经脉，除烦热，功兼四物，为女科要药"，并非虚言。石师运用丹参，除了以辨证为基础，还特别重视其应用的时机。因为丹参"补血之力不足，活血之力有余"，既然以活通为主，在经期或者经量较多而因于虚者，断不可用。倘若不得已而用之，也只以小剂量为佳；或根据实际需要，配以补气之参、芪、怀山药，或养血之二地、酒芍，或化瘀止血之炒蒲黄、茜草。也就是说，必须在考虑周全的前提下，才可以选用本药，此时丹参方可发挥其最大效力。至于使用剂量，少则几克，多则几十克，需在胆大心细四字上做文章。

2. 和血安神

丹参，活通生新而入心安神。临证遇有血脉涩滞，心失所养而导致的不寐、心悸、怔忡等症，可在辨证选方的同时，配伍该药，以提高疗效。心脾两虚者，石师以归脾汤加入丹参，寓通于补；阴虚火旺者，补心丹原方，加大丹参剂量，或少佐焦栀子、黄连以助药力；若兼有痰瘀神乱，则可仿温胆与清营之意，加丹参于郁金、竹茹、菖蒲诸药中，痰瘀化而心营得清，使神得以静守其舍。

3. 和血治瘕

此"瘕"为代名词，泛指《本经》所言之"癥瘕积聚"。如《药性歌括四百味》对于本药的概括，十二字中，涉及攻逐的动词如破、调、生、去、祛除，已占据六字，可见其和血治瘕之力。《药论》中的"心腹痛"，已有癥瘕之嫌疑，而《本经》的"肠鸣幽幽如走水"，似乎也在为这种疑似症提供着某种线索。今人治疗肝积的丹参、鳖甲药对，前贤治疗心下痛的丹参饮，都在不同程度上诠释着该药的消积之功。石师治疗多数的占位性病变，在排除了患者有潜在出血倾向的前提下，如果辨证中确有血瘀这一病理基础，则丹参为首选，且为红花、桃仁无法替代。此时，石师还会适当配伍虫类药，加大逐瘀、通络、解毒之能，但前提是正气不虚，或已有匡扶正气药物保驾护航，而放胆使用诸虫，疗效自是不可与草木同日而语。

4.和血除痹

痹当"痹阻不通"讲，主要指血脉痹阻。俗语云：不通则痛。落实到具体的病证上，比如身痛、背痛、胸痹心痛等。石师用丹参和血除痹，最常用在胸痹心痛的治疗上。临床当中，如遇典型的血脉痹阻而引起的胸痹，血府逐瘀汤为首选。其次，一定配伍丹参一同使用，且丹参的量可以灵活，在辨证精准的前提下，用到几十克是没有问题的。若兼气滞痰凝、阳气不通，则合入《金匮要略》瓜蒌薤白类方。此种合方化裁法是石师治疗该病最常应用的手法。

（六）当归

性味归经：甘、辛，温。归心、肝、脾经。

药物特点：当归性温，生血补心，扶虚益损，逐瘀生新。

药性阐释：一说能使气血各有所归，故名当归；一说则单独强调血自归经。由于气血本就构成矛盾的两个方面，而且，中医理论也强调了气血的互根互用，因此这两种说法姑且可以混为一谈。

当归的性味，《本经》谓主甘温，《名医别录》言主辛，后世则将此二说渐次杂糅，以甘辛温统论之。需要注意，当归的味应该"甘在辛前"，以甘味为主导。如同品尝当归，咬下去，一定是先甜而后微辛。

当归的归经，以心、肝为主导，兼入脾经。张元素有云："入手少阴，以其心主血也；入足太阴，以其脾统血也；入足厥阴，以其肝藏血也。"此三处归经，均围绕着"血"展开。

《用药法象》中记载，当归可"和血补血"。什么是"和"？和就是一种符合自己角色特点的中庸状态。血属阴，跟气相比，居于从属地位。血应当行于脉中，起到一定的濡养作用。这些都是血的本位，是血应当恪守的。其次，血还应当是流动的，行而不息的。能达到以上标准的就是"和"。当归的补血从属于"和血"，和即为补。《得配本草》言："如血虚而用之，则虚虚也，唯得生地黄、白芍以为之佐。"说明当归本身并没有独立的补血作用，所重在"和"。《大明本草》中所说的"治一切风，一切血，补一切劳，破恶血，养新血"均可从此一"和"字上着眼。

当归也可入奇经，用以治疗冲脉为病，气逆里急；带脉为病，腹痛腰溶溶如坐水中；及夫人诸不足，一切血证。

临床当中，选用当归也有禁忌，主要体现在"动"与"滑"上。张景岳曾明确指出："唯其气辛而动，故欲其静者当避之；性滑善行，大便不固者当避之；凡阴中火盛者，当归能动血，亦非所宜。"

石师经验

1.和血养血，通治血分

当归能治一切血证，且以和血为要点，同养血药则能补，同活血药则能行。石师于女科病，多喜用之，只因女科多病血分，而当归又为血中气药，配伍得当，自然能发挥较好效用。如遇出血性疾病，假使此出血因瘀而致，则当归仍为对症，或也可夹杂活血止血药，以求稳妥。若是因虚而致，当归所用须慎重，或不用，或配伍大队益气养血宁静之品，以缓其动。此外，因当归性温，阴虚动火者禁用。古书所谓当归清心火者，血足而火息矣，并非苦寒直折。

2.取其"动滑"，以通大肠

"动滑"是当归之"劣性"。石师化其劣而为良，参合济川煎与通幽汤，用以治疗血虚便秘，颇获佳效。当归温润通补，自具流动之性，临床若欲加大养血力度，可配伍熟地黄、何首乌、肉苁蓉等峻补精血药，再佐以通导之品，以收全功。

3.和血息风，用治皮肤

"治风先治血，血行风自灭"。当归饮子以当归冠名，意义正在于此。当归能治一切风，是从行血处着眼，而其气味之辛甘，本就可以化风，这一点在《临证指南医案》中已有明文。因此，当归可用治皮肤病因血虚生风所致者，结合养血、息风诸药，为治疗皮肤病的一大法门。

（七）茯苓

性味归经：甘、淡、平。归心、脾、肺、肾经。

药物特点：茯苓味淡，渗湿利窍，白化痰涎，赤通水道。

药性阐释：《本经》一名茯菟，并言此药"主胸胁逆气，忧恚惊邪，恐悸，心下结痛，寒热烦满，咳逆，口焦舌干，利小便。久服安魂养神，不饥延年"。《日华子本草》谓其"补五劳七伤，安胎，暖腰膝，开心益智，止健忘。《用药心法》对于该药的总结较为精炼，即"治水缓脾，生津导气"。石师认为，茯苓功用大略有四：和胃、利水、宣窍、宁心。和胃者，源于其甘缓导气之能，可旁参外台茯苓饮；因其归经肺、脾、肾，且又渗利见长，故能利水；淡渗其性属阳，功能上见阳中

之阴，对于窍道，可宣可利；观《伤寒论》诸书，心下悸则非
茯苓不能除，后世发挥为宁心安神亦不为过。

石师经验

1.和胃

茯苓虽然淡渗，但不失健脾和胃，四君子汤有之，二陈
汤有之，保和丸有之，功在和胃助运。脾宜升则健，茯苓味淡
属阳；胃宜降则和，茯苓渗利属阴。且茯苓不同于白术，白术
为脾家正药，偏于甘温燥补，区别于茯苓之淡渗。该药虽然平
淡无奇，但脾胃均可兼顾，而健运和胃之中，又偏于和胃。茯
苓极少单独应用，常与他药联用，气虚则以人参为主，阳虚则
术、附，痰饮则桂、苓。因其地位卑微，确与水之德有相似
处，故颇合于道。

2.利水

也有本草说其能利、能收，石师认为，茯苓于水，仍偏
于渗利。茯苓利水较比猪苓力缓，猪苓尚有损肾昏目之虑，茯
苓则较少提及其渗利之弊，这一点与车前子相似。至于过利伤
阴一说，源于辨证不精与用药孟浪，不足为凭。组成中有茯苓
的利水方剂如五苓散、猪苓汤、茯苓导水汤等。石师以茯苓利
水，常配伍泽泻，且二药联书，谓其可化脂浊。八味丸中有茯
苓，后人改良的八味丸，在剂量上做了调整，比如加大茯苓用
量，是见仁见智，只做参考。

3.宣窍

茯苓对于九窍的作用，古代文献描述最多的大致有两个
重要字眼，即宣与利。宣多指上七窍，利多言下二窍。先贤有
言："滑能养窍。"茯苓虽无滑利之性，但淡渗之体，分利阴
阳，故而有利于窍道的畅通。此类药物亦如通草、猪苓等，临

证也可联合应用。其实，不管是宣还是利，石师认为，流通阳气是关键，茯苓恰恰印证了这一点。

4.宁心

茯苓可以使心安宁，除了治疗水气凌心而导致的心悸、怔忡外，也可以养心安神、助眠。前者如真武汤、苓桂术甘汤，后者如王荆公妙香散等。如同"和胃"一条所提及，茯苓于宁心也非单独应用而取效，必须在辨证基础上，主次有别，配伍得当，才能发挥其最大功效。

（八）墨旱莲

性味归经：甘、酸，凉。归肝、肾经。

药物特点：墨旱莲甘，生须黑发，赤痢堪止，血流可截。

药性阐释：墨旱莲为菊科鳢肠属植物鳢肠的全草，本草书中见有鳢肠者，便为本药。墨旱莲的功效分为两部分：一为补益肝肾之阴；一为凉血止血。如同《药性歌括四百味》中所说，墨旱莲对于须、发、眉，可生可黑，这是说它的补益肝肾之功；用治血痢，则言其凉血之能。《本草求真》称其为"止血凉血要剂"，则"血流可截"亦顺理成章。

墨旱莲唯有两处存在争议：第一处为治疗脱发的机理。有的学者立足于补肝肾，认定按传统理论"发为血之余"，肝肾精血充足，则须发自黑。但也有一种观点认为，墨旱莲治疗脱发，实则得益于其凉血之功。明代缪希雍在其著作《神农本草经疏》中提道："须发白者，血热也。齿不固者，肾虚有热也。凉血益血，则须发变白而齿亦因之而固矣。"缪氏虽未抹杀墨旱莲补益肝肾之能，但明确提出了其乌发、生发源自凉血。第二处在于墨旱莲的补益与凉血两大功用的孰轻孰重。高等院校的《中药学》教材将其归为补阴药，而历代医家的本草学著作大都将凉血置于补益之先，譬如《本草新编》所言："虽能乌须发，然不与补肾之药同施，未见取效之捷。"充分说明了该药的补益之力并非想象中那么强。

石师经验

1.凉血热以调经

凉血止血为墨旱莲所擅长，石师将这一功用放在了妇科疾病，诸如月经先后无定期、崩漏、月经过多等的治疗上，每获佳效。而且，墨旱莲在凉血的同时，也具备了调补肝肾阴血的作用，可谓一举两得。单独用一味墨旱莲，可能势单力孤，石师往往将此药与功效相近药物联合，组成药对以增强疗效，其中常用者，莫过于墨旱莲、侧柏叶、仙鹤草三药联署，以侧柏叶为凉血辅助，以仙鹤草之苦涩收敛截其流。此药对为石师治疗一切血热出血证的常用药对。

2.补肝肾以生发

前论墨旱莲生发乌须的机理虽有分歧，但仍未超出该药补肝肾、凉血止血的功效范围。石师认为，墨旱莲对于发须的作用，主要应当着眼于其补益肝肾之功，肝肾精血充足，可以从另一个层面去抑制火热，虽未直接凉血而血亦能凉。若侧重于滋补，则墨旱莲多与女贞子联用，即时方二至丸。《成方切用》谓其"补腰膝，壮筋骨，强肾阴，乌须发，价廉而功大"。除此之外，该药也可以合入六味、坎离、大补地黄、七宝美髯等诸多汤剂中，以最大限度地发挥其补益肝肾阴血以生发乌发的作用。

3.碍脾胃宜反佐

历代本草均记载该药偏于寒凉，以至于有碍脾胃运化。《本草经疏》中记载："鳢肠性冷阴寒之质，虽善凉血，不益脾胃。患者虽有血热，一见脾胃虚败，饮食难消，及易溏薄作泄者，勿轻与服。孙真人方用姜汁和剂，盖防其冷而不利于肠胃故也。"石师在应对这一问题上，根据病家所述脾胃的功能状况，尝以炮姜反佐，而如川椒之类，因循前人"腹痛作泻"之告诫，极少联合应用。

（九）黄精

性味归经：甘，平。归脾经。

药物特点：黄精味甘，能安五脏，五劳七伤，此药大补。

药性阐释：黄精色黄味甘，得坤土之精粹，故谓之黄精。纵观历代本草，黄精似为脾经之专药，《名医别录》更是将其列为草部之首，为道医所推崇。然而恰恰是这样的一味药，后世医家的本草著作中多有遗漏或略而浅谈，视其为可有可无。

黄精为补黄宫之圣品，一说"补中益气"；一说"益脾胃"。大抵以补养脾的气阴为主，通过补养后天达到"补诸虚""安五脏"的目的。后世医家在此基础之上，又提出了诸如润心肺、填精髓的观点，后学可以借鉴。

张景岳提出黄精微辛。张秉成又说其可"润"。这样容易让人将"辛"列入黄精的主要性味特征，理由是辛能润，且显得顺理成章。实际情况则不尽然，黄精主体还是侧重甘平而补，与辛味不很搭调，而且"润"本就是黄精这味药所特有，大可不必牵强附会。

关于黄精"除风湿"的理解，《本草经疏》从正安邪退立论，旨在攘外必先安内。其说有一定道理，较比黑芝麻的填补而祛风除湿似有相近，学者仍需细玩。

江涵暾在《笔花医镜》中将刚燥之白术与柔润之黄精均

列为补脾猛将。与白术相比，黄精更侧重于补脾阴，而明确提出来能够补脾阴的中药又屈指可数，因此黄精对于脾阴不足并见脾气虚的病证，应为必用，或者不可替代，这一点应当引起重视。

石师经验

1.养脾阴补脾气，治诸虚不足

石师用黄精之养阴多于补气，临证见有纳差、倦怠、大便干稀不调、形体瘦弱、唇干舌燥、舌淡红、脉细者，均可选用。体用之说虽然也适用于脾脏，但脾的特性终究以升健为主，故而不可一味养阴，仍需与补气药并用，如党参、太子参、甘草、山药等。此外，《本经逢原》中明言："阳衰阴盛人服之，每致泄泻痞满。"《本草便读》也指出："脾虚有湿，不宜服之。"如遇上述情况，仍不得已而用之者，石师的处理手法是：或者与炒白术同用，即燥润并书，刚柔相济；或者佐以助运化之鸡内金、生麦芽等，以使补而不滞，消而不伤正。

2.调节三高，抗衰老

黄精养阴益气，用于辨证为气阴两虚的糖尿病，甚是合拍，多与太子参、山药、麦冬、天花粉等连用，以增强药效。另外，黄精可"轻身"，石师依据此条，将黄精列为虚体肥胖的减肥必用药，因其极平和，且有助正气，故可放胆使用；湿浊者，加入茯苓、泽泻、荷叶；瘀滞者，又可辅以生山楂、鸡内金。《本草纲目》中记载，本药"仙家以为芝草之类"，石师取其义而广其用，于高年虚损性疾病，多加减用之，疗效甚佳。但"芝草"服食之品，非久用常用，恐难取效。更有独到见解的是，石师认为，在临床应用黄精等滋补类药物滋阴轻身、降脂减肥的同时，往往会合并有壅滞脾胃、滋润滑肠等两个明显的副作用；但是应用得法，辨证针对此类体质丰肥、痰浊（脂肪）内盛的患者往往有食欲亢进、大便秘结等临床症状，这两个副作用反而变成两个非常好的治疗作用。所谓运用之妙，存乎一心。

3.补五劳七伤，用于久病善后

石师认为药饵之晟不输于炎炎烈日，久病的后期调理，其补助总以不生火、不碍胃为好。黄精之甘平，适合王道慢补，使正气于潜移默化中缓缓恢复，决然不会化生内热而戕害生阳。黄精也可以用于治疗热病或急腹症因滥用抗生素而引起的消化道或泌尿系的菌群紊乱，甚或霉菌滋生，常与蜈蚣、藿香同用而收卓效。这是石师的特殊经验，临证可资借鉴。另据现代研究，黄精确有抗病原微生物、增强免疫的作用。

（十）鸡内金

性味归经：甘、涩，平。归脾、胃、膀胱经。

药物特点：鸡内金寒，溺遗精泄，禁痢漏崩，更除烦热。

药性阐释：鸡内金，甘可助健运，涩能固脱。《本经》谓其"主泄利"。《日华子本草》言其"止泄精，并尿血、崩中、带下、肠风、泄利"。此两说，均就其收涩而言。《滇南本草》之"宽中健脾，消食磨胃……痞积疳积"；《本草纲目》之"酒积、口疮牙疳"，为鸡内金健运消导之明证。此外，消导中有化石一项，用于胆石症、石淋、砂淋等，足见此药磨积之效力。后世对鸡内金发挥较多的当属张锡纯，他在《医学衷中参西录》中提道："其味酸而性微温，中有瓷、石、铜、铁皆能消化，其善化瘀积可知……鸡内金为脏器疗法，若再与白术等分并用，为消化瘀积之要药，更为健补脾胃之妙品，脾胃健壮，益能运化药力以消积也……不但能消脾胃之积，无论脏腑何处有积，鸡内金皆能消之，是以男子痃癖、女子癥瘕，久久服之皆能治愈。又凡虚劳之证，其经络多瘀滞，加鸡内金于滋补药中，以化其经络之瘀滞而病始可愈。至以治室女月信一次未见者，尤为要药，盖以其能助归、芍以通经，又能助健补脾胃之药，多进饮食以生血也。"

石师经验：鸡内金用于临床，不分虚实，应用得当，可获殊功。石师遣方用药，几乎方方不离鸡内金，深得张锡纯议论该药之精华。

1.消食助运

鸡内金为最常见的消食药，可以化一切食积。鸡内金药性占甘、涩二字，虽然消导，但不甚攻破，这是它的一大优点。石师运用鸡内金，常常和生麦芽联用，消食助运的同时，又可以舒畅气机，尤其对于肝胃不和者，较为适宜。小儿消化不良或伴有疳积表现者，鸡内金为首选，可配伍白术，或枳术丸，或启脾丸之类方药；怀疑虫积腹痛的可参考肥儿丸，或直接将使君子、鸡内金加入辨证方药中，收效亦佳。

2.化积消癥

此种用法，张锡纯论述最详，体会最深。张氏观点中，体现了"瘀积"二字，从而将鸡内金的作用范围从中焦扩展至全身各处。石师有鉴于此，对于中医学的癥瘕积聚，在辨证用药的基础之上，适当配伍鸡内金，从而渐消缓散，假以时日，则大可小、坚可软、有可无，足见张氏之说并非虚言。现代医学的结节病、增生类疾病、息肉、妇科的子宫肌瘤、多囊卵巢综合征等，均可归属于中医学"积聚"范畴，巧用、妙用鸡内金，大有可为。石师常用配伍如山药与鸡内金、白术与鸡内金、莪术与鸡内金等，临证要分清虚实，贵在辨证。

3.收敛固涩

鸡内金的止泻功效往往被忽略。石师临证常将鸡内金与海螵蛸联用，增加其运脾收涩止泻之功，但这种用法需要在大队燥脾药的基础之上，才能发挥更大效力，常用药物如炒白术、炒山药等。此外，妇科的带下病，多根源于中焦之湿，助运则能治湿，涩滞可以止带，一举两得，鸡内金堪用。

4.利胆化石

鸡内金可化身体内的多种结石，但还是以化胆石功效最著。石师应用本药于化石上，其特色主要体现在用药剂量上，主张辨证用药的稳、准、狠，在配伍得当的前提之下，鸡内金的剂量可在30～100g，取药宏力专而非拖泥带水。其常用方如大、小柴胡汤，点睛处在阳明、太阴，就是要分清虚实主次。

（十一）牛蒡子

性味归经：辛、苦，寒。归肺、胃经。

药物特点：牛蒡子辛，能除疮毒，瘾疹风热，咽痛可逐。

药性阐释：《名医别录》记载本药"明目补中，除风伤"。《本草经疏》称其为散风除热解毒之要药。《药性纂要》谓其"有内通外达之功，外而疏壅滞去皮肤中风湿，小者斑疹，大者痈毒，服久能消。内而上利咽膈清风热，下利腰膝凝滞之气"。由此观之，牛蒡子针对风、热、毒，辛能通、苦能泄、寒能清，可上、可下、可内、可外，从一"通"字着眼而主治甚广。

石师经验

1.过敏性疾病

现代医学的过敏性疾病与中医学的"风"或"毒"存在一定的关联性。《药性论》就载其可以"除诸风"。药理研究表明，牛蒡子尚有增强免疫力、抗菌的作用。综观传统医学与现代研究，都可以有力地说明，其对过敏类疾病，诸如过敏性皮肤病、过敏性鼻炎等均有一定的治疗和改善作用。当然，牛蒡子药性偏寒，从理论上讲，还当以治疗风热类疾病为主。石师应用牛蒡子治疗此类疾病，常与蝉蜕、僵蚕等联用，以增加祛风解毒之功；遇过敏性皮肤病瘙痒症状较重，可以随症加入白鲜皮、地肤子；如果是过敏性鼻炎而出现鼻塞、流涕、喷嚏者，则苍耳子散、川芎茶调散则为必选。

2.肾小球肾炎

对于肾小球肾炎、肾病综合征等疾病，石师主张其治疗从"风毒"立论。此处提及风毒，恰与牛蒡子功效契合。药理研究表明，牛蒡子可以抑制尿蛋白排泄的增加，并能改善血清生化指标，提示其具有抗肾病作用。依据"风毒"说，石师将牛蒡子与蝉蜕或者僵蚕联用，或者配伍补肝肾、祛风湿的桑寄生，或者加入化浊的蚕茧、泽泻，或者从活血利水着手，加入益母草、泽兰等。需要注意的是，此类肾病，应辨明外感与内伤的孰轻孰重，量体裁衣，对症下药，但即便是内伤突出，在照顾到先后天的同时，在风毒指导下牛蒡子、蝉蜕等品的应用，仍需贯彻整个疾病病程的始终。

3.咽喉病变

《药性歌括四百味》中明确了该药的利咽功能。《珍珠囊补遗药性赋》中也有"利咽膈"的记载。牛蒡子利咽，仍应从祛除风、热、毒处理解，主要用于感冒、温病等的咽喉肿痛。临证见有热甚者，可加入蒲公英、黄芩；偏于风毒，则以升降散或凉膈散为基础方，再伍以牛蒡子；若有阴伤见症，则玄参、麦冬、百合皆为可选。也可以与《伤寒论》的桔梗甘草汤合方，以发挥协同作用。

（十二）蒲黄

性味归经：甘，平。归肝、心包经。

药物特点：蒲黄味甘，逐瘀止崩，补血须炒，破血用生。

药性阐释：蒲黄归属化瘀止血药，《神农本草经》的"止血、消瘀血"足可证明。然而蒲黄的生用、炒用有别，通常情况下，生用性较滑利，长于行血；炒用性较涩滞，偏于止血。如《日华子本草》所言："要破血消肿，即生；要补血止血，即炒用。"《本草蒙筌》指出其为血证必用。《本经》有"利小便"的记载，后人依此用治淋证。此外，历代本草皆言其"散结消肿"，且外用亦可见功。《本草新编》载其"入心肝以达脾，通经脉而治痛"。如时方失笑散，正取此意。

石师经验

1.化瘀止血，出血可防

炒蒲黄用于止血，人所共知。但石师认为，应当辨证地看，准确的描述应该是：炒蒲黄偏于止血，但兼有化瘀之功，绝非纯粹炒炭涩血之流可比。石师于临床，对于有高血压、糖尿病等基础病的人群，化瘀药力求平和不动血。在这一原则指导下，炒蒲黄显得尤其重要。比如在应用血府逐瘀汤治疗一些常见的心脑血管疾病时，石师常常将桃红删减，代之以蒲黄炭，疗效也很好，最关键是安全平和，没有偏弊。又如糖尿病的治疗，都知道活血化瘀应当贯彻始终，但有出血倾向的，比如糖尿病眼底出血，这时活血化瘀药的应用就要慎重了。炒蒲黄在此情况下脱颖而出，成为化瘀止血药的领军，既解决了问题，又给医患双方以安全感。

2.生炒有别，功用两途

生蒲黄以破瘀为主，意在行散，可用于治疗心腹诸痛。以蒲黄为主要药物用于妇科月经病并具治疗腹痛之功的代表方剂，如《局方》失笑散、黑神散、蒲黄散等。其中的失笑散为石师常用方，在瘀血腹痛上，往往立竿见影。而炒蒲黄较生蒲黄略显稳健，涩中寓通，为各类血证皆可对症应用之品，且无虚实之忧、久暂之患，似为止血药中之"国老"，也是该类药中最能体现"中和"思想的代表。石师运用炒蒲黄于血证，或单独应用，或生炒并书，且剂量多寡参照三因，灵活多变，故而取效迅速。

（十三）桑寄生

性味归经： 甘、苦，平。归肝、肾经。

药物特点： 寄生甘苦，风湿腰痛，安胎止崩，疮疡亦用。

药性阐释： 桑寄生，《本经》归为上品，以其苦平，用于治疗腰痛、小儿背强、痈肿、充肌肤、坚发齿、长须眉，安胎。按照《本经》所论药性，似无补益作用。然而陈修园提出该药可"滋养血脉于空虚之地"；缪希雍认为"此药性能益血，兼能祛湿"。二君均是在研究《本经》的基础上提出的这一观点，也算是对这部经典中桑寄生作用的发挥。《大明本草》中记载本药"助筋骨，益血脉"。《得配本草》则将"祛风湿"放于"益血脉"之前。有说桑寄生得桑之余气，故能治风兼湿。总之，关于桑寄生偏于补益还是偏于攻散，众说纷纭，莫衷一是。

石师经验

1.补肝肾，祛风湿，痹病常用

石师认为，桑寄生功用偏于补肝肾、强筋骨，而其祛风湿的作用当排在补益之后。石师尝言，古方独活寄生汤，独活代表着祛风湿的一组药物，而桑寄生则代表着补肝肾的一组药物；并由此反证，桑寄生补多于散。桑寄生治疗的痹病，必然是慢病、久病，精血受损而留邪较轻。中药当中，这一类的药物很多，但作用相近且协同作用较优的当属牛膝、杜仲。石师往往喜将此三药联用，以增强补肝肾、强筋骨的功效，确有风、寒、湿的，再考虑祛邪的方法，或者防风，或者薏苡仁，或者附子，但仍需以先后天为根本，攻邪药可暂而不可久，中病即止。

2.安胎气，止漏崩，妇科可选

桑寄生安胎，较早即有记载。究其安胎的原理，还应当从补肝肾，归肝肾经处着眼。又有如清代张秉成所言之"安胎治产，都因寓木以生成"，如此看来，菟丝子似也有异曲同工之妙。此说为取象法，可助参考。石师以桑寄生安胎止崩，或参合杜仲、续断、炒白术，或伍以黄芩、阿胶、四物，总以阴阳气血为辨，而寿胎丸、芩术四物汤均为桑寄生可联署之方。大抵桑寄生治疗的胎动不安、胎漏、崩漏，当以肝肾不足、冲任不固为病机根本。

3.参中西，调免疫，肾病有功

石师用药，除依据中医经典理论及古代本草所载功效外，常常在中医辨证的基础上，参考现代的药理研究，桑寄生的应用就是其中一例。药理研究表明，桑寄生具有调节免疫力、抗炎、抗 I 型变态反应、降脂、利尿等作用。石师根据药理研究，再结合西医病理，在辨证的大原则下，将桑寄生用在肾小球肾炎、肾病综合征的治疗上，疗效满意。若肝肾亏乏明显，且有阳虚症状者，配伍杜仲，而不用燥烈之桂、附；若变态反应较重，或咽喉不利，或兼杂过敏症状，则加入牛蒡子、蝉蜕、地肤子等以增强其抗变态反应的作用。

（十四）山药

性味归经：甘，平。归肺、脾经。

药物特点：薯蓣甘温，理脾止泻，益肾补中，诸虚何怕。

药性阐释：《神农本草经》尊本药为上品，其名称则经历了两番避讳，而由原来的薯蓣改成了山药。该药的性味，除了公认的甘平外，《汤液本草》举其性温，《本草正》列其性涩。对于归经，也有倡导入肾者，如《医学衷中参西录》。山药在《金匮要略》中的主要用途有二：一治风气；一治虚劳。大抵能入手足太阴两脏，专治诸虚百损、五劳七伤。

山药有两对矛盾需要注意：其一，补而能清，尤其是热病后期常用，且以生山药为好，大有竹叶汤遗韵。其二，滑利而涩，其汁黏滑，因可利湿，又可收涩，与体润而性燥之二术，确有神似。造物之奇妙，概如斯。

山药可君，诸如"薯蓣丸""无比山药丸"之属，以其能平补足三阴。山药可臣，乃心、肝、脾、肺、肾无经不入之药，君药入心则归心，入肾则归肾而已。山药可引经，犹通任督，以为向导，《傅青主女科》中此类用法颇多。

石师经验

1.补脾而性涩，用治脾虚诸症

山药气轻性缓，补脾气而不燥烈，养脾阴而少滞腻。石师治疗胃痛、胃痞、泄泻而因于脾虚所致者，恒喜用之。所不同者，需要燥脾强健，则书于二术之后；侧重滋养脾阴，多与黄精、白芍同用。前贤有云：实则阳明，虚则太阴。太阴脾虚，常见症状为泄泻，这也是山药应用的主要指征。泄泻较重，需补涩同施，则又可将生变熟，以炒代生，疗效更佳。石师应用山药，虽强调剂量因人而异，但也遵从古人"久服多服"的告诫，起始剂量为30g，也有用到古制二两，即50～60g者。《本草新编》中提道："山药补虚，亦能补实。"为避免犯虚虚实实，石师用山药而必用鸡内金、生麦芽之流为之佐助，以收全功。总之，山药对脾虚，看似轻描淡写，实则合王道而大有裨益。

2.养阴兼可清虚热，用治消渴

准确地说，山药是在益气的基础上，兼以养脾肺之阴气，这也是《本经》"强阴"概念的外延之一。石师认为，消渴的病理以阴虚燥热为根本，能养阴、益气、清虚热而一举三得者，首推生山药。类似药如黄精，因其同气相求，故可相须为用。现代药理研究表明，山药确有一定的降糖作用，而应用在消渴的治疗上，无论从中医、西医角度，均有很强的说服力。近贤张锡纯的玉液汤，施今墨的降糖对药方，均以此为主要药物。石师用山药于消渴，必佐鸡内金，一者化中焦滞气，一者助行药力。

3.为奇经向导，用治经带诸疾

山药可入奇经，为任督向导。石师于女科经带诸证属于肝脾亏虚者，多以定经汤为基础方加减化裁。而该方中，就用到了山药，取其补脾、利湿、收涩、引经之效。由此，脾虚之月经先后无定期，其期可定；引药入任，则任脉为病之带下，亦可得以收之固之。当归、白芍、熟地黄、菟丝子、杜仲、巴戟天，均为入奇经补虚之品，也可与山药合用，一者山药借诸君药之力而展良相之能，再者又可屈伸为向导，引群贤而至空旷之地，填补空隙。

（十五）石斛

性味归经： 甘，微寒。归胃、脾、肾经。

药物特点： 石斛味甘，却惊定志，壮骨补虚，善祛热痹。

药性阐释： 清代名医张隐庵曾这样描述石斛的生态与命名由来，很是生动，张言："石斛生于石上，得水长生，是禀水石之专精而补肾。味甘色黄，不假土力，是夺土之气而补脾。斛乃量名，主出主入，能运行中土之气而愈诸病也。"石斛的性味，也有说咸说淡的；其归经，有的提出来尚可以归肺归心的。本篇所采用的性味归经法是综合考量，尤其是结合临床实际而确定的，可供参考。

"却惊定志，益精强阴"是历代本草中关于石斛功效出现频率最高的记载。"益精"一词出自《名医别录》。"强阴"则见于《本经》。陈修园在《神农本草经读》中将强阴之"阴"解释为"宗筋"，未必全面。因其能益精气，所以能"补五脏虚劳羸瘦"，且可"壮骨补虚"，可治"脚膝疼冷痹弱"，又能"益脾、益胃、益肾、益心"。

石斛的归经，犹重在"胃"，《本经》谓之"主伤中，厚肠胃"。诚如开篇张氏所论："斛乃量名，主出主入。"这一点与"水谷之海"的引申义遥相呼应。能汇聚水谷，且有出有入，舍胃者何？而胃的特殊性又恰在通降。石斛的甘平、"下气"深合此道。

　　后世本草有记载其药性微寒者，微寒何以能除冷痹？缪希雍在《本草经疏》中提道："除脚膝疼冷痹弱者，兼除脾胃二经之湿故也。"此条颇有意味，可从湿温病的"足胫冷"伸张其义，则诸疑惑可冰释。

　　有问石斛可清相火？《本草新编》已有答案，所不同知、柏之处在于，"知、柏泻中无补，而石斛补中有泻"；知、柏大苦寒，而石斛甘而微寒。另外，咸以入肾，也可降阴虚之火。清代名医叶天士，治疗厥阴顺乘阳明的诸多病症，涉及相火虚风者，多喜用此药，值得借鉴。

石师经验

1.养胃阴，除虚热，胃病常用

　　石斛是石师治疗胃病比较常用的一味养阴药，多用于胃阴已伤，虚火犹存的胃脘痛、胃痞、嘈杂、噎膈等病的治疗。石斛不同于芩、连的苦寒，也不同于地、冬的滋腻，且其本身也可"下气"，故而是治疗胃病的一味不可多得的好药。临证时，若遇患者胃火依旧很盛，则黄连、芦根仍在可选之列；胃阴不足者，又可酌加百合、麦冬；假使下降之力稍钝，竹茹、半夏、枳实亦可随症选用。

2.清相火，口疮可疗

　　口疮一病，世人多以胃火立论。此论固然中规中矩，然而临证疗效大有差强人意之处。石师治疗口疮迁延难愈者，多从相火立论，苦寒坚阴以知、柏为代表，而滋阴清热则首推石斛。选用石斛的理由有三：一滋阴；一降火；一归经胃肾。不论从相火还是胃火，此药都甚合病机。处方时，也可以酌情与生地黄、百合、麦冬等甘寒滋阴药联合应用，以发挥滋肾阴、清胃热、降虚火的最大效力。

3.善治痹病

至于《药性歌括四百味》所言"善祛冷痹"者，结合本品药性，当以治疗热痹为善。如果却有冷痹用之，亦恐是组方配伍用药之时，佐治大剂辛热温燥药物之用。

二、虫类药

虫类药是中药大家族的重要成员之一，有着悠久的应用历史和丰富的治疗经验。早在4000多年前的甲骨文中，先人就记载了蛇、麝、犀牛等60余种药用动物。《周礼》中有"五药"之称，东汉儒家学者郑玄注释说："五药，草、木、虫、石、谷也。"虫药，成为当时对动物类药物的统称。汉代本草学著作《神农本草经》中，共载录了365种中药，其中动物药67种，包括水蛭、僵蚕、地龙等虫类药28种，且对其应用及功效都有明确的叙述。如水蛭，书中认为其有"治恶血、瘀血、经闭"的作用。南北朝梁时医药学家陶弘景在《本草经集注》中，收录了包括虫类药在内的动物药113种。至唐代，由国家颁布的第一部药典《新修本草》中，入典的动物药已达128种。明代大医药学家李时珍的《本草纲目》中共收载药物1892种，其中动物药440种，包括虫部收载的虫药116种，鳞部收录的龙类药和蛇类药25种，成为中医虫类药的集大成之作。《本草纲目》共有14卷载录药用动物，分为虫、鳞、介、禽、兽、人六部。其中虫部之中，李时珍又分为卵生、化生、湿生三类。其分类之细，记载之丰，是历代中医本草学著作中最为科学和详尽的。

汉代医家张仲景在《伤寒论》和《金匮要略》中，共用动物药38种组方，其中虻虫、䗪虫、鼠妇、蜂房等虫类药8种。他创制的"大黄䗪虫丸""鳖甲丸""抵当汤""抵当丸""下瘀血汤"等方剂，治疗疟母、瘀血内停、五劳虚极、肌肤甲错、蓄血发狂、少腹硬满等疾病，配伍精当，疗效确凿，至今仍用于临床。此外，书中还论述了虫类药的炮制方法，如张仲景用炒制的方法减少水蛭、虻虫等虫药的毒性，以增强其疗效，说明古代医家用药的审慎和临床经验的独特。

清代医家唐容川在《本草问答》中论及虫类药的作用时说："动物之功利，尤甚于植物，以其动物之本性能行，而且具有攻性。"他认为，比起植物类中药，虫类药的药源丰富，临床应用广泛，其性善于"行"，则走而不守，尤善于"攻"而活血化瘀，适用于内、外、妇、幼诸科。如辛凉解表的蝉蜕、利水通淋的蝼蛄、息风止痉的全蝎、通经消癥的水蛭、理气止痛的九香虫、化痰散结的白僵蚕、补肺益肾的冬虫夏草等，都是虫类药中的佼佼者。

"以毒攻毒"是中医的基本治法之一。古代医家认为，虫类药本身特殊的毒性，使其独具其他药物所不具有的攻邪疗效。近代医家张锡纯在《医学衷中参西录》中，论述蜈蚣以毒攻毒的作用时说："性有微毒，而转善解毒，凡疮疡诸毒皆能消之。"书中还详述了具体的入药方法："用时宜带头足，去之则力减，且其性原无大毒，故不妨全用也。"可谓是临床应用虫类药的经验之谈。

清代医家叶天士是擅用虫类药的大家，他认为虫类药有善行不守的特性，指出疾病"久则邪正混处其间，草木不能见效，当以虫蚁疏逐，以搜剔络中混处之邪"。明确指出虫类药搜剔经络之邪的疗效，要高于草木类的植物药。他的《临证指南医案》中使用虫类药的医案，多为沉疴痼疾。如治疗积聚、疟母者，常取蜣螂、䗪虫、全蝎活血通络、软坚散结；对于头痛、痹病等，每用全蝎、地龙、蜂房入络搜邪、息风止痛；而疮疡和儿科痘疡者，则常用僵蚕、蝉蜕清热祛风、凉血解毒。叶氏称："通络方法，每取虫蚁迅速飞走诸灵，俾飞者升，走者降，血无凝着，气可宣通，辄仗蠕动之物，最能透达病根。"叶氏用虫类药，主张病分内外，药辨缓烈，除了辨证施治外，在剂型和给药途径亦多有创见。如用蜣螂、䗪虫等治疗内科积聚、疟母等实证，则用米糊为丸或熬成膏剂内服，缓其攻伐之性以顾护病家正气；而用水蛭、蛐蜒治疗外科瘰疬、痔疮等，常制成敷药或栓剂等外用，多取其软坚化痰之力和祛邪通络之功。

章次公先生为近代名医，其亦以擅用虫药而闻名医林。其弟子编著的《章次公医案》中，收载了百余例虫类药医案，而常用的虫类药有土鳖虫、蜣螂、地龙、蝼蛄、蟋蟀、蜘蛛、僵蚕、全蝎、蜈蚣、蕲蛇、虻虫、蜂房、九香虫、五谷虫、蚕沙、蝉蜕等。章先生喜欢用虫药对药，如蝼蛄与蟋蟀，二者皆为利水消肿之品，研末吞服的疗效远胜于入煎剂者。章氏用其治疗心系、肾系、肝系疾病及外伤等引起的水肿和小便不利之实证，常常有药下肿消之效。蕲蛇和蜂房，二药皆有祛风止痛、通络攻毒之功，章氏以此二药同用，治疗风湿痹痛、外伤瘫痪等症，以蕲蛇治腰部风湿痛最佳，蜂房搜经络之风定痛为首选，临证时随症情而各有侧重。章氏常用地龙治疗高热、抽搐、惊厥、咳喘，以及各种杂病中络脉有瘀阻兼小便不利之症。如热病惊厥、病势危急者，常与全蝎同用，以助息风定惊之力；而痰壅肺闭之喘咳，常与僵蚕同用，以增其化痰散结之功。章氏还用虫类药创制了外用方，用于风寒头痛伴呕吐者。方用炙蜈蚣1条，冰片0.6g，共研成细末后，每3小时搐鼻一次，连连得嚏者佳。一位患"头风病"的赵姓患者，头痛数十年，痛在额颞处，初起每周发作一次，后渐至每日头痛，久治无效。章氏辨为"血虚生风"的证型，方用僵蚕、全蝎两味虫药，配伍川芎、当归、丹皮、甘松、甘草，送服"小金丹"两粒。多年痼疾，数剂即愈。由此可见，虫类药起沉疴、祛痼疾的药效。章氏在本案中，汤剂和成药并用。小金丹本是中医外科治疗寒湿痰瘀所致之流注、痰核、瘰疬的名方，方中亦有五灵脂、地龙、麝香等动物药或虫类药。此案足以窥见章氏异病同治的辨治思维和选方择药的明彻。

　　著名中医学家、国医大师朱良春先生，以专著《虫类药的应用》一书，蜚声于中医界，成为当代应用虫类药的著名医家。全书共载录了22种（附11种）常用的虫类药，对其科属产地、性味归经、炮制方法、功能主治、临床应用、服法用量等，均做了详尽的阐述，发本草千古之秘诀，汇中医百家之精粹，实为一部学术经验俱精、理法方药堪全之作。书中收录的二百余首方剂，以虫类药为君药，治疗中风、肺结核、慢性肝炎、鼓胀、癌症、痰核、瘰疬等，涉及中医临床内、外、妇、幼等各科的疑难病，疗效确凿。朱氏应用虫类药，不但依据古代本草书中常见的记载，更关注历代医家对虫类药的零星散在心得和论点，并在临床上悉心加以验证，发扬光大先哲的创见，使虫类药的应用范围日趋扩大。如《神农本草经》中载"斑蝥可治阴疽"，朱氏据此组方"活血箍消散"，治疗阴疽、流注、瘰疬等呈现漫肿无块、皮色不变的症状。《本草拾遗》中，有蜂房"治阴痿"的观点，朱氏将其用于阳痿等男性性功能障碍的治疗上，借蜂房走而不守之性，来疏通肝之经络。根据叶天士《临证指南医案》中"将虫药配辛药以通阳豁邪"的论述，朱氏创制了"夺痰定惊散"，用以治疗痰浊蒙蔽心阳，而见惊厥神昏、有内闭外脱之势者，使虫类药在急症的治疗中一显身手。

对虫类药的配伍应用，朱氏认为，虫类药多为辛平或甘温之品，独具息风搜风之性，"其性多燥，宜配伍养血滋阴之品，如与地黄、石斛同用；攻坚之剂多为咸寒，应伍以辛温活血和络之剂，如当归、桂枝等。"这些都是朱氏应用虫类药的经验之谈，可启蒙后学之思，有执经问难之益。

深入浅出探医经之源，由博返约究药典之理。石师认为，虫类走窜之性最捷，攻坚之性最强，搜剔之力最猛，祛瘀之效最峻。临床上用之得当，常常有意想不到的起沉疴、除痼疾、拯危症之效。但囿于对虫类药的成见，或惧于虫类药的特性，虫类药在临床上的使用概率并不高，这也影响了中医临床疗效的积累和古代虫类药医论的发挥。多年来，石师在临证时，注重将历代本草中的记载和历代医家的名方应用于临床各科，辨证用虫，择虫组方，不断地验证虫类药的应用法则和疗效，并将点滴心得汇成一轶，编辑成《虫类药证治拾遗》一书，期望融汇古今经验，分享临床信息，为临床医生了解和使用虫类药提供实用便捷的索引，更好地将虫类药应用于中医临床，续写虫类本草的现代应用篇。

昆虫不仅是医家手中的良药，而且在人类的饮食谱中，曾是动物蛋白的重要来源。我国也是食用昆虫最早的国家之一，距今已有3000多年的历史。《周礼·天官》中说的"醢人"，是宫廷中专门制作肉酱的厨师，其中就包括用"蚳"，即蚂蚁的卵，制成的"蚳醢"。《礼记·内则》中亦有"腹修蚳醢，脯羹兔醢，麋肤鱼醢"的记载，说明用蚂蚁的卵制成的肉酱，是当时帝王的膳食珍馐。蜈蚣也是食疗药膳的佳品，民间认为其有强壮健身的功用。据《南越志》载："南山出蜈蚣……俚人燃炬遂得，肉曝为脯，美于牛肉。"而今，炸蝎子、炖蛇肉等，都是世人滋补健身的药膳上品。在泰国清迈举办的食用昆虫国际研讨会上专家们指出，目前全世界可食用的昆虫有1400多种，这些昆虫营养丰富，可以像肉类和海鲜一样，提供高质量的蛋白质，而且包含脂肪、维生素和各种宏量和微量元素。国际粮农组织的专家说：昆虫是高蛋白低脂肪的"绿色食品"，不与人类争夺粮食，可以当作应对饥荒的替代品。在泰国，油焖蟋蟀、软炸蝗虫、酥脆蚕蛹等，已成为现今受宠的新美食。这说明，古今中外，不论是食谱还是药典，养生或祛病，昆虫都是人类的老友新朋。在中医虫类药的应用中，我们应该师古而不泥古，创新而不离宗，使虫类药在应对现代疾病谱发生变化后的今天，为世人的健康大显身手，使其特定的疗效再放异彩。

（一）白僵蚕

解毒散结白僵蚕，祛风化痰定惊痫。

中国是农桑古国，植桑养蚕，春蚕吐丝，我们的祖先织就了绵绵千里的丝绸之路。而未吐丝作茧的家蚕4～5龄的幼虫，因感染白僵菌而致死的干燥虫体，却成为杏林药圃中一味祛风的虫药"白僵蚕"，其在中华民族的生命史上，续写了中医学几千年的健康史话。

金元四大家之一的朱震亨在《丹溪心法·头痛》一章中

说："头痛多主于痰，痛甚者火多。"僵蚕既能治疗外感风热的头痛，又能治疗痰浊内阻的内伤头痛。如清代医家沈金鳌《沈氏尊生书》中收载的"僵蚕丸"，即是僵蚕与川芎、白芷、防风等共同组方。古代医家擅用僵蚕治疗"喉痹咽肿"，今人用治白喉、扁桃体炎、急性咽炎等上呼吸道疾病，疗效亦佳。

明代医药学家李时珍在《本草纲目》中总结白僵蚕的功能时说："散风痰结核，瘰疬，头风，风虫齿痛，皮肤风疮，丹毒作痒，痰疟癥结……小儿疳蚀鳞体，一切金疮，疔肿风痔。"临床常用于小儿急、慢惊风、痉挛抽搐、癫痫、头风、喉风、喉痹、失音、乳蛾、风痒瘾疹、乳痈、丹毒等病，是中医各科辨证施治的常用虫药。

明代医家缪希雍在《本草经疏》中指出，僵蚕"能入皮肤经络，发散诸邪热气也"。中医临床用其治疗外感风热之邪而出现的发热恶风、汗泄不畅、喷嚏流涕、头痛目赤、脉象浮数等症，常与桑叶、薄荷、蝉蜕等疏风解表之品配伍。如明代医学家王肯堂《证治准绳》中的"白僵蚕散"，是解表剂中的代表方剂。

清代医家周岩在《本草思辨录》中云："白僵蚕劫湿而散肝风。"急惊风是古代儿科四大症之一。患儿见高热惊厥、烦躁不安、面红唇赤、痰壅气促、牙关紧闭，继而四肢抽搐、神志昏迷、头项强硬，甚则角弓反张等危象。最常用的方剂当推明代医家龚廷贤《寿世保元》中的"千金散"，其中僵蚕与全蝎、天麻、朱砂、牛黄、黄连、胆南星、冰片等共同组方，具有较强的祛风止痉、镇惊安神的作用。若伴有便秘不通、胸腹胀满者，可用清代医家杨栗山《伤寒瘟疫条辨》中的"升降散"治之，方用僵蚕与蝉蜕、大黄、姜黄等配伍，共奏表里双解之功。

清代医药学家黄宫绣在《本草求真》中说："僵蚕，祛散风寒，燥湿化痰，温行血脉之品。"古代医家常用僵蚕为主药组方，治疗破伤风出现的肌肉痉挛、舌强口噤等症；亦可用于中风口眼㖞斜、半身不遂，如常用的方剂"牵正散"，即僵蚕与白附子、全蝎各等分，研为细末，用热酒调下。

根据古方加减化裁，今人创制了多种以僵蚕入药的方剂，并收录于药典。如"太极升降丸"，僵蚕与蝉蜕、天竺黄、冰片、胆南星等配伍，祛风泄热，化痰镇惊，用于小儿时疫、发热抽搐、腮肿发颐、乳食停滞等症。"天蚕片"用单味僵蚕加工制成，祛风定惊，化痰散结，用于惊风抽搐、咽喉肿痛、面神经麻痹、皮肤瘙痒等症。

现代药理研究表明，僵蚕所含蛋白质有刺激肾上腺皮质的作用，故对内分泌有影响。除此之外，僵蚕还有一定的抗惊厥、催眠、抑菌、抗癌的作用。采用药效学试验比较僵蚕的醇提、水提及醇提后药渣水煮提三种提取液，发现三种方法提取液均有不同程度的镇静、镇痛及解痉作用。

石师回忆学医之初的"文革"期间，曾看到北京市儿童医院撰写的一本薄薄的小册子，大致记得叫"中药白僵蚕治疗小儿腺病毒肺炎"，书中单以僵蚕治疗小儿腺病毒肺炎，疗效非常好，明显好于当时的各种抗病毒西药。这一学术经验对石师之后的行医经历，影响非常大。其在几十年的临床生涯中最喜用僵蚕治疗病毒类疾患。他的体会是：在临床常用中药中僵蚕抗病毒的效力为最。所以石师根据现代药理研究经验，在临床治疗各种病毒疾患，尤其是病毒性肝炎、病毒性上呼吸道感染、病毒类皮肤病时，僵蚕为必用之品，其下依次为蜂房、虎杖、板蓝根等。在辨证的基础上，辨病加用上述抗病毒中药，疗效颇佳。

石师又喜用僵蚕治疗痰毒肿瘤类顽疾，以及皮肤恶疮等疾患，取其化痰解毒散结之效。诚如《本草纲目》所载："散风痰结核，瘰疬，皮肤风疮，丹毒作痒，痰疟癥结。"

此外，僵蚕外用治疗皮肤科顽疾及美容等方面亦有良效。石师的研究生导师国医大师任继学教授，临床亦极喜用僵蚕和白丁香研粉涂敷患处，治疗瘢痕及皮肤色素沉着。有循于此，石师在几十年的临床生涯中，亦深谙僵蚕"灭诸疮瘢痕"（《名医别录》），"灭黑斑，令人面色好"（《神农本草经》）的功效，屡用白僵蚕内服、外用治疗皮肤科顽疾，特别是外用治疗瘢痕类及色素沉着类皮肤病，屡获良效。

白僵蚕性味咸、辛、平，入肝、肾经，具有祛风定惊、化痰散结的功效。临床适应证：①风热头痛，目赤，咽痛。②皮肤风疹瘙痒。③痰核、瘰疬、颌下淋巴结炎。④风中经络，口眼㖞斜，面神经麻痹。⑤惊风抽搐。其用法用量为水煎服5~9g；研末吞服，每次1~1.5g；散风热宜生用，其他多制用。

除僵蚕外，石师认为，家蚕的蛹感染白僵菌死后的僵蛹，亦是一味常用的虫药，其性味、功能和临床应用都与僵蚕相同，常用于癫痫、流行性腮腺炎、流脑、慢性支气管炎的治疗。今人用单味僵蛹制成的"痫痫宁片"，常用于治疗痉挛性瘫痪、锥体外系疾患、癫痫、遗尿症、面肌抽搐和糖尿病。用僵蛹与地龙、钩藤、沉香、人工牛黄、珍珠等配伍制成的"牛黄小儿散"，功能清热镇惊、祛风化痰，用于小儿风痰壅盛、惊风、腹痛等症。

在中药大家族中，除了白僵蚕、僵蛹外，尚有蚕茧清热止血，蚕蜕祛风利湿，蚕退纸散风解毒，蚕沙祛风除湿。蚕的茧、蛹、蛾均可入药，尤其是雄蚕蛾随着中药保健品的开发，更被大量使用。雄蚕蛾为蚕蛾科昆虫家蚕蛾的雄性全虫，性味咸、温，归肝、肾经，功能补肝益肾、壮阳涩精，临床多用于治疗阳痿、遗精、白浊、尿血、创伤、溃疡及烫伤等。近年来药理、临床研究表明，雄蚕蛾的提取液具有雄性激素样作用。总之，真可谓"春蚕到死丝方尽，一片冰心在'药'壶"。

（二）水蛭

化瘀透络有水蛭，无微不至剔顽疾。

水蛭，俗称蚂蟥，是自然界著名的"吸血鬼"，属环节动物门蛭纲。它生活在溪水、泉边的湿润处，靠吸食人畜的血液为生。我国有水蛭、石蛭、鱼蛭、草蛭等100多种。敦煌石窟苟道兴本《搜神记》记载有一则故事：春秋战国时期，楚惠王与群臣共餐，腌菜中有一条水蛭，本想挑出弃之，但怕厨官因此而受罚，便用酸菜裹而吞食。惠王原因寒邪而引起的冷病，却由于食水蛭呕吐后病却好了。《贾谊新传》中也有类似记载。东汉唯物主义哲学家王充在《论衡・福虚篇》中，曾以楚惠王食寒菹而吞蛭后，所患"积血之疾"而愈的史实，说明水蛭食血的特性。

我国是使用水蛭疗疾最早的国家。两千多年前的《神农本草经》中即将水蛭载为虫药之一，认为其有"治恶血、瘀血、经闭"的作用。

汉代医家张仲景用炮制的水蛭创制"大黄䗪虫丸""抵当汤"等治疗瘀血内停、虚劳消瘦、蓄血发狂、少腹硬满等症，开创了水蛭活血化瘀疗法的先河。水蛭也是中医急救的"良医"。三国时期的名医华佗在吴国行医时，遇到一位被毒蛇咬伤的村夫。他先用丝绳捆紧伤口的上方，然后到水田里捉来了几条蚂蟥，放在伤口处。不一会，蚂蟥吸绝了毒血而死，村夫却得救了。古代医家还常用活蚂蟥外用治疗痈疽肿毒，最早见于晋代葛洪的《肘后备急方》。唐代医家陈藏器在《本草拾遗》中记载："人患赤白游疹及痈毒肿，取十余枚令宿病处，取皮皱肉白，无不善也。"操作时取水蛭一条，入笔管内，对准疮头，使其吸吮恶血，毒肿便可消散。宋代陈自明的《外科精要》一书，将这种外治法命名为"蜞针法"。

在 11 世纪的欧洲，水蛭疗法也曾十分流行。当时，古希腊医家希波克拉底的医学观点传入欧洲，他认为人体是由血液、黏液、黑胆汁、黄胆汁四种体液构成的，医师的任务就是维持这四种体液的平衡。其中血液是最容易引出体外的一种体液，所以放血疗法十分盛行。每到春秋两季，不论贵族平民，都自愿到医师那里去刺臂放血，求得健康。除此之外，人们还将身体泡在水塘、小溪中，让水蛭吸血以达到放血的目的。于是，水蛭的身价一时倍增，成为当时最时髦的"保健品"。拿破仑的外科医师布鲁赛极力推崇卖血疗法，使水蛭商人生意兴隆。公元 984 年，日本药物学家丹波康赖撰写的著作《医心方》，书中在论述瘰疽的治疗时，既有"蛭吮尤佳"的记载。

水蛭在吸血时，它的三块腭肉之间的涎腺管就会分泌一种物质，防止血液凝固，便于饱吸无碍。20 世纪 50 年代，英国化学家麦克瓦用了 5 年的时间，从 1000 条水蛭中提取了 0.2g 抗凝血的水蛭素。利用水蛭素的抗凝血特性，医药学家把它用在心脑血管疾病的治疗中，可起到血液"稀释剂"的作用。如 20mg 水蛭素能阻止 100g 人血的凝固。临床资料表明，水蛭素可缓解动脉痉挛、降低血液黏度，加速血液循环，促进机体对渗出物的吸收；且对高血压、动脉硬化、中风、心肌梗死等疗效显著。水蛭素还可以作为定量测定人体凝血的化验试剂，也可用于对中风、心肌梗死等疾病的健康预测。

几千年来，小小的水蛭令古今中外的科学家们刮目相看。截至1929年，比利时、丹麦、荷兰、法国、日本、葡萄牙等国的药典中均已载有水蛭。英国在20世纪80年代初成立了水蛭科学家协会。1986年，在威尔士，召开了世界上第一届水蛭研究国际学术研讨会，几百位来自世界各国的代表，交流了关于水蛭的研究论文。苏联国家药物总局下设了专门的水蛭养殖公司，每年培育近百万条水蛭用于临床。我国湖北医学院附属医院在一例断指再植手术后，用水蛭吸血疗法，使险些坏死的手指恢复了生机。

历代中医典籍中对水蛭的论述颇多，如元代王好古《汤液本草》曰："水蛭，苦走血，咸胜血，仲景抵当汤用虻虫、水蛭，咸苦以泄畜血，故经云：有故无殒也。"

明代倪朱谟《本草汇言》曰："水蛭，逐恶血、瘀血之药也……故仲景方入大黄䗪虫丸而治干血、骨蒸、皮肤甲错、咳嗽成劳者；入鳖甲煎丸而治久疟疟母、寒热面黄、腹胀而似劳者；入抵当汤、丸而治伤寒小腹硬满、小便自利、发狂而属畜血证者。"明代缪希雍《本草经疏》言："水蛭，味咸苦气平，有大毒，其用与虻虫相似，故仲景方中往往与之并施。咸入血走血，苦泄结，咸苦并行，故治妇人恶血、瘀血、月闭、血瘕积聚，因而无子者。血畜膀胱，则水道不通，血散而膀胱得气化之职，水道不求其利而自利矣。堕胎者，以其有毒善破血。"

清代徐大椿《本草经百种录》曰："凡人身瘀血方阻，尚有生气者易治，阻之久，则无生气而难治。盖血既离经，与正气全不相属，投之轻药，则拒而不纳，药过峻，又反能伤未败之血，故治之极难。水蛭最喜食人之血，而性又迟缓善入，迟缓则生血不伤，善入则坚积易破，借其力以攻积久之滞，自有利而无害也。"

时至近代，应用水蛭治疗顽疾且学验俱丰的临床中医家颇多，如张锡纯《医学衷中参西录》曰："凡破血之药，多伤气分，惟水蛭味咸，专入血分，于气分丝毫无损。且服后腹不疼，并不觉开破，而瘀血默消于无形，真良药也。愚治妇女月闭癥瘕之证，其脉不虚弱者，恒用水蛭轧细，开水送服一钱，日两次。虽数年瘀血坚结，一月可以尽消。"《医学衷中参西录》亦曰水蛭："最宜生用，甚忌火炙……近世方书，多谓水蛭必须炙透方可用，不然则在人腹中，能生殖若干水蛭害人，诚属无稽之谈。曾治一妇人，经血调和，竟不产育。细询之，少腹有癥瘕一块。遂单用水蛭一两，香油炙透，为末。每服五分，日两次，服完无效。后改用生者，如前服法。一两犹未服完，癥瘕尽消，逾年即生男矣。惟气血亏损者，宜用补助气血之药佐之。"

国医大师朱良春在多年的临床生涯中，主要是从以下两方面应用水蛭：

1.逐恶血瘀血

（1）风湿性心脏病

多属气血亏虚，血行郁滞，久则脾肾亦虚。凡瘀血征象明显而气不太亏虚者，侧重于活血化瘀，佐以温阳利水、益气宁心之品。

处方：潞党参、生黄芪、炒白术、茯苓各15g，当归、丹参、桃仁、红花各9g，水蛭粉1.5g（分吞），炙甘草5g。每日1剂。

（2）门静脉高压脾切除术后血小板增多症

朱老认为，绝大多数都有发热、舌红等"营血瘀热"征象，应予"凉血化瘀"法，采用大剂量水蛭、虻虫、生地黄等，可取得显效。一般服2~4剂后血小板计数即显著下降。此方破瘀之力甚峻，宜中病即止，勿使过之。

2.破血瘕积聚

（1）血瘕积聚

水蛭30g，生黄芪45g，生三棱、生莪术各15g，当归、知母、桃仁各18g。研末为丸，每早晚各服6g，经期暂停。

（2）食道癌

朱老根据病机，自拟"通膈利噎散"（水蛭10g，炙全蝎、蜈蚣各20g，僵蚕、蜂房各30g。共研细末，每服4g，每日3次）治疗中晚期食道癌。

（3）颈淋巴结核、流行性腮腺炎

用水蛭、冰片等份，研细末，调适量凡士林外敷。

国医大师颜德馨认为，不论瘀血是何种原因所致，均可选水蛭投之。一般新病瘀血多实，宜峻剂攻瘀，祛瘀务净，以免残废羁留，造成后患，故水蛭剂量宜大；久病之瘀多虚，宜峻药缓攻，以免攻伐太过，耗伤正气。因此初用水蛭，剂量宜小，待有动静，渐次加重，使瘀结之凝血缓缓消散，达到气血调和的目的。如其治中风，每宗"头为诸阳之会，唯风可到"之说，取水蛭配菖蒲、蒲黄等以通窍活血；对胸痹配黄芪、党参等以益气活血；治癃闭，则以"气化则能出焉"为准绳，取水蛭配乌药、小茴香等以行气活血；治血管瘤，仿"坚者削之"之意，取水蛭配延胡索、生牡蛎等以散结活血。用法用量方面，多以生水蛭粉装入胶囊服，每日1～6g。

石师祖父，国家名老中医石春荣乃吉林省中医界耆宿，于七十余年的临床生涯中，应用虫类药物治疗顽疾重症颇多，积累了丰富的经验。石老最擅用水蛭治疗颅脑外伤后神经损伤诸症，如顽固性头痛、眩晕、健忘、不寐、癫痫等顽疾屡效。石老亦常选水蛭为主药治疗男科顽疾，其最有代表性的是验方"柴蛭散瘀汤（丸）"，临床七十多年治愈男子性功能障碍、前列腺疾病、睾丸精囊疾病、不育症等颇多。《首批国家级名老中医效验秘方精选》一书中，也记载了石老应用活血化瘀之法治疗阳痿的医案。其针对血滞精瘀之证，取水蛭活络破滞、祛瘀生新之效，据此拟验方"化瘀起痿汤"（水蛭3～5g，当归20g，蛇床子10g，淫羊藿10g，川续断15g，牛膝15g，熟地黄30g，紫梢花5g，桃仁10g，红花10g），活血化瘀，补肾起痿，用于外伤或手术损伤，或长期手淫、忍精不泄、合之非道等，以至精血瘀滞于宗筋脉络，心肝肾气不达外势，血气精津难以滋荣之阳痿。

北京名老中医王为兰认为水蛭为治瘀要药，性和平而不峻猛，为血肉有情之品，化瘀血而不伤新血，亦不伤气分，是治瘀血而不伤正气之药。王老强调水蛭生用晒干研粉为佳，不可油炙或焙干，入煎剂效果差。水蛭粉冲服，破血力量明显增强，最为理想。王老常用水蛭治疗中风半身不遂，产后恶露不绝、腹痛拒按、血块紫黑等属瘀血较重的病症。水蛭攻逐瘀血，药精力专，取效快捷。其用量可根据病情，选用1.5～3g。

石志超教授认为，水蛭乃活血剔络、化瘀生新之神品，每以其善行之体走窜畅行，无微不至，凡血气凝滞之处皆能开之，临床凡遇顽疾久损、滞虚相杂者，最喜用之，颇多神效，用少功多，剂微效著，屡建奇功。石师常言："人多言水蛭性烈有毒，而实效奇性善。诚如张锡纯所谓'破瘀血而不伤新血，专入血分而不伤气分'。"石师每以本品治疗肾功能不全、慢性前列腺炎、血精、阳痿、阳强、不射精症、肾炎、肾病综合征、肺心病、糖尿病微血管病变、脉管炎、部分肿瘤等顽疾，研粉冲服，常用3~5g。多年来治疗各种顽疾，屡收良效，只要适应证和辨证用药掌控得法，鲜有出现明显副作用者。

90年代初，石师即研发出以水蛭为主的临床科研验方：①水蛭胶囊：功能活血化瘀、通经活络；适用于高凝血症、周围血管病、肿瘤、肾病、脑血栓、心衰等。②前列安丸：功能疏肝活络、通经化瘀；适用于前列腺炎、前列腺增生、生殖系统瘀血综合征。③速效性复康胶囊：功能兴阳坚阴；适用于男子性功能障碍。④祛脂化瘀片：功能祛脂化瘀、疏肝通络；适用于脂肪肝、高脂血症、高凝血症、肥胖症。⑤糖脂消胶囊：功能滋阴益气、化瘀祛脂；适用于糖尿病及多种糖尿病并发症。⑥五虫胶囊：功能活血化瘀、通经剔络；适用于血栓闭塞性脉管炎、静脉炎、冠心病、脑血栓后遗症、糖尿病微血管并发症等血管闭塞性病变。

石师亦常于临床教诲学生，使用水蛭时需注意：①水蛭终属攻瘀之品，虚人用之当时时以顾护正气为念，需适当配用培本护正之品。国医大师朱良春先生谈到水蛭的用药安全问题时说：水蛭活血止血而不留瘀，瘀祛而不加重出血，然毕竟是一味化瘀的峻品，应予慎用。朱老在临床中观察到，对有瘀血癥积而体气偏虚者，如用量稍大，连服数日，患者即现面色萎黄、神疲乏力，检查可见红细胞、血红蛋白及血小板数均有下降，呈现气血两伤之证。古人以为"有毒"，殆由此而来。因而明确指出："凡证属体气亏虚，而脉又软弱无力者，虽有瘀滞瘕癖，不宜使用大剂量，或伍以补益气血之品始妥。"②出血性疾患虽夹瘀血，若确需应用水蛭者亦应酌情慎用。③若长期大量应用，可定期检查血小板计数及出凝血时间，以调整用药法度。④入药最宜生用研粉装胶囊吞服，而不宜入煎剂。否则腥秽异常，败伤胃气，且药效大损。水蛭入煎剂，较之研粉装胶囊吞服，三不及一。⑤若药后胃中不适、口中腥秽，嚼生姜1~2片可解。

验案举隅

（1）肾功能不全案

患者李某，男，50岁，瓦房店市闫店乡盛堡村农民。

2004年3月9日，"头晕、头痛，伴恶心、食欲不振2个月，加重1天"而入住瓦房店市中心医院内二病房。入院后测得：BP 240/120mmHg，Cr 262μmol/L，BUN 17.41mmol/L，尿PRO（++）。诊断为"原发性高血压病3级，慢性肾功能不全氮质血症期"。先后静脉滴注乌拉地尔、甘露醇、硝酸甘油，联合口服吲达帕胺2.5mg，每日1次；落普思片10mg，每日2次；依那普利5mg，每日2次，倍他乐克25mg，每日2次。血压控制在140~180/90~120mmHg。复查肾功能：Cr 276μmol/L，BUN 23.65mmol/L。患者于2004年3月19日出院后转入我中医科门诊治疗。来诊时症见：精神不振，面色萎黄，手足欠温，头晕乏力，食欲不振，畏寒喜暖，夜尿频繁，舌质紫暗，舌苔白腻，脉弦滑。血压200/120mmHg（停用静点药物，继续口服四联降压药）。

中医诊断：虚劳，水毒症。

辨证：阴阳俱损，阴虚阳亢，瘀浊内滞。

治法：双补阴阳，祛瘀化浊。

处方：熟地黄30g，墨旱莲20g，龟甲15g，白芍15g，桑寄生30g，山药30g，白术15g，杜仲15g，菟丝子15g，牛膝15g，地龙15g，丹参15g，益母草30g，土茯苓30g。每日1剂，水煎服。

外用灌肠方：大黄20g，牡蛎50g，蒲公英30g，炮附子15g，芒硝15g。每日1剂，水煎，保留灌肠。

4月5日二诊：食欲好转，体力渐增，仍觉头晕，血压180/120mmHg。考虑瘀浊太盛，阳亢难平，加生水蛭粉5g，装胶囊吞服。

4月19日三诊：诸症明显好转，血压130/85mmHg。复查肾功能：Cr 212μmol/L，BUN 20.50mmol/L。嘱逐渐停用倍他乐克，水蛭粉逐渐增加至10g。

5月5日四诊：诸症进一步好转。复查肾功能：Cr 155μmol/L，BUN 15.70mmol/L。尿PRO（+），血压135/80mmHg。已经停用倍他乐克，灌肠药改为隔日1次。

6月16日五诊：自觉轻度乏力，余无任何不适。复查肾功能：Cr 122μmol/L，BUN 13.30mmol/L。血压125/80mmHg，尿PRO（+），至此病情已缓解且平稳。

按语：本例患者乃高血压病引起的肾损害，肾小球动脉硬化，滤过失职，瘀浊阻滞肾络，而进展至肾功能不全；又因肾功能不全而尿毒无法排出，而导致血压居高不降，形成恶性循环。西医采用四联降压药仍难以控制血压，而今经过中医常规辨证治疗，方证相符已获许效。方中熟地黄、墨旱莲、龟甲、白芍、桑寄生滋补肝肾；山药、白术、杜仲、菟丝子益气壮阳。上药共为方中主辅之品，以滋阴补阳、固护正气。再佐以牛膝、地龙、丹参、益母草、土茯苓，祛瘀生新，解毒化浊。然本病虚劳水毒顽疾，邪痼瘀深，治疗后症状虽然有所改观，但血压仍居高不降，说明肾内瘀浊未能得到祛除，故二诊加入生水蛭粉。《本草汇言》："水蛭，逐恶血、瘀血之药也。"《医学衷中参西录》曰："水蛭……破瘀血不伤新血……纯系水之精华生成……于气分丝毫无损……而瘀血默消于无形，真良药也。"今前效方再加水蛭以增益祛菀陈莝，化瘀生新之力，则瘀浊得消，水毒可去，肾功能迅速得到改善。尿毒一解，则血压也随之下降。由此说明，水蛭对祛除肾内瘀浊、改善肾功能衰竭具有良好的作用。辨证准确，方证合拍，顽疾得愈。

（2）慢性肾功衰竭案

陈某，女，74岁。

2018年8月4日，因"头晕时作20年加重2月余"来诊。既往高血压40年，最高血压200/120mmHg。口服氨氯地平5mg，每日1次；比索洛尔5mg，每日1次，血压波动于140/80mmHg左右。近2个月来服降压药后疗效不显，血压波动于180/120mmHg左右。慢性肾脏病5期——良性小动脉性肾硬化症确诊2年余。近日查：血红蛋白98.00g/L，血细胞比容30.30%，钾5.44mmol/L，尿蛋白定量2602.80mg/24h，尿素氮25.96mmol/L，肌酐353.0μmol/L，尿酸721.0μmol/L。长期口服海昆肾喜胶囊2粒，每日3次；活性炭片3片，每日3次；碳酸氢钠片1片，每日2次。确诊干燥综合征2月余，曾口服羟氯喹、白芍胶囊，口干无汗症状无改善。

来诊时症见：头晕，精神欠振，面色无华，食欲不振，入睡困难，睡后易醒，难再入睡，口干，脑鸣，耳鸣，气短乏力，走路不稳欲跌仆，腰以下冷，畏寒明显，纳可，小溲频，大便干。舌质紫暗，舌苔白腻，脉沉弦滑。

西医诊断：高血压3级（极高危），慢性肾脏病5期，胃癌术后，左侧输卵管癌术后，高钾血症。

中医诊断：眩晕，虚劳，水毒症。

辨证：阴阳俱损，阴虚阳亢，瘀浊内滞。

治法：补脾肾阴阳，祛瘀滞湿浊。

处方：白术15g，茯神20g，熟地黄30g，墨旱莲20g，龟甲15g，白芍15g，桑寄生30g，山药30g，杜仲15g，菟丝子15g，牛膝15g，地龙15g，丹参15g，益母草30g，土茯苓30g，首乌藤30g。每日1剂，水煎服。生水蛭粉3g，装胶囊，每日分2次吞服。

外用灌肠方：大黄20g，牡蛎50g，蒲公英30g，炮附子15g，芒硝15g。每日1剂，水煎，保留灌肠。

8月14日二诊：睡眠好转，食欲渐增，畏寒好转，仍觉头晕，血压170/110mmHg。考虑瘀浊太盛，宜活血利水降压，增生水蛭粉至5g，装胶囊分2次吞服。

8月24日三诊：诸症明显好转，血压150/95mmHg。实验室检查：尿微量白蛋白671.4mg/L，尿 β_2 微球蛋白25203μg/L；钾4.09mmol/L；尿素氮18.75mmol/L，肌酐300μmol/L，尿酸547μmol/L。继续治疗。

9月5日四诊：诸症进一步好转。复查肾功能：Cr 245μmol/L，BUN 15.70mmol/L。血压140/90mmHg。继续治疗。

9月16日五诊：自觉轻度乏力，余无任何不适。复查肾功能：Cr 174μmol/L，BUN 10.8mmol/L。血压135/85mmHg，尿PRO（-）。

继续治疗1月余，诸症正常。复查肾功能：Cr 135 μmol/L，BUN 7.8mmol/L。血压130/80mmHg。

（3）肾病综合征案

梁某，男，48岁，瓦房店市太阳乡农民。

2年前因高度浮肿于瓦房店市中心医院诊断为"肾病综合征"。曾用泼尼松、环磷酰胺，效果不明显。又服用大量中药，也未见病情好转。

来诊时症见：面色苍白虚浮，一身悉肿，下肢尤甚，语声低微，肚腹胀满，畏寒肢冷，倦怠乏力，纳呆食少，小便不利，舌体胖大，质暗淡，边有齿痕，苔白滑，脉沉迟涩。化验：尿蛋白（＋＋＋＋），红细胞0~2/HP，白细胞0~2/HP，颗粒管型0~1/HP，透明管型0~1/HP，24小时尿蛋白定量5.8g，血浆白蛋白20g/L，血浆胆固醇8.1mmol/L。

诊断：水肿（肾病综合征）。

辨证：脾肾两虚，风毒瘀滞。

治法：培补脾肾，化瘀利水。

处方：水蛭粉5g（冲服），熟地黄30g，山药20g，山茱10g，茯苓30g，泽泻15g，黄芪30g，白术15g，炙附子10g（先煎），僵蚕15g，地龙15g，当归15g，鸡内金15g，砂仁5g。每日1剂，水煎服。

服药半月后，尿量增加，水肿渐消，仍觉畏寒。改炙附子15g。

1个月后，诸症好转，复查尿蛋白（＋）。改炙附子10g，白芍15g。

3个月后，患者自行来诊，面露喜色，水肿基本消退，体力渐复，纳可便调，舌淡胖，苔白滑，脉沉细。实验室检查：

尿蛋白（-），24小时尿蛋白定量0.5g，血浆白蛋白30g/L，血浆胆固醇4.8mmol/L。前方去泽泻，以期全功。

（4）肺心病案

刘某，男，64岁，庄河市政府干部。

久患咳喘顽疾，于7年前确诊为肺心病，屡治屡发，每年需住院3～4次。现喘咳胸闷，咳大量白稠泡沫痰，胸闷气短，不能平卧，呕恶纳呆，腹胀便燥，口干不欲饮，夜尿频繁，舌淡红隐青，苔花剥少津，脉弦滑无力兼结代。

诊断：肺心病。

辨证：气阴两虚，痰瘀胶结。

治法：益气滋阴，化瘀祛痰。

处方：水蛭粉5g（冲服），山药30g，炒莱菔子25g，肉苁蓉15g，黄精15g，葶苈子15g，紫菀15g，知母15g，姜半夏10g，僵蚕15g，鸡内金15g。每日1剂，水煎服。

服药10剂，加减治疗3月余，诸症好转，病情稳定。

（5）慢性前列腺炎案

杨某，男，38岁。

近5年来，腰骶部酸痛，少腹胀痛不适，尿后余沥，时轻时重，偶有"滴白现象"，性功能减退，多有早泄。曾经各大医院多次前列腺液检查，诊断为"前列腺炎"，经静脉滴注及口服多种抗生素治疗无效。后经中医治疗，或补肾壮阳，或清热利湿，并无少效，反致诸症加重。近日又因性功能减退而服用补肾壮阳之剂。来诊时除上述症状外，尚见情绪烦躁、面赤唇紫、舌红、苔薄黄、脉弦大有力。

诊断：精瘀，精浊。

辨证：败精瘀阻，肝郁血滞，兼夹热毒。

治法：通精化浊，疏肝活血，清热解毒。

处方：水蛭粉6g（冲服），柴胡10g，当归15g，白芍15g，生甘草15g，知母15g，蜈蚣3条，地龙15g，鸡内金15g，山药20g，牛膝15g，蒲公英50g，黄柏15g，虎杖15g。14剂，每日1剂，水煎，早晚分服。嘱忌辛辣、久坐及壮阳药物；避免色情刺激，性生活顺其自然；可配合热水坐浴。

二诊：腰骶部及少腹疼痛不适感明显减轻，排尿顺畅，自觉口干，性功能无明显改善，舌红，苔薄黄少津，脉弦大。前方加生百合20g，20剂，水煎服。

三诊：诸症均缓解，性功能基本正常，舌质红，苔薄白，脉弦缓。前方去黄柏，改蒲公英为30g，守法继进以巩固疗效。

（6）脉管炎案

王某，男，45岁，机床附件厂工人。

3年前患左下肢血栓闭塞性脉管炎，经治缓解。近日又复发并加重，左足趾已经变黑，渐趋坏死，局部疼痛剧烈，夜间尤甚，辗转呻吟，难以入寐，形体盛壮，舌紫暗少津，脉弦。

诊断：脉痹（血栓闭塞性脉管炎）。

辨证：瘀毒痹阻，血热津亏。

治法：逐瘀通痹，凉血滋阴。

处方：地龙15g，牛膝15g，赤芍15g，水蛭粉6g（装胶囊吞服），丹皮15g，当归15g，玄参15g，毛冬青30g，生地黄15g，甘草15g，丹参15g，鸡血藤30g。水煎服，每日1剂。

患者3年前发病曾用过水蛭治疗，疗效较好。此次因为疼痛剧烈，自行服用水蛭胶囊50粒（每粒0.4~0.5g），每日2次，连用1周，疼痛大减，已经能够忍受，病趾由黑转为紫红，且无明显不良反应。唯觉服药后胃脘胀满，移时则愈。

又经2个月调理，病情痊愈。由此说明，水蛭在用量上还有可以商酌的余地，然此鲁莽过量之剂，终不足为法，仍以小量连服或递加为宜。

（三）蜂房

攻毒疗疮消癌肿，壮阳起痿露蜂房。

蜂房俗称马蜂窝，为胡蜂科昆虫大黄蜂或同属近缘昆虫的巢；全国均有，南方较多，均为野生；全年可采，但常以秋、冬二季采收；晒干或蒸，除去死蜂、死蛹后再晒干，剪块生用或炒用；入药又名露蜂房、蜂肠、蜂巢、百穿等。

蜂房药用首载于汉代的《神农本草经》，被列为中品。蜂房微甘，微咸，性平，有小毒，归肝、胃经。其体轻窜散，可内可外，功能祛风镇痛、攻毒散结、杀虫止痒、温肾壮阳、止咳平喘。临床用于：①疮疡肿毒，乳痈，瘰疬，顽癣瘙痒，癌肿。本品能攻毒杀虫、攻坚破积，为外科常用之品，可单用，但更常与解毒消肿生肌药配伍应用。②风湿痹痛，牙痛，风疹瘙痒。本品质轻且性善走窜，能祛风止痛、止痒而奏效。③蜂房还可用治阳痿、肾虚精少。④用治喉痹、咳喘等症。气虚血弱者慎服。内服煎汤5～10g，研末2～5g；外用适量，煎水洗、研末撒或调敷。

中医历代方药书中收载的关于蜂房的方剂，大多是治疗瘰疬、痈疽、疔疮之疾的。如梁代陶弘景《名医别录》中的"蜂蛇散"，露蜂房与蛇蜕、乱发配伍，治恶疽、附骨痈初起，红肿疼痛。《日华子本草》中载，蜂房"治牙齿疼、痢疾、乳痈、蜂叮、恶疮"。

宋代《太平圣惠方》中的"蜂房膏"，露蜂房与蛇蜕、玄参、黄芪、杏仁、乱发、黄丹等，共熬制成膏药，外用治疗瘰疬（即颈淋巴结结核）所出现的结核出头、脓水不干、疼痛难忍之症。妇科的乳痈即急性乳腺炎，古人称之为"妒乳"。宋代周应的《简要济众方》中有"蜂房方"，以单味露蜂房水煎服。今人常与蒲公英、皂角刺、白芷、当归等配伍，疗效更佳。明代医家李时珍《本草纲目》中说："露蜂房，阳明药也。外科、齿科及他病用之者，皆取其以毒攻毒，兼杀虫之功耳。"

部分医家亦有新论，如唐代陈藏器《本草拾遗》有"灰之，酒服，治阴痿"的记载。明代兰茂《滇南本草》："治一切虚证、阳痿无子，采服之。"李时珍《本草纲目》中说："阴痿，用蜂房烧末，新汲井水服二钱。"提出蜂房尚有补益之性。

石师祖父，国家名老中医石春荣临床擅用蜂房治疗顽疾，屡获奇效。石老治疗骨髓炎、骨结核、骨折延迟愈合或不愈合等顽固性骨科疾患，常用蜂房、大蚂蚁、土鳖虫为君，辅以鹿茸、酒当归、酒白芍、五加皮、怀牛膝、熟地黄、续断、白及、丹皮等补益肝肾、强壮筋骨、生肌敛疮之味，可收良效。石老喜用蜂房温补强壮之能治疗男子精弱、精少不愈、阳事不兴，以及女子带下宫寒等脾肾阳虚之患，并常言露蜂房为调补阳明极效之药，以其飞升走散活漫之性，而行温运脾胃阳气之能，阳明虚而致阳痿者用之最宜。石老认为，调补阳明治疗阳痿之法，实针对阳明虚而致阳痿之患而设。经曰"前阴者，宗筋之所聚，太阴阳明之所合也"（《素问·厥论》）；"阳明者，五脏六腑之海，主润宗筋"（《素问·痿论》）。所以，阳明之气血亏虚或功能失调，皆可致后天气血乏源，难以灌养宗筋脉络，而成阳痿之疾。故《素问·痿论》有"阳明虚则宗筋纵"，"治痿者独取阳明"之论。而调补阳明之法，即遵经旨，通过补益强养调畅阳明，以恢复温养荣润宗筋之能，而使宗筋强健，阳道以兴。石老调补阳明验方名"九蜂补中汤"，方中即以九香虫、露蜂房为主药，再辅以黄芪、党参、补骨脂、白术、女贞子等药，每获良效。

当代著名虫药专家国医大师朱良春先生善用蜂房为主药，治疗风湿性关节炎、类风湿关节炎、强直性脊柱炎及增生性关节病等痹病。此类疾患凡属症情较重、迭治缠绵不愈者，朱老在治疗时，皆以益肾壮督扶正治本，蠲痹通络祛邪治标，收到满意的效果。朱老据此创制了"益肾蠲痹汤（丸）"。从应用于临床200例的疗效分析来看，其有效率为98%，痊愈率为75%。方药组成有蜂房、炙僵蚕、炙乌梢蛇、炙地鳖虫、炙蜈蚣、炙全蝎等蠲痹通络剔邪之品，再益以熟地黄、当归、淫羊藿、鹿衔草、肉苁蓉、甘草等益肾壮督、扶正强壮筋骨之味，顽疾可消。另外，朱老常用由蜂房、全蝎、壁虎、僵蚕等组成的"消瘤丸"治疗肿瘤类疾患，有一定的控制作用，尤其对喉癌、鼻咽癌、淋巴结转移癌等效果较好。

《验方新编》中的"乳癌散"亦以蜂房为主药。已故江苏省中医研究所樊天徒先生曾指出："蜂房、全蝎、蜈蚣、守宫等品，对某些恶性肿瘤有一定作用。"近几年来，各地将蜂房用于治疗癌肿的报告日益增多，由此可知，蜂房在治疗癌肿恶核方面是很值得深入探索的一味药品。

有报道称，南京铁道医学院附属医院研制的功能解毒疗疮、散肿定痛、蠲痹通络效方"四味解毒丸"，由炙蜂房、䗪虫、全蝎、蜈蚣各等份，研细末，水泛为丸，如绿豆大，每服3g，每日2次，外科使用多年治疗骨结核、骨髓炎、关节炎等顽疾，疗效满意。

哈尔滨市中医学术经验继承小组指出，骨结核乃痰毒凝结为患，治之必须开其腠理，解其寒凝，气血乃行，毒亦随之而消，自无不愈。其自拟方"蜂房散"（蜂房、蛇蜕、蝉蜕、僵蚕、血余炭、熟地黄，黄酒为引），治骨结核无漏孔者最合，体虚者可减小剂量，并配合阳和汤，收效显著。

据《中草药》杂志载：李卿等用露蜂房与淫羊藿、菟丝子、炙首乌等中药配伍，治疗男性不育症（包括弱精症、死精症、精子畸形等），疗效确凿。临床经验证明，呼吸道感染性的疾病，如慢性支气管炎、百日咳、过敏性哮喘等，以露蜂房为君药的方剂，对其有抗炎和镇咳的作用。现代药理研究也证明，露蜂房的提取物对葡萄球菌、痢疾杆菌、伤寒杆菌等有一定的抑制作用。应用露蜂房、蒲公英、皂角刺、忍冬藤等制成的"口腔炎喷雾剂"，用于口腔炎、口腔溃疡、咽喉炎等症，具有清热解毒、消炎止痛的功效。

蜂房的现代药理作用：①抗炎、镇痛作用：实验证明，露蜂房水提取液对急性和慢性炎症均有抑制作用；其镇痛作用则主要对慢性疼痛有效。露蜂房水提取液对实验动物急、慢性炎症均有显著抑制作用。②对心血管系统的作用：露蜂房提取物有降压、扩张血管及强心作用。③促凝血作用：露蜂房的水、乙醚、丙酮和乙醇提取物均有显著的促凝血作用。④抗菌作用：露蜂房对葡萄球菌、痢疾杆菌、伤寒杆菌有一定抑制作用。⑤抗癌作用：露蜂房体外实验能抑制人肝癌细胞，对胃癌也有一定抑制作用。

石师临床擅用露蜂房治疗多种肿瘤疾患，其研发的"解毒消瘤丸"即以蜂房、蛇蜕、蜈蚣、僵蚕、水蛭为主药，用以攻坚消积、解毒散结，治疗多种恶性肿瘤初期毒邪壅结、正气未伤者，收到较好疗效。石师还积极汲取现代医学、药理学研究成果，选择蜂房极好的抗病毒功效，配合同样有良好抗病毒作用的白僵蚕，临床用以治疗病毒性肝炎，以及其他病毒所致的疾患，屡获佳效。石师明确指出，僵蚕、蜂房的抗病毒作用，明显好于大青叶、板蓝根、金银花等。石师临床还常用蜂房、僵蚕、蝉蜕为主药，治疗疖病、扁平疣、银屑病、脓疱疮等疾病，收效甚捷。

验案举隅

（1）乙肝肝纤维化案

徐某，男，47岁。2004年3月2日初诊。

患者乙肝"小三阳"十余年。1个月前查肝功能正常；B超示肝纤维化，脾大；白细胞计数低。大便一日多次、不成形，舌淡红苔薄，脉弦细。

辨证：毒瘀互结，肝脾两伤。

处方：蜂房15g，僵蚕15g，茯苓20g，灵芝30g，炒白芍15g，当归15g，墨旱莲30g，鸡血藤30g，仙鹤草15g，白术15g，山药20g，生麦芽20g，鸡内金15g，虎杖15g，甲珠粉（冲服）5g。每日1剂，水煎服。

服药2周，大便已成形，日1次。查血常规：白细胞恢复正常。再用前方加减服用两月余，复查B超肝脏回声正常，脾脏较前缩小。

按语：乙肝病毒携带者常导致肝脏慢性损害，肝失疏泄，气血运行失常，瘀血内生，毒瘀绞结，肝病犯脾，致肝脾两伤。治疗应调补肝脾与化瘀解毒并重。蜂房、僵蚕等虫类药能化瘀解毒通络。现代药理研究也证实，其有抗病毒、抗纤维化作用。且其药性平和不伤肝阴，兼具补益之性。

（2）支气管哮喘案

姜某，女，32岁，农民。

患哮喘十余年，起初表现为冬季发作比较频繁，入夏以后逐渐缓解。近年来，哮喘大发作次数逐渐增加，入夏以后亦有发病，体力衰退。平素亦觉呼吸不利，气短懒言，背冷畏寒，常年离不开必可酮和喘乐宁气雾剂。昨日哮喘又发来诊，症见喉间哮鸣，辘辘有声，呼吸困难，不能平卧，舌淡，苔白滑，脉弦缓。

辨证：阳虚饮停，风痰交阻。

治法：温阳化饮，祛风涤痰。

处方：蜂房15g，桂枝15g，茯苓15g，五味子10g，干姜10g，细辛5g，炙甘草15g，半夏10g，桃仁10g。

3剂后，哮鸣缓解，已能平卧，呼吸仍觉不畅。前方去半夏，加白术20g、熟地黄30g、陈皮10g。

前后共调治2月余，诸症皆愈，体力大增。随访半年，无复发。

按语：支气管哮喘乃肺肾同病之患，风痰瘀阻于肺，肺不主气是为标；肾阳肾精亏于下，肾不纳气是为本。蜂房一味，既能祛风涤痰以治其标，又能温阳益肾以固其本，标本兼治，两擅其功，结合辨证用之于本病，疗效倍增。

（3）不育症案

张某，男，29岁。2004年3月20日初诊。

婚后3年不育，查精液常规：液化时间50分钟。时有腰痛，会阴坠胀，尿后滴白，舌暗红，有瘀点，脉弦。

西医诊断：慢性前列腺炎，不育症。

辨证：下焦瘀血湿热蕴结，煎灼阴精。

处方：柴胡10g，白芍15g，当归15g，何首乌30g，熟地黄20g，杜仲15g，蜂房10g，鸡内金15g，红花10g，牛膝10g，盐黄柏15g，知母15g，山药20g。每日1剂，水煎服。

服药14剂，腰痛、会阴坠胀、尿后滴白均减。再加减服药30余剂，查精液常规：液化时间30分钟，自觉无明显不适。半年后来告，妻已怀孕。

按语：慢性前列腺炎是导致不育症的重要原因。前列腺液是精液的重要组成部分，前列腺液异常，常导致炎性精液或精液液化时间延长，从而导致不育。中医认为，瘀血、湿热蕴结下焦，煎灼阴精，如火上熬粥，久之必致精液浓稠，液化时间延长。故治之既要釜底抽薪，化瘀清热；又要粥中添水，滋阴养精。蜂房以飞升走散之性可散下焦之瘀血、湿热，补肾养精，一举两得。

（4）阳痿案

王某，男，31岁。2002年3月21日初诊。

患胃病十余年，西医诊断为"慢性胃炎、十二指肠球部溃疡"。半年前，又发阳痿，伴胃脘胀闷，痞满纳呆，气短头晕，时有嗳气，形体消瘦，舌淡嫩，苔白厚，脉细缓略弦而无力。服六味地黄丸、三肾丸类药物，不效。

辨证：阳明虚衰。

处方：炒蜂房10g，九香虫10g，黄芪15g，人参5g，补骨脂15g，白术15g，女贞子10g，桂枝10g，白芍15g。每日1剂，水煎分2次服。

服上方8剂，阳事渐举，胃病亦见好转。又加减服药10余剂，喜述阳痿已愈，胃病亦大见好转。

按语：露蜂房甘平，"入阳明经"（《本草纲目》），"灰之，酒服，主阴痿"（《唐本草》），为调补阳明妙药，以其飞升走散活泼之性，而行温运脾胃阳气之能，阳明虚之阳痿者用之最宜。

（5）过敏性鼻炎（多涕症）案

单某，女，32岁，供暖公司干部。

患鼻病10年之久，多嚏如狂，但无鼻痒，鼻塞不通，涕出奇多，清稀似水，难以控制，经常自行淋漓而出，工作时常以棉球塞鼻，痛苦异常。起初应用西药滴鼻净每可取效一时，后来再用亦渐转失灵。平素体虚，易感冒，畏寒便溏，口干喜热饮，鼻甲肥大，舌淡苔白，脉细。

诊断：过敏性鼻炎（多涕症）。

辨证：肺脾虚寒，风邪上犯，肺窍留邪。

治法：补肺健脾，疏风散邪，宣畅肺窍。

处方：补中益气汤合玉屏风散化裁。

黄芪30g，白术15g，党参30g，防风10g，升麻5g，柴胡5g，辛夷10g，细辛3g，煨乌梅10g，白芍15g，甘草15g。14剂，水煎服。

二诊：体力渐增，畏寒、便溏好转，然鼻病依然。一筹莫展之际，豁然忆及朱良春老先生曾用蜂房治疗"清水样带下"，殊多神效，移用于此治疗"清水样涕下"，或可建功。便于前方加蜂房10g，以观后效。

进药7剂，诸症大减，喷嚏偶发，清涕已减十之七八，患者欣喜异常。继续以前方加蜂房15g，蝉蜕10g，桂枝6g。继续调治月余，诸症皆愈。1年后来诊他病时告知，鼻症未再复发。

按语：过敏性鼻炎非常常见，尤其是夏季，花粉比较多，

粉尘也比较多，很多人对这些物质过敏，会出现严重的过敏反
应。过敏性鼻炎发病率较高，很多人只能靠激素类药物维持。
因为很多过敏原就是生活中的物质，无法避免，只能长期服用
抗过敏药物治疗，往往效果不太好，其副作用也为广大患者所
忌惮。中药治疗过敏性鼻炎疗效肯定。中医耳鼻喉科泰斗，国
医大师干祖望老中医治疗过敏性鼻炎效果很好，其总结了很多
行之有效的方剂，目前在临床上仍广泛应用。干老认为，过敏
性鼻炎的发生是夙疾和新感时邪共同为患，所以缠绵难愈，反
复发作，给广大患者带来痛苦。过敏性鼻炎一般无特定的方
剂，只能根据不同的患者辨证施治，才能取得好的疗效。本案
过敏性鼻炎异于他患，尤以涕出奇多，清稀似水，难以控制，
经常自行淋漓而出。故以多涕症论治，中医辨证为脾肺气虚，
卫外不固，营卫失和，肺窍留邪，水液运化失常，化为鼻涕。
初用补中益气汤合玉屏风散化裁，亦为堂堂正治。然风邪夹毒
久滞入络，难散难除，用药后仍未见效。故二诊加以蜂房，因
其质轻且性善走窜，能祛风散邪、解毒止痒。明末清初医家刘
若金的《本草述》中，有露蜂房"治积痰久咳"的药理发挥。
石师有感于临床，对呼吸道感染性的疾病，如慢性支气管炎、
百日咳、过敏性哮喘等，应用以露蜂房为君药的方剂，有较好
的作用；又因蜂房质轻扬，善走表达里，能温运脾肾阳气，脾
肾阳气疏运则水道复常，清涕自除。蝉蜕治疗风疹瘙痒的作用
被皮肤病的专家们所青睐，是中医著名的"脱敏药"，常用于
荨麻疹、过敏性鼻炎、过敏性紫癜、药疹、接触性皮炎等过敏
性疾病。本案辅佐蜂房用以治疗过敏性鼻炎多涕顽疾，其效
若神。

（四）黑蚂蚁

强筋壮力黑蚂蚁，搜剔筋骨疗顽痹。

我国是食用和药用蚂蚁最早的国家之一，距今已有三千多年的历史。《周礼·天官》中就有用"蚳"（即蚂蚁的卵）制成"蚳醢"的记载。《礼记·内则》中亦有"腶修蚳醢，脯羹兔醢，麋肤鱼醢"的记载。此皆说明用蚂蚁的卵制成的酱是当时帝王的膳食珍馐。早在汉代，民间即有用蚂蚁制成"金刚丸"，来补虚扶正，治疗筋骨软弱的虚损之疾。唐代刘恂的《岭表录异》中说："交广溪峒间酋长，多取蚁卵，淘泽令净，卤以为酱，或云味酷似肉酱，非官客来友不可得也。"

最早将蚂蚁收入的本草，是唐代药学家陈藏器的《本草拾遗》。书中在记述蚂蚁的形态及治疗作用时说："独角蚁功用同赤翅蜂，主治蜘蛛咬及疗疳病，烧令黑和油涂之。"明代大医药学家李时珍是蚂蚁药用研究的集大成者，其在《本草纲目》中，对蚂蚁的生活习性、性味、毒性、药用、食疗等作了详述："蚁，释名玄驹，大者为昆蜉，亦曰蚂蚁……其卵名蚳，山人掘食之。蚁力最大，能举等身铁，人食之能益气力，泽颜色。"

蚂蚁是补益类的虫药，性味咸、平，无毒（或曰有小毒），内服益气养元、祛风除湿，外用消肿解毒，常用于虚损、顽痹、久痹、蛇咬伤、疗毒肿痛等症。清代医家赵学敏在《本草纲目拾遗》中说山蚂蚁子："近行伍中营医以此合壮药，颇效。益气力，泽颜色。"

石师祖父，国家级名老中医石春荣临床擅用虫类药，而于外科、伤科尤喜用大蚂蚁。石师于80年代整理石春荣老中医的中医伤科用药经验时，即较系统地搜集总结了石老临床运用虫类药，尤其是应用大蚂蚁的独到经验。因为在此之前，中医文献鲜见论及大蚂蚁者。石师曾言，遍查中医中药典籍，鲜见有关于大蚂蚁的较详细的临床记载，只有《本草纲目》中稍有简述。而《四川中药志》的点滴记载，却将其列为清热解毒之品。石师在长期的临床实践中体会到，大蚂蚁味咸略酸，可入少阴、厥阴之经而峻补。黑赤皆可入药，以产于山中黑大者为上品，取其黑咸入肾，硕大效强。言之大蚂蚁有过顶之力而性如将军，常见其持重于本身数倍之物过顶而远行。故云此物有过顶之力，能益精骨、强筋壮力、善搜剔而通络托瘀，可疗虚损、托瘀外达、通络逐风，虚损夹瘀者用之神效。其补益之力又可兴阳起痿。石师尝谓："顽疾久损，五内俱伤者，必致瘀血久滞，沉痼难消。正气虚极而夹瘀者，宜用蛇蚁诸虫为治，临证效用以大蚂蚁为最，取其走窜之性直达病所，搜剔之性以除滞痼也。""诸虫用于治伤，多能逐瘀剔邪于筋骨之间，以其善走效宏。用于骨折久不愈合，骨伤塌陷难复，诸般虚损夹瘀，筋痿骨痹风毒，均有奇效。"此外，尚提及蚁卵名蚳，功似蚂蚁而补益之力更胜，古人多食之，名蚳醢，"味似肉酱，非尊贵不可得也"，今南人亦有食之者。

石师以香油将黑蚂蚁在锅内用微火烘炒至干黄，或用土瓦焙干，即可研末备用，疗效亦佳。初服常规剂量，3~5日后可增量2~5倍，临证自当辨证而灵活掌握。石师亦用大蚂蚁以水烫后晒干，炒黄，拌等量白砂糖，共研细末备用。或酒浸晒干后，再如上制用，兴阳逐瘀之力尤捷。

石师治疗伤科顽疾大症（骨折延迟愈合或不愈合、骨坏死及部分骨病）时，针对肝肾精血大伤，正气亏极的病机，亦喜在用紫河车、鹿茸、龟甲胶等血肉有情之品峻补的基础上，辨证加用大蚂蚁而收功。

石师回忆，在20世纪90年代，经常于集市草药及卖蚂蚁药材的药贩处，看到其参编的《吉林省名老中医经验选集》一书中关于蚂蚁药材功效的复印件。讯之曰：为了卖药想做些药性介绍，只有此书有相关内容且介绍详尽。

当代风湿病专家吴志成以蚂蚁为君药，治疗上万例类风湿关节炎、强直性脊柱炎等疾病，疗效显著，是为临床应用蚂蚁药材大有心得者。其可使类风湿因子转阴，血沉下降，关节肿胀、晨僵症状缓解或痊愈。

又据《广西医学》杂志报道，哈萨克族用其治疗风湿痹证，除内服蚂蚁胶囊外，常配合蚁穴泥蒸浴外洗，有消除关节肿胀、减轻疼痛、恢复功能的疗效。"蚂蚁壮骨酒"用蚂蚁与天麻、仙茅、枸杞子、何首乌、三七、蜈蚣等共浸黄酒制成，是扶正补虚、祛风除湿的佳酿。

近年来，对蚂蚁药材的临床和实验研究渐趋丰富，并认识到蚂蚁还是治疗病毒性肝炎、肝硬化的主选虫药。临床经验表明，蚂蚁与黄芪、郁金、茵陈、三七、鳖甲等中药配伍，对慢性乙肝、肝硬化患者的症状消除、体征改善、肝功的恢复等，都有满意的疗效。北京肿瘤医院用蚂蚁的提取液体，与放疗、化疗联合应用于癌症患者，明显减轻其放化疗的副作用，并改善患者的食欲，减轻疼痛，提升白细胞数量，延长患者的存活时间。

蚂蚁扶正祛邪，古人常用其治疗"虚劳"，如肺结核、贫血、脱发、白发、产后乳少、月经不调等症。今人用蚂蚁制剂治疗男性性功能障碍，如阳痿、早泄、遗精等，常常有植物类或矿物类中药难以比拟的功效。古人亦用黑蚂蚁治疗痹病。现代免疫学分析显示，蚂蚁制剂对人体的免疫功能具有适应原样的双向调节作用，其既是广谱的免疫增效剂，又是安全的免疫抑制剂，对类风湿、红斑狼疮、硬皮病、皮肌炎等结缔组织病有较好的疗效。

广西中医药大学药学院曾对在树上作巢的拟黑多刺蚁进行了为期8年的药理学实验。该实验表明黑多刺蚁有抗炎、护肝、平喘、解痉、镇静等作用。黑多刺蚁是经卫生健康委员会批准的唯一有药、食两用价值的蚂蚁。

现在中医临床蚂蚁入药，多为蚁科蚁属动物黑蚂蚁的成虫。其主产自东北，全国大部分地区均有分布，多在春、秋季捕捉，捕后晒干，置通风干燥处，防虫蛀，防霉变。蚂蚁入药性味酸、咸、平，功能滋补强壮、祛风除湿、清热解毒。用量为2~5g，内服多研末入丸散或酒浸用，外用适量。

验案举隅

（1）混合性结缔组织病案

王某，男，52岁，工程师。2003年4月23日初诊。

四肢关节肌肉肿胀、疼痛，皮肤多发红斑、结节3年。患者6年前不明原因四肢关节肌肉肿胀、疼痛，四肢末端先变白后变紫，并出现麻木、疼痛感，片刻后又变潮红，受凉时上症明显加重。于当地医院疑诊为"类风湿关节炎，系统性红斑狼疮，雷诺现象"。后经北京协和医院诊断为"混合性结缔组织病"，并给予激素及免疫抑制剂等西药治疗，病情一度有所缓解，而后病情又逐渐加重，四肢关节肌肉持续性肿胀、疼痛，周身皮肤青紫，皮下多发瘀斑及结节，畏寒明显，消瘦，乏力，精神萎靡，食欲不振，大便略溏，小便清长，舌质紫暗，边有瘀斑，苔薄白，脉细弱。

诊断：混合性结缔组织病。

辨证：阳虚阴损，瘀毒留滞，充斥内外。

治法：扶阳益阴，化瘀剔毒。

处方：蚂蚁粉10g（冲服），熟地黄30g，淫羊藿15g，白术15g，山药20g，当归15g，鸡血藤30g，茯苓15g，灵芝30g，黄芪30g，鸡内金15g，秦艽15g，炙甘草15g，白芍15g。

二诊：2周后，自觉周身关节较前舒展，肌肉肿胀、疼痛稍减，纳可，便调。效不更方，改蚂蚁粉15g。

三诊：1个月后，四肢关节肌肉肿胀、疼痛明显减轻，皮下瘀斑及结节逐渐消退，畏寒已不明显，食欲正常。改蚂蚁粉20g。

四诊：3个月后，四肢关节肌肉肿胀及疼痛已不明显，皮下瘀斑及结节消退大半，四肢末端肤色由黑紫转为淡紫，皮温由凉转温，雷诺现象仅在冷水洗手时出现，体力、精神状态均好转。改为蚂蚁粉10g（冲服），配合金匮肾气丸、乌鸡白凤丸长期服用。

1年后随访，关节受凉时觉轻度疼痛，全身状况良好，已经恢复正常工作。

按语：混合性结缔组织病是一种同时或先后出现多种结缔组织病症的疾病。西医认为，本病病因及发病机理尚未明确，其发病因素可能和遗传与免疫紊乱有关，治疗上目前还缺乏疗效满意的药物。中医认为，本病之发生内因多责之于先天禀赋不足，阴阳气血亏虚或失衡，加之外邪诱发，导致邪毒（风毒、寒毒、热毒、瘀毒）内生，阻滞于脏腑、经络而为病。蚂蚁，一方面是一味温和的滋补良药，具有很强的补益肝肾精血之功；另一方面，蚁类走窜之性甚著，又能够疏通脏腑、经络的瘀滞邪毒。研究证实，蚂蚁不仅是一座微型动物营养宝库，而且还是一种免疫增强剂、免疫抗衰老剂及免疫调节剂。用之于本病能够扶正祛邪、标本兼顾。验之于临床，以蚂蚁为主，结合辨证，取得了满意的疗效。

（2）干燥综合征案

王某，女，63岁，退休职员。2007年4月15日初诊。

口眼、阴道干燥6年，加重2年，伴乏力、纳呆、便秘。患者于55岁闭经，闭经2年后出现眼睛干涩、灼热，视物模糊，常需点眼药水，继之出现口干舌燥，进食干食时吞咽困难，需汤水送下，不久自觉阴道干涩不适，周身皮肤干燥，并伴乏力、纳呆、胸闷气短，夜寐不安。上述症状逐年加重，就诊于大连市多家医院，实验室检查血常规、尿常规、肝功能、肾功能均正常，抗SS-A、SS-B抗体均呈阳性，类风湿因子（RF）阳性，抗ds-DNA抗体阴性。诊断为"原发性干燥综合征"，予维生素E、维生素B_1、维生素B_{12}、维生素C等口服，口服泼尼松片20~30mg/d，人工泪液等方法治疗，有所好转。但停用泼尼松片则病情反复，并逐渐加重。体格检查：眼睛干涩，球结膜轻度充血，角膜有浅表小溃疡，口舌干燥，阴道干燥，无分泌物，舌质红绛少苔，脉弦细稍数。

诊断：干燥综合征。

辨证：禀赋不耐，肝肾阴虚，失于濡养。

治法：滋补肝肾，通络润燥，清热解毒。

处方：蚂蚁粉10g（冲服），生地黄30g，丹皮15g，茯苓15g，泽泻15g，山萸肉15g，山药20g，黄精15g，僵蚕10g，玄参20g，枸杞子20g，白术15g。7剂，水煎服。

二诊：口眼干燥减轻，乏力及食欲改善，二便调，但夜寐欠安，皮肤干燥，胸闷气短，阴道干涩。前方加白芍20g，石斛15g。

服上方治疗2个月，症状均有改善。改为六味地黄丸口服，加蚂蚁粉10g冲服，每日2次。

按语：干燥综合征是以眼、口腔黏膜及皮肤干燥合并关节炎或系统症状为特征的自身免疫性疾病。本病病因尚不明确，现认为有遗传因素学说、病毒感染学说。本病的发病机制尚未完全明了，西医目前尚无特效治疗办法，主要是以对症及替代处理为主。中医辨证施治，可取得较好的疗效。蚂蚁是补益类虫药，性味咸、平，有小毒，内服益气养元、祛风除湿，外用消肿解毒，常用于虚损、顽痹、久痹等病。现代药理研究表明，蚂蚁含丰富的蛋白质（高达67%），有26种游离氨基酸和17种水解氨基酸，以及棕榈酸、油酸、亚油酸、维生素A、B、C、D、E及叶酸等；还富含31种微量元素，尤以锌、磷、铁、钙、锰、铝、镁等含量最为丰富，是一般动物所难以比拟的。《本草纲目拾遗》曰山蚂蚁子："近行伍中营医以此合壮药，颇效。益气力，泽颜色。"

（3）脑震荡后遗症案

朴某，女，51岁。

患者4年前乘坐手扶拖拉机时，在急转弯处向后摔下，跌伤后头部，当即昏迷，20余分钟后方有知觉。抬送至当地医院，诊为"脑震荡"，住院治疗20余日仍有头痛、头昏、目眩、耳鸣、心烦易怒、失眠多梦、记忆力减退等症状。先后于省内几大医院诊治，服多量维生素、镇静、安眠、止痛类西药，并服中药百余剂，初服尚有小效，头痛已渐，而终未能愈。现症见头晕空痛，不敢稍快转头，目眩耳鸣，腰酸膝软，倦怠乏力，身时畏冷，或觉手足发热，形体消瘦，脉沉细无力，双尺犹弱。观前医之方，皆为活血化瘀、平肝息风、镇惊安神之品，偶有补药，亦成点缀，力不过十之一二耳。

诊断：脑震荡后遗症。

辨证：肝肾不足，髓海空虚，瘀血阻络。

治法：补益肝肾，填精益髓，化瘀通络，益气健脾。

处方：蚂蚁粉10g（冲服），熟地黄30g，何首乌30g，巴戟天20g，枸杞子15g，山茱萸10g，当归15g，白芍10g，山药20g，人参5g，川芎5g，三七5g，红花3g，桂枝5g，砂仁1g。6剂，水煎服。

并嘱可按原方配制丸药长期服用。两月余告知，服前药后头痛、眩晕已不发作。恐其复发，又以前方6剂配丸药服之，诸症皆愈。

按语：脑震荡后遗症一般属于中医"眩晕""头痛""健忘"范畴。本患系由于跌伤头部后，导致瘀血阻滞头颅，因此出现头痛、头晕、目眩、健忘等症状；病久肝肾亏虚，正气不足，髓海空虚，兼夹瘀滞；久病入络，加之久服活血化瘀、平肝息风、镇惊安神之品，更伤人之本。因此，本病立论当以"补中寓通"为法，使其通而不伤正、补而不滋腻，佐以"补益肝肾，益气健脾"之法。故方中首选蚂蚁为君药，取其血肉有情之体峻补肾督肝脉之虚，生精壮力，扶虚益损；又以其虫蚁喜行之力，飞升走窜，化瘀通络，无微不至。通中有补，补中有通，药力畅行而无壅腻之弊，实为通补之上品，于补益之中，尤具有活泼之性。佐以熟地黄、何首乌、巴戟天、枸杞子、山茱萸、当归、白芍等滋阴养液，并加强其填精益髓之力；山药、人参补气健脾；川芎、三七、红花，活血化瘀，行气止痛；桂枝温通阳气；砂仁宽胸理气。诸药合用，效如桴鼓，对于久滞入络者，石师临证常用水蛭以加强化瘀通络之力。

（4）外伤后骨不愈合案

乔某，男，27岁。

新婚半月之日，左前臂于劳动中被机器绞伤，曾在某医院诊为"尺桡骨双骨折"，手法整复后小夹板固定，并服鱼肝油、钙片、云南白药等。3个月后X线摄片：骨折对位略差，仍未见骨痂生成。

刻下诊见：面色㿠白，言语低微，患肢略肿，疼痛明显，肌肉萎缩，骨折处可查到异常活动，舌淡，脉弱。

诊断：外伤后骨不愈合。

辨证：肝肾亏虚，血虚血滞。

治法：补益肝肾，活血化瘀，填精接骨。

处方：以童便送服益肾壮骨丹（家传验方，药物组成有：大蚂蚁、酒当归、酒白芍、五加皮、怀牛膝、熟地黄、老鹤筋、续断、杜仲、川芎、红花、阿胶、枸杞子、细辛），并手法整复后以小夹板配合纸板托固定。

2周后单服益肾壮骨丹，嘱多食猪脊髓、皮肉等物；并嘱分房静养，节欲百日。1个月后X线摄片：骨痂生成良好，临床治愈。

按语：本患虽为初来求治，病程已达中后期，并见血虚血滞、肝肾两亏之象，临床一派虚中夹实之证，且兼新婚燕尔，不慎摄生，肝肾复戕，筋骨失濡，致骨断不得续。立论之法。当以"活血化瘀定痛，填精养血续骨"为主，佐以"补益肝肾，强筋健骨"之法。故方中首选蚂蚁为君药，取其血肉有情、填精养血峻补之性，治以活血化瘀、填精养血；佐以当归、白芍、熟地黄、五加皮、续断、杜仲、枸杞子等味补肝肾，强筋骨，续血脉；川芎、红花、阿胶养血活血，化瘀止痛；怀牛膝引血下行。诸药合用，使肝肾精血得养，骨髓得充，瘀血得祛，骨痂得生，其效若神：并多食益精填髓、补血滋荣之物，以助药力。而分房静养尤为必嘱，使能精充骨健，以获良效。

（5）更年期足跟痛案

戚某，女，50岁。

述双足跟痛9个月，发病似与走步锻炼过度有关。曾历用中西药、针灸、拔罐、药浴等法治之，皆不见明显疗效。来诊时自带历次治疗中应用之中药处方，多为祛风除湿、活血通络及补肾药物。现症见腰酸腿软，时有轻度畏冷、眩晕、虚汗。自述经断半年余，平素服补药易生咽干咽痛之症，便略干，舌淡红，苔白干少津，脉涩弱。

诊断：足跟痛。

辨证：肝肾不足，兼久滞入络，筋骨失养。

治法：补益肝肾，活络壮骨。

处方：大黑蚂蚁粉15g（香油烘炒干后碾细末，冲服），生地黄20g，山茱萸6g，山药15g，桑寄生20g，当归15g，鸡血藤15g，白芍15g，女贞子15g，覆盆子15g，牛膝10g，红花6g，炙甘草10g。7剂，水煎服。

上方服后症状好转，足跟痛明显减轻。再进7剂，诸症痊愈。嘱服六味地黄丸类平补肝肾方药善后。

按语：足跟痛病症，临床多混杂在关节炎、腰腿痛、骨质疏松类疾病中统论之，而每被忽略。本病实中老年患者常见之疾，无论男女，临床时常有发病，而更年期因机体肾气渐衰，肾失所养，更易多发。本病除有肝肾精血不足，不能濡养骨骼筋络的内虚本质外，还每因长年锻炼中过度行走、蹦跳、挫扭等外因，易致局部脉络瘀阻、筋络不能舒缓等原因，易致邪瘀入络，而成虚实相兼之患。因本病实为虚实夹杂之证，常见应用祛风除湿、通痹止痛药物而犯虚虚之弊，致精血日耗，筋骨失濡，诸症日甚者；又见单以补益强壮之品，而络瘀难去，药效难达病所者。今选用温补肾督之大蚂蚁，取其飞升走窜，畅行通达肝肾、经络骨骼，直入少阴、厥阴两经而扶虚益损，强筋壮力，活络散滞；再益以生地黄、覆盆子、白芍、桑寄生、女贞子滋补肝肾，补益精血；山药补气健脾；当归、红花、鸡血藤活络生新。全方共收肝肾精血得养、筋骨经络得通之功。

（6）阳痿案

李某，男，32岁。

阳痿年余，四肢不温，腰酸，性欲低下，疲乏无力，舌淡苔白，脉沉无力。

诊断：阳痿。

辨证：肾阳虚衰，宗筋失于温润。

治法：温补肾阳，荣润畅养宗筋。

处方：玄驹兴阳散。

大蚂蚁40g，桑螵蛸30g，九香虫20g，人参10g，淫羊藿20g，韭子30g，枸杞子30g，桂枝5g，白芍15g。共为细末，每服5g，每日3次，空腹用少许黄酒送下。

按语：本例所患阳痿为肾阳虚之证，当用补肾壮阳法，但阳药多燥热，过用必耗阴精。蚂蚁味咸、酸，药性温和，可入少阴、厥阴两经而补益肝肾精血，最能生精壮力、扶虚益损，可久服而少耗阴之弊。《本草纲目》称本品一名玄驹，言"蚁能举起等身铁，吾人食之能益气力，泽颜色"。其入药以黑大者为上品，取其黑、咸入肾，硕大效强。配以温补肾阳之九香虫、人参、淫羊藿、韭子，常收温肾兴阳之奇效。

（五）大蜻蜓

通补并行大蜻蜓，补肾壮阳强阴精。

蜻蜓又称蜻蛉，是一种益虫，水中的蜉蝣和摇蚊等幼虫是它的主要食物。中医也用其入药，最早的记载见于梁代医药学家陶弘景的《名医别录》，书中称其有"强阴止精"的作用，是中医补益类的虫药。宋代药学家苏颂在《本草图经》一书中，对蜻蜓的习性和种类做了详尽的记述，并列出当时药用蜻蜓的品种。书中云："蜻蜓旧不载所出州郡，今所在水际多有之。此有数种，当用青色大眼者良。其余黄赤及黑色不入药。"苏颂所说的青色大蜻蜓，全体呈绿色，复眼巨大，又名"马大头""绿蜻蜓"，是入药蜻蜓中的上品。

《日华子本草》有"入药去翅足，炒用良"，"壮阳，暖水脏"。《名医别录》载其"强阴止精"。《陆川本草》载其"治肾虚阴痿"。《本草纲目》曰："蜻蛉大头露目，短颈，长腰軃尾，翼薄如纱。食蚊虻，饮露水……古方惟用大而青者，近时房中术，亦有用红色者。"

据史料载，明代嘉靖皇帝，多年无子，须发早白，遂广集天下长生不老药入宫廷。方士邵之节和陶仲文从宋代张君房所编纂的道家经典《云笈七签》中的滋补方药中，取精集萃，并采用"炉鼎升炼"的炼丹术，制成了号称可以长生不老的"仙药"献上，取名"龟龄集"。嘉靖皇帝服后，果然身体健康，连续生了数子。龟龄集遂成为天子的"御用圣药"。龟龄集处方严谨，配方合理，炮制奥妙，工艺独特，有28种中药材，包括鹿茸、海马、麻雀脑、制山甲、蚕蛾等动物和虫类药，也有补阴强精的大蜻蜓。以龟龄集处方制成的龟龄集酒是我国明、清两朝皇帝的"御用圣酒"，至今已有450年历史。乾隆皇帝多次盛赞"龟龄集乃补酒至尊"。1957年，该酒所用药方被国务院列为国家一级保密处方。该方具有消除疲劳、促进新陈代谢、增强人体免疫力、补虚养颜、延年益寿的功效，

蜻蜓是中医男科常用的虫类药之一，多用于肾虚所致的阳痿、遗精、早泄、滑精、腰痛、癃闭、水肿、不育等疾病。中医有"五脏之伤，穷必极肾"之说，认为先天禀赋不足，后天失养、劳倦过度、房事不节等因素，损伤精气，而出现肾虚的证型。如肾阳虚衰，气不行水，则水湿内聚，而为饮为肿；下元亏虚，命门火衰，则发为阳痿、五更泻泄；肾气亏耗，封藏无权，固摄失司，易致滑精、早泄、小便失禁；劳伤日久，真阴亏虚，虚火上越，心肾不交，而出现遗精、盗汗；精气亏虚，则精液清冷不育或精弱难以摄卵成孕。蜻蜓益肾气而强阴精，与何首乌、蚕蛾、淫羊藿、沙苑子等配伍，阴得阳助而化源无穷。

阳痿、遗精、早泄都是男科临床常见的疾病，除补肾养元外，疏肝解郁亦是大法之一。中医男科有"因郁致痿"和"因痿而郁"之说。寻常草木金石之品，常常难以通经络以开阳道，化郁滞而畅气机。借虫类药通补兼施，取其飞升走散之习性，故有兴阳起痿之功。蜻蜓、九香虫、蜈蚣、黑蚂蚁等虫类药，能携诸药直达病所，使宗筋气血畅达而痿去阳兴。

樊友平教授临床应用以蜻蜓、蜈蚣、全蝎等为主要药物

组成的科研验方"八卦金丹"治疗前列腺炎、性功能障碍等泌尿生殖系统疾患，获得较满意疗效。

蜻蜓入药治疗阳痿，临床医家多有报道。国家级名老中医石春荣曾于《首批国家级名老中医效验秘方精选》一书中，系统地介绍了家传秘方"蜻蛾展势丹"。其组方为：大蜻蜓（青大者良，红者次之，余更次之。去翅足，微火米炒）20对，原蚕蛾15对，大蜈蚣5条，露蜂房、生枣仁、酒当归、炒白芍各15g，炙首乌20g，丁香、木香、桂心各6g，砂仁3g。共为细末，炼蜜为丸，如梧桐子大，每服15丸；或为散，每服10g，每日2～3次，空腹以少许黄酒送服。该方益肾兴阳，养阴柔肝，展势起痿；适用于阳痿不举，或举而不坚，伴精神紧张，恐惧不安，郁闷焦躁，腰酸尿频者。该书中还系统地介绍了本方的方证分析，认为阳痿病机，可分虚实两端。虚者，肾精亏损，命火衰微，化源不足，致宗筋失养而成痿，治重补益；实者，肝气失于调畅，督脉失于温通，气血难达外势，亦可致宗筋失养，治重通调。验诸临床，纯虚纯实证少见，大多为虚中夹滞、滞虚相杂之证，治当通补并行。蜻蜓展势丹中大蜻蜓强阴、止精（《名医别录》），壮阳、暖水脏（《日华子本草》），功擅补肾益精，治阳痿、遗精（《中国药用动物志》）；原蚕蛾益精气、强阴道、使交接不倦（《本草纲目》），大能补肝益肾、壮阳涩精，治阳痿、遗精、白浊（《中药大辞典》）。二者共为主药，取虫药走窜之性，入肝经畅达宗筋以展其势；用血肉有情之体，入任督二脉，通补阴器以强其本。辅以露蜂房、大蜈蚣之飞升走降，解肝脉气血郁闭，使宗筋血气畅达。丁香、木香、桂心、砂仁辛温香窜，既可疏肝解郁，畅达宗筋之滞；又可温通阳明，强壮宗筋之体。佐以生枣仁、酒当归、炒白芍、炙首乌益精养血，润养宗筋，既强阴器之根蒂，又能补偏救弊，协调阴阳，防前药之辛燥。本方确属虚实兼顾，通补并行之妙剂，可展势起痿。

石师曾于1989年在《浙江中医药杂志》上发表文章，系统介绍其祖父国家级名老中医石春荣的"蜻蛾展势丹"。其方用大蜻蜓与蚕蛾、露蜂房、蜈蚣、炙首乌等中药配伍，治疗肾督亏损，宗筋失畅，虚中夹滞、滞虚相杂之不举之症，屡获佳效。石师亦有治阳痿早泄的"蜻蜓汤"（方用大蜻蜓4只，肉苁蓉12g，锁阳12g，桑椹12g），有较好的疗效。

现代蜻蜓入药，多选昆虫纲蜻蜓目蜓科大蜻蜓，以干燥成虫入药。蜻蜓味咸，性温，归肾经；功能益肾壮阳，强阴密精；主治肾虚阴痿、遗精、肾虚喘咳等；临床多用内服，研末或入丸剂，每次3~6g。

在人类食用的昆虫中，蜻蜓以其高蛋白和丰富的微量元素而被青睐。在受中医药文化影响的日本，蜻蜓被视为具有解热、消炎、止咳作用的食用昆虫。临床主要用于咽喉肿痛、扁桃体炎，对支气管炎、百日咳等疾病，疗效亦佳。本品常焙干研粉内服，小儿每日食用5~6只，成人每日食用10只。蜻蜓外用可治疗水火烫伤，方用蜻蜓焙成干粉后，调香油涂敷创面，可促使创面愈合。从中医的药理角度，蜻蜓性味微寒、无毒，不论内服外用，都是补益良药。

现代药理研究发现，蜻蜓含蛋白质53.26%，含有25种氨基酸，且人体必需的8种氨基酸含量特别高，维生素的含量极为丰富，微量元素锌、铁、锰、硒、钼等总含量是冬虫夏草的1.6倍，矿物质钾、钠、磷及生物钙等含量超过牛排，此外还含有酮类、脂类、甾醇、苷肽及核酸、蜻蜓素、保幼素、甲壳素等。

验案举隅

（1）阳痿案

患者陈某，年方而立，患阳痿3年余，曾用甲睾酮等性激素，以及诸多补肾壮阳、养血益气中药，皆未收效。问之，知有手淫史，婚后同房时常不满意，伴精神紧张，恐惧不安，郁闷焦躁，腰酸尿频，面色晦滞，脉弦略涩。

处方：蜻蜓展势丹。

大蜻蜓20对，原蚕蛾15对，大蜈蚣5条，露蜂房、生枣仁、酒当归、炙首乌各20g，丁香、木香、桂心各10g，胡椒5g。共为细末，炼蜜为丸，如梧桐子大，每服15丸。或为散，每服10g，每日2~3次，空腹以少许黄酒送服。

服药4日后，即觉阴茎有所勃起；半月后竟获痊愈。

按语：此方立意清新，组织严密，选药奇特，别出心裁。考阳痿病机，可分虚实两端。虚者，肾精亏损，命火衰微，化源不足，致宗筋失养而成痿，治重补益；实者，肝气失于调畅，督脉失于温通，气血难达外势，亦可致宗筋失养，治重通调。验诸临床，纯虚纯实证少见，大多为虚中夹滞、滞虚相杂之证，治当通补并行。蜻蜓展势丹中大蜻蜓强阴、止精（《名医别录》），壮阳、暖水脏（《日华子本草》），功擅补肾益精，治阳痿、遗精（《中国药用动物志》）；原蚕蛾益精气、强阴道、使交接不倦《《本草纲目》），能补肝益肾、壮阳涩精，治阳痿、遗精、白浊（《中药大辞典》）。二者共为主药，取虫药走窜之性，入肝经畅达宗筋以展其势；用血肉有情之体，入任督二脉通补阴器以强其本。辅以露蜂房、大蜈蚣之飞升走降，解肝脉气血郁闭，使宗筋血气畅达。丁香、木香、桂心、胡椒辛温香窜，既可疏肝解郁，畅达宗筋之滞；又可温通阳明，强壮宗筋之体。佐以生枣仁、酒当归、炙首乌，益精养血，润养宗筋，既强阴器之根蒂，又能补偏救弊，协调阴阳，防前药之辛燥。本方确属虚实兼顾，通补并行之妙剂，自可展势起痿。

（2）不射精症案

王某，男，35岁。

患者结婚3年多，婚后初期行房尚有少许精液排出，约半年后性交即不能射精。因无子曾多次求医，诊查女方无异常，男方因不射精而无法检查精液，故按不射精症论治。自述年少频频手淫，婚后纵欲过甚。现性欲淡漠，头晕耳鸣，腰痛膝软，少寐健忘，头发脱落，食纳欠佳，舌淡红，苔薄白，舌心少许花剥，脉涩弱。

诊断：不射精症。

辨证：精气耗伤，泉源乏竭，无以为下，而发精闭顽疾。

治法：填补精气，充源达流，兼以通补肾督之法。

处方：蜻蜓4只（焙后，研末分服），龟甲15g，熟地黄15g，山茱萸10g，何首乌15g，当归15g，墨旱莲15g，女贞子15g，枸杞子15g，山药30g，炒杜仲15g，鸡内金15g，牛膝15g。

二诊：服前方20余剂，诸症均明显改善，性交已有少量精液排出。前方加鹿茸片、玄参各15g。

三诊：继服20余剂，性交正常，性欲明显增强，已能正常排精。

半年后喜来告之，其妻已孕。

按语：不射精症，中医称之为"精闭"，临床患者多以婚后多年无嗣就医。论治之时，当详究病源。精亏泉竭，无以为下者，当填补精气，充泉开流。故本方首选大蜻蜓，通补肾督,生精壮阳,寓通于补而为主药。辅以龟甲、熟地黄、首乌、山茱萸、当归、墨旱莲、女贞子、枸杞子等益精养血;杜仲、山药温阳益气,共资精血化源。再佐牛膝之引药达阴、鸡内金之健运消积,自收源充流畅之效。而后复诊加鹿茸、玄参二味,亦是增益填补阴阳之意。

(3)男子不育症案

孙某,男,27岁。2004年7月23日初诊。

婚后同居2年未育,女方妇科检查均正常,性生活正常,但觉排精过少,数次查精液常规:精液呈灰白色,量约1mL,精子数每毫升1000万~1500万个,活动力不良,精子成活率40%~50%。曾多方治疗,用西药丙酸睾酮和绒毛膜激素,中药六味地黄丸、益肾丸等,疗效不显,故来求治。现症见神疲倦怠,眩晕耳鸣,腰酸膝软,少寐多梦,性欲淡漠,伴轻度阳痿,多为举而不坚,舌淡红嫩,舌苔薄白,舌根无苔,脉象涩弱。

诊断:男子不育症。

辨证:肾督亏损,精气不足。

治法:通补肾督,填精养血,益气生精。

处方:蜻蜓10只,蜂房6g,山萸肉6g,山药20g,覆盆子15g,枸杞子15g,当归15g,炒白芍15g,何首乌15g,女贞子15g,淫羊藿10g,杜仲10g,红花6g,鸡内金15g。每日1剂,水煎分2次服。嘱方中蜻蜓焙干研末服之更佳。

二诊:服前方30剂,诸症明显好转,性欲转佳,性事如常,时值盛夏,略有督热之象。前方去杜仲,改熟地黄为生地黄,嘱可长服1~2个月。

三诊:服上方40余剂,检查精液正常。

半年后喜告之，其妻已孕。

按语：先天禀赋不足，后天调养失宜，肾督之元气亏损，奇经之精血不足，久病积损，发为不嗣。方中首选大蜻蜓强阴止精（《名医别录》），壮阳、暖水脏（《日华子本草》），益肾生精，通补肾督；再以蜂房助阳起痿，温壮阳明，而补先后天以助大蜻蜓通补奇经之力；辅以熟地黄、山萸肉、何首乌、当归、白芍、枸杞子、覆盆子、女贞子等味滋阴补肾，益精养血；淫羊藿、杜仲、山药壮阳益气；红花生新化滞；鸡内金入肾固精，入脾助运。方药对证，守方久服，终收毓麟之效。

（六）蟋蟀

蟋蟀利尿消水蛊，补肾强壮可通阳。

蟋蟀为蟋蟀科昆虫蟋蟀的干燥全虫。成虫前期喜隐居田埂、屋角及砖块堆下的缝隙中和杂草丛生处，昼伏夜出。有趋光性，飞翔力强，夜间能群集迁移。分布于河北、山东、江苏、浙江、福建、台湾、广东、广西、四川等地。主产于江苏、上海、浙江、河北等地。8~9月间捕捉。捕得后，用沸水烫死，晒干或焙干。蟋蟀别名有蟗、促织，吟蛩、将军、唧唧、蛐蛐等。

蟋蟀味辛、咸，性温，有温阳利水的功效，常用于尿闭、水肿、臌胀等。关于蟋蟀的记载最早见于《诗经·蟋蟀》，"蟋蟀在堂，岁聿其莫"的诗句。汉初学者解释词义的专著《尔雅》，将蟋蟀称作"蟗"。但其收入药典却已至明代，大医药学家李时珍在《本草纲目》中仅将蟋蟀附录于"灶马"条下，云："古方未用，附此以俟。"到了清代，医家龙佩芳撰写的《脉药联珠药性考》中，载录蟋蟀"能发痘，胜于桑虫"。赵学敏的《本草纲目拾遗》中的记载最详，指出其"性通利，治小便闭"，用于治疗男妇小水不通、痛胀不止，以及催生、小儿遗尿、水蛊等症。赵学敏在《养素园传信方》中载："治跌仆伤小肚，尿闭不出。蟋蟀一枚，煎服。"《现代实用中药》记载："治老人尿闭。蟋蟀四只，蝼蛄四只，生甘草一钱。煎汤，分三次温服。"清代文学家袁枚在《祭妹文》中有"余捉蟋蟀，汝奋臂出其间；岁寒虫僵，同临其穴"的记载。《本草纲目拾遗》中说："其百战百胜者，俗呼为'将军'。其虫至冬必死，勿轻弃去，留以救产厄，神验。"当时的斗蟋蟀家，至冬天则封盆，待其自然死亡后，出售给药店，"为产科、痘科用，须成对者入药"。

国医大师朱良春教授认为，蟋蟀不仅有较强的利尿消肿作用，对膀胱麻痹之尿闭及慢性肾炎之尿少均有效，而且具有温肾壮阳之功，对阳痿、遗尿恒奏殊功。因其能对抗因碱性药和水分输入引起的液体潴留，所以对尿毒症亦有助益。其用量，一般汤剂每日 1~2 对；研末吞服，每次 1~1.6g，每日 2 次，其效较胜。适应证：①慢性肾炎水肿：蟋蟀、蝼蛄（去头、足、翼）各 30 只，共研细末，分作 30 包，每日 1 包，分 3 次服，并以黄芪 30g 煎汤送服；阳虚甚者，加熟地黄片、淫羊藿各 12g 同服，寓攻于补，相辅相成，收效满意。②慢性尿毒症：汤剂内服与外用灌肠并施，以益肾降逆、通腑泄浊；如尿少者，常另用蟋蟀、琥珀各 2g，沉香 1.2g，研细末，分作 2 包，每服 1 包，每日 2 次，有利尿、消肿之功。③阳痿：凡肾阳不振引起之阳事痿而不举者，用蟋蟀 1 对，熟地黄、淫羊藿各 12g，锁阳、淡苁蓉各 9g，紫河车、甘草各 5g，水煎服；或作丸剂，每服 6g，每日 2 次，亦佳。

朱老经验：蝼蛄与蟋蟀均为利水消肿药，但蝼蛄性寒而力较猛，蟋蟀性温而稍缓。前者多用于体质壮实者，后者体气偏虚者亦可用。临床上遇各种水肿、二便不利者，以两者并用，其效益宏。蝼蛄不仅能利小便，且兼通大便，故脾虚便溏者当慎用。蟋蟀性温，能兴阳事，配合温肾助阳药，善治阳痿。凡水肿而体虚者，与培益之品同用，可收攻补兼施之妙。

名老中医张沛虬应用蟋蟀、蝼蛄等虫类药治疗肝硬化腹水，获效满意。张沛虬老先生认为此病系肝脾血瘀，水气内蕴所致。临床当急则治其标，先宜利水消肿，可选用蟋蟀、蝼蛄等虫类药。蟋蟀和蝼蛄均为利水良药，但前者性温而力稍缓，后者性寒而力峻。二药合用，则其效甚宏。

石志超老师擅用蟋蟀利尿消肿，故不论跌仆损伤致气血瘀滞尿潴留，还是老年肾气匮乏致尿潴留均可奏效。尤其对膀胱麻痹致尿潴留及慢性肾炎之尿少，疗效甚为显著；对尿毒症亦有助益。临床以蟋蟀、蝼蛄为主药的"通阳起痿汤"，辨证治疗臌胀、水肿、痰饮所致之阳痿顽疾，每收奇效。石师继承了祖父国家名老中医石春荣的临床应用经验，总结认为：蟋蟀、蝼蛄皆可入膀胱、肾经，能通阴湿阻遏之阳道，可利气化难行之尿闭，实乃利尿通阳之神品，水肿、臌胀、石淋、尿闭等用之多效。凡阳痿由阴湿之邪阻遏阳道所致者，实为必不可少之药。取二药一寒一温，相辅相成之理，故喜合用，令直达阴中以逐湿浊，俾阴湿去而阳道畅，则阳道伸展，阳痿、水肿自愈矣。蟋蟀性温而力稍缓，蝼蛄性寒而力较猛。故蟋蟀用于体气偏虚者，而蝼蛄用于体质壮实者。临床常与弟子言及：古人用蟋蟀，喜成对使用，甚至要求原配成对，实为无稽之谈，现因药材亦难以按此要求配制，且对临床疗效毫不相关，故按克称量，未见疗效减弱。

现代蟋蟀入药为蟋蟀科昆虫蟋蟀的干燥虫体。其味辛、咸，性温。功效为利水消肿、解毒散邪、补肾壮阳。适应证：①慢性肾炎、肝硬化腹水、老年前列腺增生等出现的小腹坠胀、小便不利、下肢浮肿、尿潴留等症。②男性肾虚阳痿。③痘疹及皮肤过敏性疾病。用量用法为煎汤4～6只；研末1～3只。外用适量，研末敷。孕妇禁服。

验案举隅

（1）泌尿系结石案

李某，男，45岁。

自述3个月前突发右侧腰腹部绞痛，伴恶心呕吐，在某医院B超及肾盂造影示右肾多发结石，右输尿管结石。经服中西药治疗，右输尿管结石排出。服中药排石汤2月余，未见显效，而后右肾绞痛多次阵发。今来求诊，查B超：右肾增大，见0.4cm×0.5cm、0.3cm×0.5cm、0.2cm×0.4cm回声增强光团，膀胱后壁可见0.4cm×0.6cm增强光团。伴右腰腹部掣痛，小腹下坠，口干口苦，腹痛甚时伴呕恶，舌暗红，苔白黄腻，脉弦缓略滑。

诊断：右肾多发结石伴积水，膀胱结石。

辨证：湿热瘀浊，蕴积下焦成石。

处方：海金沙30g，郁金15g，鸡内金30g，玄参15g，柴胡10g，盐黄柏15g，知母15g，生地黄15g，生白术20g，白芍15g，生甘草15g，牛膝10g，琥珀3g。并告知若欲增强药效，最好配用蟋蟀或蝼蛄等虫药，每剂加3g，炒后研末服。

复诊：患者自述服药第2剂即加用蟋蟀，每剂约4g，研服。服药第6剂时即排石，诸症若先。服药14剂时复查B超，结石消失。并喜告知，曾服之排石汤从无此方之神效。

按语：泌尿系结石属中医"石淋"范畴，《金匮要略》曰："淋为病，小便如粟状，小腹弦急，痛引脐中。"其病因病机无非肾虚，湿热虚实两端。本例结石系由湿热蕴积下焦，尿液受其煎熬，尿中杂质结成砂石。论治之法，当以清热利湿、化石通淋之法。方中重用蟋蟀，取其辛散走窜之性，清热利湿，利尿通阳，令直达病所以逐湿浊、通行宗筋脉络。佐以海金沙、鸡内金、郁金排石通淋；盐黄柏、知母、生地黄、玄参、白芍等味补肾培元，养阴清热；生白术、柴胡补气升清；牛膝引血下行；更用小量琥珀活血散瘀，加强化石通淋之用。诸药合用，共收良效。

（2）水肿、阳痿案

王某，男，42岁，农民。2001年6月5日初诊。

病水肿2年余，经治疗症状减轻，但未能痊愈。3个月前又患阳痿。刻下症见面白声低气怯，四肢不温，按之略肿，阴器临房不举，饮食尚可，大便微溏，舌淡红，苔白腻，脉沉缓滑。

诊断：水肿，阳痿。

辨证：湿浊阻遏阳道，阳气不能达于宗筋，而致阳痿不举。

治法：利尿通阳。

处方：蟋蟀通阳汤。

蟋蟀4只，蝼蛄4只，桂枝10g，淫羊藿15g，苍术15g，茯苓20g，细辛3g，丝瓜络15g，白芍15g，地肤子15g。8剂，后8味水煎服；蟋蟀、蝼蛄以淡盐水浸泡半日，烘干研末，分2次汤剂送服。

二诊：阳痿已愈，下肢仍有浮肿。处方同前，20剂。

2个月后来告，水肿已愈。

按语：蟋蟀辛、咸、温，"性通利，治小便闭"（《本草纲目拾遗》）；蝼蛄咸寒，"入足太阳经"（《玉楸药解》），善利水通闭，诸般水肿皆可用之，可直走阴中以通水道。二者皆入膀胱、肾经，能通阴湿阻遏之阳道，可利气化难行之尿闭，实乃利尿通阳之神品，水肿、臌胀、淋浊、尿闭等用之多效。凡阳痿由阴湿之邪阻遏阳道所致者，实为必不可少之药。临证取二药一寒一温，相辅相成之理，故喜合用，令直达阴中以逐湿浊，俾阴湿去而阳道畅，则阳道伸展，阳痿自愈矣。利尿通阳者，即通过利尿祛湿，以通阳道之谓。又所谓通阳，实不同于补阳、壮阳、温阳，彼乃补益阳气之本，此乃通畅阳气之用，实有伸展、升举、畅达阳气之意。临床每见形体丰肥之人或患水肿、痰饮等疾者，由于体内蕴湿蓄饮，每致阳道被遏，阳气不能达于宗筋之末，发为阳痿。用补肾壮阳之品妄投，疗效甚微。运用通阳之法，以虫药辛散走窜，利尿达阴，通行宗筋脉络；并合渗湿利尿、宣散温通之品，畅达阳气，以因势利导，就近祛邪，使湿浊之邪从前阴排出；可先开阳气之路，以利阳气抵达宗筋，正合"通阳不在温，而在利小便"（《外感温热篇》）之意。

（七）蜈蚣

解毒壮阳皆神效，可攻可补话蜈蚣。

蜈蚣为祛风定惊的良药，能治疗中风惊缩、痉挛抽搐、破伤风、风湿痹病等多种疾病。据《科学与生活》1987年第5期报道，蜈蚣以多脚著称，有"百脚""千足虫"等别名，而我国脚最多的蜈蚣只有21对、42只脚。古人还把蜈蚣作为佳肴，如沈怀远《南越志》说：南方人以大蜈蚣"肉曝为脯，美于牛肉"。沈怀远的《南越志》和葛洪的《遐观赋》中都有巨大蜈蚣的记载。目前，我国最大的蜈蚣——少棘巨蜈蚣，最长者仅16cm，宽1.1cm。世界上最大的蜈蚣产于美洲，长33cm，宽3.8cm，也不过两支铅笔的长度罢了。

蜈蚣自古即被认为是有毒的虫药，有天龙、百足虫、金头蜈蚣等别称。汉代的《神农本草经》将其列为下品，言其有"啖诸蛇虫鱼毒"的功用。明代《本草纲目》历数了蜈蚣祛风解痉、定惊止搐、攻毒散结的作用，言其"治小儿惊痫风搐、脐风口噤、丹毒、秃疮、瘰疬、便毒、痔漏、蛇瘕、蛇伤"。近代《医学衷中参西录》中，在论述蜈蚣以毒攻毒的作用时说："性有微毒，而转善解毒，凡疮疡诸毒皆能消之。"书中还详述了具体的入药方法："用时宜带头足，去之则力减，且其性原无大毒，故不妨全用也。"可谓是经验之谈。

蜈蚣镇惊解痉的作用较全蝎更为显著，中医自古常用于儿科的惊风，常常有桴鼓之效。宋代的《太平圣惠方》载有"万金散"，其用大蜈蚣炙为末，与丹砂、轻粉等份，乳汁和丸，用于治疗小儿因热病、惊恐所致的急惊风抽搐。清代的《幼科心法要诀》中的"撮风散"，即用蜈蚣与僵蚕、全蝎、钩藤、朱砂等配伍，竹叶煎汤送服，治疗小儿脐风出现目睛上视、四肢拘挛等症，至今仍是儿科临床效剂。

蜈蚣可用于治疗肺痨及瘰疬，是中医的抗结核药；常与百部、全蝎、阿胶、冬虫夏草、皂角刺、刺猬皮等组方，用于结核性胸膜炎、结核性肋膜炎、颈淋巴结结核等症，内服、外用均可。中医外科治疗痈疽、疮疖、乳痈、痔疮、头癣、烫火伤等，常用蜈蚣与雄黄、冰片、大黄、猪胆汁等配伍，有消肿止痛、化瘀排脓之效。如清代《疡医大全》中即载有"蜈蚣散"，用于治疗"蛇头疔"（即手指的化脓性感染）。民间多有用蜈蚣疗疾的单验方，如将蜈蚣、五倍子用香油沸炸后得到的"蜈蚣油"，可用于治疗痔疮疼痛，亦可外用擦治小儿秃疮、烫伤、烧伤等；将一条活蜈蚣装入生鸡蛋内，蒸熟后食用，可治疗百日咳；将蜈蚣与冰片共研成末，吹入耳中，可治疗化脓性中耳炎。

近代医家张锡纯在《医学衷中参西录》中，载有一则医案：一患噎膈的患者，食之不下，日渐羸瘦。偶饮一壶酒后，自觉症状减轻。患者检视酒壶中有一条大蜈蚣，方知是酒浸后的疗效。噎膈即重度的食道炎症或食道癌。现代药理研究已证明蜈蚣有抗癌作用。以蜈蚣为君药组方，临床治疗肝癌、鼻咽癌、宫颈癌、乳腺癌等，均有一定的疗效。张锡纯有云："蜈蚣，走窜最速，内而脏腑，外而经络，凡气血凝聚之处皆能开之。"综上所论，蜈蚣不独疗风、解毒，且能祛痰化瘀，对于风夹痰瘀之证用之甚好。因此，风、痰、瘀、毒四字为应用本品的主要依据。

当代著名"蛇医"季德胜一生与各种毒蛇打交道，历经风险，都靠自己研制的蛇药化险为夷，被誉为"蛇药神医"。一次，季德胜捉到一条从未见过的小花蛇。为了了解它的毒性，就特意让小花蛇在自己的手臂上咬了一口。没想到这条小蛇的毒性极大，被咬的伤口开始发黑渗血，逐渐整个手臂都黑肿起来，并向肩部蔓延，而且出现舌头发麻、视力模糊、心中跳加速。虽然他加倍服用了自己研制的特效蛇药，但症情丝毫没有减轻，且逐渐进入昏迷状态。季德胜心里一惊，急忙让徒弟去捉几条大蜈蚣来。在生吞了5条后，症情仍未见缓解。在场的医生主张截肢保命，被季德胜摇头拒绝。徒弟不得不向远在重庆的师叔去电告急。师叔来电云："蜈蚣倍量。"在吞服了15条蜈蚣后，奇迹终于出现了，季德胜的神志逐渐清醒，从手臂至肩部的黑肿依次消退，蛇王又一次脱险了。

从解毒消肿的一味伏蛇良药，说到蜈蚣祛风定惊、攻毒散结、通络止痛的功能，中医"大毒去病"的古训，在蜈蚣等虫类药的临床应用中，得到了多学科的诠释。

自20世纪90年代开始，石师即应用蜈蚣制剂治疗肿瘤及男性疾病，每年用蜈蚣10万余条（其专利中药"前列安丸"每剂投料蜈蚣6000条，每年即需使用16到20料），至今尚未发现明确不良反应。1957年王宇润在《山东医刊》发表的"用蜈蚣治疗结核病的初步总结"一文中指出："蜈蚣在内服时没有丝毫的不良反应。患者在服用蜈蚣之后，约两周食欲增加，而面色转红。继服之，气力亦增。由此可以证明，蜈蚣不但没有毒性，尚有营养价值，并有促进新陈代谢的功能。"王氏此论，确为经验之谈。蜈蚣之功效，不但祛邪甚速，且不伤正，是扶正祛邪之良药。其毒性微弱，不足为惧。

自古以来，蜈蚣多被认为是有毒之虫，而对用量加以限制。目前高等医药院校的《中药学》教材中，规定蜈蚣用量也只有1~3g，且还注有"本品有毒，用量不可过大"等字样。因而在入药组方时，一般只用1~3条，最多也不超过5条，以防中毒。

关于蜈蚣是否有毒，历来说法不一。部分中医古籍认为其有小毒。蜈蚣，首载于《神农本草经》，谓其"味辛温"，列为下品，但未言有毒；《玉楸药解》谓其"味辛微温"，亦未言其毒。然《中国药典》和《中药大辞典》等均引为"辛温有毒"。

其实蜈蚣干品入药后毒素已全部失活。在西南地区甚至因其强壮作用而当作补品应用。近40年来，更将其作为治疗阳痿的首选药物。20世纪80年代初，陈玉梅医生于《中医杂志》发表了学术论文"亢痿灵治疗阳痿737例疗效观察"，取得了总有效率99%以上的满意疗效，而方中主药既是蜈蚣，引起了业界的极大关注。虽然用蜈蚣治疗阳痿者早已有之，但是应用蜈蚣治疗阳痿并系统观察的有效科研病例，实属罕见。此文一改蜈蚣是一味有小毒的祛邪药物的概念，变成了一味强壮药，并且是治疗阳痿最常用的一味强壮药。更有中医虫类药大家，国医大师朱良春用其治疗很多顽疾重患获效。

然而，在我国某些少数民族地区，就曾有人每次用70～80条蜈蚣治疗鼻咽癌获效而未曾发生中毒反应。更为有趣的是，在云南大理州的许多地区还有食用蜈蚣的习惯，他们将捕到的蜈蚣晒干，油炸或烘干食用，其味香酥可口，且没有关于食用蜈蚣过量中毒的报道。尽管这些现象有悖于中医学对蜈蚣毒性及用量的传统记载，但是却是客观存在的，令人困惑。

对蜈蚣毒性的认识，据《中医药信息报》1991年4月13日第三版"蜈蚣用量新见解"一文中记载，以及《中国医药报》1991年4月"话谈蜈蚣毒性及用量"一文中报道，云南中医学院和中科院动物所于1988年经过深入研究取得了重要成果。科学家们通过实验发现，原来蜈蚣的毒性存在于头部腭齿中。这种毒在活体蜈蚣内有较强的毒性，用于自卫和捕食时麻痹猎物。但蜈蚣死后，它腭齿中的毒素会迅速氧化、变性为无毒的成分。因为蜈蚣毒是一种蛋白质，在一定的空气、温度、湿度下易变性而失去活性。制成商品出售或食用的蜈蚣，均是先将蜈蚣处死，加热干燥。这个加工过程已使蜈蚣毒完全被破坏，因此在服用时不会中毒。成人每天服用蜈蚣的数量最多可以达到25条，长期服用不会有毒副反应。当然，特殊过敏体质又当除外。因此，在药用和食用蜈蚣时，可以根据不同情况正确地配以相应的剂量，以达到药到病除的目的。过去，人们在使用蜈蚣时，往往要去头足、去尾足，以减少其毒性。现在看来，完全没有这个必要。为了进一步发挥蜈蚣的治疗作用，提高疗效，在临床用药时，应根据病情选择用量，不必拘于1~3条。

现代药理分析表明，蜈蚣含有与蜂毒类似的两种主要物质，即组织胺样物质和溶血蛋白质。现代药理作用研究显示，蜈蚣具有抗肿瘤、抗惊厥、抗菌及抗致病性真菌、调节免疫功能、镇痛、抗炎作用。

蜈蚣不仅是一味作用前景广阔的药品，而且还含有丰富的蛋白质和多种微量元素，同时也是食疗药膳的佳品。民间认为其有强壮健身的功用。据《南越志》载："南山出蜈蚣……俚人燃炬遂得，肉曝为脯，美于牛肉。"老年体虚、腰膝冷痛、尿频便溏者，常用乌鸡一只，去毛及内脏，将10条蜈蚣放入鸡腹中，置砂锅里水煎，加作料后食用，有温中补虚的食疗功效。男性性功能障碍，如阳痿、早泄者，可用蜈蚣5条，浸于500mL白酒中，1周后饮用，有兴阳固精、活血化瘀的作用。

（八）九香虫

气血双宣散寒滞，补脾温肾有九香。

明代大医药学家李时珍在《本草纲目·虫部》中，共收录了106种虫药，其中就包括理气类虫药——九香虫。

　　中药的命名丰富多彩，蕴含了多学科的文化内容。有的是根据药用部位和四气五味来命名的，如菊花、葛根、木香等；有的则与历史典故和民间传说相结合，如刘寄奴、何首乌、徐长卿等。"九"在中国传统文化中是极数，九香即有极香、最香之义。但实际上，活的九香虫不但不香，反而臭烘烘的，古人是反其意而命名之。

　　九香虫是一种会飞的青黑色昆虫，指甲般大小，状如水龟。春夏季节，它爬在农作物的茎叶上吸食浆液，不留心碰上，便放出一种奇臭难闻的气体，使人避而远之，因而落个"臭板虫""屁巴虫"或"打屁虫"的臭名。屁巴虫含有九香虫油，一经炒熟之后，即是一种香美可口、祛病延年的药用美食，因此它又赢得了"九香虫"的美称。九香虫产于云南、贵州、广西、四川等地，以贵州所产为道地药材。李时珍在《本草纲目》中描述说："产于贵州永宁卫赤水河中，大如小指头，状如水龟，身青黑色。至冬伏于石下，土人多取之，以充人事。至惊蛰后即飞出，不可用矣。"九香虫捕捉后放入瓶罐内，加酒后盖紧，将其闷死；或置于沸水中烫死，取出晒干或烘干。其药用以个头均匀、虫体呈棕褐色、油性大、无虫蛀的干燥全虫为佳。《本草纲目》载九香虫治："膈脘滞气，脾肾亏损，壮元阳。"《本草纲目》中还记载，明代四川的何卿总兵，就以九香虫为君药，与车前子、陈皮、白术、杜仲共制成"乌龙丸"，常服以健体美容、养生延年。

　　九香虫性味咸温，归脾、肾、肝经，有补肾助阳、理气止痛之功效。清代陈士铎《本草新编》谓其"兴阳益精"。《本草新编》又说："九香虫……虫中之至佳者，入丸散中，以扶衰弱最宜。但不宜入于汤剂,以其性滑,恐动大便耳。九香虫亦兴阳之物,然非人参、白术、巴戟天、肉苁蓉、破故纸之类,亦未见其大效也。"

《中药大辞典》载:九香虫对于神经性胃病,精神忧郁而致的心口痛,脾肾阳虚的腰膝酸软乏力、阳痿、遗尿等症有显著疗效。所以李时珍谓其:咸温无毒,理气止痛,温中壮阳,"久服益人","土人多取之,以充人事"。

《现代实用中药》载:九香虫适用于神经性胃痛、腰膝酸痛、胸脘郁闷、因精神不快而发胸窝滞痛等症,配合其他强壮药同服有效。

《本草用法研究》言:"壮脾肾之元阳,理胸膈之凝滞,气血双宣。"

全国名老中医石春荣老先生常用九香虫治疗寒凝气滞之胃脘痛。石老早年行医时诊治了大量北方农村的胃疾患者,因为生活环境及条件所致,病寒凝气滞者极多。石老常取良附丸之意,用高良姜、炙香附各研极细末备用,治疗用药取二者各3~5g,温水调服。若寒凝甚者,则高良姜二、香附一;气滞甚者,香附二、高良姜一;而病重痛甚者,必加用九香虫1~2g,研末同服,疗效显著。石老于伤科临证亦常用九香虫治疗胸胁腰背挫扭伤等疾患,每与土鳖虫、丹参、乳没同用,疗效较满意。

国医大师朱良春认为九香虫咸、温,入肝、脾、肾经,有理气止痛、温脾暖肾之功,为治疗肝胃气痛的常用之品。其行气力强,性善走窜,朱老认为,其主要适应证有三:①肝胃气痛,痛有定处,如锥如刺,呈阵发性,疼痛部位局限于两胁及胃脘部,或其痛横窜者可用。如上下攻筑者,则不宜用。②

慢性肝炎，肝郁气滞或肝郁血瘀型而胁痛不已者。③背部痹痛，剧烈难忍。仅限于背部，如"着痹"，而他处不痛者；或虽走窜，但仍仅限于背部者。

朱老以九香虫为主药，佐以理气之品，治疗"肝胃气痛"经常发作者，收效颇捷，且疗效较为巩固；治疗胆汁反流性胃炎，用小承气汤加九香虫等药物亦取得较好疗效，不但能迅速缓解疼痛程度，还能改善消化道的内环境，促进炎性渗出物的吸收，清除局部瘀腐。朱老以九香虫加于处方中，治疗肝炎胁痛，亦有比较满意的疗效。

石师深谙《本草用法研究》对九香虫"壮脾肾之元阳，理胸膈之凝滞，气血双宣"的评价，临床喜用九香虫治疗胸腹腰胁痛等诸多疼痛性疾患。尤其是治疗非化脓性软骨炎病症轻者，每以血府逐瘀汤加减治疗；病症稍重者，则多用九香虫、蜈蚣为君，再配合血府逐瘀汤加减治疗，疗效颇佳。

石师亦常用九香虫为主药，自拟验方温胃止痛汤（九香虫6g，香附10g，高良姜10g，炙黄芪15g，桂枝3g，生百合15g，炒白芍20g，丹参15g，砂仁3g，佛手15g，柴胡3g，炙甘草15g），治疗慢性浅表性胃炎、慢性萎缩性胃炎、消化道溃疡等辨证属脾胃虚寒、肝气郁滞所致的胃脘疼痛、胸胁胀满、气滞腹痛者。

石师擅用虫类药治疗各种肿瘤疾患，尤其喜用九香虫治疗胃癌、食道癌、结肠癌等消化道肿瘤；并自拟科研验方固本消瘤丸（九香虫、蜂房、僵蚕、蜈蚣、党参、黄精、薏苡仁、茯苓、沙参、天冬、当归、炒白芍、灵芝、姜半夏、青黛、内金、炙甘草等），扶正固本、补气滋阴、解毒祛邪，临床广泛用于多种恶性肿瘤中晚期正气大伤或毒邪留滞者。

石师曾于早年总结家传经验时，系统总结了其祖父石春荣治疗阳痿的经验，其中就有调补阳明的九香虫。取九香虫入脾、肾、肝经，能"治膈脘滞气，脾肾亏损，壮元阳"(《本草纲目》)，"以扶衰弱最宜"(《本草新编》)之力，以其温阳散滞中最健脾阳，凡脾胃衰弱，中土呆滞而致宗筋弛纵之患，实为必用之药；并总结调补阳明之法，实针对阳明虚而致阳痿之患而设。该法通过补益强养、调畅阳明，以恢复温养宗筋之能，而使宗筋强健，阳道以兴。石师根据调补阳明治法自拟验方"九蜂补中汤"(九香虫10g，炒蜂房10g，黄芪15g，人参5g，补骨脂15g，白术15g，女贞子10g)，临床用于阳明虚而致阳痿之患。

现代药理研究认为，九香虫含脂肪、蛋白质、甲壳素等，具有抗菌和镇痛作用，对金黄色葡萄球菌、伤寒杆菌、副伤寒杆菌、福氏志贺菌有较强的抑制作用，并有促进机体新陈代谢的作用。

九香虫入药为半翅目蝽科昆虫九香虫的干燥全体，我国河南、安徽、江苏、浙江、福建、台湾、广东、广西、江西、湖北、湖南、四川、贵州、云南等地均有分布，而主产于云南、四川、贵州、广西等地。

九香虫入药味咸，性温，无毒，归肝、脾、肾经，功效理气止痛、温中助阳，适用于胃寒胀痛、肝胃气痛、膈脘滞气、脾肾亏损、元阳不足、肾虚阳痿、腰膝酸痛。煎汤3～9g，入丸、散0.6～1.2g。

九香虫属理气类虫药，性咸温偏燥，易于耗损人体的阴液，故慎用于年老体弱、阴虚火旺、孕妇、阳强者。其用于理气止痛时，则应该辨清寒热虚实，与补虚、行气、活血等类中药配伍，以免犯虚虚实实之戒。九香虫亦有温肾壮阳之功，故凡肝胆火升、阴虚舌红者均需慎用（或佐以养阴柔肝之品）；如出现皮疹、瘙痒、过敏者，应停服。

九香虫还是食疗药膳佳品。在云南、贵州、四川等地，民间有食用九香虫的习俗，并流传"有钱吃鹿茸，无钱吃打屁虫"的养生谚语。人们将九香虫捉来后晒干，炒食或用油炸食，味道鲜美，酥脆可口，是待客家宴上的佳肴。特别是小儿食欲减退、食积、疳积等，炒后的九香虫具有健脾胃、助消化的功效。

验案举隅

（1）阳痿案

王某，男，31岁，医生。2000年3月21日初诊。

患胃病10余年，西医诊断为慢性胃炎、十二指肠球部溃疡。半年前又发阳痿，伴胃脘胀闷，痞满纳呆，气短头晕，时嗳气，形体消瘦，舌淡嫩，苔白厚，脉细缓略弦而无力。服六味地黄丸、三肾丸类药物，阳痿不见稍愈。今以阳明虚衰立论，投九蜂补中汤（九香虫6g，炒蜂房6g，黄芪15g，人参5g，补骨脂15g，白术15g，女贞子10g，桂枝6g，白芍15g。每日1剂，水煎分2次服）。

服上方8剂，阳事渐举，胃病亦见好转。又加减服药10余剂，喜述阳痿已愈，胃病亦大见好转。

按语："前阴者，宗筋之所聚，太阳阳明之所合也"（《素问·厥论》）；"阳明者，五脏六腑之海，主润宗筋"（《素问·痿论》）。所以，阳明之气血亏虚或功能失调，皆可导致后天气血乏源，难以灌养宗筋脉络，而成阳痿之疾，故《素问·痿论》有"阳明虚则宗筋纵"，"治痿者独取阳明"。而调补阳明之法，即遵经旨，通过补益强养、调畅阳明，以恢复其温养宗筋之能，而使宗筋强健、阳道以兴。九香虫性咸温，无毒，入脾、肾、肝经，能"治膈脘滞气，脾肾亏损，壮元阳"(《本草纲目》)，"入丸散中，以扶衰弱最宜"(《本草新编》)，于温阳散滞中最健脾阳，凡脾胃衰弱、中土呆滞而致宗筋弛纵之患，实为必用之药。

（2）胃脘痛案

李某，男，22岁。2003年3月初诊。

患胃脘痛多年，时轻时重，每于进食寒凉后加重。现症见胃脘胀闷冷痛，得热略减，食少纳差，手足不温，睡眠及小便可，大便略溏。舌淡红，苔白，脉沉。

辨证：寒遏中焦，阳气被遏。

处方：九香虫6g，高良姜10g，炮姜6g，炙香附10g，蜂房6g，炒白芍15g，炒白术15g，炙甘草15g。每日1剂，水煎服。

服上方2剂痛减，5剂痛止。又加减调服月余，随访2个月未见复发。

按语：九香虫功能理气止痛、温中助阳，性善走窜，能温通利膈而行气止痛。本例患者寒遏中焦，阳气被遏而致胃脘痛。故以九香虫配高良姜、炮姜、香附、蜂房温阳理气止痛；白芍缓急止痛；白术、甘草健脾补气。诸药合用，以收良效。

（九）桑螵蛸

固肾摄精第一品，补肾助阳桑螵蛸。

在中药大家族中，桑科桑属植物桑树的枝叶根皮和果实均可入药。桑叶解表散热；桑枝祛风通络；桑白皮平喘消肿；桑椹滋阴补血。除此之外，还有一味与桑树结缘的收敛类虫药——桑螵蛸，以其补肾助阳疗虚损，固精缩尿治遗泄的功效，为医者和病家所称道。

桑螵蛸又称螳螂子、赖尿郎等，是节肢动物门昆虫纲螳螂科昆虫大刀螂、小刀螂、薄翅螳螂或巨斧螳螂的干燥卵鞘。主产于广西、云南等省的，略呈圆柱形或半圆形的，称作"团螵蛸"；主产于浙江、江苏等省的，略呈长条形，一端较细，称作"长螵蛸"；主产于河北、山东省的，略呈平行四边形，称作"黑螵蛸"。每年的9月至翌年2月，是采收桑螵蛸的最佳季节。除去树枝后，置沸水中浸杀其卵，或蒸透后晒干晾干。药用以卵鞘完整、色黄，体轻而带韧性，卵未孵出，无树枝草梗为佳。

汉代《神农本草经》中即将桑螵蛸列为上品，言其有益肾固精、缩尿止带的功能；且有桑螵蛸"益精生子"的记载。

唐代王焘的《外台秘要》中治遗精白浊、盗汗虚劳之疾，用桑螵蛸炙后，与白龙骨共为细末，每服二钱，用淡盐汤送服。又如唐代孙思邈《千金翼方》中的"沈氏固胞汤"等，即是治疗产后尿频或小便失禁的经验方。

宋代寇宗奭《本草衍义》中收载的"桑螵蛸散"，将桑螵蛸与远志、龙骨、鳖甲等配伍，用于治疗男子小便日数十次，如稠米泔色，心神恍惚，瘦悴食减等症，可在男科前列腺疾病、神经性尿频的治疗中，辨证选用。

元代危亦林《世医得效方》中的"桑螵蛸丸"，用桑螵蛸与五味子、制附子、龙骨组方，用于男子滑遗白浊之疾。

明代陈嘉谟《本草蒙筌》曰："味咸甘，气平，无毒。系螳螂所生，逢荆棘俱有。独取桑树者入药，欲得桑津气引经。主女人血闭腰痛，治男子虚损肾衰。益精强阴，补中除疝。止精泄而愈白浊，能淋闭以利小便。又禁小便自遗，故《本经》注云：凡梦遗方中，不可缺也。"

至清代，对桑螵蛸的药性发微日趋丰富完善，高世栻《本草崇原》曰："气味咸甘平，无毒。主治伤中、疝瘕、阴痿，益精，生子，女子血闭腰痛，通五淋，利小便水道。"汪昂《本草备要》曰："甘咸，入肝肾、命门，益精气而固肾。治虚损阴痿，梦遗白浊，血崩腰痛，伤中疝瘕。通五淋，缩小便。炙，饲小儿，止夜尿。螳螂卵也，桑树产者为好。炙黄，或醋煮汤泡，煨用。"张璐《本经逢原》称桑螵蛸："甘咸平，无毒。桑枝上螳螂子也。火炙黄用。《本经》主伤中，疝瘕阴痿，益精生子，女子月闭腰痛，通五淋，利小便水道。"《本经逢原》亦曰："桑螵蛸为肝肾命门药也，功专收涩，故男子虚损、肾衰阳痿、梦中失精、遗溺白浊，方多用之。"清代医家徐大椿在《神农本草经百种录》中说："味咸平，主伤中疝瘕，瘀血凝结中焦。阴痿，益精生子，补益肾气。女子血闭，和通血脉。腰痛，强肾之经。通五淋，利小便水道。通肾之府。桑螵蛸，桑上螳螂所生之子也。螳螂于诸虫中最有力，而其子最繁，则其肾之强可知。人之有子，皆本于肾，以子补肾，气相从也。桑性最能续伤和血，螵蛸在桑者，得桑之性，故有养血逐瘀之功。"清代医家黄元御的《玉楸药解》中载，桑螵蛸有治"带浊淋漓"的功能。严洁《得配本草》曰："咸甘平，入足少阴、厥阴经，益精气，固肾阴，通五淋，止遗浊。"黄宫绣《本草求真》曰："桑螵蛸专入肝、肾、膀胱，即桑枝上螳螂子也……味咸甘，气平无毒。入足少阴肾、足太阳膀胱。盖人以肾为根本，男子肾经虚损，则五脏气微，或阴痿、梦寐失精遗溺。螵蛸咸味属水，内舍于肾，肾得之而阴气生长，故能愈诸疾及益精生子。肾与膀胱为表里，肾得所养则膀胱自固，气化则能出，故利水道通淋也。女子疝瘕，血闭腰痛，皆肝肾二经为病。咸能入血软坚，是以主之。甘能补中，故主伤中益气。肾足则水自上升，克下心交，故能养神也。"姚澜《本草分经》曰："甘、咸、平，入肝、肾、命门。益精气，固肾，治虚损、遗浊、阴痿，通淋，缩小便。用桑树上者，若生非桑树，以桑皮佐之。"

石师临床最喜用桑螵蛸的补肾固精作用，认为桑螵蛸是中医内科、男科临床常用的虫药，凡见"虚损兼见滑脱"证候者，桑螵蛸必是第一效药，并常佐以覆盆子以增补益固摄之力。凡遗尿、尿频、小便失禁、遗精、早泄、阳痿，女性白带过多、白带清稀或浑浊，甚或男子精少和精弱所致不育，女子阴冷、性欲淡漠诸症，皆宜选择本品为主药，辨证辅以他药，良效可期。临床应用桑螵蛸的不利因素主要有二：一者本品助阳固涩效强，故阴虚多火、膀胱有热而小便频数者忌用。《本草经疏》曰："凡失精遗溺，火气太盛者宜少少用之。"《本经逢原》载："阴虚多火人误用，反助虚阳，多致溲赤茎痛，强中失精，不可不知。"可资借鉴。二者本品价昂，入煎剂效力不佳且浪费药材，故临床最好炙黄研细末服用，剂微效著。

现代桑螵蛸入药，多为节肢动物门昆虫纲螳螂科昆虫大刀螂、小刀螂的干燥卵鞘，分别习称为"团螵蛸""长螵蛸"及"黑螵蛸"。9月至翌年2月采收，除去树枝，置沸水浸杀其卵，或蒸透，晒干或烘干。以完整、色黄、体轻而带韧性、卵未孵出、无树枝草梗等杂质为佳。

桑螵蛸味甘、咸，性平，归肝、肾经，功能固精缩尿、补肾助阳，适用于遗精滑精、遗尿尿频、小便白浊、阳痿、早泄、赤白带下等症。煎汤 5 ~ 10g；研末 3 ~ 5g；或入丸剂。外用适量，研末撒或油调敷。本品助阳固涩，故阴虚多火、膀胱有热而小便频数者忌用。

桑螵蛸的母亲螳螂，也是一味药用历史悠久的祛风类的虫药。《本草纲目》中记载，其可治"小儿急惊风搐搦，又出箭镞，生者能蚀疣目"。临床多用于治疗惊痫、咽喉肿痛、痔疮等症。

验案举隅

（1）慢性支气管炎伴遗尿案

孙某，女，67岁。

患者有慢性咳喘之疾10余年。此次发病2月余，咳嗽喘息，咳甚时尿随咳出而湿裤，咳吐清稀白痰，量多，气短憋闷，倦乏畏寒，平素尿量极少，大便时每有脱坠感，排便亦极无力。曾于几家医院应用抗菌消炎或脱敏治疗，均不见许效。舌淡红胖嫩，苔白腻，脉沉缓细无力，尺脉尤甚。

中医诊断：膀胱咳。

辨证：肺肾俱损，元阳衰惫，气虚失摄。

治法：双补肺肾，温阳固摄，兼纳气止咳平喘。

处方：桑螵蛸20g，炒杜仲15g，巴戟天15g，生黄芪20g，山药30g，熟地黄15g，山茱萸6g，覆盆子15g，茯苓15g，桔梗10g，炙紫菀10g，款冬花10g，半夏6g，鸡内金15g。

复诊：服前方3剂大效。共服前方10剂，诸症痊愈。嘱服金匮肾气丸善后调理。

按语：本例慢性支气管炎伴有遗尿症，当属中医"膀胱咳"重症。系由肺病日久，迁延不愈，由肺及肾，肺肾俱损，肾之元阳伤损，根本不固，气失摄纳，而出现咳喘与遗尿并见的重症。论治之法，当以培补肺肾、固摄下元为主，又益以补气升清、化痰止咳、纳气平喘之法。方中重用桑螵蛸，取其血肉有情峻补之体，以益肾固精、摄脱止遗、纳气平喘。正如《本经逢原》所说："桑螵蛸，肝肾命门药也。功专收涩，故男子虚损，肾虚阳痿、梦中失精、遗溺白浊，方多用之。"佐以炒杜仲、巴戟天、熟地黄、山茱萸、覆盆子等味，补肾培元，益精固脱；用黄芪、山药，补气升清；炙紫菀、款冬花、半夏，化痰止咳平喘；桔梗，载药上行；鸡内金，化积止遗。诸药合用，共收良效。

（2）尿崩症案

李某，女，26岁。

病发多饮、多尿之疾4月余，历经大连医科大学附属一院、中心医院等处确诊为"尿崩症"。曾多次应用垂体后叶激素及益肾收涩类中药，效不显。现症见口渴引饮，嗜水无度，随饮随渴，饮过即渴，尿频而量多，一昼夜饮水4～5水瓶，眩晕，倦乏，自汗盗汗，腰酸腿软，五心烦热，大便略干，月经量少、色暗红。舌瘦红而干，苔薄花剥，舌根无苔，脉细涩无力。实验室检查：血糖正常，尿糖阴性，尿比重1.003。

诊断：尿崩症。

辨证：下元衰惫，气虚阴竭，肾失固摄。

处方：桑螵蛸10g，生黄芪20g，山药30g，黄精15g，生地黄10g，山茱萸6g，覆盆子15g，麦冬15g，白芍15g，石斛10g，鸡内金20g，生甘草10g，肉桂1g（后下）。

上方加减服用，方中桑螵蛸少则10g，多则20g，共40余剂，临床治愈。

按语：本例尿崩症当属中医"消渴"重症，多由先天不足，后天失养所致。论治之法，当以培养先天、固涩下元为主，又益以补脾益气、济阳配阴之法。方中重用桑螵蛸，取其血肉有情峻补之体，以益肾固精、摄脱止遗。佐以生地黄、山茱萸、白芍、石斛、麦冬、黄精等味，补肾培元，滋阴养液；用黄芪、山药，补气升清；鸡内金，化积止遗；更用小量肉桂，引火归原，导虚阳入肾。诸药合用，共收良效。

（十）䗪虫

破积消癥逐瘀血，接骨续伤唯䗪虫。

䗪虫首载于《神农本草经》，列为中品，又名土鳖虫、地鳖虫，书中称其有治疗"血积癥瘕，破坚，下血闭"的功效。汉代医圣张仲景是古代医家中擅用虫药的大家，其著作《金匮要略》中的"大黄䗪虫丸"一方中便使用了水蛭、蛴螬、䗪虫、虻虫四味虫药，与地黄、白芍、桃仁等植物药配伍，功能去瘀生新，主治五劳虚极，形体羸瘦、腹满不能饮食、肌肤甲错、两目暗黑等。书中还有"下瘀血汤"治疗产后瘀血腹痛、恶露不尽，以大黄、桃仁、䗪虫同为末，炼蜜为丸，酒煎服用，共奏攻坚破积、活血化瘀之效。张仲景在《金匮要略·疟病脉证并治第四》中还记载了消癥化结治疗疟母的名方"鳖甲煎丸"。后世的汤剂歌括中就有"鳖甲煎丸疟母方，䗪虫鼠妇及蜣螂，蜂巢石韦人参射，桂朴紫葳丹芍姜"的经验记载。方中共用了四味虫类药，其中就有以破血逐瘀、续筋接骨而著称的理血类虫药䗪虫。

历代本草中关于䗪虫药性功效的论述颇多，如《神农本草经》曰："主心腹寒热洗洗，血积癥瘕，破坚，下血闭。"唐代甄权《药性论》曰："治月水不通，破留血积聚。"宋代药学家苏颂在《本草图经》中，记述䗪虫的产地和生活习性时说："土鳖虫生河东川泽及沙中，人家墙壁下土中湿处。状似鼠妇，而大者寸余，形扁如鳖。但有鳞而无甲，故名土鳖。今小儿多捕以负物为戏，十月取暴干。"《本草纲目》言："行产后血积，折伤瘀血，治重舌、木舌、口疮、小儿腹痛夜啼。"明代医药学家缪希雍在《本草经疏》中发挥云："䗪虫，治跌仆损伤，续筋骨有奇效。乃足厥阴经药也。夫血者，身中之真阴也，灌溉百骸，周流经络也。血若凝滞，则经络不通，阴阳之用互乖，而寒热洗洗生焉。咸寒能入血软坚，故主心腹血积，癥瘕血闭诸证。血和而营卫通畅，寒热自除，经脉调与，月事时至而令妇人生子也。又治疟母为必用之药。"《本草通玄》曰："破一切血积，跌打重伤、接骨。"

近代名医章次公先生常用䗪虫配伍其他虫类药如蜈蚣、全蝎、蕲蛇、蜂房、地龙、五灵脂、穿山甲等，可大大增强其逐瘀通络镇痛之力。为防其破血伤正，还可佐以扶正之药，兼顾正气。

国医大师朱良春老先生认为，䗪虫性味咸寒，入肝经，有活血化瘀、通络止痛之功，兼能通督脉、强关节、补益肝肾、强壮身体、为伤科、内科常用之品。从仲景大黄䗪虫丸主治"五劳虚极羸瘦……经络荣卫气伤，内有干血，肌肤甲错，两目黯黑，缓中补虚"可以了解，䗪虫是破血而不伤血，祛邪而不伤正的活血化瘀、舒经通络之止痛良药。

咸寒能入血软坚，故䗪虫主心腹血积、癥瘕血闭诸症。以其善于通络理伤，对跌打损伤具有接续筋骨的作用，故伤科经常使用。临床治肝脾大、跌打损伤、腰部扭伤经久不愈、肾虚腰痛等顽疾，皆可辨证应用䗪虫而获效。

朱老认为，一些本草书中载䗪虫有小毒，如《名医别录》及现今之《中药大辞典》皆云其"有毒"。其实只要严格掌握适应证和药量，临床一般无明显毒性反应。其是一味平和的活血化瘀药，破而不峻，能行能和。

全国名老中医石春荣老先生作为吉林石氏中医伤科学术代表人物，于吉林行医七十余载，因其于伤科医术精湛，医名远播，曾于80年代入选国家中医药管理局组织评选的吉林省近百年中医外科学界代表人物。其在临床治疗内、外、肿瘤各科顽疾辨证见瘀滞为患者，常用䗪虫攻剔瘀浊滞固病邪；然在伤科用药，更是喜用擅用䗪虫。在其诸多秘方、效方中，䗪虫皆为必不可少的主药。石老认为：言䗪虫又名土鳖虫、地鳖虫，乃土气所生。或称有小毒而力峻，然临床数十年，却从未见本品有何明确毒性。味咸入血而专司血证之实，为治伤常用之品，接骨神妙之药。善破血逐瘀，使瘀结得散，特具搜剔之性，主宿患根除。临证多用于骨断筋折之重症，死血难消，瘀滞不去者。《本草纲目》曰："用土鳖，焙存性，为末。每服二三线，接骨神效……生者擂汁酒服。""须先整定骨，乃服药，否则接挫也，又可代杖。"活血通络之虫类药物中唯本品最具接骨续筋之专能，实为理伤续断之首选药物也。

石氏伤科家传秘方乃不传之秘，其最有代表性的几首伤科验方，皆以䗪虫为君。例如：①特效散：䗪虫、麝香、冰片、牛黄、乳香、没药、血竭、大黄、三七、红花、炙自然铜、当归、骨碎补、金银花、续断、木瓜、老鹳筋、穿山龙。②活血散：䗪虫、乳香、没药、当归、川芎、苏木、延胡索、香附、红花、连翘、续断、骨碎补、姜黄、生地黄、川牛膝。③接骨立效散：䗪虫、乳香、没药、当归、自然铜、续断、红花、鹿角胶、丹参、方海、白及、骨碎补、金银花、大黄、老鹳筋、穿山龙、怀牛膝、琥珀、冰片、炙马钱子、无名异、公鸡爪、炒黄瓜子。④外用镇痛散：䗪虫、乳香、没药、金银花、红花、连翘、五加皮、自然铜、如意金黄散。

　　石师秉承家学，在临床治疗内、外、肿瘤各科顽疾辨证见瘀滞为患者，常用䗪虫攻剔瘀浊滞固病邪。䗪虫临床入药除必用于骨伤科，如骨折陈伤、骨延迟愈合或不愈合、慢性骨髓炎、骨结核、非化脓性肋软骨炎等骨科顽疾外，内科重患如肝纤维化、肝硬化、间质性肺炎、肺纤维化、冠心病、心绞痛、肥厚型心肌病，男妇科顽疾如男性老年前列腺增生、反复发作的慢性前列腺炎、顽固性血精、精闭、女性慢性盆腔瘀血综合征、慢性盆腔炎、卵巢囊肿、子宫肌瘤、子宫腺肌症、输卵管阻塞性不孕等，肿瘤科如肺癌、胃癌、肝癌、前列腺癌等重患，只要辨证准确，用之皆可收效。石师经验，䗪虫入药可入丸、散、汤剂，更可以少许豆油或花生油微火烘炒，嚼服或研末吞服，入口有一种特殊香味，而无腥秽怪味，且可增效。

　　另据《中国中西医结合杂志》报道：魏爱英等用水蛭䗪虫粉与钙拮抗剂合用，治疗高血压并左心室肥厚、冠心病等，疗效高于单用西药或中药对照组。上海市第一人民医院用古方"大黄䗪虫丸"化裁制成"五虫丸"，治疗原发性肝癌、胃癌、鼻咽癌、白血病、黑色色素瘤等，疗效显著。

　　䗪虫为鳖蠊科昆虫地鳖或冀地鳖的雌虫干燥体，常用异名有䗪虫、土虫、土鳖、土元等，全国大部分地区均产，夏、秋季捕捉。用沸水烫死或用盐水略煮后，晒干或烘干，炮制时取原药材，除去杂质，洗净或筛去灰屑，干燥备用。

　　炮制方法：①炒用：取净䗪虫，置锅内，用文火加热，炒至微焦，取出放凉。②酒䗪虫：取净虫用适量酒洗后，置锅内，用文火加热，炒微干，去头、足。③酥制䗪虫：取酥油置锅内，用文火加热化开，倒入净虫拌匀，炒至黄色时摊凉。

药性和功效：䗪虫味咸，性寒，有小毒，归肝经。功能破瘀消癥、接骨续伤。主治癥瘕积聚、瘀血经闭、产后瘀血腹痛、跌打损伤、骨折筋断、木舌重舌等。

用法与用量：煎汤6~10g；研末1~1.5g，浸酒饮服适量。外用适量，可煎汤含漱、研末撒或鲜品捣敷。无癥瘕癖积、年老体弱及月经期者慎服，孕妇禁服。有过敏史者慎用。

现代应用：现在以䗪虫为主药，制成了多种剂型的中成药。如伤科八厘散、伤科接骨片等，活血化瘀，消肿止痛，口服用于跌打损伤、闪腰岔气、瘀血肿痛等症。跌打镇痛膏、红药贴膏等，散瘀消肿，祛风胜湿，外用于急、慢性扭挫伤、慢性腰腿痛、风湿性关节炎、坐骨神经痛等。

现代药理研究：䗪虫主要含17种氨基酸，占虫体的40%；其中7种是人体必需的氨基酸，占总量的30%。这些氨基酸作为䗪虫的主要成分，进入人体后发挥着特殊的生理效能，在活血化瘀的治疗中大显身手。其作用不是预防血栓的形成，而是具有溶栓的作用。䗪虫所含的多种微量元素中，与抗癌、抑癌有关的元素锰、锌和镁的含量较高。䗪虫总生物碱可直接作用于心肌，降低心肌的耗氧量，并能提高大脑对缺氧的耐受力。

验案举隅

（1）早期肝硬化案

赵某，男，45岁。2002年8月3日初诊。患者以"消瘦、乏力、半年余"为主诉求诊。半年前因自觉乏力、消瘦于某医院查肝功正常，查B超：肝实质回声增强、密度不均，脾大。

诊为"早期肝硬化"。现症见：消瘦，面色晦暗，皮肤干燥，乏力，食少纳呆，大便干结，3日一行，舌淡暗见瘀斑，苔白腻，脉沉弦。

诊断：虚劳。

辨证：瘀血内结，肝脾两伤。

治法：祛瘀生新。

处方：䗪虫6g，红花6g，桃仁10g，酒大黄10g，熟地黄15g，鸡内金20g，鳖甲15g（先煎），党参20g，白芍15g，当归15g，炙甘草10g。14剂，每日1剂，水煎服，忌辛辣。

二诊：自觉乏力减轻，面色转荣，大便不甚干结，每日一行，饮食增加，舌淡红，仍有瘀斑，但较前大减，脉沉弦。前方去酒大黄，加郁金15g，生麦芽15g，20剂。

三诊：自觉无异，面色红润，舌淡红，苔薄白，脉沉。前方改䗪虫3g，去桃仁，20剂，善后。

按语：肝硬化多为瘀血阻于肝脉所致，瘀血不去，新血不生。故宗《金匮要略》大黄䗪虫丸证之意，以善逐瘀、破积、通络之䗪虫为主药；配以桃、红活血，鳖甲软坚；佐以补益气血之药，使邪去而不伤正，寓补于通。又肝阳常亢，肝阴多不足，肝病最忌大辛大热之剂，而䗪虫咸寒，无伐肝之惧，于肝病最益。

（2）外伤后尿潴留案

吴某，女，34岁。

擦玻璃时自高处跌下，当即觉腰痛剧烈，不敢伸直，转侧俯仰俱不能，双下肢亦有麻木感，小便不畅，大便秘结。查X线片：第3、4腰椎压缩性骨折。3日后症状愈重，腰痛明显，烦躁口苦，腹胀纳呆，小便渐至不行，急来求治。诊为

"外伤后尿潴留"。

辨证：瘀伤腰肾，瘀热互结，关门不利。

处方：䗪虫6g，蝼蛄4只，酒大黄15g，芒硝10g（冲），川牛膝15g，桃仁10g，红花10g，乳香3g，没药3g，当归15g，生地黄15g，生甘草15g。水煎频频饮服。

翌日来又告之：二便通调，腰痛减轻。方去芒硝，加续断15g，丹皮10g，以增化瘀壮腰之力。半月后又加龙骨、自然铜等以助骨质生成，并配合腰椎压缩性骨折之常规练功疗法。月余痊愈。嘱继续服用六味地黄丸等益肾壮骨药物及练功，以为善后。

按语：跌仆折损，瘀阻腰肾，二便为之失司，气化因之不行，关门不利，而成尿癃之患。故用䗪虫直入厥阴、少阴血分而破血逐瘀，通经化滞；辅以蝼蛄直走二阴而通阳利尿；再佐以酒大黄、芒硝之通瘀泻下；乳没、桃红之活血散瘀；当归、生地黄滋肾活血；牛膝引血下行；使以甘草调和护正。药证合拍，效如桴鼓。

（3）外伤腰腿痛案

李某，男，40岁。2001年7月4日初诊。

腰背部疼痛时发时止多年，加重半月余。患者为搬运装卸工，时常不慎扭伤腰背，遗有慢性腰背痛之症。半月前又因搬运时不慎，扭伤腰背，疼痛难忍而来诊。症见：腰部掣痛，不敢俯仰，入夜痛重，夜寐欠安，饮食及二便可，舌淡暗，边见瘀斑，苔薄白，脉弦。

诊断：瘀血腰痛。

辨证：久病腰伤，复加外伤瘀血阻于腰络。

治法：祛瘀疗伤，补肾壮腰。

处方1：䗪虫100g，水蛭50g。研末混匀，每服5g，每日3次。

处方2：杜仲15g，续断15g，牛膝10g，熟地黄15g，当归15g，鸡血藤20g，党参15g，白芍15g。10剂，每日1剂，水煎，分3次服，服汤药时冲服上药末。

二诊：腰痛大减，活动自如，舌边瘀斑不显，停汤剂。

处方：䗪虫100g，水蛭50g，杜仲100g。研末，每日6g，早晚分服，长期服用。

按语：䗪虫药性咸寒，善逐瘀通经、疗伤止痛，具祛瘀生新之性，民间传其有补益之功。此患素有旧损，又添新伤，寻常草木新伤可疗，旧疾难除，非虫蚁搜剔难效。䗪虫、水蛭能搜经窜络，剔陈年久瘀，无燥烈之性，久服不伤正气，故本患用之尤良。

（4）膝关节创伤性滑囊炎案

王某，女，37岁。

自述左膝部摔伤10月余，当时肿胀疼痛，曾做过针灸、理疗、穴位封闭及内服中药治疗，疼痛略缓解，但时时反复发作。曾疑为风湿性关节炎，查血沉、抗链球菌溶血素"O"试验、类风湿因子等均属正常。服用芬必得等多种抗风湿镇痛药，疗效不佳，反有消化道刺激症状。曾反复于患处抽液3次，每次50～80mL，抽液后几日即肿。现左膝关节肿胀疼痛，夜间较重，稍事活动后亦加重。因走路时用力不均衡，现右膝亦觉酸痛无力。检查：左膝关节明显肿胀，扪之有波动感，压痛明显，活动轻度受限。舌淡红嫩，苔白，脉沉弦缓无力。

诊断：膝关节创伤性滑囊炎。

辨证：跌仆挫扭，筋络阻隔，瘀滞入络。

处方：䗪虫10g，蚕沙20g（包煎），生黄芪30g，桂枝

10g，当归15g，鸡血藤20g，申姜10g，炒白芍15g，桑寄生20g，茯苓15g，白芥子15g，牛膝15g，秦艽15g，三七粉6g（冲），炙甘草10g。

复诊：服前方20余剂后，患者膝关节肿痛基本消失，关节屈伸活动已正常。继用前方加减，去秦艽、三七，加熟地黄15g，红花10g，以为善后调理。

1年后随访，患肢未再发病。

按语：本例膝关节滑囊炎系膝关节摔伤致筋络阻隔，日久不愈，瘀滞入络，滑囊发生充血，致大量炎症渗出。治疗当以活血逐瘀、续筋疗伤为主，益以温阳通络、滋阴养液、柔筋止痛之法。方中重用䗪虫为君，取其虫蚁搜剔、通络追拔之性，以活血化瘀、通经破滞。《本草通玄》载其："破一切血积，跌打重伤，接骨。"《分类草药性》曰："䗪虫，治跌仆损伤，续筋骨有奇效，乃足厥阴经药也。夫血者，身中之真阴也，灌溉百骸，周流经络者也。血若凝滞，则经络不通，阴阳之用互乘，咸寒能入血软坚。"《本草求真》曰："䗪虫，古人用此以治跌仆损伤。"故本案以䗪虫为君药。方中佐以蚕沙，渗湿化浊，消肿通络；生黄芪、桂枝、申姜、白芥子补气升阳，温经通络；炒白芍、当归、鸡血藤、桑寄生、秦艽、三七等味滋阴养血，化瘀止血，活血止痛；牛膝引血下行。药到病除，获此殊效。

（5）闭经案

刘某，女，24岁，未婚。

闭经已年余，自述1年前因与他人口角后即月经不潮，面部渐生褐斑，时有乳胀、腹痛，饮食如常，舌质暗红，有大片瘀斑，苔薄白，脉弦。

辨证：气滞血瘀。

治法：疏理肝气，逐瘀通经。

处方：䗪虫30g，香附15g，当归15g，桃仁15g，川芎10g，红花10g，柴胡10g，橘核10g。

服药6剂后经血来潮，下紫黑血块，乳胀消失。后宗原方加减调治三个月经周期而愈。

按语：闭经多因情志不畅，肝气郁滞，致瘀阻胞宫。病久瘀重，寻常草木恐难取效，瘀血不去，新血不生。因䗪虫破血逐瘀作用较强，善治妇女经闭及产后瘀滞腹痛，故重用䗪虫逐瘀通闭；佐以桃仁、红花、川芎之类，瘀去则经血自来。

（6）前列腺增生案

王某，男，67岁。

尿频、尿不尽半年来诊，B超提示前列腺肥大，小腹胀，舌体胖，苔白腻，脉沉弦。

诊断：癃闭。

辨证：湿阻下焦，痰瘀互结。

治法：软坚化瘀。

处方：䗪虫10g，甲珠6g，冬葵子12g，半夏6g，茯苓15g，黄柏10g，白花蛇舌草10g。

服药7剂，排尿好转，稍觉腰酸。加杜仲10g，再予7剂。调方5次，共服40余剂告愈。

按语：前列腺增生为老年常见病，属中医癃闭，为老年肾气亏损，气化不利，痰瘀互结，致腺体增大，压迫尿道。本病可看作肿物治之，以软坚化瘀、补益肾气为原则。《神农本草经》言䗪虫："味咸、寒。主心腹寒热洗洗，血积癥瘕，破坚，下血闭。"认为䗪虫为治疗癥瘕积聚之要药。

（7）复发性口腔溃疡案

王某，女，72岁。2003年5月5日初诊。

患口腔溃疡10年，诊为"复发性口腔溃疡"。曾长期口服清热解毒药物，效果不明显。刻诊：形体消瘦，营养不良，倦怠乏力，饮食不振，口腔两颊、舌边可见多个溃疡点，表面覆盖淡黄色假膜，周围充血，自觉灼痛，舌体薄，舌质淡红，少苔，脉细数。

诊断：口疮。

辨证：脾胃虚弱，虚火上炎，瘀血阻络。

治法：健脾益胃，化瘀通络。

处方：䗪虫5g，熟地黄15g，山药15g，山茱萸6g，茯苓15g，炙附子10g（先煎），肉桂1g（后下），党参20g，白术15g，甘草10g，当归15g，白芍20g，百合15g，鸡内金20g。每日1剂，水煎分3次服。

半月后饮食增加，乏力减轻，口腔溃疡基本消失。继服7剂巩固疗效。随访1年未复发。

按语：复发性口腔溃疡属中医学"口疮""口糜""口疳"等范畴，临床以口腔黏膜发红、溃烂为特征，是一种常见的口腔黏膜疾病。通常人们认为是"火气大"所致，常投牛黄解毒片、牛黄上清丸、牛黄清胃丸等清热解毒、苦寒清下药物，常不奏效，反致耗伤正气。本例口疮论治，虽有脾胃虚弱，虚火上炎的内虚本质，亦有外邪内蕴。诸邪久滞，皆可化毒，病邪深在，而致本病缠绵难愈，瘀血阻络之标实之象。单以补益之品，瘀邪难除，病邪难愈。因此，治以滋阴温阳、益气活血之法，重点应用虫类药䗪虫为君。本品咸寒，归于肝经，其性峻猛，善攻隙穴，擅长破血逐瘀、搜风剔毒、祛邪外出，尤其在治疗重舌、木舌、口疮、各类瘀血证等方面，常立奇功。且现代药理研究发现，䗪虫具有抗炎及免疫抑制作用，能激活细胞免疫反应，改善机体免疫状态；还有抗过敏、抗组织胺、消除抗原、调节免疫等作用，恰恰与西医认为口腔溃疡多由变态反应所致的理论相吻合。方中熟地黄、白芍、百合滋阴；附子、肉桂导引浮阳；茯苓、党参、白术、甘草健脾益气；鸡内金健脾除胃热；当归养血活血，活络生新。配合䗪虫共奏调和血脉、畅达营卫之功效。但此类病患常表现为全身免疫功能低下，论治时应注意其正虚之本，当刻刻以顾护正气为念，慎防虚虚之戒。

（8）丹毒案

姜某，男，54岁。2007年10月13日初诊。

左小腿暗红色斑片、疼痛，伴发热，反复发作1年。1年前，因左足癣趾缝糜烂感染，致左小腿出现红色斑块，疼痛，伴发热、寒战，经大连市皮肤病医院诊断为丹毒，收住院治疗。给予青霉素静脉滴注15天，上述症状均消退，遂出院。2007年12月20日，上述症状复发，又于皮肤病院住院，以同样方法治疗20天，临床治愈出院。2008年2月21日，本病又复发，经抗生素治疗近1个月，红斑缩小，但行走或站立稍久，左小腿就会出现红斑、肿胀、疼痛、不适感。皮肤科检查：左小腿胫骨前中下部有手掌大暗红色水肿性斑块，灼热，压痛，周围皮肤轻度肿胀，左足三、四及四、五趾缝糜烂，左腹股沟淋巴结肿大、压痛，体温37.4℃。血常规检查：白细胞计数10.56×10^9/L，中性粒细胞分类78%。舌质暗红、尖红赤，苔黄腻，脉弦滑稍数。

诊断：左小腿丹毒。

辨证：素有脚湿气，外感湿热毒邪，湿热下注，化火化毒，而致本病；湿热久恋，经络阻滞，气血运行不畅，而使本病反复发作。

治法：清热解毒，利湿通络。

处方：䗪虫10g，蒲公英20g，金银花10g，连翘15g，紫花地丁15g，黄柏10g，牛膝10g，地龙10g，丹皮15g，陈皮15g。常规水煎服。

二诊：服药7剂后，上述症状明显好转，左小腿红肿斑块明显缩小，疼痛减轻，左腹股沟淋巴结缩小，体温恢复正常。效不更方，继服上方10剂，临床治愈。3个月后随访，未复发。

按语：丹毒是由感染溶血性链球菌引起的皮肤及皮下组织的一种急性炎症。发病以皮肤突然发红，色如涂丹脂染，迅速蔓延的急性炎症为主要表现。其特点是患处焮赤灼热，迅速向外扩大。西医治疗以应用抗生素为主。中医认为，其病因为湿热火炽，由于湿热下注，化火化毒；或素有脚湿气，或有外伤，染毒而成；后期为湿热久恋，经络阻滞，气血运行不畅。该患为素有脚湿气，皮肤破损，染毒而成；又因反复发作，湿热毒邪久恋，经络阻滞，气血运行不畅，久病入络成瘀，寻常草木难以疏通瘀滞，非走窜搜剔虫药难取其效。故治疗以清热解毒、利湿通络为大法，方中以䗪虫为主药，其药性咸寒，具有破血逐瘀、散结消癥的作用，有祛瘀生新之性；辅以地龙搜经窜络、化瘀通滞，瘀毒深遏用之最宜；配合五味消毒饮，清热解毒利湿，使顽疾沉疴一并祛除。

（十一）地龙

祛风解毒通血络，平肝潜阳有地龙。

荀子在《劝学》中曾说："蚓无爪牙之利，筋骨之强。上食埃土，下饮黄泉，用心一也。"他在文章中以蚯蚓为喻，盛赞了锲而不舍的治学精神。明末清初的名医张志聪在《本草崇原》中释名说："其居如丘，其行也引而后伸，能穿地穴，故又名地龙。"地龙是中药大家族中的常用虫药，《神农本草经》曰："主蛇瘕，去三虫，杀长虫。"汉代陶弘景《名医别录》曰："疗伤寒伏热狂谬。"《日华子本草》曰："治中风并痫疾，去三虫，天行热疾，喉痹，蛇虫伤。"至宋，地龙更是名扬杏林，如《本草衍义》云"治肾脏风下疰病"；《圣济总录》有"地龙散"，《和剂局方》中录有"小活络丹"，其中都以地龙为君药。

地龙的声名鹊起，与宋初时的一段医林轶事有关。据史书记载，宋太祖赵匡胤登基后不久，因国事繁忙，肝郁化火，患了"缠腰蛇丹"（即带状疱疹），而且哮喘病又复发了。宫中的御医们择方用药，治了好长时间也不见寸效。民间医生叫"活洞宾"者，擅长治疗疮疡痘疹。其进殿诊察了宋太祖的病情后，便端来了两铜罐的药汁，其中一罐用毛笔蘸后涂在患处，另一罐请太祖服下。赵匡胤即觉患处疼痛大减，凉爽舒适，开口问道："你这是什么仙方，既可内服又能外用？"活洞宾答道："皇上是真龙天子，我用的凡间俗物地龙，汉代的《神农本草经》中即有载录。取其大而白颈者，药谓是以龙治龙的一方双效的仙方。"赵匡胤听后龙颜大悦，连称草泽医有奇术，胜过宫中的御医。旬日后太祖的疱疹结痂而痊，哮喘之症亦愈。

明代兰茂《滇南本草》载地龙"祛风，治小儿瘛疭惊风，口眼歪斜，强筋治痿"。李时珍《本草纲目》曰："主伤寒疟疾，大热狂烦，及大人小儿小便不通，急慢惊风，历节风痛……头风，齿痛，风热赤眼，木舌，喉痹……聤耳，秃疮，瘰疬，卵肿，脱肛，解蜘蛛毒，疗蚰蜒入耳。""蚯蚓性寒而下行，性寒故能解诸热疾，下行故能利小便，治足疾而通经络也。"明代医药学家李时珍的《本草纲目》中，记录以地龙入药的方剂就有40多个。明代医家王肯堂的《证治准绳》中，用"地龙散"治疗骨折筋伤。明代缪希雍《本草经疏》曰："蚯蚓，大寒能祛热邪，除大热，故疗伤寒伏热狂谬。咸主下走，利小便，故治大腹、黄疸。"清代罗国纲《罗氏会约医镜》曰："治跌打损伤，痘疮紫黑。"清代医家汪昂的《本草备要》中还载：蚯蚓泥即蚯蚓屎，亦可外用治疗小儿阴囊热肿、肿腮丹毒。清代医家张璐的《本经逢原》中，用"地龙汤"治疗痘疹渐变干紫红陷者；清代医家王清任的《医林改错》中所载的"补阳还五汤"，补气活血通络，用来治疗中风偏瘫失语，至今都是中医临床常用的经典方剂。

国医大师任继学临床精于辨治疑难杂症，擅用虫药，尤其是治疗中风病更具心得。石师常言有幸拜于任老门下就读，获益极多。任老论治中风约言治要，有开闭、固脱、豁痰、潜阳、化瘀、填精诸法。认为病中风者，主要是脑髓的经络、血脉，已为痰涎死血壅塞，气机已滞，血脉不通，形成气滞血凝而为瘀证，或因络损不能约束血液，血液离经外溢而为瘀证。故以通经活络化瘀为要法，其选方如补阳还五汤（生黄芪、地龙、赤芍、当归尾、桃仁、川芎、红花），水煎服；并言及地龙活血通络、平肝潜阳、振颓起废之力尤胜，常可倍量。

任老自拟活络化瘀散（地龙、藏红花、三七粉、生槐花、丹参、葛根、赤芍、川芎、豨莶草各10g，茄根、胆南星、橘络各3g），亦以地龙为君，临床每获良效。

国医大师朱良春认为，地龙味咸，性寒，归肝、肺、肾经；有清热止痉、平肝息风、通经活络、平喘利尿之功，是一味应用广泛的搜风解毒虫类药物；临床对于哮喘、顿咳、痉挛性咳嗽有良好的疗效。本药既可治疗热性咳喘，又可通过药物配伍，治疗虚性、寒性咳喘。朱老治疗中风偏瘫，选补阳还五汤擅用地龙，取其活血通络之功，善治半身不遂等中风后遗症。肝阳上亢、脉弦劲而血压升高持久不降，或已服诸药而效不显者，于平肝潜阳剂中加地龙，每可使血压显著下降，并能消除头胀痛、不眠烦躁等症。由于地龙具有泄热解毒作用，故凡斑疹为火邪所遏，内陷而色紫黑者；出血性斑疹而呈血热征象者；热性病高热、谵妄、躁烦，甚则搐搦惊厥，如乙脑惊厥等，均可用之。又因其功能走窜通络，凡痹病偏热而体气尚实者，用之亦效。

朱老经验，地龙还可促进溃疡愈合，适用于消化性溃疡以阴虚胃热为主，或活动期合并出血，以及慢性下肢溃疡或烧伤等症。另外，本品不仅可以用治一般湿热黄疸，而且可试治"急黄"之邪入心包或出现腹水，偏于胃实而见高热口干、谵妄躁越、神志不清、腹膨胀满、大便秘结、苔黄厚、脉洪大数疾等症。

当代名医姜春华教授经验方：广地龙15g，海螵蛸、天竺黄各9g，共研细末，每服1.5g，每日3次。配合益气培本、润肺化痰之汤剂，对哮喘收效较好。

石师临床擅用地龙治疗顽疾，临床多用于：①由于糖尿病、高血压所导致的慢性肾脏病变，针对本病的久病入络，肝脉瘀阻之患，治以畅达肝络、活血化瘀之法。辨证分析认为，尿蛋白的流失，是肾脏瘀浊之为害，不祛瘀则无以生新。西医学已经证实，肾脏病中都存在有不同程度的高凝状态。近代大量动物实验证明，活血化瘀方药有改善肾血流、增强肾小管的排泄、增加纤维蛋白的溶解性、减少血小板聚集、抗凝血等作用，有利于增生性病变的转化和吸收，促进已损组织的修复。治疗慢性肾脏病变蛋白尿用活血化瘀之法，也是辨证与辨病相结合的产物。常用方剂有桃红四物汤、少腹逐瘀汤、大黄䗪虫丸等。石师最喜加以地龙、水蛭为君而收效。②高血压、糖尿病等导致的心脑血管病变，地龙既可活血通络，又可引药下行，是必不可少之品。③治疗辨证为精瘀证的阳痿、前列腺病等男科顽疾，常用血府逐瘀汤，再加地龙、蜈蚣为君而获效。④支气管哮喘等呼吸道过敏性疾患，必以地龙为主药，再辨证论治，选用止咳化痰平喘类方药收功。

地龙入药为巨蚓科环节动物参环毛蚓或缟蚯蚓的干燥体。前者主产于广东、广西、福建等地，药材称"广地龙"；后者全国各地均有分布，药材称"土地龙"。夏、秋季捕捉，捕得后用草木灰呛死，去灰晒干；或剖开用温水洗净体内泥土，晒干，生用或鲜用。

药性和功效：地龙味咸，性寒，归肝、肺经、膀胱经。功效清热息风、通络除痹、平喘利尿。临床多用于惊风抽搐、风痫癫狂、中风眩晕、寒热喘息、痹病跌打、痈肿疮疡、癃闭淋漏涩等症，是一味内外皆宜的常用虫药。地龙外用可以疗痈肿、乳痈、丹毒、溃疡、腮腺炎、带状疱疹、水火烫伤、中耳炎、口腔炎等。方法是取活地龙去泥，用白糖或蜂蜜共捣后外敷，或浸渍取汁内服、外用。

用量用法：煎服3~10g；研末吞服，每次3~4g。本品咸寒伤脾胃，无实热或脾弱者慎用。

现代应用：地龙还是食疗药膳的佳品，其干品含蛋白质高达70%，且富含人体必需的8种氨基酸、B族维生素和特殊的酶类。古今中外都有用地龙食疗的记载。在欧洲，人们将烤干的蚯蚓和面包一起吃，来治疗胆石症；缅甸人用地龙烧灰治疗口疮；美国人则用地龙提炼的油和玫瑰油混合，内服、外用治疗斑秃。我国民间也有诸多地龙的食疗验方，如老年人癃闭，取地龙、小茴香等份，捣汁后饮用；喉痹咽痛，取红色小蚯蚓数条，加适量的醋捣汁，漱喉后徐徐咽下。

现代药理研究：①平喘作用。②降压作用。③对子宫平滑肌的作用。④镇静抗惊厥作用。⑤解热作用。⑥其他作用：100%广地龙煎剂对甲型链球菌呈微弱的抑菌作用；对人型结核杆菌有一定的抗菌作用。

验案举隅

（1）肺纤维化、肺心病案

孙某，女，68岁。2004年6月2日初诊。

患肺纤维化、肺心病4年，皮肤干燥，气短喘促，动则加剧，少气乏力，食少纳差，舌红少苔，脉沉。

辨证：气阴虚竭，瘀浊内滞。

处方：地龙15g，僵蚕15g，蛇蜕6g，麦冬30g，沙参30g，黄精20g，百合20g，知母15g，党参30g，桂枝10g，黄芪15g，茯苓25g，三七粉6g（冲服），山药20g，五味子10g。每日1剂，水煎服。

复诊：服上方1月后，气短喘促较前大减，皮肤干燥也有减轻。后续用本方加减治疗3个月，一般活动无明显气短喘促，余症亦好。

按语：肺纤维化为临床难治病，预后较差，中医辨证多为本虚标实之证，气阴虚竭为本，瘀浊内滞于肺络为标。瘀浊不去，则阴津难达肺络，故以散瘀化浊为要。肺为娇脏，喜润恶躁，寻常散瘀化浊之药用之恐更伤肺阴，唯地龙咸寒入肺，无辛燥之弊，止喘通络，通而不燥，可使瘀浊得去，而肺阴不伤。

（2）咳嗽（慢性气管炎）案

刘某，男，53岁。2004年9月初诊。

患慢性气管炎多年。现症见咳嗽、微喘，咳黄痰，大便秘结，舌红苔黄，脉弦滑微数。

辨证：痰热蕴肺，瘀滞肺络。

治法：清肺化痰，化瘀通络。

处方：地龙15g，僵蚕15g，瓜蒌仁15g，天花粉15g，胆南星5g，竹茹15g，牛蒡子10g，炙紫菀15g，款冬花15g，麦冬15g，白术15g，山药20g，生甘草10g，浙贝母5g。10剂，水煎服。

二诊：咳嗽及咳痰均减轻，大便正常。前方去胆南星、天花粉、竹茹，加党参15g，20剂。

三诊：诸症均好转，前方去款冬花、瓜蒌仁，10剂善后。

按语：慢性气管炎久治不愈，痰浊瘀血久滞不去为重要因素，清肺化痰同时如配化瘀通络之品常收奇效。地龙性咸寒降泄，入肺经，能清肺而止咳、降气以平喘，又化瘀解毒通络，颇合病机。

（3）过敏性鼻炎案

李某，男，37岁，瓦房店市铁路段工人。

患鼻病2年，主症为鼻痒鼻塞，阵发喷嚏如狂，清涕滂沱，其清如水，发病无明显的季节性，唯清晨起床及遇冷空气，则立即发作。查体：鼻黏膜苍白，前庭充血粗糙。舌淡苔白，脉平略细。

辨证：营卫不和，肺虚金寒。

处方：屏桂汤加减。

地龙15g，桂枝10g，白芍10g，甘草10g，黄芪20g，白术15g，防风10g，苍耳子10g，麦冬15g。

进药7剂，狂嚏顿减，鼻黏膜淡白，前庭轻度充血。又进药14剂，诸症若失，鼻黏膜淡白，前庭充血消失。

按语：过敏性鼻炎，中医辨证多为营卫失和，肺失宣肃。地龙性寒，彻上达下，善启上而宣降气，泄下而通利州都，能泄热结，乃平喘通络之良药，故可以开肺窍之塞，治疗过敏性鼻炎。

（4）浮肿案

隋某，女，43岁。2004年8月15日初诊。

患双下肢浮肿1个月。查体：双下肢轻度压痕。既往高血压3年，血压波动于150～165/90～100mmHg，高脂血症2年。尿常规正常，时有便秘。舌红苔腻，脉弦细。

辨证：阴阳两虚，湿浊不行。

处方：地龙15g，熟地黄30g，山茱萸10g，山药15g，桑寄生15g，杜仲15g，泽泻15g，茯苓25g，焦山楂15g，灵芝25g，白芍15g，炒决明子15g，炒莱菔子15g。20剂，水煎服。

二诊：血压150/95mmHg，浮肿略减，便秘已好，查血脂正常。去焦山楂，改地龙20g，20剂。

三诊：血压145/92mmHg，浮肿已除。改为散剂（地龙15g，熟地黄30g，山药15g，杜仲15g，茯苓25g，灵芝25g，白芍15g，炒决明子15g，炒莱菔子15g。共研为末），每日2次，每服10g，长期服用。

按语：本例初为肝肾阴虚阳亢，久病阴损及阳，肾阳不足则不能行水，而致浮肿，故治之当阴阳并补兼施清利。地龙一药三用：平肝阳降压为其一，通络降浊为其二，利尿消浮肿为其三。

（5）尿血案

李某，男，19岁。1996年6月7日初诊。

患者尿血年余，多方求治无效，亦未明确病因，邀余诊治。见其形体消瘦，食欲不振，尿色鲜红，大便稍干。舌红，苔薄白，脉弦细。

诊断：尿血。

辨证：血热妄行，病久伤脾。

处方：鲜地龙40条，生大蓟150g，白糖150g。先取鲜地龙吐净腹中泥土，加入白糖，不久即化为汁状。大蓟水煎，煮沸5分钟，冲入地龙糖汁。每日2次温服。

服药3日而愈。追访半年，未复发。

按语：地龙咸寒，入肝、脾、肺经，善利尿、通络，治下焦湿热尤效。尿血之初多因血热妄行，热伤脉络而致；病久伤正，夹瘀。本病尿血色鲜红、舌红，为有血热，然久病入络、久病多虚，故治之当以凉血止血之大蓟配通络之地龙。二药性偏凉，又患者兼脾虚之证，故用白糖温中补脾，使脾气健旺，以复健运统摄之职。本方药少力专，配伍奇特，先有同辈用之言其效著，今试用之果见奇效。

（6）慢性前列腺炎（炎性精液、精液不液化）案

张某，男，30岁。2004年7月15日初诊。

患慢性前列腺炎、精液不液化（1小时不液化，白细胞10～15/HP），会阴部坠胀不适。舌暗红微紫，脉滑。

诊断：精瘀。

处方：地龙15g，水蛭5g，生地黄20g，知母15g，盐黄柏15g，虎杖15g，僵蚕15g，蜂房10g，丹皮15g，玄参15g，鸡内金20g，酒大黄15g，山药30g，生甘草15g。14剂，水煎服。

二诊：会阴部坠胀感减轻。效不更方，再进20剂。

三诊：会阴部坠胀感消失，查精液常规（液化时间30分钟，白细胞1～5/HP）。前方去虎杖，再服20剂善后。

按语：慢性前列腺炎为男科常见病，可导致精液不液化。其中医病机为瘀血湿热阻于精道，热灼阴精致精液液化时间延长，如火上熬粥，火不去则粥愈稠。故常化瘀通经、滋养阴精、清热利湿三法合用，方收良效。其中地龙一药两用，既通络又清热，堪为妙药。

（十二）壁虎

壁虎攻坚破癥积，通络起废解毒瘀。

在中华民族的传统节日习俗中，有很多都与四时季节的卫生保健有关，如春节喝屠苏酒，重阳节登高远足等。农历五月初五的端午节，国人除了吃粽子、赛龙舟外，还有佩香袋、插艾蒿、饮雄黄酒的习俗，借以驱"五毒"，防御时疫，祈福养生。"五毒"指的是蛇、蝎、蜈蚣、壁虎、蟾蜍五种毒虫。从居家生活的角度来看，这五种毒虫会给人们带来伤身殒命之害。但在医家的眼中，它们却是以毒攻毒、搜剔经络、化瘀散结的良药，是人类健康的"益虫"。这在中医历代本草学典籍中多有载述。

壁虎，又名守宫、蝎虎。据西晋张华所著的《博物志》记载，壁虎"以器养之，食以朱砂，体尽赤，所食满七斤，捣万杵，以点女人肢体，终身不灭。唯房事则灭，故号守宫"。这便是中国古代性文化中，诫示女子守贞的"守宫砂"的由来。而今看来，这些强加于女性的禁锢，未免有些荒诞不经。

如宋代王怀隐等所著《太平圣惠方》中的"守宫丸"，可治疗破伤风角弓反张、筋急口噤者。元代罗天益的《卫生宝鉴》中，载有壁虎焙干，与蚕沙配伍的"祛风散"，治疗疡风成癞者。

明代医药学家李时珍在《本草纲目》中记述壁虎的习性时说："守宫善扑蝎、蝇，故得虎名，处处人家墙壁有之。"书中还补注言守宫，"云不入药用，近时方术多用之"。壁虎药用以个体完整、带尾者佳。古人用壁虎入药，多用于瘰疬、破伤风、惊痫、痈疮等症。李时珍在论述壁虎的药性时说："盖守宫食蝎虿，蝎虿乃治风要药，故守宫所治风痓、惊痫诸痛，亦犹蜈、蝎之性能通经络也。"李时珍用朱砂末饲壁虎，待月余体赤后，阴干研末，治疗小儿惊风撮口。明代邵以正的《青囊杂纂》中用单味壁虎研末酒服，治疗瘰疬初起。明代虞抟的《医学正传》中治瘫痪，手足走痛不止，用壁虎与罂粟壳、乳香、没药、甘草等研末，水煎服。此皆是以壁虎入药的经典方剂。明代医家郭文才的《疡科心要》中有"拔管方"，其云"壁虎尾尖，量管大小，剪取一段，插入管中"，治疗痔瘘、骨瘘等症。今人将壁虎尾消毒后，置入瘘管中，对肛瘘、术后切口瘘、腹壁瘘等，都有化瘀生肌之功；亦可用壁虎、冰片、煅珍珠等共制成药捻，插入瘘管中。无蹼壁虎的组织液中，氨基酸和微量元素锌的含量丰富，外用于烫伤、烧伤、皮肤溃疡、痈疮久不收口等症，有较好的收敛生肌作用。

清代黄元御《玉楸药解》言其"活络通经，祛风开痹"。

清代汪绂《医林纂要·药性》曰："祛风痰，补心血，治惊痫。"

国医大师朱良春认为，壁虎咸、寒，归心、肝经，功能祛风定惊、解毒散结、通络起废、抗痨消瘰，对于历节风痛、中风瘫痪、风痰惊痫、小儿疳痢、结核瘰疬均有著效。因其解毒治风之力殊强，善散气血之凝结，治恶疽肿瘤更为应手。朱老多年来临床治疗各种恶性肿瘤，常于扶正消瘰辨治方中参入壁虎。实践证明，壁虎抗癌疗效卓著，能缓解癌痛、缩小瘤体。朱老取壁虎通络起废、解毒消坚之力，曾创制利膈散，治疗晚期食道癌有一定疗效。其处方为：守宫、全蝎、蜂房、僵蚕、煅赭石各30g，研极细末，每服4g，每日2～3次，有宽膈削瘤、降逆之功，可缓解梗阻、延长存活期；部分患者食道狭窄减轻或癌灶消失。另外，朱老还用炙壁虎50条，菜油750g，浸泡，放铜锅内，以炭火煎至壁虎化尽为度，制成"壁虎油"，外用治疗淋巴结核，未溃者可消，已溃者可敛，屡用屡验。民间亦有用"壁虎蛋"治疗结核病的单验方：将生壁虎塞入打开的鸡蛋内，用草纸封好，外用泥裹后，置炭火上炙焦，研末后米汤送服。近代名医李瀚卿抗癌名方——神农丸，即用守宫1对配伍他药而成。

石师临床擅用壁虎治疗多种肿瘤疾患，尤其是胃癌、食管癌、淋巴癌、肝癌、肺癌、宫颈癌等顽疾尤多用之。石师经验，壁虎虽名曰五毒，然药性平缓，临床只要把握住辨证论治的原则，未见明显的副作用，且寒证、热证皆宜。但壁虎终属攻散之剂，气血虚损较甚者，要在扶正固本的基础上应用。其治癌经验，在《国医大师朱良春全集·常用虫药卷》亦有记载："大连市中医医院石志超院长采用壁虎研细末，炼蜜为丸，缓缓含化治疗贲门癌。在《虫类药证治拾遗》中论及贲门癌是常见消化道肿瘤之一，多由于饮食不节、情志因素干扰导致脾胃气机失和，痰浊瘀毒结聚局部而成噎膈之顽疾。临床表明，壁虎对食管癌及贲门癌等具有较好的疗效，然用于大队汤剂之中，一般剂量则显病重药轻，超常剂量又畏其毒性致害。贲门乃胃之上口，离口腔、食管较近。壁虎研粉，炼蜜为丸，缓缓含化，可使药力直达病灶，就近祛邪，而不伤及无过之地。可谓量少功多，剂微效著。用蜜为丸之意：一者，作为赋形剂，便于含服，利于储存；二者，缓和壁虎峻烈之性；三者，可以使药物黏附于病灶局部，充分发挥药力。"

上海龙华医院用壁虎、干蟾皮、天冬、麦冬、南沙参、北沙参、百部、预知子、夏枯草、葶苈子、鱼腥草、山海螺、金银花、白英、白花蛇舌草、生牡蛎、苦参等药，水煎服，每日1剂，治疗晚期肺癌27例，显效2例，好转15例，无效10例。

上海杨浦区中医医院用中西医结合扶正抗癌法治疗晚期肺癌14例，取得一定疗效。治疗方法有两方面：一是扶正，用养肺阴、补肺气、健脾益肾等法；二是攻癌，分中药及化疗两类。中药用消肿解毒、化瘀软坚法，在癌块较大或有阻塞性炎症及肺不张时，以壁虎粉、蜈蚣粉、䗪虫粉各1.5g混合，分2次吞服。蛇六谷（先煎1小时）、生半夏、生南星、重楼、羊蹄、铁树叶、白花蛇舌草各30g，商陆、蟾皮各15g，煎服。抗癌化学药物如环磷酰胺、5-氟尿嘧啶、博来霉素、丝裂霉素C、长春新碱等。在扶正与攻癌的具体应用方面，采取分阶段有机结合，先用中药扶正＋化疗攻癌，抑制病势；当癌块趋于缩小，或机体对化疗耐受性差，反应较大时，停用化疗药，以中药和虫类药攻癌及中药扶正以巩固之。待患者机体情况逐渐得到恢复后，再进行化疗。该法取得了总有效率为64.3%的疗效。

壁虎又名守宫、蝎虎、壁宫、天龙、爬壁虎（壁虎还有一别名为"天龙"，与蜈蚣的别名相同，临床应注意鉴别使用）。壁虎入药为壁虎科动物无蹼壁虎或其他几种壁虎的全体。无蹼壁虎分布于我国华北一带；多疣壁虎主产于江苏、浙江等地。

药性和功效：壁虎味咸，性寒，有小毒，归心、肝经。功能祛风定惊、散结解毒、通络止痛。适用于中风瘫痪、历节风痛、风痰惊痫、瘰疬恶疮、肺痨、骨痨等症。

用量用法：煎汤 2 ~ 5g；研末，每次 1 ~ 2g；或浸酒；或入丸散。阴虚血少、津伤便秘者慎服。少数患者服壁虎后，会出现咽干、便秘等不良反应，用麦冬、生百合、石斛等适量代茶饮，可消除症状。

毒副作用：历代本草都记载壁虎性味咸寒，有小毒，而现代书籍文献有关壁虎的性味大都延续古代本草的说法。但在毒性方面很少见有报道，仅张培元等研究报道了含壁虎的复方"乌龙散"导致过敏性肺泡炎1例的案例。他认为可能是壁虎的异性动物蛋白作为抗原所致，也可能是药物和蛋白一起触发过敏反应抗原，刺激宿主免疫系统所致。壁虎虽然含有与马蜂样的有毒物质，但毒性甚小。大量临床实践证明，只要掌握好它的适应证，注意其计量和用法及患者体质方面的影响，壁虎的毒副作用是可以减轻或避免的。

现代药理研究：①抗肿瘤作用：壁虎的水提取液体外试验能抑制人体肝癌细胞的吸收。②对中枢神经系统的镇静催眠作用。③降血压作用。④抗血栓形成和改善组织血液供应的作用。⑤壁虎对结核杆菌有抑制作用；对致病性真菌有抑制作用。

验案举隅

（1）淋巴结转移癌案

李某，女，40岁。2002年10月8日初诊。

右侧下颌部肿块2月余。2001年9月患喉癌，于鞍山某医院行手术切除癌肿（术中病理示未分化癌）。2002年8月初，右下颌部有肿物突起，逐渐增大，转头受限，于某医院诊断为淋巴结转移癌。患者拒绝再行手术，转求中医治疗。现症见患者右下颌部鸡蛋大肿块，皮色正常，触之石硬，稍能移动，转头受限，极度消瘦，有发热、盗汗，睡眠不佳，食少纳呆，大便二三日一次、量少，兼见淋巴结肿大、脾肿大等症状，舌暗淡，苔白腻，脉沉缓无力。

诊断：阴疽，痰核。

辨证：寒痰凝滞，痰瘀互结，邪盛正衰。

治法：解毒化痰，攻瘀散结，补气养血。

处方：壁虎6g，白僵蚕15g，半夏6g，夏枯草15g，浙贝母10g，党参20g，山药30g，当归20g，麦冬15g，炒白芍15g，生百合15g，鸡内金20g，炙甘草10g。7剂，水煎，分2次服。

壁虎（炙黄）90g，水蛭50g。研末，每服汤药时冲服上药粉6g。

1周后见下颌肿物较前稍小，触之变软。续用上法2月余，肿物完全消失。随访1个月，未见复发。

按语：淋巴结转移癌，相当于中医学"阴疽""恶核""痰核"等范畴。中医多以痰浊流窜经络，痰瘀互结，邪盛正衰而论治。若不及时治之，终将破溃，耗伤气血，致人殒命。方剂主药选用壁虎，功能活络散结、解毒消坚，尤擅治瘰疬恶疮、痰核肿毒；白僵蚕祛风解毒、化痰散结，适用于咽痛痈毒、痰核瘰疬。本证病机关键在于痰瘀互结，痈毒结滞，故重用壁虎解毒消坚，僵蚕化痰散结，再配合水蛭逐剔络，相辅相成，共消痰浊瘀毒结聚。佐以夏枯草、浙贝母化痰散结，以祛毒邪；党参、山药补气扶正，当归、麦冬、炒白芍、生百合滋阴养血，鸡内金健运脾胃，炙甘草调和诸药，终收良效。

又壁虎味咸性寒，最具散结解毒、通络消坚之功，然用于大队汤剂之中，一般剂量则显病重药轻，超常剂量又畏其毒性致害。而水蛭尤擅活血散瘀，《神农本草经》"主逐恶血，瘀血"。国医大师颜德馨认为，不论瘀血是何种原因所致，均可选水蛭投之。用法用量方面，多以生水蛭粉装入胶囊服，每日 1~6g。故将二药研末，配汤药冲服药粉（或胶囊），而疗效尤佳。

（2）食管癌案

曲某，男，65岁，机关干部。2001年7月5日初诊。

患者平素嗜食辛辣厚味，已患慢性浅表萎缩性胃炎十余年，间断服用中西医各种胃药，症状时轻时重，一直未予以重视。近1个月来，因为情绪波动，胃脘胀痛明显，而且吞咽食物出现困难，并呈进行性加重，身体逐渐消瘦，方引起重视。经大连市友谊医院胃镜及病理检查确诊为"食道癌，贲门癌"并"慢性浅表萎缩性胃炎"。来诊时症见进食时胸骨后有轻微不适或疼痛，疼痛较短暂，有时仅持续几秒钟，吃粗、热或刺激性食物时，疼痛加重或持续时间延长，伴有食管内异物感，感觉食管内似有残存饭粒、菜屑黏附在食管壁上，吞咽时经常嗳气，精神不振，面色萎黄，形体消瘦，胃脘、胸膈胀满，吞咽固体食物困难，进流食尚可，大便干结。舌红，苔黄腻少津，脉弦细。

诊断：噎膈，胃痞（食道癌，贲门癌，慢性浅表萎缩性胃炎）。

辨证：痰瘀毒结，气阴两伤。

治法：解毒散结，益气滋阴。

处方：守宫 10g，僵蚕 15g，生百合 20g，麦冬 15g，生地黄 15g，玄参 15g，瓜蒌仁 15g，半夏 10g，桃仁 10g，生白术 30g，炒莱菔子 15g。每日 1 剂，水煎服。

守宫研细粉，炼蜜为丸，缓缓含化，每日 6 丸（每丸约含生药 1g）。

二诊（2001 年 7 月 20 日）：大便通畅，吞咽食物也觉顺畅一些，余症如前。前方减炒莱菔子，加玉竹 15g，鸡内金 15g，守宫蜜丸改为每日 8 丸。

三诊（2001 年 8 月 20 日）：吞咽困难明显缓解，进软食已经无大碍，胃脘、胸膈稍有饱胀感，舌红，苔薄黄，脉弦缓。前方加佛手 10g，坚持每日服守宫蜜丸 8 丸。再以前方增减治疗，半年后经胃镜证实局部肿物已经消散，仅余慢性浅表性胃炎。

按语：食道癌、贲门癌是常见的消化道肿瘤之一，多由于饮食不节，情志因素干扰导致脾胃气机失和，痰浊瘀毒结聚局部而成噎膈之顽疾。方中以守宫、僵蚕为主药，守宫散结解毒、通络止痛，适用于瘰疬、恶疮等症。石师之遥从老师国医大师朱良春认为，守宫能通络起废、解毒消坚，曾创制利膈散，治疗晚期食管癌，有一定疗效。其处方为：守宫、全蝎、蜂房、僵蚕、煅赭石各 30g，研极细末，每服 4g，每日 2～3 次。该方有宽膈削瘤、降逆之功，可缓解梗阻、延长存活期，可使部分患者食管狭窄减轻或癌灶消失。僵蚕味咸、性辛，功能祛风解毒、化痰散结，临床适用于咽痛、痰核、瘰疬、颌下淋巴结炎等诸多结滞蕴毒之患。《玉楸药解》言其可"活络通经，祛风开痹"。佐以生百合、麦冬、生地黄、玄参滋阴润燥，缓急解挛；瓜蒌仁、半夏、桃仁、炒莱菔子宽胸化痰，解郁散结；生白术、炙甘草益气养胃，扶正固本。全方共收解毒散结，益气滋阴之效。

又守宫味咸，性寒，最具攻毒散结之力。临床显示其对食道癌及贲门癌等具有较好的疗效，然用于大队汤剂之中，一般剂量则显病重药轻，超常剂量又畏其毒性致害。食管最近口腔，贲门又为胃之上口，离口腔较近，今以守宫研粉，炼蜜为丸，缓缓含化，可以使药力直达病灶，就近祛邪，而不伤及无过之地。可谓量少功多，剂微效著。用蜜为丸之意：一者，作为赋形剂，便于含服，利于贮存；二者，缓和守宫峻烈之性；三者，可以使药物黏附于病灶局部，充分发挥药力。

（3）类风湿关节炎案

王某，女，59岁。1998年5月12日初诊。

患者因四肢关节间断性肿胀疼痛十余年而来诊。曾经多家医院诊为"类风湿关节炎"，初时发作则红肿热痛，近来发病时多见关节漫肿，长期服用"消炎痛"等药物，身体日见虚弱。现症见：四肢肘、膝、腕、踝关节肿痛，皮色萎黄，身体消瘦，食少，便溏，夜寐欠佳。舌淡有齿痕、瘀斑，苔白腻，脉沉细无力。

诊断：痹病。

辨证：外邪久厉，气血不畅，痰浊瘀血痹阻经络，气血亏虚。

治法：补养气血，祛痰化瘀。

处方：壁虎5g（炙黄，研末服），红花10g，党参30g，熟地黄20g，鸡内金20g，牛膝15g，苍术15g，桑寄生15g，茯苓20g，当归15g，赤芍10g，薏苡仁25g，鸡血藤30g，首乌藤25g。7剂，水煎服。

二诊：疼痛略减，稍有肿胀。续服前方10剂。

三诊：肿消痛减，夜寐佳。

处方：壁虎10g，红花6g，党参20g，熟地黄20g，鸡内金15g，牛膝15g，白术15g，当归15g，桑寄生15g，鸡血藤20g。14剂善后。

按语：痹病初发多因感受风、寒、湿之气，痹阻经络，气血运行不畅，病久必兼正气亏损，本虚标实，故治之须刻刻以补养正气为念，祛邪而不伤正，常用之祛风湿之药多为辛燥之剂，久用必伤气血阴液。石师治疗本病即在大量补益气血药后配以味咸、性寒，功善散结、活络、祛痰之壁虎，以及祛风湿、强筋骨之桑寄生、鸡血藤等药，使邪去而不伤正。

（十三）蝉蜕

蝉蜕疏风散肺热，解毒止痒利咽喉。

蝉蜕的文字记载最早见于先秦时期的《庄子·寓言》其曰："予，蜩甲也？蛇蜕也？似之而非也。"此处"蜩甲"即为蝉蜕。蝉蜕作为药用始见于南北朝时期《名医别录》第二卷"蚱蝉"条下，其称为"伏蜟、枯蝉"。"蝉蜕"一名最早见于唐初的《药性论》。《经史证类备急本草》"蚱蝉"条下引《药性论》云："蝉蜕，主小儿浑身壮热、惊痫，兼能止渴。"宋代《博济方·卷三》中也以"蝉蜕"为正名，并载有组方蝉蜕散。元代《汤液本草》中首次将"蝉蜕"从"蚱蝉"条下分开单列，并作为正名载录。此后的本草著作多沿用此说，以"蝉蜕"为正名，如《本草纲目》《药鉴》《本草备要》《本草从新》《得配本草》《本草求真》等。此外还有"蝉退""鸣蜩"等说。

汉代的《神农本草经》将"蚱蝉"列为中品，称其主治"小儿惊痫夜啼，癫病寒热"。陶弘景所撰的《名医别录》始记载蝉衣入药。古人常将成虫的蝉体和幼蝉的蜕壳一同入药用。

而后代有发微，唐代陈藏器《本草拾遗》曰："除目昏障翳……治小儿痘疹出不快。"唐代苏敬等《新修本草》中说，蝉蜕"除目昏障翳"。唐代甄权《药性论》载："治小儿浑身壮热惊痫，兼能止渴。"又云："其蜕壳，头上有一角，如冠状，谓之蝉花，最佳。味甘寒，无毒。主小儿天吊、惊痫瘈疭、夜啼心悸。"

宋代寇宗奭《本草衍义》曰："治头风眩晕，皮肤风热作痒，破伤风及疔肿毒疮，大人失音，小儿嗓风天吊，惊哭夜啼，阴肿。"

明代医家李时珍在《本草纲目》中说："蝉，主疗一切风热证，古人用身，后人用蜕。大抵治脏腑经络，当用蝉身；治皮肤疮疡风热，当用蝉蜕，各从其类也。"《本草纲目》云："治头风眩运，皮肤风热，痘疹作痒，破伤风及疔肿毒疮，大人失音，小儿嗓风天吊，惊哭夜啼，阴肿。"

清代张秉成《本草便读》曰："专解皮肤风热，宣发痘疹，治上部咽喉头目口齿之病。退翳膜，治产难，取其善脱也；治小儿夜号，取其鸣夜息之意耳。"

蝉蜕是中医解表类虫药，味甘、咸，性寒，归肝、肺经，具有疏散风热、透疹止痒、明目退翳、祛风解痉的功效。临床治疗外感风热、发热头痛、咽痛音哑等症，常用蝉蜕配伍菊花、薄荷、荆芥、连翘等辛凉解表药；热甚可加石膏、知母等清热滋阴药。如明代《证治准绳》中的"蝉壳散"、清代《沈氏尊生书》中的"蝉蜕散"和《医学衷中参西录》中的"寒解散"等，都是历代医家创制的以蝉蜕为君药的解表类的效验方剂。据专家统计，清代名医杨栗山的《伤寒温疫条辨》中创制的治疗瘟疫热病的主要方剂，有12首以蝉蜕入药。

蚱蝉及蝉蜕是古代中医治疗儿科"麻、痘、惊、疳"四大症的要药。小儿麻疹初起，透发不畅，伴有发热恶寒者，与桑叶、葛根、牛蒡子配伍；与紫草、僵蚕、赤芍等组方，常用于痘疮隐现不出，或痘出后的皮肤瘙痒。古人常用蝉蜕治疗"小儿噤风天吊，惊哭夜啼"，如发热所致的惊风、四肢抽搐等症。宋代的《太平圣惠方》中载："用蚱蝉一分（微炒），干蝎七枚（生用），牛黄、雄黄各一分（细研），为散，用薄荷汤调服，治小儿天钓、眼目搐上。"对小儿暴受惊恐后睡卧不安、夜烦哭泣等，单用有效，亦可与钩藤、酸枣仁、龙骨、茯神、太子参等组方。宋代《小儿卫生总微论》中的"蝉壳散"、明代《赤水玄珠》中的"蝉蜕膏"，都是治疗小儿惊风和夜啼的效验方。民间亦有用蝉蜕食疗的单方，如治疗小儿夜啼的"蝉花散"，取蝉蜕下半截研成末后，用薄荷煎汤调服，疗效确切。疳证多由脾胃虚弱或脏腑虚损所致，小儿多出现神疲气短、食少纳呆、形体羸瘦等症。用蚱蝉30个（洗净焙干），炒白术20g，炒莱菔子15g，炒鸡内金20g。共研细末，每日2次，每次2g。可有健脾补虚、化积消疳的功效。

蝉蜕还是古人治疗破伤风抽搐的首选药，单用酒煎有效，常配伍全蝎、僵蚕、天麻、天南星、天竺黄等祛风化痰止痉药。《本草纲目》中载有"秋蝉一个，地肤子炒八分，麝香少许，为末，酒服二钱，可治破伤风病"的单验方。明代《全幼心鉴》的"蝉蝎散"，用于治疗新生儿破伤风出现的四肢抽搐、角弓反张、口噤不语等症状。现代药理研究表明，蝉蜕有镇静解热的作用，其流浸膏和煎剂可推迟破伤风小白鼠的死亡时间。含有蝉蜕的组方"五虎追风散"煎剂，能对抗小白鼠因士的宁、可卡因及烟碱引起的惊厥死亡，并部分消除烟碱引起的肌肉震颤。五虎追风散尚能对抗卡地阿唑引起的惊厥死亡。

蝉蜕治疗风疹瘙痒的作用被皮肤病的专家们所青睐，是中医的"脱敏药"。常用于荨麻疹、风疹、过敏性紫癜、药疹、接触性皮炎、小儿湿疹等疾病出现皮肤斑疹、瘙痒异常者。常与荆芥、防风、白鲜皮、当归等配伍。蝉蜕亦可外用，古人称其可治"小儿阴肿"，今人常用蝉蜕煎汤，治疗小儿包皮水肿、鞘膜积液、阴囊湿疹等男科病。宋代《太平圣惠方》中所载的"蝉蜕散"，用蝉蜕与白僵蚕等分，共为末，醋调后外敷，治疗疔疖疮痈，也治疗聤耳出脓（即化脓性中耳炎）。

历代方书中都有以蝉蜕入药治疗目疾的方剂，如唐代《新修本草》载蝉蜕"除目昏障翳"。宋代《仁斋直指点方》中载，用蝉蜕与蛇蜕、黄连配伍，治疗目中翳障。明代《眼科龙木论》中的"五退散"，是专门治疗白内障的方剂。相关报道表明，蝉蜕在流行性结膜炎、病毒性角膜炎的治疗中，疗效肯定。

《医学衷中参西录》谓："蝉蜕，无气味，性微凉。能发汗，善解外感风热，为温病初得之要药。又善托瘾疹外出，有皮以达皮之力，故又为治瘾疹要药。""蝉蜕，其前之两大足甚刚硬，有开破之力。若用之退目翳，消疮疡，带此足更佳；若用发汗，则宜去足，盖不欲于发表中寓开破之力也。"

张山雷曰："蝉蜕，主小儿惊痫。盖幼科惊痫，内热为多，即《素问》之所谓血与气并，交走于上，则为薄厥。治以寒凉，降其气火，使不上冲，此所以能治癫痫之真义也。甄权谓蝉蜕治小儿壮热，其意亦同。目之翳膜，儿之痘疮，实热为多。寒能胜热，是以主之。濒湖又谓治痘疹作痒，则实热有余宜之，如其气虚作痒，勿混用。"

全国名老中医石春荣老先生临床对蝉蜕的解释和运用颇具新意。石老认为，蝉蜕甘寒微咸，王好古云"蝉性蜕而退翳，蛇性窜而祛风"，均言其长也。取其蜕义，最能轻扬透发，清虚达表，自里至外，通顺畅达。虽主走太阴之表，亦能入厥明之里。治疗骨折损伤之时，每取轻扬走上、达表托瘀之能，一者用治头部外伤，清窍受损，神明失用；二者治疗骨伤塌陷，不能复原，瘀血难散者，有托瘀提陷之能。临证多入复方，伍逐瘀之品以助药力，每辨证与大蚂蚁、黄芪配伍应用。三者又能疏风退翳、镇痉定惊。蝉蜕多用清水洗净，晒干，研末，内服、外敷均可，用量随证。

国医大师朱良春老师临床应用蝉蜕经验颇丰，其认为蝉蜕体气轻虚而性微凉，善解外感风热，为温病初起之要药，并有定惊解痉作用。清代温热学家杨栗山称其"轻清灵透，为治血病圣药"，有"祛风胜湿，涤热解毒"之功。故《寒温条辨》治温热病的主要方剂中，有12首均用之。但若热邪已深入营血，如各种热病发生的出血斑无论隐显与否，均必须应用大剂凉血解毒之品。倘若误用蝉蜕逆而透表，则反耗气动血，致斑益多，病愈剧。再如，邪已从火化，不拘上结为肺热叶焦，或下结为热结旁流或燥矢，此时更不当发疹，误用则病益甚，必须慎之。另《银海精微》谓"蝉蜕能祛风散毒，消退目翳，止泪散邪"，其在治疗肝热目赤肿痛、蟹睛疼痛、白翳遮睛、目蒙生翳等的方剂中，用之者达10余首之多。可见本品对各种目疾，亦有疗效。

蝉蜕配蛇蜕，能治癫癣瘾疹之瘙痒；与胖大海组成"海蝉散"，可用治肺热声哑之候。蝉蜕又常与僵蚕合用，以增强疏泄风热之力；以此两味复入钩藤、全蝎，则善治肝热风动之痉挛抽搐；复入菊花、薄荷、刺蒺藜等品，又有治瘾疹炊痒及风热表证的效力；复入杏仁、浙贝母等，尚可用治百日咳。僵蚕与蝉蜕虽有散风泄热、定惊解痉的作用，但僵蚕兼有化痰消坚、解毒疗疮之功，而蝉蜕则兼有透疹止痒之效，为两者同中之异。

石师擅用虫类药，且于临床应用蝉蜕治疗多种顽疾尤多心得。石师常言，其于外感者，常常多伴咽疾喉症，而解咽喉毒结者，非蝉蜕、僵蚕莫属；散咽喉风痒者，必蝉蜕、牛蒡子首选。故凡治外感必用蝉蜕，寒温不限，只是纯系风寒外感者用之更需审慎辨治用药而已。石师学兼中西，常常举例诸多治疗外感的复方感冒药，其组成必兼抗过敏药，即相当于中药蝉蜕、牛蒡子类药物。

石师临床治疗慢性肾炎、肾病，每以补益肾脾阴阳为本，而以宣肺散风解毒、疏肝化瘀生新出奇。其出奇制胜处，尤其在于从肺论治，首倡风毒内蕴。石师认为，慢性肾病迁延难愈之本源在于风毒侵袭于肺经，从肺论治，当以疏散风毒为主，方能令水谷精微归其正道，从而使蛋白尿、血尿好转或消失。故在辨治过程中，从根本上讲，肺经病变亦极重要，可与脾、肾等同；从标上讲，"风毒"辨治亦当贯彻始终。而从中西医结合的角度上讲，肾炎多是感染后免疫反应性疾病，疏散风毒的中药大都具有调整免疫之功。故从风毒立论，选用宣畅肺气、疏散风毒的药物亦是必不可少的。最常用的是蝉蜕，再配伍僵蚕、牛蒡子等。

　　另外，古今诸多医家一提到从肺论治肾炎水肿，则注重于肺为水之上源，主宣肃水气。各家本草对蝉蜕均未有"利小便"之记载，独张锡纯《医学衷中参西录》言蝉蜕："盖此物体质轻而且松，其肉多风眼，中含氢气，与空气中氧气化合，自能生水，不待饮水而有小便，是以古人用蚱蝉亦能表发，以其所含之氢气多也。"石师认为，蝉蜕为宣发肺气，肃降水道最佳之药，俾肺气宣肃正常，上焦开发，津气布散全身，水道通调，取提壶揭盖之意，小便通利，水肿诸症自消。

　　石师还首推蝉蜕为疏风散邪、解毒止痒第一效药，故临床治疗各种皮肤顽疾，必在整体辨证论治的基础上，往往以蝉蜕配合僵蚕、乌梢蛇、蛇蜕、地龙等虫药为君，屡获良效。

　　蝉蜕入药为蝉科昆虫黑蚱虫羽化时脱落的皮壳。其主产于山东、河北、河南、江苏等省，全国大部分地区亦产。夏、秋季采集，除去泥土、杂质，晒干生用，以体轻、完整、色黄亮、无泥沙者为佳。蝉蜕入药有蝉壳、枯蝉、金牛儿、蝉退、蝉衣等别名。

　　药性与功效：蝉蜕味甘，性寒，归肺、肝经，具有疏风散热、利咽开音、解毒透疹、明目退翳、息风止痉的功效。

　　临床适应证：①风热感冒，温病初起，咽痛音哑。②麻疹不透，瘾疹湿疮，风疹瘙痒。③目赤翳障。④急慢惊风，破伤风证。⑤肾风水肿。⑥本品还常用以治疗小儿夜啼不安。现代研究证明，该药能镇静安神，故用之有效。

　　用法用量：煎服3～10g，或单味研末冲服。一般病证用量宜小；止痉则需大量。

　　营养学分析表明：幼蝉中富含蛋白质、脂肪、甲壳素和钙、磷、铁、锌等微量元素和维生素，对体虚和病后的患者，不失为食疗的佳品。

现代药理研究表明：蝉蜕具有抗惊厥作用、镇静作用、解热作用（其中蝉蜕头、足较身体的解热作用强）。

验案举隅

（1）肾风水肿案

郑某，男，15岁，学生。2002年6月12日初诊。

患者于3个月前患急性扁桃体炎，经抗感染治疗好转，继而出现两眼睑肿如卧蚕，四肢浮肿，小便短赤。于中心医院检查尿常规：尿蛋白（++），尿潜血（+++），红细胞8~12/HP，白细胞3~5/HP，颗粒管型0~3/HP。确诊为急性肾小球肾炎，经过西药治疗，浮肿有所减退，尿化验无任何改善而求诊于中医。来诊时全身浮肿，以眼睑及双下肢为甚，倦怠乏力，腰膝酸软，小便短赤。舌淡，苔薄白，脉沉滑缓。

诊断：肾风，水肿（急性肾小球肾炎）。

辨证：风水泛溢，脾肾两伤。

治法：祛风利水，脾肾双补。

处方：蝉蜕15g，牛蒡子10g，白术15g，山药30g，熟地黄30g，茯苓15g，泽泻15g，益母草30g，茜草15g，墨旱莲20g，丹皮10g，鸡内金15g。

二诊（2002年6月27日）：浮肿消退大半，仍觉乏力腰酸。检查尿常规：尿蛋白（+），尿潜血（++），红细胞3~5/HP，白细胞3~5/HP，颗粒管型未见。上方加桑寄生20g。

三诊（2002年7月13日）：浮肿完全消退，体力逐渐恢复。检查尿常规：尿蛋白（-），尿潜血（+），红细胞0~3/HP，白细胞0~3/HP，颗粒管型未见。

以上方化裁治疗2月余而痊愈，尿常规检查多次均为阴性。随访1年，未见复发。

按语：肾风水肿当责之于肺、脾、肾三脏。肺为水之上源，主宣发肃降，使气、血、精液布散全身，通调水道，下输膀胱。若风热、风寒、风湿毒邪侵袭人体，每可致肾风、风水之证。肾炎源于风毒侵袭，以肺经病变为主者，当以疏散肺经风毒为法。蝉蜕体气轻虚而性微凉，善于疏散风热、祛风解毒，张锡纯言其尚能"利小便"，用之于本病使上焦开发，水道通调，小便通利，水肿及诸症俱可解除；又能令水谷精微归其正道，从而使蛋白尿好转或消失。此即《黄帝内经》"开鬼门"之法，亦称"提壶揭盖"法。故在辨治过程中，从根本上讲，肺经病变亦极重要，可与脾、肾同等；从标上讲，"风"邪辨治亦当贯彻始终。而从中西医结合的角度上讲，肾炎多是感染后免疫反应性疾病。现代研究表明，蝉蜕还具有极好的抗变态反应之功。故治疗肾炎从风立论，疏散风毒，蝉蜕是必不可少的药物之一。

（2）风热感冒案

冯某，女，30岁。

1周前，感冒发热，曾静脉滴注抗生素治疗。现余咳嗽、微热一症。胸部X线片：左肺门斑片状阴影。血常规检查正常，血沉增快。咳嗽，痰微黄，舌淡红、微紫，苔薄白，左脉沉，右脉寸涩。

诊断：急性支气管炎，左肺肺炎。

辨证：外邪犯肺，正虚邪恋，余热未清。

治法：宣肺泄热，补肺化痰止咳。

处方：蝉蜕15g，炙百部15g，黄芩10g，丹参15g，僵蚕15g，板蓝根25g，桔梗10g，炙桑白皮15g，山药20g，牛蒡子

10g，沙参15g，百合15g，金银花20g。7剂，水煎服。

二诊：复查胸部X线示片影已除，咳嗽大减，无发热，无咳痰。

处方：麦冬15g，沙参15g，山药15g，百合15g。5剂，善后。

按语：蝉蜕性甘咸凉，入肺、肝经，散风热，宣肺，定痉。主治外感风热、咳嗽；"主一切风热证"（《本草纲目》）。外感后期正虚邪恋，应扶正与祛邪兼顾，用蝉蜕可使余邪从表而出。

（3）荨麻疹案

翟某，男，20岁。2004年6月5日初诊。

周身散在圆形红斑，伴瘙痒反复发作半年，每遇活动出汗则加重。饮食及二便如常，舌红，苔薄，脉数。

诊断：慢性荨麻疹。

辨证：血热风毒入络。

处方：苦参20g，生百部15g，丹皮15g，蝉蜕20g，丝瓜络20g，赤芍15g，蒲公英30g，鸡血藤30g，僵蚕30g，生地黄20g，生甘草15g，山药20g。7剂，水煎服。

二诊：红斑、瘙痒减轻。续服前方1个月。

三诊：诸症全除。前方去生百部、蒲公英、苦参，改蝉蜕10g，僵蚕15g，加党参15g，再服2周善后。

按语：本例患者为素有血热，腠理开泄，风邪内袭，血热风毒郁于肌表。治之应外散风毒，内清血热。散风毒最喜用蝉蜕，蝉蜕为蝉之蜕壳，体轻虚而性微凉，善于疏散风热、祛风解毒，善走皮治麻疹透发不畅、风疹瘙痒，用于皮肤病有同气相求之效。

（4）视歧、视瞻昏渺案

姜某，女，60岁。2004年8月12日初诊。

视物模糊3月余，平素喜食辛辣，口干，大便干燥，舌红苔腻，脉细数。

诊断：视歧，视瞻昏渺。

辨证：肝肾不足，瞳神失养。

处方：熟地黄20g，山茱萸10g，山药20g，覆盆子15g，肉苁蓉10g，补骨脂6g，桑椹15g，白芍15g，枸杞子15g，菊花10g，墨旱莲15g，蝉蜕10g，磁石15g，鸡内金25g。14剂，水煎服，嘱勿服辛辣。

二诊：视物模糊略减，口干亦减轻，大便已不干燥。前方改墨旱莲25g，再服1个月。

三诊：视物清晰，口亦转润。前方去磁石，再服1个月善后。

按语：本例为肝肾不足，瞳神失养所致，补益肝肾固为所需，然肝肾不足多生虚火。患者素嗜辛辣，必生内火，虚实相合上扰于目，削灼阴津，使本就失润之目雪上加霜。故每遇年老体衰，肝肾亏虚，视物模糊之证，必少用清火明目退翳之蝉蜕，因其药性甘咸，味凉，入肝经，辛凉宣泄，而使内火得泄、目珠得养。

（十四）乌梢蛇

逐瘀攻邪搜经络，追风剔毒乌梢蛇。

蛇的大家族种类繁多，有三千种之众，其中毒蛇有六百余种。中医入药的有水蛇、蝮蛇、金环蛇、黄梢蛇等，但最常用的当推乌梢蛇和白花蛇。乌梢蛇首载于南北朝时期的《雷公炮炙论》。其后历代本草多有记载，内容多沿用《雷公炮炙论》并进行补充，尤以明代李时珍《本草纲目》对两种蛇的记载较为详尽。关于乌梢蛇入药，《本草纲目》载："乌梢蛇有二种：一种剑脊细尾者为上；一种长大无剑脊而尾稍粗者，名风梢蛇，亦可治风，而力不及。"《本经逢原》载："乌梢蛇主肾脏之风；为紫云风之专药……而乌梢蛇则性善无毒耳。"

关于乌梢蛇入药，唐代甄权《药性论》曰："治热毒风，皮肤生疮，眉须脱落，痛痒疥等。"宋代《开宝本草》曰："主诸风瘙瘾疹，疥癣，皮肤不仁，顽痹诸风。"明代《本草纲目》载："功与白花蛇同而性善无毒。"白花蛇味甘、咸，性温，有小毒，归肝经，有祛风活络、镇惊攻毒的功效。临床常用于风湿痹痛、四肢挛急、中风麻木、半身不遂、口眼㖞斜、麻风、疥癣、小儿惊搐、破伤风、杨梅疮、瘰疬等。然白花蛇因其稀少且价格昂贵，临床已少用。乌梢蛇和白花蛇是古代治疗"大风"病的首选药。明代倪朱谟的《本草汇言》中说："治癞麻风、白癜风、髭眉脱落、鼻柱崩坏者。"

清代张璐《本经逢原》曰："治诸风顽痹、皮肤不仁、风瘙瘾疹、疥癣热毒、眉须脱落、痛痒等疮。但白蛇主肺脏之风，为白癜风之专药。乌梢蛇主肾脏之风，为紫云风之专药。两者主治悬殊，而乌梢蛇则性善无毒耳。"

乌梢蛇味甘，性平，无毒，具有祛风通络、定惊解毒的功效。唐代张鷟的《朝野佥载》中云："商州有人患大风，家人恶之，族中为起茅屋。有乌梢蛇堕入酒罐中，患者不知，饮而渐瘥。罐底见蛇骨，始知其由。"文中所说的"大风"，指的是慢性接触性传染病"麻风病"，古人又称为"疠风"。历代医家创制了诸多以蛇为君药的方剂，如宋代《圣济总录》中的

"乌梢蛇散"、明代《医学正传》中的"愈风散"。李时珍在《濒湖集简方》中，就收载了"白花蛇酒"，其用白花蛇与全蝎、羌活、当归身、天麻、秦艽、五加皮、防风等配伍，糯米酒酒浸后服用，治疗中风伤湿、半身不遂、骨节疼痛、恶疮风癫诸疾。明代李时珍的《本草纲目》中还载有"白花蛇丸"，用于治疗杨梅疮毒，其用白花蛇与炙山甲、炙蜂房、炙龟甲、轻粉、朱砂等配伍。这是梅毒治疗史上，首创的动物类药与含汞类的矿物药配伍的处方，开汞剂治疗这一性传播疾病的先河。清《疡医大全》中载录的"白花蛇丸"等，都是古人治疗麻风病的效剂。中医所说的风疾，不仅仅是指麻风病，也包括头风头痛、风湿痹痛、中风偏瘫、风厥劳风、小儿惊风、破伤风等各科疾病。古人常用"乌梢蛇丸"治疗中风后的语言謇涩、手足麻木，现代则常用于脑梗死、面瘫、脑血栓后遗症等疾病。古人用"白花蛇散"治疗头风头痛，今人则用于偏头痛、三叉神经痛等症。古人用"祛风膏"治疗鹤膝风、鸡爪风，今人用其治疗风湿性关节炎、坐骨神经痛、骨质增生症、颈椎病等，疗效颇佳。

现代对乌梢蛇的药性论述颇多，如《全国中草药汇编》载："风湿关节疼痛，骨或关节结核，四肢麻木，皮疹搔痒，顽癣。"《中草药学》谓："风湿痛，手脚麻木，惊风……骨关节结核，疥癣，皮肤瘙痒。"《简明中医辞典》谓："治风湿痹痛、肌肤麻木、骨关节结核、小儿麻痹症、麻风、皮肤瘙痒、疥癣、破伤风。"

石师擅用乌梢蛇治疗风毒为患之顽疾，并提出外邪久滞入络，久病蕴毒的理论，尤其是顽固性皮肤病久治不效者，更有顽毒为患。石师临床尝言，顽固性皮肤病是由于诸邪反复侵袭、蕴结、久滞内变而为"毒"，顽毒深遏肌肤腠理之间，伤人肌表，为害酷烈，致病缠绵，难化难除。这类顽固性皮肤病虽然各自有不同的病机特点，临床表现也各不相同，但是他们却有一个共同的病理本质，就是"邪毒内蕴"。因此，治疗此等顽疾，表散之法无异于隔靴搔痒，应当着重从"毒"立论，以解毒、搜毒、剔之法治之，方可切中病机，蠲除顽疾。而治疗此等顽疾，草木之品虽然确有一定的疗效，但总觉不尽人意。根据本病顽毒深遏肌腠，为害酷烈，难散难除的病机特点，重点选用虫类药物为君，以虫药毒性之偏以毒攻毒，取虫药善行之性入络剔毒，即所谓"辄仗蠕动之物以松透病根"（《临证指南医案》），方能切中病机，直捣病所，逐邪于外，以竟全功。其临床常用的虫类药主要有乌梢蛇、白花蛇、蛇蜕、蝉蜕、全蝎、蜈蚣、僵蚕、蜂房等，而尤以乌梢蛇为上。石师治疗银屑病、慢性湿疹、结节性痒疹、神经性皮炎、天疱疮等皮损严重、缠绵不愈、反复发作、极难调治的一类皮肤病，常在复方中多以乌梢蛇为主药，而屡建奇功。另外，治疗其他尪痹、骨痹、骨痨、肾风等顽疾重患，邪毒深遏久羁者，亦多用乌梢蛇而收功。

关于乌梢蛇入药，《本草纲目》载："乌梢蛇有二种：一种剑脊细尾者为上；一种长大无剑脊而尾稍粗者，名风梢蛇，亦可治风，而力不及。"《本经逢原》载："乌梢蛇主肾脏之风，为紫云风之专药……而乌梢蛇则性善无毒耳。"从历代记载来看，乌梢蛇的原动物并非一种，但从"背有三棱、剑脊尾细、头圆尾尖"等形态特点分析，古代多使用乌梢蛇入药。现今加工乌梢蛇药材的蛇种比较混乱，我国有些地区将游蛇属和锦蛇属等都加工成乌梢蛇入药。

临床常用炮制品有乌梢蛇、乌梢蛇肉和酒乌梢蛇。①乌梢蛇：取原药材，除去杂质、头、鳞片及灰屑，切段。②乌梢蛇肉：取净乌梢蛇，用黄酒浸润，闷透后，取出，除去皮骨，切段，晒干。③酒乌梢蛇：取净乌梢蛇段，喷淋黄酒，拌匀，闷透后置锅内，用文火加热，炒至微黄色时，取出放凉。每100kg乌梢蛇，用黄酒20kg。

乌梢蛇味甘、咸，性平，入肺、脾二经，祛风除湿，通络定惊。

临床适应证：①风湿顽痹、痛风、肌肤不仁。②骨、关节结结核。③风疹疥癣，风瘙瘾疹，湿疹，麻风，破伤风。④小儿麻痹症。

用法用量：煎汤6～30g；浸酒或焙干研末入丸、散。外用烧灰调敷。血虚生风者忌服。

附：蛇蜕

除了蛇体入药外，蛇蜕也是祛风定惊、止痒退翳、消肿杀虫的良药。蛇蜕又名龙子衣、蛇符，常用于小儿惊风、皮肤瘙痒、目翳、疔疮、痈肿、瘰疬等症。宋代文学家周密的《齐东野语》中说：他的小女儿出痘疹后，余毒上攻，患了内障之疾，目不辨人，遍试诸药而不效。后得一老医的食疗方，用蛇蜕一具焙干，天花粉研末，置羊肝内，用米泔煮熟食之，旬余而目盲之疾遂除。此方后收入《小儿痘疹方论》，名"蛇蜕散"。《本草纲目》称其治"妇人吹奶"（即急性乳腺炎），常与鹿角胶、蜂房等配伍，消肿止痛，散结排脓。民间有诸多用蛇蜕入药的单验方，如将蛇蜕研成细末后，与鸡蛋炒食，治疗小儿腮腺炎；亦可将蛇蜕用香油炸后，外用治疗中耳炎，皆方简而效验。

验案举隅

（1）类风湿关节炎案

赵某，男，52岁。

患类风湿关节炎5年，手足关节初则窜痛，久则定痛，漫肿变形，疼痛夜甚，腰脊疼痛不能俯仰，肢端强直难以屈伸，历服祛风湿、通经络、止痹痛之方药罔效，久用肾上腺皮质激素类药，亦渐转失灵，并见倦怠乏力、畏寒肢冷、纳呆胃痞、大便干燥。舌质红，苔薄黄，脉弦细。

诊断：尪痹，顽痹。

辨证：气血两亏，肝肾不足，脉络痹阻。

治法：益气养血，填精益髓，通痹止痛。

处方：乌梢蛇15～30g（研粉冲），当归15g，生白芍15g，生地黄15g，生白术15g，杜仲15g，桑寄生30g，知母15g，肉苁蓉15g，续断15g，灵芝30g，露蜂房15g。每日1剂，水煎服。

乌梢蛇粉制法：将乌梢蛇碎成小块，放入铁锅内，加香油少许，微火烘焙，稍见黄脆即好，碾细成粉。

二诊：半月后，患者自觉痹痛减轻，胃纳好转，大便通畅，关节红肿，畏寒肢冷，舌红少津，脉弦细。前方去肉苁蓉，加淫羊藿10g。

三诊：1个月后，体力大增，痹痛基本缓解，关节仍肿胀变形，舌红，苔薄白，脉细涩。前方去知母，改乌梢蛇粉20g，继续巩固治疗。

按语：类风湿关节炎缠绵难愈，有称不死的"癌症"，属中医"尪痹"范畴。"尪"形容其病之顽固、严重。本病乃邪阻经络，久病气血津精大亏，脉络久痹难通，倘用寻常草木活血通痹，脉络未通，气血先伤。乌梢蛇善祛风湿，搜筋剔骨，外达皮肤，内入脏腑，无处不致。故以一味乌梢蛇入络通痹，松透病根，以一当十，再配以大剂益气养血、填精益髓药，可使正气得复，顽痹得通。

（2）红斑狼疮案

梁某，女，33岁，造船厂工人。

患者5年前因反复低热、周身关节疼痛、面部红斑于中心医院血液科住院，诊断为"系统性红斑狼疮，狼疮性肾炎"。经大剂量激素治疗后缓解。后曾多次住院治疗，病情时轻时重。近年来，又发现了狼疮性肝炎，而求诊于中医。来诊时症见低热，周身关节疼痛较甚，面部及手背部红斑时起时伏，眩晕耳鸣，倦怠乏力，五心烦热，便秘溲赤，月经先后无定期，双下肢轻度浮肿，舌红少津，脉细数无力。血常规：白细胞4.0×10^9/L，红细胞3.0×10^9/L；尿常规：蛋白（++），白细胞1~2/HP，红细胞20~30/HP；肝功：谷丙转氨酶213U/L，谷草转氨酶186U/L。

诊断：系统性红斑狼疮，狼疮性肝炎，狼疮性肾炎。

辨证：气阴两虚，邪毒留滞。

治法：益气养阴，清热剔毒，化瘀通络。

处方：乌梢蛇粉10g（冲服），白术20g，何首乌30g，生百合15g，玄参15g，生地黄15g，女贞子15g，墨旱莲20g，丹皮10g，秦艽15g，赤芍15g，苦参30g，生甘草15g。每日1剂，水煎服。

乌梢蛇粉制法：将乌梢蛇碎成小块，放入铁锅内，加香油少许，微火烘焙，稍见黄脆即好，碾细成粉备用。

二诊：用药14剂，低热、周身关节疼痛好转，仍觉乏力、便坚。上方加党参20g，麦冬15g，将乌梢蛇粉增至15g。

三诊：1个月后，患者自觉眩晕耳鸣、倦怠乏力明显缓解，二便通畅，未再出现低热，面部及手背部红斑亦逐渐变淡，关节疼痛已不明显。守方继续服用。

四诊：3个月后，自觉症状基本消失，无发热，关节偶觉不适，面部及手背部红斑已经消退，部分留有色素沉着。血常规检查：白细胞 5.0×10^9/L，红细胞 4.2×10^9/L；尿常规：蛋白（－），白细胞 1～2/HP，红细胞 1～3/HP；肝功：谷丙转氨酶 32U/L，谷草转氨酶 30U/L。停用汤药，改服乌梢蛇粉 10g（冲服）配知柏地黄丸，以巩固治疗。

半年后随访，病情稳定，已经恢复正常的工作和生活。

按语：系统性红斑狼疮常久治不愈，其则致人殒命，其根结在于"毒"。病之初正气尚能与毒邪抗争，毒窜于肌腠、经络仅见关节疼痛；病久正气已伤，无力拒邪，毒必内侵脏腑。因此，毒邪不去则病根难除，搜剔毒邪应贯穿始终。临床上可在辨证用药基础上加用善搜剔毒邪的乌梢蛇。乌梢蛇，性善走窜，外达皮肤，内入脏腑，无处不致，只需避其辛燥之弊，则顽痹诸毒指日可除。

（十五）五倍子

五倍内服能六止，外用尤擅敛毒疮。

汉代司马迁在《史记·货殖列传》中说"蘆茜千石，也比千乘之家"。文中所说的蘆茜，指的是茜草科植物茜草。在汉代，种植茜草的地主，竟可富比千乘之家的公卿诸侯。这是因为这种植物的根茎，不仅仅是一味常用的行血止血的中药，其所含的茜素，还是天然的植物染料，在当时名贵一时。达官显贵的朱衣紫袍，粉黛小姐的裙衩纱帐，都离不开这种色素的点染。其实，在中药大家族中，还有很多中药都有"皂物染发"的作用，如栀子、紫草、墨旱莲、大青叶等。除药用植物外，还有一味含鞣质的虫瘿，也是一种天然的染发剂，就是虫类药五倍子，古人称之为"百药煎"。

五倍子又称百虫仓、木附子，是倍蚜科昆虫角倍蚜或信蛋蚜在其寄生的盐肤木、青肤杨或红肤杨等树上形成的虫瘿。寄生于盐肤木者称为"角倍"，多于9~10月间采收；其寄生于青肤杨等树者称为"肚倍"，多于5~6月间采收，其与糖、茶叶共发酵后称作"百药煎"。采收后，投入沸水中煮3~5分钟，将虫瘿中的仔虫杀死，晒干或阴干。角倍以皮厚、色灰棕、完整不碎者为佳。肚倍以个大、皮厚、质坚、完整者为上品。角倍的产量高，而肚倍的质量最优。

早在唐代陈藏器《本草拾遗》中就记载五倍子能："治肠虚泻痢。"宋代刘翰《开宝本草》曰："疗齿宣疳䘌。肺脏风毒流溢皮肤作风湿疮，瘙痒脓水，五痔下血不止，小儿面鼻疳疮。"明代陈嘉谟《本草蒙筌》曰："煎汤洗眼目，消赤目止疼，专为收敛之剂。"李时珍《本草纲目》曰："五倍子乃虫食其津液结成者，故所主治与之同功。其味酸咸，能敛肺止血，化痰，止渴，收汗；其气寒，能散热毒疮肿；其性收，能除泻痢湿烂。""敛肺降火，化痰饮，止咳嗽，消渴，盗汗，呕吐，失血，久痢，黄病，心腹痛，小儿夜啼，治眼赤湿烂，消肿毒、喉痹，敛溃疮、金疮，收脱肛、子肠坠下。"

清代汪机《本草备要》曰："其色黑，能染须。嗽由外感，泻非虚脱者禁用。生盐肤木上，乃小虫食汁，遗种结球于叶间。壳，轻脆而中虚，可以染皂，或生或炒用。"清代张璐《本经逢原》曰："川文蛤善收顽痰，解热毒。黄昏咳嗽，乃火气浮于肺中，不宜用凉药，宜五倍、五味敛而降之。若风寒外触暴嗽，及肺火实盛者禁用，以其专收而不能散也。故痰饮内盛者误用，则聚敛于中，往往令人胀闭而死。为末，收脱肛及子肠坠下。百药煎性浮，味带余甘，治上焦痰嗽热渴诸病，含噙尤宜。煅过主下血，乌须发，消肿毒，敛金疮。治喉痹口疮，掺之便可进食。"清代严洁《得配本草》曰："咸、酸、寒、涩，入大肠经气分。敛肺止血，收痰止汗，除泻敛疮。得盐梅，治小便尿血；得乌梅，疗赤痢不止。配五味子，止黄昏咳嗽；配蔓荆子，治风毒攻眼；配鲫鱼，治脏毒；配白矾，治肠风下血。合荞麦面，治寐中盗汗；合全蝎，掺聤耳；合黄丹，敷风眼赤烂；合腊茶叶末，搽阴囊湿疮。或炒，或生用。"清代黄宫绣《本草求真》曰："五倍子专入肺、脾。按书既载味酸而涩，气寒能敛经浮热，为化痰渗湿降火收涩之剂。又言主于风湿，凡风癣痒瘙，眼目赤痛，用之亦能有效，得非又收又散，又升又降之味乎？讵知火浮肺中，无处不形，在上则有痰结咳嗽，汗出口干，吐衄等症；在下则有泻痢五痔，下血脱肛，脓水湿烂，子肠坠下等症；溢于皮肤，感冒寒邪，则必见有见有风癣痒瘙，疮口不敛；攻于眼目，则必见有赤肿翳障。用此内以治脏，则能敛肺止嗽，固脱住汗；外以治肤，熏洗则能祛风除湿杀虫。又能浮溢于表，而为驱逐外邪之药耳。书载外感勿用，义实基此。"《本草新编》载："此药外治之功居多，内治之功甚少，存之以备疮毒之用耳。"

　　清代医学家张珍同在《医学传心录》中有歌诀云："独圣散五倍，为末津调配。脐中敷一宵，汗出顿时退。"说的是用五倍子研末后，用唾液调后外敷脐中，可治疗盗汗自汗。汗为人体的五液之一。中医病机学认为，盗汗、自汗是人体阴阳偏盛偏虚，腠理不固，汗液外泄失常所致。五倍子酸涩敛汗，现代药理学认为，与其所含的鞣质有关。临证常单用或与浮小麦同为细末，外扑肌肤亦可。民间亦有用五倍子研末与荞麦共蒸饼，用于小儿疳积多汗和肺结核盗汗的食疗方。除外用敛汗外，五倍子还常用来治疗肿毒、痈肿、疥癣、烫火伤等。单用可与枯矾、金银花、蜂房等消痈解毒类药同用，如明代医家王肯堂《证治准绳》中的"五倍子散"。在妇科中，治疗子宫颈炎、宫颈糜烂和子宫下垂等，常用"五倍子枯矾散"，外敷或熏洗；口腔科也常用五倍子煎液，漱口治疗口腔溃疡、牙龈出血等；眼科用古方"神效祛风散"化裁，治疗风毒上攻眼睑之赤肿溃疡；男科则用五倍子外用或内服，治疗遗精、早泄等。由此看来，五倍子的确是中医临床各科常用的虫药。

五倍子有与诃子、罂粟壳等植物药相同的涩肠止泻作用，常用于治疗久泻、久痢、大便稀溏、肠风下血等症。与五味子、赤石脂、仙鹤草等收敛止血药辨证组方，常用的方剂如金医学家张洁古《洁古家珍》中的"五倍子散"，其用五倍子与地榆组方。现代药理研究表明，五倍子富含的鞣质能使皮肤、黏膜溃疡等局部组织的蛋白凝固，故显收敛的作用；能加速血液凝固，而有止血作用。体外实验证实，五倍子煎液对金黄色葡萄球菌、肺炎链球菌、痢疾杆菌、绿脓杆菌等有抑制作用。

现代对五倍子的临床应用更是积累了丰富的经验。全国名老中医石春荣最擅用五倍子倍量，配用黄连、盐黄柏、地肤子、蛇蜕、蜂房各等量，以香油制成五倍子膏，用以治疗多种外科疮毒痈疖、顽癣湿疮之久治不愈者，屡获良效。

石师秉承家学，更拓展了五倍子的临床应用范围，常以五倍子内服治疗久病虚喘、久泻久痢、男科久病滑遗不愈、女科久虚带浊不止等慢性顽疾，只要临床辨证属纯虚者或久病证近纯虚者，处方或主或辅，多用五倍子以收功。

石师临床以五倍子外用更多新意，临床上常采用五倍子、冰片、枯矾、蛇床子、地肤子适量（各10～15g），水煎，浸泡溻洗治疗小儿鞘膜积液，数日可愈。石师尝用壮阳汤洗剂（五倍子20g，蛇床子20g，地骨皮20g，冰片1g，枯矾20g），治疗男子早泄顽疾。用煎好备用的汤剂，泡洗阴茎，并以消毒纱布蘸药液搽洗阴茎头，只要无皮肤损伤，则不厌其多，旬日可效。石师每以五倍子、黄连、丹皮各等量，以适量香油煎炸后，过滤药渣，取油备用，外用滴耳治疗反复发作的中耳炎，疗效可靠。石师治疗久泻久痢，以五倍子20g，白及10g，炙诃子10g，牡丹皮10g，黄连3g，炙甘草10g（或加适量西瓜霜），保留灌肠，使祛瘀生新的药物直接灌到肠间，药力直达病灶，因势利导，就近扶正祛邪、敛疮温养，而使肠道顽疾久损早日康复。

《当代名医临证精华·肿瘤专辑》载名老中医李济舫治疗乳岩效方消岩膏，言之："家传世医疡科，祖孙相传，已历三世。对慢性诸外症，像瘰疬、乳岩、瘿瘤等阴证，沿用消岩膏，效验居多。先祖继云公，先君云孙公尝谓：此方当年曾以百金易得者，故一向私自配制，秘不告人，虽及门诸弟子，无有知者。笔者积累了20年的经验，效果指不胜数，兹将原方介绍如下：五倍子（瓦上炙透）30g，山慈菇30g，土贝母30g，川独活30g，生香附30g，生南星15g，生半夏15g。共研细末，用醋膏调和如厚糊状，摊贴核块上。使用时注意贴膏地位，不可过小，当视核块的状况，略为加宽，必须贴着四周，始稳固而不致移动脱落。一日一易，至全消为止（近时用法，将膏涂脱脂纱布上，橡皮硬膏粘上较妥），切忌时时揭开、时时更换。

大连市中医院肿瘤科曾应用"肝癌止痛膏"外敷治疗肝癌。仙人掌去刺、捣泥浆，五倍子、生大黄、冰片、制马钱子各50g，研末与仙人掌和为膏状药饼。视患者疼痛部位及范围大小外敷，隔日换药1次，每15日为一疗程，休息3~5日，再进行另一疗程。对肝癌并发疼痛的23例患者进行了临床治疗观察，治疗后疼痛完全缓解占5例，部分缓解占16例。

五倍子入药为漆树科植物盐肤木青麸杨或红麸杨叶上的虫瘿，主要由五倍子蚜寄生而形成。我国大部分地区均有产，而以四川为主。秋季摘下虫瘿，煮死其内寄生虫，干燥，生用。五倍子有文蛤、百虫仓（《开宝本草》）、木附子（《现代实用中药》）等别名。

药性和功效：五倍子味酸、涩，性寒，归肺、大肠、肾经。具有敛肺降火、止咳止汗、涩肠止泻、固精止遗、收敛止血、收湿敛疮的功效。今人将五倍子功能主治概括为"六止"，即止汗、止咳、止血、止痢、止脱、止遗，可谓言简意赅，一目了然。

临床适应证：①肺虚久咳。②自汗、盗汗。③久泻久痢。④脱肛。⑤遗精早泄、白浊带下。⑥各种出血，如便血尿血、衄血、崩漏。⑦痈肿疮疖、烫火外伤（多为外用）。

五倍子还是中医临床常用的敛肺止咳药，多用于久咳气逆之内伤咳嗽，证属肺阴亏耗而见咳声短促、痰少黏白或痰中带血；若见口干咽燥、午后潮热颧红、手足心热、夜寐盗汗、舌质红、少苔、脉细数等症，伍以地骨皮、沙参、百合、知母等，清虚火，祛劳嗽。由于五倍子天性酸涩，临床上六邪犯肺的外感风寒或肺有实热之咳嗽，以及湿热积滞未清之泻痢，均禁忌服用，以免闭门留寇，迁延病情。

用量用法：煎服3～9g；入丸、散服，每次1～1.5g。外用适量，研末外敷或煎汤熏洗。

现代药理研究：五倍子中主要含复杂的鞣质、树脂、脂肪、淀粉等。据《中华本草》载：五倍子鞣质能与蛋白质结合生成不溶于水的大分子沉淀物。皮肤、黏膜、溃疡接触鞣质后，其组织蛋白即凝固，形成一层被膜而呈收敛作用，同时小血管也被压迫收缩，血液凝结而具止血功效。鞣质对正常小肠运动无甚影响，由于其收敛作用而减少肠道炎症，故可制止腹泻。体外实验表明，五倍子煎剂对绿脓杆菌、痢疾杆菌、变形杆菌、大肠杆菌、产气杆菌、伤寒杆菌等革兰阴性菌，以及金黄色葡萄球菌、白色葡萄球菌、乙型链球菌、肺炎链球菌、白喉杆菌等革兰阳性菌有不同程度的抑制作用。现代药理研究也给中医临床用药以有益的借鉴。

（十六）鼠妇

破瘀消癥解毒痛，通经利水推鼠妇。

鼠妇为鼠妇科动物平甲虫或鼠妇的干燥虫体，有伊威（《诗经》）、鼠负（《尔雅》）、西瓜虫、潮虫、鼠懒虫、湿生虫（《圣惠方》）、地虱（《本草纲目》）、地鸡（《寿域神方》）、鼠粘（《蜀本草》）等称谓。现代一般有鼠妇、鼠姑、地虱、西瓜虫等多种称谓。因其性喜生活在阴湿处，故又有"湿生虫"的别称。本药全国各地均产，以江苏、浙江、山东为多。另有平甲虫科动物平甲虫，形似鼠妇，其功用亦与鼠妇基本相同，有止血淋、定哮喘之效。

鼠妇始载于汉代的《神农本草经》，书中列为下品，称其

"主气癃不得小便，妇人月闭，血瘕，痫，痓，寒热，利水道。"

历代医家以鼠妇入药，留下了诸多的方剂和验案。汉代医家张仲景在《金匮要略·疟病脉证并治》中，用鳖甲煎丸治疗"疟母"，其中就用了鼠妇等四味虫药，以增强其活血化瘀之功。

东晋葛洪《肘后备急方》曰："治疟病方，鼠妇、豆豉二七枚，合捣，令相和，未发时服二丸，欲发时服一丸。"

唐代孙思邈《备急千金要方》曰："治产后小便不利。鼠妇七枚，熬为屑，作一服，酒调下。"

宋代王怀隐等编撰的《太平圣惠方》曰："治小儿撮口及发噤。鼠懒虫，绞胆汁，与儿少许服之。"介绍了治疗小儿惊风撮口的单方：用活鼠妇洗净后取汁，与小儿少许频服，有镇痉止痫之效。《太平圣惠方》亦记载鼠妇"治牙齿被虫蚀，有蛀空疼痛。湿生虫一枚，绵裹于蛀疼处咬之。"

明代李时珍在《本草纲目》中谓："治久疟寒热，风虫牙齿疼痛，小儿撮口惊风，鹅口疮，痘疹倒靥，解射干毒、蜘蛛毒、蚰蜒入耳。"明代陈仕贤的《经验济世良方》中，用鼠妇与胡椒、巴豆各一枚，研匀为绿豆大丸，绵裹咬于患处，治疗风火虫蛀所致的牙痛。

清代邹润安《本经疏证》曰："鼠妇利水，白鱼亦利水，又皆气血交阻。但白鱼所主是寒湿阻气，因而及血；鼠妇所主是气阻及血，因壅湿热，故有异云。"清代赵其光《本草求原》曰："主寒热瘀积，湿痰，喉症，惊痫，血病，喘急。"《经验济世良方》曰："治风牙疼痛。湿生虫、巴豆仁、胡椒各一枚。研匀，饭丸绿豆大，绵裹一丸咬之，良久涎出吐去。"

国医大师朱良春有一则鼠妇疗术后疼痛的验案：赵某，因肠梗阻而施行手术。术后腹部疼痛难忍，西医邀朱老会诊。

乃投予"鼠妇胶囊",每服4粒。半小时后疼痛趋缓；4小时续服1次，疼痛即定。"鼠妇胶囊"是将虫药鼠妇洗净，沸水杀死后烘干，研细后，加入淀粉和糖，制成10%的散剂，装入胶囊，每粒含鼠妇0.1g，每服2～4粒，日服1～2次，有较好的解痉止痛效果。

全国名老中医石春荣擅用鼠妇、水蛭、蟋蟀、蜈蚣等虫药为君药组方，治疗癃闭、精瘀（即现代西医之前列腺增生、前列腺炎等顽疾），屡获良效。20世纪50年代，石老治疗这类疾患，多喜用鼠妇、水蛭为君，而后因药源及临床体悟，更喜用蜈蚣为第一君药。

石师传承家学，并结合临床经验，于20世纪90年代初即提出，败精瘀血，阻滞精道是很多男科（妇科）疾病发病的病机关键，甚至贯穿于整个病程始终。石师在临床男科疾病的辨证论治中，以精瘀为主要病机立论者有急、慢性前列腺炎、疝痛、阳痿、血精、阴冷、缩阳、阴茎硬结症等病患；在妇科疾病的辨证论治中，以精瘀为主要病机立论者有盆腔瘀血综合征、多囊卵巢综合征、慢性盆腔炎、卵巢囊肿、附件炎、子宫内膜异位症、痛经、乳腺增生等顽疾。论治之时，只要他法不效，且病因病机辨证有精瘀或血瘀精道者，应用通经化瘀、活血行滞的方药极效。而其临床擅用虫药主要有鼠妇、水蛭、蜈蚣、蟋蟀、蝼蛄等，多以此类虫药为君药组方辨证论治。其中治疗男妇两科水道疾患者，尤以鼠妇、蟋蟀为善，如治疗石淋、血淋、水疝等，有较好的利尿化瘀、通淋止痛作用。而治疗精道顽疾者，多用蜈蚣、水蛭；如治疗精瘀、疝痛、阳痿、血精、阴冷、缩阳、玉茎疽、石瘕等，有明显的通精化瘀、活络散结的功效。

仲景《金匮要略》曾记载用鳖甲煎丸治疗"疟母"，西医学认为其系脾肿大所致，亦即中医所说的癥瘕痞块。今人用鳖甲煎丸治疗血吸虫病后期出现的肝脾肿大，均有不同的程度的软化和缩小作用。

据《浙江中医杂志》载，阎剂荣等治疗食管、贲门癌梗阻，自拟验方开管散（鼠妇、青礞石等分研细面），每次1～2g，每日4～6次，放舌根含服，治疗48例，有一定疗效。

据《四川中医》杂志载，朱胜典等人重用鼠妇治疗肝癌，有较好的止痛和缩小病灶的功效。"抗癌止痛膏"，即用鼠妇与马钱子、生草乌、血竭、五灵脂、皂角刺、冰片等制成，具有活血化瘀、通络止痛的功效，是治疗各种癌症的外用剂。

据《浙江中医杂志》报道，曾庆佩等人用自制的"复方鼠妇丸"（鼠妇、琥珀、鸡内金、王不留行各60g，茺蔚子、白芥子各30g。加少许麝香为引，共研极细末，过筛，炼蜜为丸。每次3～6g，每日3次。饭后口服，连服30天为一疗程），治疗老年癃闭（即前列腺增生）所出现的小便淋沥、夜尿频数、少腹坠痛等症，有较好的改善症状、缩小前列腺体积的疗效，近期有效率为100%，1年内疗效巩固率为80.9%。

据《山西中医杂志》载，去鼠妇虫液涂擦寻常疣的表面，一般涂2～3天后疣体干枯，萎缩，发硬，渐渐脱落，脱落时间最短2天，最长6天，治愈率100%。

今人用鼠妇与牛黄、羚羊角、生石膏、冰片、麻黄等中药制成"热可清滴鼻液"，用于治疗小儿高热不退、神昏谵语、惊厥抽搐等症，疗效颇佳；且由于是鼻腔给药，起效的时间更短。亦有用鼠妇与冰片制成粉剂，取药末吹患处，治疗口腔炎、牙龈炎、扁桃体炎、鹅口疮等，有较好的止痛消炎疗效。

鼠妇入药为鼠妇科动物平甲虫的干燥全体。鼠妇栖息于朽木、腐叶、石块等下面，有时也出现在房屋、庭院内，喜阴暗潮湿的环境，常群居生活，一群数量往往在几十只以上。其分布于河北、山东、江苏、浙江、辽宁等省，多在4~9月间捕捉，捕得后用沸水烫死，晒干或鲜用。

药性和功效：鼠妇味酸，性凉，入厥阴经。具有破瘀消癥、定惊治痫、通经利尿、解毒止痛的功效。

临床适应证：①癥瘕、痞块。②血瘀经闭。③小便不通。④小儿惊风撮口。⑤牙齿疼痛。⑥喉症、鹅口疮。

鼠妇是理血类虫药中的"悍药"，常与䗪虫、蜣螂、大黄、桃仁等活血化瘀药伍用，治疗经闭、癥瘕等；与泽兰、桑白皮、猪苓等利水消肿药组方，治疗小便不利或水肿；与鳖甲、牡蛎、䗪虫等软坚散结之品同用，治疗疟母痞块。因其破瘀消癥之功较猛，临床辨证多用于瘀血、喉痹、经闭、癃闭、疼痛等属于热证或实证者。孕妇或体虚、年高而无瘀滞者慎用。

用量用法：内服1~3g，水煎或研末入丸散。外用适量，研末调敷。

使用注意：妊娠妇女、体虚无瘀滞和湿热疮毒者忌用。《日华子本草》曰："通小便，能堕胎。"《本草品汇精要》曰："妊娠不可服。"另外，少数人服药后，有不同程度的口干或鼻出血现象，停药后可自行消失。

三、药对

（一）柴胡、牛膝

柴胡可调达木郁，舒畅气血，无降泄之性，而有生升之能。牛膝可攻可补，攻则行瘀破血，补则强筋健骨，然当分川产、怀产。

柴胡、牛膝对书，石师取法于清代名医王清任《医林改错》中的名方"血府逐瘀汤"。该方以桃红四物汤为基础方，又以柴胡、牛膝、枳桔汤穿凿其间，用以治疗因血分瘀滞而诱发的十七种病证。其实，早在明代王肯堂《证治准绳·颈项强痛》的"疏风滋血汤"中，就有柴胡与牛膝并书的情况出现。其组方除了大队风药外，其余也多有与血府逐瘀汤重叠处。

石师于柴胡与牛膝的联用，主要有以下两重深意：

1.调节气机升降

石师始终强调，气机代表的升降出入运动与临床上常见的气滞是存在很大差异的，而且二者所处的高度也不同。换言之，行气取代不了调节气机。这个道理虽然浅显，但却容易被忽略。石师于调节气的升降运动，尤其是疾病涉及血分的，最喜用的便是柴胡与牛膝，并认为，此两味才是血府逐瘀汤的神来之笔。柴胡的升不同于升麻，是生升的升，不是升举的升；牛膝的降也很彻底，既可降气，又可降火，引申还可降血。需要注意的是，牛膝与柴胡都可归于厥阴经，走血分，与桔梗、枳壳之调节作用自是不同。

2.用以治火

"火郁发之"是中医的治则之一。所谓火郁，指的是热邪伏于体内。"发"大多指发泄，广义的"发"，不单单指向上的宣泄，也可以指向下的渗泄，或者导火下泄。柴胡苦平微寒，牛膝苦平微酸，一为上行治火，一为下行治火。如此，则火邪各有出路，且无苦寒直折、伤中损气之弊。

验案举隅

郭某，女，62岁。2019年7月7日初诊。

患者自述近1年来前胸不能被触碰，轻触即隐痛不适，甚则不能抱举婴儿。曾于当地三甲医院心内科就诊，行心电图、肌钙蛋白、心脏超声、冠脉CT检查，均未见异常，遂诊断为"心脏神经官能症"，建议中医治疗。刻诊：患者情绪焦虑、烦躁莫名，自述前胸憋闷，不可触碰，全身皮肤灼热感，触衣即痛，少寐多梦，胃中时感嘈杂、难以名状，口干不欲饮水，舌干灼热，食纳欠佳，便秘，2～3日一行。舌暗淡隐紫，苔白腻，脉弦略数。

西医诊断：心脏神经官能症。

中医诊断：胸不任物，胸痹。

辨证：肝郁血滞，瘀久化热，心神失养。

治法：活血祛瘀，疏肝止痛，宽胸宁神。

处方：血府逐瘀汤加减。

柴胡6g，牛膝15g，当归15g，炒白芍15g，生地黄15g，丹参15g，红花6g，桃仁6g，枳壳10g，桔梗10g，生白术20g，炙甘草15g，鸡内金20g，瓜蒌15g。14剂，水煎，早晚各一次温服。

二诊（2019年7月21日）：患者自述前胸憋闷、皮肤热痛之感大减，可以抱孩子，胃舒纳佳，口不燥，唯大便2日一行，舌淡红，苔白，脉弦缓。前方易生白术30g，生地黄30g，加竹茹15g。续服14剂。

后患者家属来电告知胸闷、胸不任物及余症痊愈。

按语：本病的辨证要点在于患者胸闷不能耐受压力。该患者以胸痹为主诉就诊，舌暗淡为瘀血之象，脉弦又提示气机不畅，兼之胸不任物的描述，正当用血府逐瘀汤。患者又自述胃痛、舌灼、脉弦，此为瘀而化热，瘀热互结，灼伤胃腑，上熏舌面，故胃痛舌灼。此热痛非芩连所治之热，而由瘀血所致，故以血府逐瘀汤为主加减论治。方中柴胡疏肝解郁，升达清阳；牛膝祛瘀而通血脉，并引瘀血下行；桔梗开宣肺气，载药上行；枳壳行气宽胸，共助气血畅行。所谓清者升，浊者降。再佐以当归、丹参、桃仁、红花活血祛瘀；生地黄、炒白芍滋阴养血；更配当归养血和血，使祛瘀而不伤阴血；瓜蒌行气宽胸，生白术健脾行滞，鸡内金消积和胃，甘草协调诸药。诸药合用，共收"疏其气血，令其调达，而致和平"之功，使瘀去气行，诸症可愈。其中柴胡、牛膝，为石师取道血府的招牌药对，临证可资借鉴。

（二）白术、泽泻

白术，苦、甘、温，归脾、胃经。《神农本草经》谓其"主风寒湿痹，死肌，痉，疸，止汗"。《名医别录》有"主大风在身面，风眩头痛，目泪出。消痰水，利腰脐间血，益津液"的记载。《医学启源》言其"除湿益燥，和中益气"。总而言之，白术之功在健脾，为脾家正药，因其健脾，故能益气，进而燥湿、安胎、止汗。

泽泻，甘、淡、寒，归肾、膀胱经。《名医别录》载其味咸。《神农本草经》中有"养五脏、益气力"之说；《名医别录》的"补虚损五劳，起阴气"大略也是谈其补益之功。此外，诸家本草的"消水""逐膀胱""宣通水道"等，是说该药的利水之能。泽泻的药性之中，有"咸、寒"二字，咸能入肾，寒可清热，可用治下焦湿热之证。

白术与泽泻的成对联用，可以追溯到《伤寒论》的泽泻汤，原方证用治"心下有支饮，其人苦冒眩"。石师认为，白术刚健能燥以治其本，泽泻淡渗能利以治其标，但该两味的作用远不止"冒眩"这么简单。石师于白术与泽泻的运用，别有一番体会。

1.尊古法，治眩晕

泽泻汤治疗的眩晕与广义痰饮有关，现代医学诸如中枢性眩晕、颈椎病等辨证符合痰浊中阻的，均可以本方加减治疗。此外，相类似方剂如二陈汤、半夏白术天麻汤、温胆汤等，也可与该药对合方化裁，以提高临床效用。需要注意的是，此类疾患通常发作较剧，患者自述如在云雾、如坐舟车，稍有体位变化，即天旋地转，甚则恶心呕吐、气短乏力。若遇胆火偏盛，石师常佐以黄芩、白芍；如伴肝阳浮动，则白芍、牡蛎、五味子又在必用，临证贵乎加减变通。

2.创新说，化脂浊

石师常说的脂浊，主要是针对高脂血症、代谢综合征、肥胖等辨证为痰湿内盛者而言。此类患者多见形体肥胖、体虚身倦及与脾虚湿盛相关联的一系列症状，且实验室检查指标多伴有血脂异常。对于化湿浊而言，此类疾病，泽泻为首选；再与燥湿的白术同用，则标本均可兼顾。泽泻在古本草中就有"延年轻身，能行水上"的记载，其化浊减肥的功效可见一斑。石师在运用白术与泽泻的同时，还会辅以生山楂、灵芝、黄精、蚕茧等品，以发挥化脂浊的群体优势。

3.用治汗证

汗证按照发作特点可大略分为自汗与盗汗；按照出汗的部位，又有头汗、体汗、阴汗之不同。白术与泽泻治疗的汗证，主要是从病因角度来考虑的，即脾虚湿盛，或有化热的病理过程。这类似于《素问·风论》中的"饮酒中风，则为漏风"一说。这种汗证，《黄帝内经·素问》中拟白术、泽泻、鹿衔草三味以治之。《金匮要略》有方"防己黄芪汤"，也隐含了湿热自汗的机理。此两说可互参。仔细品味，白术止汗为约定俗成之说，此为治本；泽泻渗湿清热，此为治标。合用于脾虚湿盛，且有化热之势的汗证，显得顺理成章。

4.用治泄泻

古本草关于白术与泽泻的功效，均提到了止泻一说。白术治泻从其燥而健运，泽泻治泻从其渗而分消。二药治泻，其实在隐喻治泻的一种法门，即健脾利湿。这与泄泻的基本病机"脾虚湿盛"不谋而合。时方胃苓汤、葛花解醒汤均有此番意蕴。

（三）侧柏叶、墨旱莲

侧柏叶，苦、涩，微寒。《本草备要》言其主治"一切血证"，源于其凉血止血之能；养阴滋肺，故又能化痰止咳。血可清而脾可燥：清血分专治脱发；燥脾土而龚氏列为除湿之剂。张秉成指出该药"血中有湿热瘀结者，皆可用之"。这句话极其重要，为侧柏叶清血分湿热的主要依据。

墨旱莲，甘、酸、寒。其功用一者滋补肝肾，一者凉血止血。《药性歌括四百味》有言："旱莲草甘，生须乌发，赤痢堪止，血流可截。"此言是对墨旱莲补肝肾、凉血止血作用的具体演绎。张秉成氏亦言其"凉血有功于肝肾"，可见，且补且凉是墨旱莲的主要功效。

侧柏叶与墨旱莲在作用上有相近之处。二者均可以凉血止血而治疗血证，都对须发部位疾患有一定作用。所不同者，墨旱莲在凉血的同时，尚具滋补之功，侧柏叶则似乎纯泻无补；且侧柏叶涩而能燥，墨旱莲酸而能敛。补泻殊途，不可一概而论。石师将此两味合成药对，多从血分着眼。

1.凉血可参

虽说侧柏叶可以治疗一切血证，但与墨旱莲联用，主要还是适用于因血热而引起的以出血为主要临床表现的疾病。石师应用此药对于月经病，诸如月经先期量多、月经后期因血热引起的漏证、血热引起的排卵期出血等，均获良效。除此之外，牙龈出血、紫癜、肾病尿潜血等内科相关疾病，也可以选用该药对进行治疗。如能辨证精准，大方向正确，在基础方加减的同时，有理有据地用好此两味药，临床疗效还是很能令人满意的。临证中，若血热较甚，可加入生地黄、丹皮、水牛角之属；偏于肝肾匮乏，则合入二至丸或者六味、四物摘其一二；出血较重，则加大止血药的力度，石师常用如蒲黄炭、三七粉、茜草等化瘀止血之品。

2.脱发必用

前文所述，侧柏叶治疗脱发，清热凉血与燥脾除湿为其机理。如遇患者血热、湿热征象较为明显的，恰为侧柏叶主治之证，自可放胆使用。然而，临证还有一种情况，就是所谓的虚实夹杂，诸如围绝经期的女性，肝肾精血亏乏是这类群体的普遍生理病理状况，若伴见脱发，单纯一味地凉血除湿，恐难奏效。这时，我们就要标本兼顾，加入墨旱莲以组成侧柏叶、墨旱莲药对。其中以墨旱莲主导补肝肾，以侧柏叶主导凉血热。如此，则精血有所补，血热有所化，收全功而一劳永逸。石师于临证之时，若判断精血亏乏较甚，则加入何首乌、当归、枸杞子；如需凉血燥湿，则变通四物汤，或如芩、连，皆可随症加入；若有湿邪只可渗不可燥者，泽泻、茯苓尤在必选之列。

（四）黄芪、麻黄、红花

黄芪，甘，温，归肺、脾经。《神农本草经》言其："主痈疽，久败疮，排脓止痛，大风癞疾。"《医学启源》谓其"治虚劳自汗，补肺气，实皮毛，善治疮疡血脉不行，内托阴证疮疡"。《本草备要》言其为"疮痈圣药"。石师认为，黄芪助气，多为补中实卫，可将诸药力引至肌表或者头部。

麻黄，辛、苦，温，归肺、膀胱经。功效发汗解表、宣肺平喘、利水消肿。《药性论》谓其"治身上毒风顽痹，皮肉不仁"。《日华子本草》载其"开毛孔皮肤，逐风"。《珍珠囊补遗药性赋》言其有"泄卫中实"的功效。

红花，辛，温，归心、肝经。《本草纲目》载其"活血，润燥，止痛，散肿，通经"。《本草正》言其"达痘疮血热难出，散斑疹血滞不消"。

三药联袂，黄芪可实表、可托毒，又为疮痈圣药；麻黄，石师用之"开皮"，即《日华子本草》中的观点；红花，石师尝言其花絮散漫，走而不留，散瘀走皮，活血除痹。此药对中，黄芪可实卫，而麻黄又能泄卫，所谓相反相成、补泻激荡，大有殊功。用麻黄而不用羌、防，只因具备透皮、开皮功效的药物当中，尚未发现能出麻黄之右者。久病多瘀，由经入络、入血而能活通散漫者，红花又为必选。以上为石师创立此药对的深意，具体应用于临床，此三药多为皮科顽疾而设。

1.硬皮病

硬皮病为慢性结缔组织病的一种，以局限性或弥漫性皮肤增厚和纤维化为主要病理表现。中医称之为皮痹，病因分内外。"邪之所凑，其气必虚"，以黄芪实卫，为治本之法；表邪宜散，仍需"给邪以出路"，以麻黄之剽悍以开透；久病入络，由气及血，以红花逐瘀除痹。细细品读，该药对与本病病机极为吻合。想血痹之黄芪桂枝五物汤，虽选药不同，但分析病机，该药对实则暗合了《金匮》经旨，是古人实卫开皮通络法的进一步发挥。临证当中，如需配合养血药，则从四物或者养营中摘取一二；若活瘀通络力道欠缺，则二藤（鸡血藤、首乌藤）、土鳖虫、地龙也可酌情加入；风毒较甚，则加入蜈蚣、全蝎、蜂房；如需滋阴润燥，生熟二地、天麦二冬尤在可选。

2.鱼鳞病

鱼鳞病是一组以不同程度鱼鳞样脱皮并伴有皮肤粗糙、干燥的角化障碍性皮肤病。中医称本病为蛇皮癣、蛇身等，并认为该病的发病与先后天相关。首先是先天禀赋不足，之后是后天气虚血燥，肌肤失养。其病性多为本虚标实，治法多从滋润着手。石师认为，补益于本病固然重要，但肺之不宣、皮之不透、瘀之不散，在整个疾病的发病过程中，也是很重要的一条线索。以黄芪、麻黄、红花联用治疗该病，如同前述治疗硬皮病的机理，内外兼顾，表里同治，气血互参，为本病常规治法之必要辅助，也是提速增效的必由之路。本着异病同治的原则，加减法与硬皮病略同，兹不赘述。

（五）藿香、黄精、蜈蚣

藿香，味辛，性微温，具有祛暑解表、化湿和胃的功效，主治伤暑表证及由暑湿引起的胃肠道症状。《福建药物志》载其能够治疗手足癣。本品含挥发成分，不宜久煎。另外，该药毕竟性温，仍以治疗寒湿为主。现代药理研究表明，藿香具有抗菌、抗病毒、抗螺旋体的作用。

黄精，味甘，性平，功可养阴润肺、补脾益气、滋肾填精，主治肺、脾、肾三经气阴亏少。《日华子本草》谓其主"五劳七伤"；《本草纲目》言其"补诸虚"，其补益之功可见一斑。现代药理研究显示，黄精可用治白细胞减少症；抗真菌，治疗呼吸道继发真菌感染及手足癣等。

蜈蚣，辛，温，有毒，主入厥阴经，以毒攻毒，且能祛风解痉散结。用治中风、厉风、破伤风，定惊痫，解顽毒。《本草正》言："此虫性毒，不宜轻用。"即便应用，量也不可过大，血虚生风者及孕妇当禁服。现代药理研究表明，本品具有抗炎、镇痛、抗真菌、改善微循环的作用。

此三味药的联袂，确属石师首创，一者得自临证的反复摸索，一者受启发于古今药性药理的研究。石师于临床当中，应用此药对的最主要适应证为热病后期或者消耗性疾病末期，患者出现消化道、呼吸道、尿道或者生殖道的各类菌群紊乱，包括真菌感染。这里的热病后期或者消耗性疾病的末期，大多会出现气阴两伤的局面，补气阴的药物虽多，但能够不敛邪，不助热，又可以抗真菌的恐怕非黄精莫属。另，叶天士有云"暑、湿、热都是一般浊气，充塞弥漫三焦"，而真菌的病理似乎与湿热之气紧密相关。石师化浊善用藿香，取其芳香避秽，又由于前已提及该药的抗真菌作用，故而针对"浊"，藿香为必选。湿浊日久必蕴毒，热势缠绵也可成毒，石师尝言："诸解毒药中，当属蜈蚣取效最捷，选用得当，自可力挽狂澜。先贤往圣也有应用蜈蚣治疗热病的，因其恰好也可抗真菌，故而解毒抗菌，蜈蚣为第一。"

综上，热病或者消耗性疾病末期的真菌感染，其性质为本虚标实，本虚为气阴双亏，标实为浊毒。石师以黄精之气阴双补以救本虚，以藿香化浊，以蜈蚣解毒。如此，可以标本兼顾，且可以直指真菌感染的浊毒病因与缠绵病势；面面俱到而又俱中要害；选药精当，无法增减似又不可替代，堪称药对中的上品。此用法，尚且可以反推菌群紊乱的病机，为扩充临床思路提供诸多妙想。

曾记得侍诊时亲历一病患，急腹症，石师以大柴胡与理中复法取效，唯腹通热退后的食道与阴道反复真菌感染难以解决。石师辨其虚实，改投小柴胡加减，同时突出藿香、黄精、蜈蚣在组方中的地位。令人意想不到的是，西医束手无策的菌群紊乱，在患者服药两天后竟告痊愈。当事者无不慨叹石师医技之神奇，而我辈则更加珍惜此药对的宝贵。诸如此等手笔，不胜枚举，仅述此三药联袂之厥功，意在提醒读者不可轻视。

（六）鸡内金、生麦芽

鸡内金，味甘、平，性涩。《本草备要》记载，此为"鸡之脾也，能消水谷，除热止烦，通小肠、膀胱。治泻痢便数，遗溺溺血，崩带肠风，膈消反胃，小儿食疟"。先贤张锡纯对该药的发挥较多，其认为："不但能消脾胃之积，无论脏腑何处有积，鸡内金皆能消之，是以男子疝癖、女子癥瘕，久久服之，皆能治愈。又凡虚劳之证，其经络多瘀滞，加鸡内金于滋补药中，以化其经络之瘀滞而病始可愈。"张氏所言，发前人所未发，值得重视。

生麦芽，甘、咸，温。《得配本草》记载，该药"除痰饮，化癥结。治一切米麦果积，治妇人乳秘成痈"。《本草便读》言其"能消能磨，化一切米面诸谷食积，凡瘀留浊垢等物，皆可化之"。一言以蔽之，生麦芽的功效在于消积化滞。

鸡内金与生麦芽均有消食之功，又都可以消积化滞。本药对组合，目的是合力增效。此外，生麦芽兼具疏肝之用，鸡内金尚存利胆之能，既肝胆相照，又肝胃同调，一举两得。石师治疗各类疾病，鸡内金、生麦芽药对是出现频率最高的，具体运用如下：

1.消食化滞

《中药学》教材当中，将此两味收录于消食药条目下。消食化滞是鸡内金与生麦芽的基本功用。我们知道，胃以通为用，腑以降为和，而消食化滞药恰好可以促进通降，从而对胃的正常功能的发挥起到很好的促进作用。石师将鸡内金与生麦芽所组成的简易方，取名和胃散，每用于治疗胃肠病的方剂中，常获佳效。具体应用当中，此药对不受虚实病机的限制，实证或者虚证，或者由于运化传导障碍所致的本虚标实证，均可考虑选用。

2.化瘀消积

鸡内金与生麦芽均具有化瘀消积的作用，张锡纯的观点及其临床运用便是很好的参照。另外，现代药理研究表明，鸡内金具有抗动脉硬化作用；生麦芽中的麦芽酚成分具有抗氧化作用，而麦芽碱可以增强子宫的紧张和运动。这些可以作为两药化瘀消积作用的佐证。石师基于鸡内金、生麦芽药对的这一功效，在辨证的基础上，广泛应用于糖尿病、高脂血症、冠心病、肿瘤、多囊卵巢综合征、结节样改变的治疗当中。而基础方的选择，多以逍遥散、血府逐瘀汤为常用。诚如张氏经验所描述，此药对的应用，必"久久服之"，方显疗效，切莫因为收效缓慢而弃之不用，以致与此两味化瘀消积的良药失之交臂。

3. 助运与行药

鸡内金与生麦芽本身的消导之力自不必说，这里要提及的是此对药对于方药全局药力的助运、助行。比如，脾虚气弱，峻补后，反显壅滞。这种情况，除了从补气药选药的柔和处着眼外，还应当加入和胃的鸡内金、生麦芽以使补而不滞。再如，大队养阴药或者气阴双补类药物，容易出现腻膈，即不利于运化，这时此二药也是首选。石师在长期的临证中，将鸡内金与生麦芽看成最好的胃肠动力药与增效药加以使用，因此在应用补益药时，极少出现偏弊与不良反应。如果出现反酸便稀，此药对也可联合海螵蛸。三药并书也是石师治疗各类疾病的一大特色。

4. 肝胃同调

前面讲过，鸡内金与生麦芽的基本作用在和胃，但仔细发掘后我们发现，鸡内金利胆，生麦芽疏肝，由此可以推导出此药对肝胆脾胃同调的一面。临床经验丰富的中医师，他们一定会极为重视肝胆脾胃的相关性，因为这几对关系在临证当中非常常见。作为消导药的代表，又不大伤及正气，且作用归经又是如此吻合，这些都促成了鸡内金、生麦芽两味中药在木、土类疾病中的高出镜率。还是那句话，不要因为平淡便心生厌弃，平淡才是最高境界。

（七）牛蒡子、蝉蜕

牛蒡子，味辛、苦，性寒，归手太阴肺经与足阳明胃经，风热能散，喉痹能宣，斑疹可透。历代本草描述其治"风、毒、肿"者不在少数，概多得益于其"宣、透、散"之力。《本草求真》有言："性冷滑利，多服则中气有损，且更令表益虚矣。至于脾虚泄泻为尤忌焉。"药理研究表明，本品具有增强免疫力及抗肾炎活性，能有效治疗急性肾炎和肾病综合征；还有抗肿瘤、抗突变、抗流感病毒等作用。也有报道称，将本品用于糖尿病肾病的治疗，有显著的降低血糖和消除蛋白尿的作用。

蝉蜕，味甘、咸，性凉，归肺、肝经。《医学入门》言其"主风邪头眩，目昏翳膜，皮肤瘙痒疥癞……小儿惊痫夜啼，癫病……杀疳虫"。参考历代本草，其主治多着眼于风、热、惊、痘、疮。现代药理研究表明，蝉蜕可镇静、抗惊厥、解热，尚具有抗过敏及免疫抑制作用。

牛蒡子与蝉蜕并书，石师于此药对的发明，实则受到温病学派影响较多。临床当中，应用该药对的时机大体有以下两种。

1.过敏性皮肤病

该类疾病如荨麻疹、湿疹等，中医辨证多倾向于风热、风寒、风毒、风湿等，总之以风为导致疾病的首要因素。临床当中，无论哪种风，只要具备过敏症状，石师咸以牛蒡子、蝉蜕为加减必用之品。其于内热则辅以三黄或石膏；表热则金银花、连翘；表寒则桂、麻、羌、防；湿胜则三仁、二妙酌取一二；毒重则蜈蚣、全蝎也可加入；痒甚则白鲜皮、地肤子也在必用之列。而这些加减，都要围绕着牛蒡子、蝉蜕展开，方可达到预期效果。

2.慢性肾炎

石师于免疫相关的肾小球肾炎、肾病综合征的治疗，另辟蹊径而主以风毒。落实到具体药物，颇具代表性的就是牛蒡子、蝉蜕二味，且无论从中西医学关于本病的病因病机，乃至具体的用药原理，都解释得通。临床中应当把握疾病的标本缓急，急则治其标，在该类疾病的早期，尤其是有外感症状者，主以表解，或银翘，或败毒；随着病情的发展，风毒由表陷里，自当以治本为主，或脾，或肾，或肝。石师临证处理此种情况，在护正气的同时，牛蝉药对为必用，且贯彻始终；并以此二味命名，拟方牛蝉肾风汤，加减变通，收效满意。

验案举隅

孙某，男，56岁，农民。2019年1月9日初诊。

患者2年前于大连医科大学附属医院确诊为"肾病综合征"，经中西医多方治疗，效果不佳。就诊时提供实验室检查结果：PRO（+++），BLD（-）。自述肾功正常。患者面色暗尘，乏力，偶有腰酸，尿频。舌质淡暗，苔薄白，脉弦细。

诊断：肾病综合征（肾风）。

辨证：脾肾俱损，气阴两伤，兼夹风毒。

治法：补脾强肾，补气益阴，祛风解毒化瘀。

处方：炒杜仲15g，山药30g，党参20g，黄精15g，桑寄生30g，当归15g，丹参15g，墨旱莲30g，鸡血藤30g，牛蒡子10g，蝉蜕6g，僵蚕10g，覆盆子6g，炙甘草20g，鸡内金20g。14剂。

二诊（2019年1月23日）：腰酸缓解，尿已不频，偶有乏力，PRO（+++），舌质淡暗，苔薄白，脉弦细。

处方：炒杜仲15g，生黄芪20g，山药30g，炒白术15g，黄精15g，生地黄20g，当归15g，墨旱莲30g，桑寄生30g，地肤子15g，僵蚕10g，蝉蜕6g，牛蒡子10g，益母草20g，炙甘草15g，鸡内金15g。20剂。

三诊（2019年3月20日）：乏力好转，腰已不酸，PRO（+），舌质淡暗，苔薄白，脉弦细。前方加生地黄30g，山药40g。14剂。

四诊（2019年4月10日）：诸症已好，PRO（-），舌脉同前。续用上方20剂。

五诊（2019年5月8日）：PRO（-），舌质淡，苔薄白，脉弦细。前方加女贞子15g，20剂。嘱其减量维持，以巩固疗效。

按语：本案肾病综合征定其名为"肾风"，体现了该病病因病机的特殊性。本病由风邪或风毒袭肺而起，风毒入中，瘀滞于肾而成。本例肾风的病性为本虚标实，本虚以脾肾亏虚为主，标实推风毒瘀浊为重。引申到治法则应扶助脾肾之正气，祛散风毒瘀浊之邪气。蝉蜕、僵蚕、牛蒡子为案中的点睛之处，与风毒相对应，为石师治疗肾风的标志用药。

（八）桑寄生、杜仲

桑寄生，苦、甘，平，归肝、肾经，具有补肝肾、强筋骨、祛风湿、安胎的作用。《神农本草经》载其："主腰痛，小儿背强，痈肿，安胎，充肌肤，坚发齿，长须眉。"从主治症状来看，该药可补可攻，且补多于攻。而《本草蒙筌》所说的"追风湿，散疮疡"则侧重于攻散，临证可互参。

杜仲，辛，平。辛能通、能散。《神农本草经》谓其"主腰脊痛，补中，益精气，坚筋骨，强志，除阴下痒湿，小便余沥"。《本草便读》言其"独入肝经，擅祛下焦寒湿，祛邪之力有余，补养之功不足"，为一家之言。后世多用杜仲补肝肾、壮腰膝。

桑寄生与杜仲均具备攻补的两面性，且都是补多于攻，这是两者的相近之处。所不同者，桑寄生偏于补肝肾精血，杜仲则倾向于辛通补肝气。二者组成药对，石师认为，补肝肾、强筋骨、微除风湿，是谓求同；一阴一阳、一气一血，是谓存异。而存异之中，恰又促成了阴阳的互为根用，且可互为佐制以纠偏，这也符合石师治病的"中和"思想。桑寄生与杜仲联袂，其适用范围相对广泛。

1. 肾虚腰痛

腰为肾之府，从理论上讲，补肝肾可以壮腰膝、健筋骨。而补肝肾这一点，对于桑寄生与杜仲来说，正是其功效的主体。二药合用，针对补，有三大优势：其一，桑寄生属阴，杜仲属阳，阴阳并补，符合补法的阴阳互求；其二，二药的补，非熟地黄、何首乌之峻补，而是较为柔和的平补，适用于补法的大多数；其三，此药对补益多，攻散少，证明了其补为通补，而非呆补，于补药中而具流通之性，符合筋骨疾病的用药规律。根据两药阴阳气血的偏重，结合病机，桑寄生与杜仲的主次应当有所区别：补精血则突出桑寄生；温肾通阳则突出杜仲。此外，石师认为，桑寄生虽平正占优，但非重用不能建功，其起始剂量均在30g以上；杜仲的剂量则根据实际情况，或者三五克，或者十五二十克。应用该药治疗肾虚腰痛，可合方青娥丸、六味、八味等，且合方化裁后的疗效更为显著。

2. 风湿痹证

风、寒、湿三气杂至，合而为痹。桑寄生、杜仲组合，对于偏于风、湿的痹病较为适合，尤其是对于老年久病伴有肝肾精血亏乏者更为合拍。常见的治疗痹病的独活寄生汤，其立方宗旨为祛风湿、止痹痛、益肝肾、补气血，便包含了该药对。石师认为，在这种情况下，为了加大补肝肾力度，可以将该药对扩二为三，即桑寄生、杜仲、怀牛膝同用。该用法基本不受寒热等辨证限制，气虚者合四君，血虚者合四物，肝肾不足明显者合六味、八味或左归、右归；若偏实，则寒湿者加白术、附子，湿热者加防己、黄柏，风盛者加防风、秦艽。现代药理研究表明，桑寄生可以抗炎、调节免疫。这样看来，无论从中医或者现代研究的角度，该药物组合都是风湿痹病，尤其是伴有肝肾不足见症的不二之选。

3. 肾病

石师治疗肾小球肾炎、肾病综合征，往往喜欢把桑寄生与杜仲写在方首。这种写法，背后有其深刻的理论依据。俗言"肾无泻法"，虽不尽然，但想想病位在肾，既知"邪之所凑，其气必虚"，想必补肾理所应当。而补肾之品过于滋腻则有碍运化，过于温热则竭烁阴津，唯独桑寄生与杜仲相伴为用，从中医医理与现代药理两个方面，都说得通，可以达到一药多用的目的。只是在具体运用时，根据辨证，需灵活加减。若偏于肾阴虚，则加入生地黄、墨旱莲、女贞子等；偏于肾阳不足，则枸杞子、菟丝子、巴戟天也为可选。若变态反应症状较重者，石师又习惯将牛蒡子、蝉蜕与该药对合用，以发挥更大的协同作用。

（九）山药、鸡内金

山药，甘，平，归脾、肺、肾经。《神农本草经》谓其"主伤中，补虚羸，除寒热邪气，补中益气力，长肌肉，久服耳目聪明，轻身不饥延年"。《药性论》言其"补五劳七伤"。

《本草纲目》载其"益肾气，健脾胃，止泻痢，化痰涎，润皮毛"。总之，该药多从补脾、养肺、固肾、益精处着眼。先贤张锡纯对于山药的认识有其独到之处，他认为："山药色白入肺，味甘归脾，液浓益肾。能滋润血脉，固摄气化，宁嗽定喘，强志育神，性平可以常服多服。宜用生者煮汁饮之，不可炒用，以其含蛋白质甚多，炒之则其蛋白质焦枯，服之无效。若作丸散，可轧细蒸熟用之。"张氏的论述，成为主张山药生用的有力佐证。

鸡内金，甘、涩，平，归脾、胃、膀胱经，功可健脾、消积、化石。《医学衷中参西录》谓其"善化瘀积"，治男子"疝癖、女子癥瘕"，发前人所未发，为可取之处。

山药与鸡内金的共性在于健脾与涩精，所差别者，山药偏于守，鸡内金偏于行。山药与鸡内金联用，补涩而不滞腻，化积而不伤正。石师运用此药对的经验如下：

1.健脾助运

山药与鸡内金，前者偏于健脾，后者偏于助运，一补一行，相辅相成，可以用此药对治疗脾虚泄泻、便溏、夹杂不消化实物，或矢气频频等。脾虚较著，需以四君子汤或参苓白术散为基础方，辅以该药对，以增强健脾助运的效力；也可用此药对治疗脾虚引起的纳呆、厌食。此外，如果用于消导之力稍逊而引起的虚证口疮、口臭者，石师往往将此药对的鸡内金剂量加以调整，通过增加剂量以提高其助运之力，从而达到类似于釜底抽薪的目的。

2.涩精止遗

前文提及，山药与鸡内金在"涩"字上有共通处，山药之涩为补敛之涩，鸡内金之涩则为收敛之涩。山药的涩精作用，文献多有记载，且言之凿凿。相比之下，鸡内金的涩精则显得扑朔迷离。但细玩本草，鸡内金之涩多指向于其对湿气的收与利。涩精止遗一说，一如男科的遗精滑精，一如女科的带下白浊。广而言之，又如慢性肾病的尿蛋白、尿潜血。凡此种种，涉及精气不固而遗失，又与中焦健运相关的疾病，山药与鸡内金均在可选之列。

3.化积消癥

《滇南本草》中有关于鸡内金治疗"痞积、疳积"的记载，此积系由乳食结滞引起，其治疗也以促进中焦健运为主导。鸡内金成为首选药物，同时健脾药物如山药、白术等亦不可少，少则难成标本兼顾之势，此为化积之一也。前论张锡纯用鸡内金治疗因瘀积引起的癥瘕积聚，倘若顾念正虚，则与山药联袂较为完美，用治此类疾病，确实能够缓消癥块于潜移默化之中。擅用者，自可体会其通神之妙。

4.和中降糖

药理研究表明，山药确有一定的降糖作用。现有的以山药降糖为主旨的成方，如施今墨先生的降糖对药方。石师认为，消渴因热而致病为其常态，《医宗金鉴》所说的"入火则无物不消"，便是此意。倘若临证之时，遇有消渴患者，肺脾气虚已显，而中焦虽有积滞但无大热，此时应用山药与鸡内金则恰到好处。而山药归经又遍及上、中、下三焦，且与鸡内金均具秘涩之能事，其于糖尿病的症状、血糖指标的改善，乃至糖尿病的常见并发症如糖尿病肾病的治疗，均大有裨益。

（十）鸡血藤、首乌藤

鸡血藤，甘、苦，温，归肝、肾经，一名血风藤。该药在古本草中论及较少。《本草纲目拾遗》载其"活血"。《饮片新参》言其"去瘀生新"。此两者是就其活血而言。后世也有将其列为补血药的，诸如《现代实用中药》中所说的"强壮补血"。以上说明该药可补血也可活血，我们称其为"和"。此外，鸡血藤还可以舒筋，用治腰膝由于血虚而致的麻木疼痛；又可以调经，治疗瘀血所致的月经病。

首乌藤，甘、苦，平，归心、肝经，养心安神，用于治疗血虚所致的失眠、多梦、心悸等；祛风，则风疹瘙痒可疗；通络，则身肤麻痛可定。首乌之峻补精血本较地黄多出几分流通之性，其藤之取象绵绵舒展，自然在补益的同时，更具通利。

鸡血藤与首乌藤合用，基于二者可补可通的共性，石师认为，鸡血藤补肝血，侧重在筋；首乌藤养心血，侧重于脉。推而广之，从中医的"五体"着眼，鸡血藤涉及筋、肉，而首乌藤主导脉、皮。有两点需要注意：鸡血藤偏于温，血分有热的需酌情或者不可久服；首乌藤治疗皮肤痒疾，内服、外洗均可，这一点鸡血藤不能比拟。石师应用二藤的经验大略如下：

1.通补筋脉

藤类药物大多具有舒筋通脉之用，二藤也是如此。石师临证，遇有外邪引起的经脉痹阻或者因自身血虚引起的肢体疼痛麻木，最喜以对证之方佐以二藤为引经，确有捷效。治疗此类疾病，石师常用的基础方为独活寄生汤，并立意以气血阴阳之虚为着眼点，以桑寄生领一队补药为处方之根本，在此基础之上，偏于上肢的以鸡血藤、首乌藤、桂枝、秦艽等为代表；偏于下焦的，则以杜仲、牛膝等为先驱；兼有表邪的，则依据风、寒、湿之有无、多寡，临时选一二味对症之药，邪散则又速速删除，免伤正气。总之，二藤的作用在通补，而不在祛邪。

2.调经安神

妇科病重在血分。临床中常有此种情况出现：如患者以血虚为病理基础，血虚血涩进而月经不畅，或者过期未至。由于血虚，又出现了失眠、心悸、肢体酸楚疼痛麻木。此种情况并非空想，而是临证中现实存在的，且出现概率很高。这时，二藤的应用就显得恰到好处，既活通了血脉，又养血安神，从而促进因血虚血滞引起的诸多症状得到快速缓解。当然，大方向还应当偏重于四物汤或者桃红四物汤之类。在此基础之上，合理用好二藤，可以增效不少。

石志超中医学术年谱

1954年1月5日，出生于辽宁省沈阳市。

1970年7月，中学毕业后，于家中受祖父（吉林名医石春荣）与伯父（石正声）的教导，学习《中药四百味》《汤头歌诀》《医宗金鉴》等中医基础学科。

1972年5月，知青下乡，以针灸草药服务乡里。

1973年9月，于吉林市卫生学校中医专业学习。

1976年10月，以第一名的优异成绩分配至吉林医学院附属医院中医科，任医师、助教。

1978年3～9月，参加吉林医学院组织的医疗队，兼任队长，赴吉林市永吉县乌拉街镇卫生院，进行医疗技术培训、帮扶工作。

1980年4月至1984年4月，在职参加吉林职工医科大学中医系学习。

1985年3～8月，在职参加了卫生部在辽宁中医学院主办的中医高等院校方剂师资进修班的学习。在此期间，受尤荣辑、刘学文、芦玉起、关庆增、郭恩绵、王啸天等众多名师亲炙，学验日长。

1985年，参编的《吉林省名老中医经验选辑》出版，书中系统总结了祖父吉林名医石春荣的中医外科、伤科经验。

1986年8月至1989年7月，就读长春中医学院中医内科硕士研究生，有幸受教于国家级名老中医任继学教授门下，学验精进。同时，还受到南征、范国栋、袁世华、王耀庭教授等任老早年培养的高徒们的教诲提携。在就读任师门下时，曾有幸亲聆朱良春、董建华、廖家祯、王永炎等名师教导。尤其是深受朱良春老师影响，对日后在虫类药的临床应用研究方面大有裨益，也一直以朱老的私淑弟子自居。在读研期间，完成硕士论文"论心衰及其证治规律的研究——附64例病例分析"，被评为优秀毕业论文。主编《中医性医学》，参编《中华性医学大辞典》，在正式医学期刊上发表学术论文21篇。

1989年7月，毕业至大连医科大学附属第二医院中医科，任医师、助教。同时，从师于国家级名老中医周鸣岐，整理了"鱼鳞病辨治""银屑病辨治""天疱疮辨治""慢性肾炎蛋白尿辨治"等多篇医学论文。执笔完成科研总结论文"银屑汤治疗银屑病1113例疗效分析及实验研究"，获得1989年度国家中医药管理局科学技术进步奖三等奖。

1990年3月，至大连市中医医院内科，承担中医内科、男科临床工作。

1991年，在大连市中医医院成立了大连市第一个中医男科，相继协同《大连晚报》社、大连电台进行公益科普教育。并于大连电台合作开创了科普教育频道——圣爱夜话。同年成立了大连市性学会，任常务副理事长，同时还担任了中国中医性学会暨男科专业委员会常务理事。

1992年，被推选为大连市中山区人大代表。主编《中医房事验方集成》，广采博收，达到1100多首方剂，既填补国内中医房事养生治疗方面的空白，亦是大连地区中医界第一部由大连中医作为主编的学术著作。

1993年，水蛭胶囊、首乌生精丸、前列安胶囊、乌蛇解毒丸、胆石片、肾石丸、青兰素片等19首个人经验方、科研方等专利效方获得大连市卫生局批号，而后又获辽宁省卫生厅批号，在大连市中医医院投入应用，获得满意疗效和效益。8月，破格晋升为副主任医师。10月，在大连市总工会组织的"为辽宁第二次创业立功竞赛活动"中，立功受奖，并享受国务院政府特殊津贴。1993年主编出版《阳痿论治及效方300首》及《中医性医学》等学术专著，其中《阳痿论治》一书，也是国内中西医学界第一部论述阳痿的专著。科研课题"速效性复康外用剂治疗性功能障碍"，获大连市医药卫生新技术奖。

1994年2月，当选为大连市1993年度中医新秀。12月，"前列安丸治疗非细菌性前列腺炎的临床研究"获得大连市卫生局科学技术进步奖二等奖。

1995年3月，被大连市医药科学研究所聘为客座研究员。5月，被评为1994年度大连市医药卫生科学技术进步标兵。6月，获由国家中医药管理局、中国中医药学会、共青团中央、中国青联等联合组织评选的"中国首届百名杰出青年中医"十大金奖。7月，被评为大连市优秀科学技术工作者。同年，任大连市中医研究所副所长。

1996年，被辽宁省中医药学会性医学、男科学专业委员会第二届全会聘为常委。6月，在大连市卫生局评选中医名医活动中，被评为中医小名医。11月，被聘为大连市性学会常务理事，当选为常务副理事长。12月，科研课题"蜈蛇解毒汤治疗结节性痒疹临床研究"获大连市政府科学技术进步奖三等奖，科研课题"化瘀脱敏法治疗男子自身免疫性不育"获大连市医药卫生新技术奖二等奖。

1997年1月，被任命为大连市中西医结合医院副院长。科研课题"中医辨治女性高睾丸酮血症（阴雄）的临床与实验研究"获吉林省中医管理局 1997 年中医药科学技术成果奖三等奖。4月,被中共大连市委、大连市人民政府授予"大连市优秀专家"称号。6月,担任大连市高级职称评审委员会副主任委员。7月,被评为主任医师。

1998年,被中共辽宁省委、辽宁省人民政府评为辽宁省青年专业技术拔尖人才。同年,被黑龙江中医药大学聘为中医内科教授。1998年4月,被任命为大连市中医医院副院长。5月,被聘为大连市继续医学教育委员会学科领导小组委员,负责大连地区中医临床人员岗位培训指导工作;被增选为第一届中国性学会中医性学专业委员会委员。7月,被选为辽宁省第九届人民代表大会代表。8月,被选为辽宁省中医高级职称评审委员会委员。

1999年4月,《医心方》(校释)及《小品方》《黄帝内经明堂(残卷)》的整理研究,获吉林省中医药管理局1999年度中医药科学技术成果奖二等奖;被选为辽宁省第一批百千万人才工程千人层次人选。8月,被聘为长春中医学院兼职教授。11月,被聘为大连市性学会理事长;科研课题"颈痹舒治疗颈椎病的实验研究"获得大连市人民政府科学技术进步奖一等奖;"康宝外用剂治疗阳痿的临床研究与开发"获得大连市科学技术进步奖三等奖。

2000年7月,被评为大连市1999—2000年度优秀发明家。9月,被辽宁中医学院聘为硕士研究生导师。大连市科学技术局重点科研课题"祛脂化瘀丸治疗脂肪肝的临床与实验研究"获大连市科学技术进步奖一等奖,"正痹合剂治疗骨不愈合、骨无菌性坏死、慢性骨髓炎临床与实验研究"课题获大连市科学技术进步奖一等奖。11月,被评为第四届大连市十佳名人。12月，被聘为《辽宁中医学院学报》编委会委员。2000年~2010年，担任大连市中医高级职称评审委员会主任委员。

2001年1月，被聘为大连市中医药学会第五届理事会常务理事、常务副理事长，兼任大连市中医药学会内科学会会长、肾病专业委员会主任委员、老年病专业委员会主任委员。3月，被聘为大连大学客座教授。4月，被中共大连市委、大连市人民政府授予"大连市优秀专家"称号。被聘为《辽宁中医学院学报》2001—2003年度编委会委员、《中国社区医师》杂志编辑委员会委员。科研课题"祛脂化瘀丸治疗脂肪肝的临床与实验研究"获2001年辽宁省科学技术奖三等奖。"正痹合剂治疗骨不愈合、骨无菌性坏死、慢性骨髓炎临床与实验研究"课题获2001年辽宁省科学技术进步奖三等奖。9月，大连市科学技术局重点科研课题"祛脂化瘀丸治疗脂肪肝临床与实验研究"项目，获2001年度大连市发明创新奖。被评为大连市2001—2002年度优秀发明家。10月，当选为中华中医药学会老年病分会常务委员。11月，当选为辽宁省中医药学会内科肾病专业委员会第五届委员会副主任委员。主编的学术著作《全科医师培训教材·中医学》获2002年度大连市科学著作奖一等奖。

2003年，担任辽宁省第十届人民代表大会代表。7月，被聘为辽宁省中医药学会副主任委员；被选为辽宁省中医药学会第二届风湿病专业委员会副主任委员。9月，被聘为大连市营养学会第一届理事会常务理事。12月，被辽宁省中医药学会性医学、男科学专业委员会聘为副主任委员。

2004年1月，被聘为大连医科大学兼职教授。2月，被辽宁省卫生厅授予辽宁省名中医称号。5月，被辽宁中医学院聘请为临床教学工作委员会副主任委员。11月，被聘为《中国社区医师》杂志第二届编辑委员会委员。

2005年1月，"芎黄汤改善顺铂肾毒性的疗效观察"课题获得大连市科学技术进步奖三等奖。12月，"中药前列安胶囊治疗慢性前列腺炎的临床与实验研究"获得大连市科学技术进步奖二等奖。

2006年10月，被选为辽宁省中医药学会内科肾病专业委员会第六届委员会副主任委员。11月，选为辽宁省中医药学会第三届风湿病专业委员会副主任委员。同年，被聘为大连市突发公共卫生事件专家咨询委员会委员。又经百姓投票评选，当选为大连市首届十大民选名医。同年，带教张雪莉副主任医师。

2007年10月，被聘为首届辽宁中医药大学临床教学研究会常务理事。科研课题"祛瘀固本法治疗慢性肾小球肾炎血尿临床与实验研究"获得大连市科学技术进步奖一等奖，并获得辽宁省科学技术进步奖三等奖。

2008年，带教辽宁中医药大学中医内科硕士研究生石鉴泉，石鉴泉系石氏中医第六代传人。

2009年，作为第四批全国老中医学术经验继承工作指导老师，带教李享辉主任医师、安照华主任医师。6月，在辽宁省中西医结合学会第一届肾脏病专业委员会当选为副主任委员。

2010年2月，作为第一届大连市省名中医学术经验继承工作指导老师，带教乔淑茹主任医师、张奎军副主任医师。3月，作为第二批全国优秀中医临床人才指导老师，带教优秀中医临床人才张有民主任医师。6月，被聘为辽宁省中医药学会第四届风湿病专业委员会副主任委员。9月，被大连市人力资源和社会保障局聘请为大连市卫生系列（中医）高级专业技术资格评审委员会主任委员；当选为辽宁省中医药学会第七届肾病专业委员会副主任委员。

2011年12月，被聘为中共大连市委党校、大连行政学院、大连社会主义学院兼职教授。

2013年，作为第三批全国优秀中医临床人才指导老师，带教优秀中医临床人才江红主任医师。

2014年1月，被评为第二届大连市省名中医学术经验继承工作优秀指导老师。2月，被聘为大连市神谷中医院业务院长。3月，被选为辽宁省中医药学会第六届理事。5月，作为第二届大连市省名中医学术经验继承工作指导老师，带教王冬阳副主任医师、刘涌涛副主任医师。

2015年9月，主编的"十一五"国家重点图书《中国现代百名中医临床家丛书·石志超》在中国中医药出版社出版。12月，被选为大连市中医药学会常务副会长，并被聘为大连市中医药学会肾病专业委员会主任委员、中医文化专业委员会副主任委员；作为第一届大连市金州区省名中医学术经验继承工作指导老师，带教王达副主任医师。

2016年，任大连市中医中药研究院副院长。

2017年，作为主编参与《重订古今名医临证金鉴》系列丛书的编写修订工作，并且作为主编之一又重新增补编纂了《郁证卷》及《痰饮卷（上）》《痰饮卷（下）》，更好地补充完善了这套鸿篇巨著。除了主编上述3卷著作外，还参与了《消渴脾瘅卷》《淋证卷》《外感热病卷》《阳痿遗精癃闭卷》《不孕卷》《皮肤病卷》《奇症卷》等7部著作的编写，并在著作中系统地介绍了自己的临证独到经验，颇受好评。这套系列丛书已于2017年8月由中国医药科技出版社正式出版。

2017年8月，作为第六批全国老中医学术经验继承工作指导老师，带教王冬阳副主任医师、刘涌涛副主任医师。

2018年5月，作为第三届大连市省名中医学术经验继承工作指导老师，带教石鉴泉主治医师、李舒主治医师、薄文斌副主任医师；《中国现代百名中医临床家丛书·石志超》荣获大连市科学著作奖一等奖。

2019年5月，被确定为全国名老中医药专家传承工作室建设项目专家，带徒王冬阳、王达、石鉴泉、江红、安照华、乔淑茹、刘涌涛、李享辉、李舒、张雪莉、张洋、薄文斌、孙卓、张奎军、尹晓磊。7月，作为主讲老师，承担辽宁省级中医继续医学教育项目"中医临床疑难杂病诊疗思路和方法"的授课任务。8月20日，全国名老中医药专家传承工作室在金州区中医医院成立。8月28日，受聘莅任大连市金普新区中医事业发展特邀顾问及金州区中医医院名誉院长。

2020年1月15日，作为全国名老中医专家传承工作室老师，在金州区中医医院举行收徒拜师仪式，带教高年资优秀中医、中西医结合学徒19人，努力为中医药传承创新与发展做出贡献。

2020年5月，主编的《石志超医论医话》由中国中医药出版社出版。

2021年1月，主编的《石志超医案》由中国中医药出版社出版。